必携

産業保健看護学
－基礎から応用・実践まで－
第2版

公益財団法人 産業医学振興財団

はじめに

　国民の約半数は働く人です。その働く人の健康を支えるのが産業保健です。産業保健を支える職種には、保健師以外にも、産業医や産業衛生技術者などもありますが、看護を基盤に産業保健に関わる活動を「産業保健看護」としています。これまで「産業看護」と呼んでいましたが、国際的には"Occupational Health Nursing"や"Occupational and Environmental Health Nursing"と表記することから"Health"を生かし、また、一次予防にウエイトをおいた看護であることから、本テキストのタイトルに「産業保健看護」を冠し、本文の基本的な主語も「産業保健看護職」としました。

　2020（令和２）年に保健師助産師看護師学校養成所指定規則の改正があり、2021（令和３）年から施行されました。産業保健学系科目は保健師教育課程にありますが、厚生労働省の「看護師等養成所の運営に関する指導課ガイドライン」には、「産業保健における活動の展開を（講義だけでなく）演習を通して学ぶ内容とする」と明記され、公衆衛生看護学実習においても「産業保健を含む多様な場で学生が主体的に取り組むことができる実習を行う」こととされました。

　そこで、本テキストには、演習教材を付録として付けました。付録では、職場巡視と作業環境測定、健康診断後の保健指導、事業場のアセスメントと健康教育の３テーマを取り上げ、必要な書式等をベースに動画も交え実践的に解説しています。大学や大学院等での保健師基礎教育における産業保健の授業や、産業分野で働く保健師、産業保健の知識を有する看護師からなる産業保健看護職の現任教育にご活用ください。また、保健師助産師看護師学校養成所指定規則や保健師国家試験の産業保健に関する出題基準もカバーしていますので、国家試験対策としても有効に活用できます。

　産業保健看護は、公衆衛生看護を土台とした看護で、個人・集団・組織を対象とした看護です。近年、産業保健が企業の経営にこれまで以上に重く位置付けられています。そのような背景から、経営的視点や組織について詳しく述べており、最新の知見を盛り込んだこれまでにない、より実践に役立つものになっています。執筆陣は公益社団法人日本産業衛生学会を中心に、実践・教育・研究の第一線で活躍される著名な方々で構成されています。日本産業衛生学会産業保健看護専門家制度を目指す方、産業保健を基礎から学びたい方、最新の知見を得たい方に、きっと満足いただけるものとなるでしょう。

　公益社団法人日本産業衛生学会は、まもなく創立100周年を迎える、産業医、産業保健師、産業保健の知識を有する看護師、産業衛生技術者、産業歯科医、研究者など

多職種からなる会員数9,205人（2024年10月12日現在）の産業保健に関する最大の学術団体です。本テキストは、日本産業衛生学会の推奨をいただいており、すなわち学際チームが認めるテキストであると言えます。本テキストが、産業保健看護職の質の向上、産業保健の発展につながることを期待します。

　最後に、発刊にあたり、お忙しい中ご執筆をお引き受けくださった先生方、本テキストの編集委員の皆さま、付録作成をご担当くださった皆さまにお礼申し上げます。また、大変お世話になりました産業医学振興財団の編集部門の皆さまに、心よりお礼申し上げます。

（第2版の刊行に寄せて）

　本書は、おかげさまで初版刊行から2年を経ずしてほぼ完売しました。日本産業衛生学会・産業保健看護部会の会員をはじめ、多くの熱心な産業保健看護職に購入いただくとともに、少なからぬ全国の大学の関連教室によるテキスト採用もいただき、想像以上の普及を図ることができました。

　これを受けて、約半年前よりこの第2版の準備に取り掛かりました。今回の版については、必要な訂正はもとより、主に①この間の法令改正や統計数値の更新、研究の進展に即した広範なアップデートを行ったこと、②本文の見出し水準をより理解しやすい体裁に整理し直したこと、③理解を助ける図表の類いをより見やすく・分かりやすく改訂したことなどが特徴となっています。

　この改訂を施した第2版を、より多くの教育機関でテキストとして採用いただくとともに、初版読者にはぜひこの最新の第2版をベースに実践、研究、論文執筆等に活用していただければと思います。

2025（令和7）年3月12日

公益社団法人日本産業衛生学会　産業保健看護部会長

編集委員長　**五十嵐　千代**

CONTENTS

はじめに（五十嵐　千代）

概　　論 1

Ⅰ 産業保健の理解 —————————————————— 3

1 産業保健の理解（五十嵐　千代） ·············· 4
- 1 産業保健の目的と定義 ·············· 4

2 産業保健看護とは ·············· 7
- 1 産業保健看護の定義（五十嵐　千代） ·············· 7
- 2 産業保健看護職の役割と職務（五十嵐　千代） ·············· 9

　　　総括管理／健康管理／作業環境管理／作業管理／労働衛生教育

- 3 産業保健看護の歴史（五十嵐　千代） ·············· 13
- 4 産業保健看護の国際動向（後藤　由紀） ·············· 16

　　　国際産業保健学会（ICOH）／諸外国の産業保健看護活動

Ⅱ 場の対象の理解 —————————————————— 21

1 産業と社会構造（北居　明） ·············· 22
- 1 経済・産業技術革新の潮流 ·············· 22
- 2 産業社会の変化が及ぼす労働および労働者への影響 ·············· 25

　　　心理的契約・キャリアの変化／職場における人材の多様性の増加／テレワークの増加

2 企業における産業保健の位置付け ·············· 32
- 1 企業とは／企業活動とは（北居　明） ·············· 32

　　　経営組織論／人的資源管理論／経営戦略論

- 2 企業における産業保健の位置付け（森　晃爾／永田　智久） ·············· 39

　　　企業は、なぜ産業保健を実施しなければならないのか？／
　　　企業は、産業保健を展開するために、組織をどのように活用するか？／
　　　健康経営とコラボヘルス

3 働くことと人々の健康（労働と生活）（川上　憲人） ·············· 46
- 1 生活の中での労働の意義・位置付け ·············· 46

　　　労働と労働者／生活における労働の意義

- 2 労働・労働環境が疾病に、疾病が労働に及ぼす影響 ·············· 51

　　　職業性疾病、作業関連疾患と疾病／疾病が労働に及ぼす影響

- 3 労働者にとっての産業保健活動の意義 ·············· 52

i

組織的な活動と個々の労働者の支援／産業保健活動の意義

4　中小規模事業場における産業保健活動（後藤　由紀）……………………56

　1　中小規模事業場における産業保健の動向　………………………………56
　　　中小規模事業場とその類型／
　　　データからみる中小規模事業場における産業保健の現状／
　　　中小規模事業場への産業保健サービス機関

　2　中小規模事業場の産業保健の実情と課題　………………………………63
　　　中小規模事業場の産業保健の実情―弱みと強み―／
　　　中小規模事業場で産業保健を展開する上での課題

　3　中小規模事業場における産業保健看護活動の意義と役割　……………65
　　　事業場外からの産業保健看護活動の可能性／
　　　事業場外からの産業保健看護活動に必要な資質

5　多様化する労働者／働き方　……………………………………………68

　1　変化する社会における労働者（江口　尚）………………………………68
　　　外国人労働者の支援／高年齢労働者の支援／障がいのある労働者の支援

　2　女性労働者の現状と国の対策（矢内　美雪）……………………………73
　　　女性労働者の健康課題／女性労働者への支援

　3　多様な働き方と雇用制度（江口　尚）……………………………………78
　　　テレワークのある職場における産業保健活動／非正規労働者に対する産業保健活動

　4　新しい働き方と健康課題―社会格差・健康格差―（江口　尚）………83
　　　社会の変化が職場に及ぼす影響／大企業と中小企業の二重構造／
　　　副業・兼業／孤独・孤立対策／テレワークの健康影響

Ⅲ　産業保健における健康問題／課題 ——————— 93

1　労働災害と補償の実態（宮本　俊明）……………………………………94

　1　労働災害の実態と課題　……………………………………………………94
　　　労働災害と補償／労働災害防止のために最善を尽くす義務／
　　　労働者死傷病報告／労災保険における業務災害と通勤災害／
　　　「業務遂行性」と「業務起因性」／労働災害統計からみた労働災害の実態／
　　　過労死等の認定基準のあらまし

　2　労災補償の現状と課題　……………………………………………………99
　　　脳・心臓疾患と精神障害に係る労災支給決定（認定）件数の推移と課題／
　　　労災支給決定までの流れと不服申立て（審査請求）

　3　労働災害防止計画……………………………………………………………102
　　　労働災害防止計画の策定経緯／第14次労働災害防止計画の概要

2　健康をめぐる状況（大久保　靖司）……………………………………105

　1　健康診断結果…………………………………………………………………105
　　　定期健康診断報告の年次推移／定期健康診断の実施状況

2 メンタルヘルスの状況 ……………………………………………………108

仕事や職業生活に関するストレス／メンタルヘルス不調による休業と退職／

ストレスチェック／メンタルヘルス対策

3 生活習慣の状況 ……………………………………………………110

食生活の改善／運動習慣／睡眠／飲酒および喫煙

4 その他 ……………………………………………………111

糖尿病、高血圧、高脂血症の状況／治療と仕事の両立への取組み／働き方改革と健康

③ 職業性疾病と作業関連疾患（斉藤　政彦） ……………………………113

1 職業性疾病と作業関連疾患 ……………………………………………113

産業保健スタッフにとっての位置付け／職業性疾病／作業関連疾患／

職場における有害要因／職業性疾病・作業関連疾患への対策

2 物理的、化学的、生物学的要因による健康への影響 ……………………119

物理的要因／化学的要因／生物学的要因／作業環境測定

3 各種労働環境により引き起こされる健康問題 ……………………121

物理的労働環境／対策

Ⅳ 産業保健を推進するための制度 ──────── 127

① 労働安全衛生行政と関連法規（堀江　正知） ……………………128

1 労働安全衛生行政の体系 ……………………………………………128

労働安全衛生組織／労働基準監督署／臨検／

安全・衛生管理特別指導事業場／労災認定／労働行政関連機関

2 労働安全衛生法と関連法規 ……………………………………………131

労働衛生関連法令／安衛法の目的／安全衛生管理体制／産業保健職／

作業環境管理／作業管理／健康管理／衛生教育／リスクアセスメント／

心身の状態に関する情報の管理／安全配慮義務／他の法令に基づく健康管理

② 産業保健に関わる人材や組織、資源（住徳　松子） ……………………138

1 安全衛生管理の原則―目的と効果― ……………………………………138

2 労働安全衛生法における安全衛生管理体制（産業保健体制） ……………139

事業場で選任すべき有資格者／安全委員会・衛生委員会等の組織／

安全衛生管理体制（産業保健体制）の構築

3 産業保健に関連する／携わる人材・組織 ……………………145

産業保健に携わる人材とそれぞれの職務／産業保健に携わる人材と活動の実際／

産業保健に関連する組織

③ 労働安全衛生マネジメントシステム（OHSMS）（梶木　繁之） ……………151

1 マネジメントシステムとは ……………………………………………151

2 なぜ産業保健にマネジメントシステムが必要なのか ……………………152

3 マネジメントシステムを活用した産業保健活動に必要なこと ……………153

マネジメントシステム（的）活動の最初の一歩は「見える化」／

iii

マネジメントシステムの構成概念である「目的・目標による管理（MBO）」／
産業保健活動の「見える化」とは／「見える化」により展開される PDCA サイクル／
「見える化」と「目的・目標による管理」のメリット

方　法　論　157

Ⅴ　産業保健看護活動の方法 ———————————————— 159

- 1　**3 管理 5 管理と産業保健看護職の役割** ……………………………160
  - 1　作業環境管理（宮内　博幸）………………………………………160
    - 作業環境管理とは（含作業環境測定）／作業環境管理における産業保健看護職の役割
  - 2　作業管理（吉川　徹）………………………………………………165
    - 作業管理とは／個人用保護具の適正な使い方／作業管理における産業保健看護職の役割
  - 3　健康管理（櫻井　繭子）……………………………………………172
    - 健康管理とは／健康管理における産業保健看護職の役割
  - 4　総括管理（中谷　淳子）……………………………………………180
    - 総括管理とは／総括管理における活動の概要と産業保健看護職の役割／
    - 産業保健活動を円滑に推進するための活動
  - 5　労働衛生教育（千葉　敦子）………………………………………186
    - 安全衛生教育の種類・目的／労働安全衛生教育における産業保健看護職の役割
- 2　**産業保健におけるアプローチの方法** ………………………………189
  - 1　ハイリスクアプローチとポピュレーションアプローチ（錦戸　典子）………189
    - ハイリスクアプローチ／ポピュレーションアプローチ
  - 2　一次予防から三次予防まで（錦戸　典子）………………………191
    - 一次予防から三次予防まで／一次予防活動～三次予防活動の連動
  - 3　個人支援・集団支援・組織支援（五十嵐　千代）………………194
    - 個人支援／集団支援／組織支援／個人・集団・組織の連動
  - 4　コーディネーションとマネジメント（鈴木　純子）………………200
    - 概論／必要な知識／事業場内の部門間連携と外部機関との連携
  - 5　仕組みづくり（楠本　真理）………………………………………208
    - トップダウンで進める／ボトムアップで広げる
- 3　**情報管理**（土肥　誠太郎）……………………………………………213
  - 1　産業保健看護活動に有用な情報管理のあり方 ……………………213
    - 日本における職域健康情報保護の枠組み／
    - 職域健康情報における守秘義務と健康情報保護／健康情報取扱いの原則／
    - 「労働者の心身の状態に関する情報の適正な取扱いのために
    - 事業者が講ずべき措置に関する指針」について／取扱規程を策定する際のポイント
  - 2　プライバシーの保護、セキュリティーに関する考え方と技術 …………223
    - 個人情報とプライバシー／セキュリティーに関する考え方と技術

3 産業保健看護活動への疫学、統計学の応用 …………………………… 224
4 レセプト・健診データ等、情報データベースの活用 ………………… 225

保険者等の守秘義務等／個人情報の共有に関して

4 リスクマネジメント（川上　貴教）……………………………………… 227
1 環境モニタリング ……………………………………………………… 227
2 リスクアセスメント …………………………………………………… 228
3 リスクコミュニケーション …………………………………………… 231

5 健康危機管理（吉川　悦子）……………………………………………… 234
1 健康危機管理の理念と目的 …………………………………………… 234
2 健康危機管理事例の変遷と求められる対応姿勢 …………………… 234
3 オールハザード・アプローチを基盤とした危機管理体制の枠組み ………… 235
4 事業場内での危機管理体制構築における産業保健看護職の貢献 …… 236

6 職業倫理（中谷　淳子）…………………………………………………… 238
1 産業保健における倫理 ………………………………………………… 238

看護倫理の土台となる倫理原則／看護職の倫理綱領

産業保健専門職の倫理指針／企業倫理

2 産業保健看護職としての倫理観を持った行動の実際 ……………… 240

産業保健看護職の立場／産業保健看護職としての説明責任／

情報管理と個人情報保護

Ⅵ 産業保健看護活動に必要な知識 ──────── 243

1 労働生理学（永野　千景）………………………………………………… 244
1 労働生理学の概要 ……………………………………………………… 244

労働生理学の定義／ライフサイクルによる人体の機能の変化／

環境条件による人体機能の変化／疲労およびその予防

2 労働生理学に関する専門書の紹介 …………………………………… 247

2 人間工学（吉川　徹）……………………………………………………… 251
1 産業保健看護における人間工学の応用 ……………………………… 251
2 作業管理における人間工学の役割 …………………………………… 251
3 複合人間工学による改善策の特徴と ILO 人間工学チェックポイント ……252

活　動　論 255

Ⅶ 産業保健看護活動の実際 ──────── 257

1 産業保健計画（五十嵐　千代）…………………………………………… 258
1 産業保健計画と評価の意義 …………………………………………… 258
2 産業保健計画の立て方と評価のあり方 ……………………………… 259

産業保健計画の立て方／産業保健活動の評価

3 計画と評価の実際 …………………………………………………………263

② **職場巡視**（江口 美和）…………………………………………………266

1 職場巡視の意義と実際 …………………………………………………266
職場巡視の目的／産業保健看護職が職場巡視を行う意義／職場巡視の実際

2 職場巡視における産業保健看護職の役割（演習）………………………267
事前準備／職場巡視の実際：礼に始まり礼に終わること！／事後の対応

③ **快適職場づくり**（巽 あさみ）………………………………………273

1 快適職場づくりの意義と実際 …………………………………………273
快適職場づくりの背景と意義／快適職場指針／
快適な職場環境形成の実際（ストレスチェック制度における職場環境改善）

2 職場環境改善の事例紹介 ………………………………………………276
概要／職場環境改善に当たって留意すべき事項

④ **健康管理** ………………………………………………………………278

1 健康診断（下山 満理）…………………………………………………278
健康診断の目的と種類／健康診断における産業保健看護職の役割／
健康診断の事後措置のあり方

2 保健指導、健康相談（帆苅 なおみ）…………………………………290
保健指導、健康相談を行う上での基本姿勢／
産業保健管理職が行う保健指導、健康相談の特徴／保健指導、健康相談の実際／
産業保健看護職が知っておきたい「ヘルスリテラシー」

3 健康教育（千葉 敦子）…………………………………………………296
産業保健における健康教育の意義と目的／効果的な健康教育の進め方／
「健康教育指導案」の書き方／健康教育の評価

4 健康づくり（千葉 敦子）………………………………………………301
健康づくり活動の現状と産業保健看護職の役割／
トータル・ヘルスプロモーション・プラン／コラボヘルス

5 作業関連疾患対策における産業保健看護職の役割（大橋 力）………306
作業関連疾患対策の意義／産業保健看護職に求められる役割／
役割に求められるスキル／産業保健看護職の役割への期待

6 疾病管理（髙木 智子）…………………………………………………310
疾病管理とは／疾病管理をする上での大事なポイント〜最新の医療情報を把握する／
産業保健看護職が介入・連携する際のポイント

7 救急処置（熱中症を含む）（南 浩一郎）………………………………314
職域での救急―概論―／外傷への対応―各論―

⑤ **メンタルヘルスケア**（髙﨑 正子）…………………………………319

1 事業場（職場）におけるメンタルヘルスケアの実際 …………………319
職場におけるメンタルヘルスケアの基本／衛生委員会等における調査審議／
心の健康づくり計画／心の健康保持増進のための4つのケア／

メンタルヘルスケア推進の具体例／個人情報への配慮・不利益な取扱いの防止／

ハラスメント対策／支援活動を個別事例から職場や組織へ広げる視点を―事例―

2 メンタルヘルスケアにおける産業保健看護職の役割 ……………………………324

メンタルヘルス指針における産業保健看護職の役割／

ストレスチェック制度活用における産業保健看護職の役割

6 過重労働対策（田中　美樹）………………………………………………………331

1 職場における過重労働対策の実際 ………………………………………………331

過重労働対策の法的背景／過重労働対策における産業保健看護職の役割

2 長時間労働者に対する面接指導 …………………………………………………334

長時間労働者の面接指導の計画と実施／産業保健看護職による長時間労働者の面接

7 治療と仕事の両立支援と復職支援（中野　愛子）………………………………341

1 治療と仕事の両立支援 ……………………………………………………………341

両立支援の定義と目的／両立支援対象者の現状と課題／両立支援の進め方／

事業場内の体制づくり／健康情報の取扱い／両立支援プランの作成／

中小事業場への展開

2 職場復帰支援 ………………………………………………………………………348

労働者の心の健康に関する現状／

心の健康問題により休業した労働者の職場復帰の流れとポイント／

プライバシーの保護と個人情報の取扱い

8 有害物・有害要因対策 ………………………………………………………………357

1 有害業務対策の基本（甲田　茂樹）………………………………………………357

有害物・有害要因に対する産業保健活動／

どのような作業環境管理を実施していくか／どのように作業管理していくのか／

どのように健康管理していくのか／その他の有害業務対策と産業保健看護職の関わり方

2 有害業務のある職場での産業保健看護職の役割（楠本　真理）………………362

産業保健看護職は一次窓口／法に沿った対応／作業環境管理／職場巡視／

労働衛生教育／腰痛予防／特殊健康診断／女性労働者への配慮

9 ダイバーシティ推進と産業保健看護活動（住徳　松子）………………………370

1 ダイバーシティ推進の歴史 ………………………………………………………370

2 産業保健看護活動とダイバーシティ ……………………………………………372

女性特有の健康課題への取組み／高年齢労働者への取組み／障がい者の就労支援／

性的マイノリティー

10 健康危機管理における産業保健看護職の役割（吉川　悦子）…………………376

1 災害産業保健活動 …………………………………………………………………376

災害とは／災害の時間経過に応じた災害産業保健活動の基本／

災害時の産業保健看護職の役割

2 感染症のパンデミックにおける産業保健活動 …………………………………379

健康危機として取り扱うべき感染症／

パンデミック発生段階における産業保健活動の基本／

vii

パンデミック発生時の産業保健管理職の役割

11 地域・職域連携における産業保健看護職の役割（巽　あさみ）……………383

1 地域・職域連携の必要性と背景………………………………………383

2 効果的・効率的な保健事業の実施……………………………………383

地域・職域連携のメリット／地域保健・職域保健の強みを生かした連携による効果／

地域・職域連携推進協議会における先進的取組みの例

3 地域・職域連携における産業保健看護職の役割………………………385

産業保健看護職が地域・職域連携を進めるに当たっての留意事項／

産業保健看護職による地域と職域の連携事例の紹介

あとがきにかえて……………………………………………………………389

編集後記

Column

1 働き方改革と女性活躍推進法（江口　尚）………………………………90

2 新型コロナウイルス感染症のパンデミックと
生活習慣病対策（ヘルスリテラシーの重要性）（斉藤　政彦）…………125

3 適正配置（中谷　淳子）…………………………………………………185

4 アセスメントツール "Community as Partner Model"（掛本　知里）……199

5 社会資源の活用（中谷　淳子）…………………………………………212

6 リスクアセスメントに役立つ知識（千葉　敦子）………………………232

7 健康行動理論（千葉　敦子）……………………………………………249

8 ナッジ（Nudge）（竹林　正樹）…………………………………………254

9 コラボヘルスの実践（瀬戸　亜矢子）…………………………………304

10 集団災害時の対応（トリアージなど）（南　浩一郎）…………………317

11 救急蘇生法の教育（南　浩一郎）………………………………………318

資料編／394

資料1 「保健師」に関連する労働衛生関係の法令一覧（抄）………………394

資料2 「保健師」に関連する労働衛生関係の公示および通達の一覧（抄）……396

資料3 産業医に関する法令（抄）…………………………………………401

付 録

付録1　職場巡視と作業環境測定

演 習 課 題　事例をもとに職場巡視記録を作成しよう
ダウンロード資料　① 産業保健師（衛生管理者）職場巡視報告書（記入用）
　　　　　　　　② 産業保健師（衛生管理者）職場巡視報告書（記入例）
　　　　　　　　③ 測定機器の使用法紹介（動画）

付録2　Ⅰ 健康診断後の保健指導 PDCA／Ⅱ 保健指導のロールプレイ

演 習 課 題　事例をもとに保健指導を実践しよう
ダウンロード資料　① 保健指導計画・実施記録シート（記入用）
　　　　　　　　② 保健指導ガイドラインチェックシート
　　　　　　　　③ 保健指導ロールプレイ（動画）

付録3　事業場のアセスメントと健康教育

演 習 課 題　事例をもとにアセスメントと健康教育を実践しよう
ダウンロード資料　① 事業場のアセスメントシート（記入用）
　　　　　　　　② 事業場のアセスメントシート（考え方のアドバイス）
　　　　　　　　③ 健康教育指導案シート（記入用）

〈付録取り扱い上の注意〉

この付録は、公益社団法人日本産業衛生学会産業保健看護部会に帰属いたします。個人での業務のために私的に使用する場合や学校の教材等として使用する場合には、下の二次元コードからダウンロードしてご自由にご利用ください。

＊付録資料、ダウンロード資料、動画の全部または一部を無断で複写・複製・転送することは、禁じられています。
＊付録の使用に関して目的外利用は認められません。
＊使用する場合は出典を明らかにしてください。

ダウンロードはこちらから▶▶▶
https://shk-bukai.com/samgyo-kango/

概　論

I

産業保健の理解

1 産業保健の理解

1 産業保健の目的と定義

　産業保健とは事業者と労働者の自主的な活動であり、健康で安全に働くことができるように働く人に対して実施する、健康と仕事の調和を目指した健康支援を指す。16世紀の記録で鉱夫など有害な作業に従事する労働者について初めて言及しているが、成書としては18世紀にイタリアのラマツィーニ（1633〜1714年）が『働く人の病』を公刊したのが最初である。これには、仕事によって特有の疾患があることが述べられており、産業保健の原点とも言える。

　産業保健は労働衛生と同義語として用いられている。産業保健の目的は、1950年に国際労働機関（ILO：International Labour Organization）と世界保健機関（WHO：World Health Organization）の合同会議にて、表のように示された。さらに1995年に ILO と WHO の合同委員会は、労働衛生の定義を下記のように改訂した[1]。

> すべての労働者の身体的、精神的および社会的な健康を最高度に維持増進させ、労働条件に起因する健康障害を防止し、健康に不利な諸条件から労働者を保護し、職場に生理学的および心理学的特徴に適合する働く人々を配置し、健康を維持すること、すなわち、仕事の人間への適応と人間の仕事への適応を図ること

　また、目的を達成するための重要な産業保健活動として、次の3つが挙げられる。
1）労働者の健康と労働能力の維持増進
2）安全で健康的な作業環境と生産性の確保
3）健康で安全な職場を創造するための労働組織、職場文化の開発

　ILO では2022年の総会にて、「"労働安全衛生"を新たに労働者の基本的権利に関する原則に含めること」が決定され、労働衛生サービスは「すべての働く人」へ提供しなければならない事項となっている。

　ILO と WHO の合同委員会による労働衛生の定義では、労働者個人についての健康支援は、仕事により健康を害することがないようにすることと、その人の持っている力を最大限に発揮し元気で生き生きと働けるように健康支援することが示されている。また、組織に対しての健康支援も指している。企業全体や部署が安全と健康を大切にするという考えの下、企業として、労働者が元気で働き、労働生産性を高めていける職場環境づくりから安全衛生管理体制や風土づくりまでを目的としていることを、よく理解しなければならない。ILO と WHO の声明では、産業保健に関する職場文化は、経営システムや人事方針、品質管理にも反映されるとされており、産業保健は経営と一体となって取

表　産業保健の目的

　すべての職業における労働者の身体的、精神的及び社会的健康を最高度に維持、増進させること、労働者のうちで労働条件に起因する健康からの逸脱を予防すること、雇用中の労働者を健康に不利な条件に起因する危険から保護すること、労働者の生理学的、心理学的能力に適合する職業環境に労働者を配置し、維持すること、以上を要約すれば作業を人に、また、人をその仕事に適合させることである。

　産業保健における主要な焦点は3つの異なった目的に絞られる。①労働者の健康と作業能力の維持と増進、②安全と健康をもたらすように作業環境と作業の改善、そして③作業における健康と安全を支援し、そのことによって、よい社会的雰囲気づくりと円滑な作業行動を促進し、そして事業の生産性を高める方向に、作業組織と作業文化を発展させること、このような関係において、作業文化という概念が意図するところは、当該企業が採択した不可欠の価値体系を反映することを意味する。実際面では、このような文化は、企業の経営システム、人事方針、品質管理に反映される。

（産業医学振興財団ウェブサイトより引用）

り組むべきものであることが分かる。なお、近年 ILO や ISO（国際標準化機構：International Organization for Standardization）は、自律的なリスクアセスメントを推進し、WHO はワーカーズヘルスの概念を掲げて産業保健の枠組みを活用した保健政策の普及を目指している[3]。

　労働安全衛生法の第1条には、労働者の安全と健康を確保するとともに、快適な職場環境の形成を促進するとの目的の記載があり、事業者に職場環境や作業条件を適切に維持する義務を課し、労働者には事業者に協力する義務を課している。

　産業保健に関わる専門職には、保健師等の産業保健看護職以外に産業医、産業歯科医、心理職、環境アセスメントの専門家であるオキュペイショナルハイジニストなどがいる。労働安全衛生法では、労働者数が50人以上の事業場において、産業医と衛生管理者の選任義務が課せられている。保健師は保健師資格を取得していれば、労働基準監督署への申請により、国家資格である第一種衛生管理者を取得することができる。

　労働衛生（産業保健）の基本的な取組みに「3管理」がある。「作業環境管理」「作業管理」「健康管理」の3つである。産業保健活動については、「作業環境管理」が優先される。「作業環境管理」とは、作業環境中の物理的・化学的有害要因の排除や適正な管理により、これらの因子による健康障害の発現を防止すること、また、さらに良好な作業環境に改善・維持し、より快適に作業ができるようにするなど、働く環境における有害なものへの対策を指す。

　次に、「作業管理」の順になるが、「作業管理」とは作業方法の改善や労働時間、作業内容の適正化を図ることにより労働負担を軽減し、働きやすい条件をつくり出すことである。「作業環境管理」を行っても有害物の問題が改善されない場合に、保護具を使用することを検討する、作業時間や作業姿勢の改善する、などといったことも「作業管理」に含まれる。その上で、「健康管理」を実施していく。「健康管理」では、職場環境や作業方法、作業内容、人間関係などの職場の諸因子と健康との関連を把握し、健康への影響を早期に発見して健康障害を未然に防ぐとともに、快適な状態で就労できるようにす

るために、勤労生活全般にわたる健康支援活動を通じて、健康の保持・増進を図り、生涯健康であることを目指す。

　上記の3管理に「総括管理」と「労働衛生教育」を加え、「5管理」と呼んでいる。「総括管理」には、企業全体の安全衛生の体制づくりや規程の作成、保健事業計画策定から評価などが含まれる。「労働衛生教育」は仕事と健康に関する教育を指す。従事する作業が健康に与える影響や、健康障害を防ぐための安全衛生管理体制や作業環境管理・作業管理・健康管理を正しく理解できるよう、事業者は労働者に対して労働衛生教育を実施する。労働衛生教育の内容は、新任期の安全衛生教育、管理者へのメンタルヘルス教育、有害業務従事者への配置前教育、海外赴任者への健康教育などさまざまである。

（五十嵐　千代）

【文　献】
1）五十嵐千代. ナーシンググラフィカ　健康支援と社会保障（2）公衆衛生　第7版，平野かよ子他編：メディカ出版；2025：p314.
2）公益財団法人産業医学振興財団：産業保健の目的.
　　https：//www.zsisz.or.jp/insurance/2010-03-27-06-05-14.html（2024年11月19日アクセス）
3）五十嵐千代. ナーシンググラフィカ　健康支援と社会保障（2）公衆衛生　第5版，平野かよ子他編：メディカ出版；2021：p284.

2 産業保健看護とは

1 産業保健看護の定義

　産業保健看護の定義は、公益社団法人日本産業衛生学会産業看護部会（現・産業保健看護部会）が2022（令和４）年４月に公表している（表１）。本定義は、先駆的活動を行っている20名の保健師等の産業保健看護職と研究者が、国内外の看護系の定義などを参考に約２年かけて、集団の意見を集約し統一的な見解を得る手法の一つであるデルファイ法を用いて作成し、産業看護部会全体の総意を得たものである。それまで長らく使用してきた"産業看護"という名称は、働く人々の看護的視点が日本に入ってきた際、"Occupational health nursing"を"産業看護"を訳したのがそもそもの発端である。看護領域において、産業保健分野は保健師課程の基盤となっている"公衆衛生看護学"に位置付けられていること（図１）から、一次予防の視点を重視し、もとより英語表記にもある"health"、すなわち"保健"という概念を入れ"産業保健看護"とした。

　産業保健看護の担い手は、産業保健分野で働く保健師と労働衛生の知識を有する看護師であり、産業保健看護専門職としている。労働衛生の知識を有する看護師は、公益社団法人日本産業衛生学会産業保健看護専門家制度で研さんを積んでいる看護師相当であり、公衆衛生看護を学び第一種衛生管理者の資格を有する看護師を指す。

　この定義には、前述の産業保健の目的が反映されている。ここで特筆すべきキーワードは、"持続可能な社会の実現""経営的視点""個人・集団・組織の健康課題の連動"である。産業保健看護は、企業等の事業継続計画（BCP）にも関与しながら、企業等が存続できるように安全衛生の視点から行う健康支援である。近年、企業の安全衛生管理体制が整っていないことで、CSR（企業の社会的責任：Corporate Social Responsibility）を果たせず、社会的制裁を受けたり倒産したりすることもある。このような点からも、企業等としての持続性の確保のために、従業員の労働力を健康という視点から支援することにな

表１　産業保健看護の定義

　産業保健看護の対象は、すべての労働者および事業者であり、個人のみならず集団・組織をも含む。その目的は、健康と労働の調和を保つことであり、ひいては労働生産性の向上および持続可能な社会を実現することである。

　これらの目的達成に向けて、看護学を基盤として、経営的視点を念頭に置き、かつ公平・公正な立場から事業者と労働者の自主的な取り組みを支援する。産業保健看護専門職は、系統的な情報収集およびアセスメントにより抽出された個人・集団・組織の健康課題を連動させながら、課題解決に向けて事業場内外と連携を図り、協働および仕組みづくりを行う。

　これらを通して、労働に関連する健康障害の予防、労働者の生涯にわたる自律的な健康行動の確立、労働者が健康で安全に働き続けることができる職場環境づくり、さらには職場風土の醸成に寄与するものである。（2022年４月17日）

（日本産業衛生学会産業保健看護部会「産業保健看護の定義について」より引用）

る。よって、対象者に寄り添いながら自助力を引き出し、個人のQOLを上げていく看護本来のきめ細かな支援と、経営的視点を持ちながら事業者の視点で企業全体や部署・組織の健康度を上げていく取組みが求められる。すなわちそれは、個人・集団・組織の健康課題の連動と言える。例えば、仕事が原因のメンタルヘルス不調者への健康支援は、その原因が所属する職場にある場合は単なる個人の問題ではなく、職場環境を整える必要がある。職場の管理者や状況によっては、問題解決のために人事部や経営層にもつなげていくことになる。このように、こまやかな個別支援と、働き方そのものや企業・組織体制、人事規程などにも関わるダイナミックな産業保健看護活動が求められる。

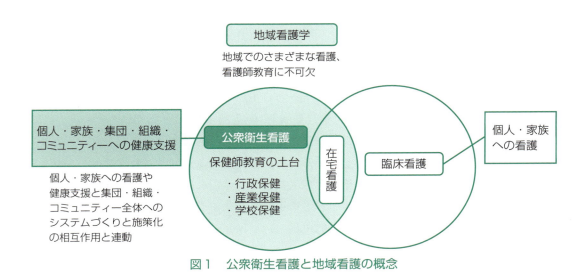

図1　公衆衛生看護と地域看護の概念

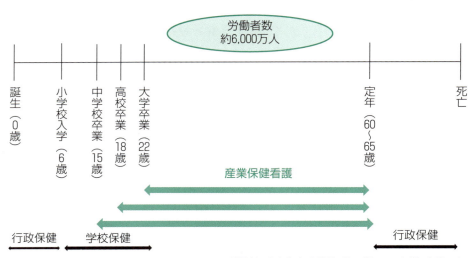

（『最新 公衆衛生看護学 第3版 2023年版 各論2』
（日本看護協会出版会）p.53より引用）

図2　ライフステージにおける産業保健看護の位置付け

つまり、産業保健看護の目的とは、最終的には、労働に関連する健康障害の予防や労働者の生涯にわたる自律的な健康行動の確立、労働者が健康で安全に働き続けることができる職場環境づくり、さらには職場風土の醸成に寄与することを目指すものである。

　産業保健看護とは働く人々や事業者双方への健康支援であり、それはすなわち、わが国の経済を支えることにもつながっている。さらには、人生100年時代のわが国において、人生で最も活発で成熟した時期に健康行動を獲得することは、定年後の健やかな生活にもつながることから、産業保健看護職は重要な役割を担っている（図2）。

（五十嵐　千代）

【文　献】
1）井伊久美子，勝又浜子他　編．新版　保健師業務要覧　第4版　2022年版：日本看護協会出版会；2022．
2）五十嵐千代．最新　公衆衛生看護学　第3版　2023年版　各論2，宮﨑美砂子他　編：日本看護協会出版会；2023：p53．
3）深澤くにへ．産業看護の歩み―人と人とのふれあいを通して：労働調査会；2000．

2　産業保健看護職の役割と職務

　産業保健看護職の特徴は、他の産業保健専門職と比べて、労働者にとって最も身近な存在であるということである。そのため、日々の健康相談や保健指導など、労働者が安心し信頼して話せる関係性を構築していくことが重要である。倫理観をもった、誠実で確実な対応、柔軟で創造的な思考が要求される。産業保健看護の役割と職務は、労働衛生（産業保健）の5管理（図3）を中心に実践される。

1 総括管理

　企業や事業場内で、労働衛生管理が効果的に展開されるように実践することを総括管理と言う。

❶ 健康方針の策定

　企業の経営方針と同様、経営トップから企業としての健康方針を従業員全員に伝えることは、産業保健看護活動にとって非常に重要なことである。経済産業省は、従業員の健康管理を経営的視点で考え戦略的に取り組んでいる企業を「健康経営優良法人」として認定しているが、この動きからも、現在、健康が経営戦略の一つに位置付けられ、産業保健が経営と統

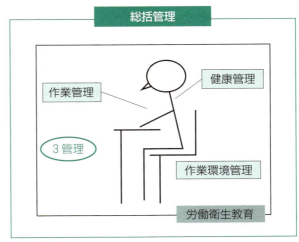

（『最新　公衆衛生看護学　第3版　2023年版　各論2』
（日本看護協会出版会）p.64より引用）

図3　労働衛生（産業保健）の5管理

合する時代となっており、産業健看護職にはそれを推進していく役割がある。

❷ コーディネート

　産業保健看護職が最も得意とする機能が、コーディネート〔調整〕である。労働者の最も身近な産業保健専門職であることから、個人・集団・組織における健康問題の解決のために、事業場内・外の必要な人や部署、機関と調整していく。

❸ 安全衛生管理業務の企画立案

　事業場内の健康問題を抽出し、問題解決のための施策を企画立案する。その際、事業場内の資源（人・予算・時間など）や事業場の特性などを考えることが重要である。計画は、ありたい姿を見据えた上で、長期・中期・短期の計画を立てていく。それらの保健事業は、安全衛生委員会などでも共有し、事業場全体で到達目標に向けて連携体制をつくっていくことが大切である。

❹ 安全衛生管理体制の整備およびシステム化

　事業場内の安全衛生管理体制を整え、全ての従業員に等しく産業保健サービスを提供できるようにシステム化することが重要である。また、それぞれの職場で何か健康問題が起こった場合には、すぐに産業保健看護職が対応できる連絡・連携体制を構築する必要がある。

❺ 各種規程の整備とその運用

　事業場内の安全衛生管理体制を円滑に運営できるように、安全衛生管理規程や安全衛生ガイドラインの策定や見直しを、人事部門や安全部門などと連携しながら進めていく。近年では、ダイバーシティ推進や治療と仕事の両立などについて、柔軟な規程が求められており、健康の視点から従業員にとって好ましいものの提案なども必要となってくる。

❻ 労働衛生管理の総合評価

　さまざまな健康データを分析しながら、事業場の労働衛生の総合評価とともに、事業場全体や部署ごと・職種ごとなどの健康度についての評価を行う。また、産業保健看護職が関与した保健事業そのものの評価も行う。

❼ 安全衛生部門との連携

　健康と安全は密接に関連している。一般的にヒューマンエラーと言われるものも、背景に健康問題が関与していることが多い。常に安全衛生部門と連携しながら職場のリスク管理を行っていく。

❽ 適正配置

労働者が健康で安全に働くために、事業者の安全配慮義務を念頭に健康面に配慮しながら職場配置（人事配置）することを適正配置と言う。健康障害がある場合、産業医や人事部、職場の管理監督者と連携しながら職場配置を行う。雇用時、疾患発生時、復職時などに行っていく。

❾ 情報・資料提供

産業保健看護職は多くの情報を持っていることから、事業場全体や安全衛生委員会、経営層などに対して、目的や用途に合わせた情報・資料の提供を行っていく。事業場全体には、健康だよりやイントラネットの健康づくりサイトなどを通してヘルスリテラシーを高めていくことも、事業場内に健康に前向きな風土をつくる土台となる。

❿ 職場巡視

職場巡視の目的は、作業環境管理、作業管理、健康管理の3管理に必要な情報収集を行い、健康で安全に働けるためのリスクアセスメントを行うことである。また、職場での簡単な教育（機会教育）、従業員とのコミュニケーションの要素も含む。産業医や衛生管理者などとチームをつくり、職場巡視を行い、その後の対応を検討し、改善につなげることが重要である。

⓫ 健康危機管理

自然災害、感染症、メンタルヘルス・自殺、ハラスメント、海外拠点でのテロなど、想定される健康危機に対し関連部署と連携しながら、平時・発災時・発災後の対応を組織的に進めることができるように、マニュアル作成やシミュレーション、訓練などを行っていく。

⓬ その他

事業継続計画（BCP）への参画、保健事業等の予算確保や予算管理、保健事業実施のための広報活動、産業保健看護のマンパワーの確保や質の維持向上のための産業保健看護管理などがある。

② 健康管理

健康管理とは、働く人の職業に起因する健康障害を予防し、心身共に元気で生き生きと仕事ができ、生活全般におけるQOLを高め、健康の保持増進を目的に健康支援を行うことを言う。アブセンティーイズム（absenteeism）を改善・防止して単に欠勤をしないことを目標とするのではなく、出勤しているが労働の効率が低下している状態であるプレゼンティーイズム（presenteeism）を健康の視点から予防していく。健康管理には、具体的には以下の1）～11）などが挙げられる。

1）保健事業計画

2）各種健康診断と事後措置

3）健康障害者管理と予防対策

4）健康相談

5）健康教育

6）ヘルスプロモーション・健康づくり活動

7）メンタルヘルス対策

8）過重労働対策

9）感染症対策

10）疾病管理

11）救急処置

3 作業環境管理

作業環境管理は、産業保健活動で最初に取り組む事項である。つまり、職場環境に有害なものが存在する場合、まずその対策を講じることから始まる。有害要因として、物理的、化学的、生物的、心理社会的な因子がある。また、単に有害な要因を除くだけでなく、働きやすい職場環境形成が重要である。労働安全衛生法第1条の目的にある快適職場の形成に通じる。産業保健看護職としては、職場巡視や労働者の保健指導や健康相談などから職場環境の情報を得たり、環境測定やストレスチェックの結果などから作業環境についてアセスメントし、他職種と連携しながら問題解決を行っていく。

4 作業管理

作業管理は、作業に伴う有害要因の発生を防止・抑制したり、有害要因のばく露を減少させるための作業手順や方法を定めることを指す。作業管理では、姿勢などの作業方法の改善や労働時間などの労働負荷対策を講じる。また、作業管理で対応できない場合、労働者の安全と健康を守るために、保護具の使用を考慮する。産業保健看護職は、職場巡視での作業姿勢確認や、適切な保護具の使用やメンテナンスの確認、長時間労働による過重労働対策などを行う。

5 労働衛生教育

労働衛生教育とは、仕事と健康の関連についての教育を指す。労働者が従事する作業が健康に与える影響や、健康障害を防ぐための安全衛生管理体制、作業環境管理、作業管理および健康管理を理解してもらうことが目的である。労働衛生教育は、雇入れ時（新入職員）や作業内容変更時、危険有害業務に配置される際などに行う。

以上のように、産業保健看護職の役割は多岐にわたる。新任期の産業保健看護職は、まず、個別支援を確実に行っていく。しかし、個別指導であっても、常にその背後の組

織の問題も考えることが大切である。その上で、労働者との信頼関係をしっかりと形成していくことが求められる。また、事業場内の仕事についてよく理解することが必要である。そのためには、職場巡視を通して、職場をよく把握することや労働者とコミュニケーションをとっていくことが重要である。

(五十嵐　千代)

【文　献】
1）井伊久美子，勝又浜子他 編：新版 保健師業務要覧 第4版 2022年版：日本看護協会出版会；2022.
2）五十嵐千代．最新 公衆衛生看護学 第3版 2023年版 各論2，宮﨑美砂子他 編：日本看護協会出版会；2023：p64.
3）深澤くにへ．産業看護の歩み 人と人とのふれあいを通して：労働調査会；2000.

3　産業保健看護の歴史

　確認されている職業性疾病に関する最古の記録は16世紀のもので、次いで18世紀にラマツィーニが『働く人の病』を公刊したことは先述の通りで、これが産業保健の原点と言われている（表2）。

　18世紀後半にイギリスで産業革命が始まり、手工業から機械工業に変わり大量生産が可能になった。しかし当時、女性や年少労働者を中心にチフスや結核が発生し、1802年に世界初の労働法と言われる「徒弟の健康と風紀に関する法律」がイギリスで制定された。

　わが国においては、世界の流れから約100年遅れ、19世紀後半に紡績業を中心に産業革命が起きる。高温多湿の紡績工場では、かつてのイギリスと同じように、女性や年少労働者を中心に結核が発生した。当時の結核は死につながり、工場全体の労働力に大きく影響した。このような状況に対し、1911（明治44）年に「工場法」が制定された。これは後の労働基準法へとつながっていくことになるが、女性の産後5週間の就業禁止、年少労働者の制限などが明記された。

　1929（昭和4）年「工場危害予防及衛生規則」が公布され、作業安全、作業施設の改善、救急用具の設置、安全管理者の選任、健康診断が定められた。当時の健康診断は結核対策が目的であった。その後、1939（昭和14）～1942（昭和17）年頃に、当時の基幹産業であった製鉄業において、日本鋼管、三井鉱山、八幡製鉄所などが労働力確保を目的とした作業環境管理、作業管理を含めた健康管理活動を自社で始めた。

　第2次世界大戦後の1947（昭和22）年に「労働基準法」が制定され、1972（昭和47）年に「労働安全衛生法」が制定された。職業性疾患を含む災害防止活動のための危害防止基準の考え方が導入され、1960（昭和35）年の「じん肺法」は、職業性疾患が発生してから法律が制定される後追い法だったが、労働安全衛生法では労働災害の予防を目的とした先取り法となったところが特筆すべき点であった。また、産業医や衛生管理者の選任などが明文化された。産業看護職の選任についても働きかけはあったが、保健師資格を有するものは、申請により第一種衛生管理者を取得できることのみにとどまっている。

I 産業保健の理解

表2　国内外の産業保健・産業保健看護の歴史

年	国際動向	国内の法制定・法改正	産業保健看護の動向
16世紀	鉱夫など有害な作業に従事する労働者についての記録		
18世紀	イタリア：ラマツィーニ著 『働く人の病』		
18世紀後半	イギリス：産業革命 チフス・結核		
1802	イギリス：「徒弟の健康と風紀に関する法律」		
19世紀後半		産業革命 紡績工場に結核	
1911		「工場法」の制定 　女性の産後の就業禁止、 　年少労働者の制限など	
1929		「工場危害予防及衛生規則」公布 　作業安全、作業施設の改善、 　救急用具の設置、安全管理者の 　選任、健康診断	
1939〜1942		日本鋼管、三井鉱山、八幡製鉄所などが企業独自の作業環境管理、作業管理、健康管理を開始	
1947		「労働基準法」の制定	
1954			日本看護協会に 「産業保健婦研究会」が発足
1960		「じん肺法」	
1972		「労働安全衛生法」	
1975		「作業環境測定法」	
1978			一般社団法人日本産業衛生学会に「産業看護研究会」が発足
1988		「事業場における労働者の健康保持増進のための指針」 THP：Total Health promotion Plan	
1992			一般社団法人日本産業衛生学会「産業看護研究会」が「産業看護部会」として設立
1996		「労働安全衛生法」一部改正 　保健指導をする人材として保健 　師が明文化	
2008			一般社団法人日本産業保健師会設立
2014		ストレスチェック制度における実施者として医師・保健師等が明文化	
2015			公益社団法人日本産業衛生学会「産業保健看護専門家制度」スタート
2022	「労働における基本的原則及び権利に関するILO宣言」に労働安全衛生（A safe and healthy working environment）が5番目の原則として追加	「労働安全衛生法」一部改正化学物質管理が自律管理となる	公益社団法人日本産業衛生学会において「産業保健看護」の定義公表
2023			公益社団法人日本産業衛生学会「産業看護部会」から「産業保健看護部会」に名称変更

1975（昭和50）年に「作業環境測定法」が制定された。その後、1988（昭和63）年に労働安全衛生法一部改正により、「事業場における労働者の健康保持増進のための指針」が示され、事業者の努力義務として、トータル・ヘルスプロモーション・プラン（THP：Total Health promotion Plan）を推進することが示された。この中で、健康診断の事後措置（保健指導）を行う人材として産業看護職の活用が記載された。

1996（平成8）年の労働安全衛生法一部改正では、保健指導を実施する人材として、保健師が初めて法制度の中で位置付けられた。2014（平成26）年の労働安全衛生法一部改正では、「労働者の心理的な負担の程度を把握するための、医師・保健師等による検査（ストレスチェック）」の実施が労働者数50人以上の事業場に義務付けられた。保健師等には、産業保健の知識を有する看護師が含まれている。

このように、労働安全衛生法には、「保健師」「保健師等」という表現で、産業保健看護職の表記がある。その他、労働安全衛生法第13条の2では、事業者は、労働者数50人未満の事業場については、労働者の健康管理等を行うのに必要な医学に関する知識を有する医師または労働者の健康管理等を行うのに必要な知識を有する保健師に労働者の健康管理等の全部または一部を行わせるように努めなければならない、とされており、保健師の活用が明文化されている。

産業分野の看護職の歴史をみると、1954（昭和29）年に日本看護協会（現・公益社団法人日本看護協会）で産業保健婦研究会が設置されている。1969（昭和44）年に日本で開催された第16回国際産業保健学会を機に"Occupational health nursing"が"産業看護"と訳され、当時、産業保健婦であった深澤くにへらが1978（昭和53）年に一般社団法人日本産業衛生学会内に「産業看護研究会」を立ち上げた。それが1992（平成4）年に発足した学会内の職能団体である「産業看護部会」につながっている。2008（平成20）年には、産業保健師の社会基盤の強化を目指して、職能団体である一般社団法人日本産業保健師会が設立された。

2022年に「労働における基本的原則及び権利に関するILO宣言」において、労働安全衛生（A safe and healthy working environment）が5番目の原則になり、国内でも労働安全衛生法の一部改正により、化学物質管理が自律的管理になるなど、大きな産業保健の転換期を迎えた。そのような時代のニーズを受け、公益社団法人日本産業衛生学会内の「産業看護部会」は、2023（令和5）年、発足30年を機に、一次予防の"保健"を表現して「産業保健看護部会」と名称を変更し、新たなスタートをきった。

（五十嵐　千代）

【文　献】
1）井伊久美子, 勝又浜子他 編. 新版 保健師業務要覧 第4版 2022年版：日本看護協会出版会；2022.
2）五十嵐千代. 最新 公衆衛生看護学 2023年版 各論2, 宮﨑美砂子他 編：日本看護協会出版会；2023.
3）深澤くにへ. 産業看護の歩み 人と人とのふれあいを通して：労働調査会；2000.

Ⅰ　産業保健の理解

4　産業保健看護の国際動向

1　国際産業保健学会（ICOH）

　国際産業保健学会（ICOH：International Commission on Occupational Health）は、労働安全衛生の科学的進歩、学術的進歩、知識、発展をあらゆる側面から促進することを目的とした国際的な非政府専門家団体である。国際連合から非政府組織としての承認を受け、国際労働機関（ILO）、世界保健機関（WHO）などと緊密な関係を保っている。第１回の国際会議は1906年にイタリアのミラノで開催され、世界大戦などでの中断はあったが、３年ごとに世界各国で学術会議を開催している。現在は、110カ国以上から2,000人以上の産業保健専門家を会員とし、37の学術委員会を有する、産業保健分野で世界をリードする国際的な科学学会である。

　産業保健看護専門職が初めて出席した国際会議は、1948年の第９回ICOH大会（於：ロンドン）であった。1957年の第12回ICOH大会（於：ヘルシンキ）でイギリス、フィンランド、アメリカの看護職が常設委員会委員に選ばれ、1966年の第15回ICOH大会（於：ウィーン）で看護分科会が設立、「従業員の健康に対する看護職の貢献」に関する報告書が提出された[1]。1969年には、第16回ICOH大会が東京で開かれ、日本の看護職も参加し、諸外国の産業保健看護の活動に触れ、世界の卓越した産業保健看護職との国際交流が図られた。以降、ICOHの学術委員会の一つであるSCOHN（Scientific Committees on Occupational Health Nursing）を中心として、ICOH大会の自由集会や、近年では急速に普及したオンライン会議・研修会などによって、産業保健看護職間の国際交流が継続している。

2　諸外国の産業保健看護活動

1　産業保健サービスに関する国際調査

　2015年にICOHが行った主な会員国への調査[2]によると、回答した49カ国中、職業衛生機関に関するILO条約第161号を批准している国は、14カ国（29％）であった（日本は未批准）。産業保健サービスの提供は大企業で45カ国（92％）、民間の医療機関や産業医で42カ国（84％）、地域の保健所や公衆衛生局で37カ国（76％）、中小企業が共同組織化で32カ国（65％）など、さまざまな形で行われている。国内の全労働者にサービスが提供できていると答えた国は、エストニアやルクセンブルク、スペインであり、労働者の10％に満たないと答えた国は、中国やインド、ケニアなど国家間の差がみられ、おそらく全世界の労働者の20％未満しか産業保健サービスを享受していないと推測されている。活動内容としては、作業環境のサーベイランスは46カ国（94％）、労働者の健康調査は46カ国（94％）、情報提供や教育が45カ国（92％）などが標準的に行われている。

　産業保健看護に関して、産業保健看護職の専門団体を持つ国は22カ国で、産業医（43カ国）やオキュペイショナルハイジニスト（30カ国）に比して意外に少ないことが指摘されている。また、34カ国（69％）で産業保健看護職が産業保健サービスを提供しているが、産業医の49カ国（100％）と比べると15カ国で産業保健看護職が機能していない

という結果であった。専門家養成については、大学や看護学校など、あるいは専門職団体と協力しながら実施されており、一般的な教育期間は数カ月から1年程度であった。

❷ アメリカ

労働者の健康と安全を守る主な法律は、1970年に制定された労働安全衛生法（OSH Act）で、事業者に向けた義務や労働者の責務を定めている。アメリカの産業保健看護の歴史は、1888年にベティー・モルダーという看護師がペンシルベニア州の炭鉱労働者とその家族の看護を行ったことに始まったと言われている[3]。現在は Occupational and Environmental Health Nurses（OHNs）と称し、健康増進プログラムの提供、疾病予防と管理、労働者と職場のリスクアセスメント、環境管理、緊急時対応や災害対策、労働安全衛生庁（OSHA：Occupational Safety and Health Administration）が提唱するさまざまな規制や法律の順守など産業保健チームの一員として高度で自立性を発揮した活動を行っている。多くの産業保健看護職は修士号を取得しており、専門看護師や開業看護師、コンサルタントなどさまざまな立場で活動している。また、アメリカ産業保健看護師協会（AAOHN：The American Association of Occupational Health Nurses）では、OHNs の実践の範囲を示し、行動基準の策定や継続的な研修の機会を提供している。

❸ 欧州連合（EU）加盟国

EU 加盟国の産業保健サービスは、欧州指令（EU Directive）を受けて国内法を批准しなければならず、EU の法律と各国の労働安全衛生に関する法律に基づきさまざまな方法で組織化され、提供されている。産業保健サービスを享受している労働者は、EU 平均で50％程度と言われ[4]、フランスやスペイン、フィンランドのカバー率が高い。一例として、フィンランドでは、1979年「産業保健に関する法」が制定され、2001年法改正にて1人以上の労働者を雇用する全ての事業主に、一次予防の提供と、産業保健師を含めた産業保健専門職の活用が義務付けられている（Ministry of Social Affairs and Health 2001）。予防を中心とした産業保健サービスにより、労働者は労働時間内にサービスを受けられることが保証されており、事業場の要望で一般的な医療サービスを追加することができる。産業保健看護職は、産業医や産業理学療法士と共に企業・団体に産業保健サービスを提供し、企業所属、コンサルタント、地域の産業保健センターなどさまざまな組織で活躍している[5,6]。主な業務は、健康増進活動、有害業務の調査、健康診断、職場巡視、職場復帰支援をはじめ、情報提供や指導などであり、従業員の労働能力を維持することを目的としたさまざまな活動によって個人や組織・地域の支援を行っている。また、EU 内の産業保健看護師連盟（FOHNEU：Federation of Occupational Health Nurses within the European Union）[7]は、産業保健の現場で働く看護師の教育・訓練の基本的な枠組みを提供し、EU 全体、特にプログラムがない国における産業保健看護教育の標準化を目指している。

Ⅰ 産業保健の理解

❹ 韓　国

　韓国の代表的な労働安全衛生に関する法律は、大韓民国労働安全衛生法（2000年）である。大企業では、産業保健専門職は企業に雇用されているが、中小企業へのサービスは韓国産業安全保健公団（KOSHA：Korean Occupational Safety and Health Agency）で雇用され、その費用も大企業では全て企業負担、中小企業では政府が支払うという形をとっている。特に、労働者数50人未満の小規模事業場のサービスを充実させるために、産業医や看護職、臨床心理士などが役割分担して、地域単位での支援が行われる[4]。看護職の活動内容は、健康診断、疾病管理、救急対応、有害物質や有害環境のコントロールなど多岐にわたる。1990年に韓国産業看護学会、1994年に韓国産業看護協会が設立され、産業保健看護職の資質の向上や役割拡大に貢献している[8]。

❺ タ　イ

　労働安全衛生の基盤となる労働安全衛生環境法によって、事業主に安全配慮義務と労働者に事業者に協力する義務が課せられている。労働者数が50人以上の事業場は、労働安全衛生環境委員会を設置する義務がある。また、200人以上の事業場は少なくとも1人の看護職、1,000人を超える事業場では最低2人の看護職が常駐する必要があるが、事故や急病発生時の応急処置を前提としている[9]。産業保健の分野で活動するためには、看護学士に加えて60時間の産業保健のトレーニング、もしくは4カ月にわたる認定プログラムを受講する必要がある[10,11]。1992年マヒドン大学は産業保健看護の修士プログラムを開設し、大学院レベルでの教育を目指している。

（後藤　由紀）

【文　献】

1）Jorgensen A. SCHON's activities in the past and in the future. The 3rd International Conference on Occupational Health Nursing and The 2nd Asia Conference on Occupational Health-Nursing Joint Conference Global Challenge in Occupational Health Nursing, 29-30. 2010.

2）Rantanen J, et al：A global survey on occupational health services in selected international commission on occupational health（ICOH）member countries. BMC Public Health. 2017；17（1）：787.

3）AAOHN：About AAOHN.
https：//www.aaohn.org/About/About-AAOHN

4）宮下和久．第Ⅳ部 第7章 地域における産業保健活動の現状と課題、方策．健康・安全で働き甲斐のある職場をつくる 日本学術会議の提言を実効あるものに，岸−金堂玲子，森岡孝二 編：ミネルヴァ書房：2016；pp220-221.

5）Finnish Association of Occupational Health Nurses：The work of an occupational health nurse.
https：//tyoterveyshoitajat.fi/tukena-tyoelamassa/

6）高波利恵，ポウラ ナウマネン，ヘレナ リッサネン，松尾太加志．日本における中小規模事業所の産業保健活動の支援の在り方―産業看護の先進国であるフィンランドの産業保健師の活動実践を参考に―．看護科学研究．2009；8（1）：14-20.

7）Federation of Occupational Health Nurses within the European Union：Core curriculum 3rd edition 2014.
https：//fohneu.org/images/pdf/CORE-CURRICULUM_2014.pdf

8）河野啓子．産業看護学第2版 2024年版：日本看護協会出版会；2024.

9）ILO：Global Database on Occupational Safety and Health Legislation.

https://www.ilo.org/dyn/legosh/en/f?p=14100:1:0::NO:::

10) Sililasuwan：Education and Training of Occupational Health Nurses in Thailand. SCHON's activities in the past and in the future. The 3rd International Conference on Occupational Health Nursing and The 2nd Asia Conference on Occupational Health-Nursing Joint Conference Global Challenge in Occupational Health Nursing：92-93. 2010.

11) 深井七恵他．タイ王国の労働衛生に関する制度および専門職育成の現状─日本企業が海外拠点において適切な労働衛生管理を実施するために．産業医科大学雑誌．2018；40(1)：33-44.

＊3），5），7），9）は2024年9月30日アクセス

II

場と対象の理解

1 産業と社会構造

　本節では、企業を取り巻く環境変化について述べる。企業活動は、さまざまな外部環境から影響を受けるため、常に外部環境の動向を考えながら経営を行う必要がある。企業を取り巻く環境には、経済、技術、政治・法、社会文化、人口構成などがあるが、本節では特に、経済と技術について説明する。

1　経済・産業技術革新の潮流

　経済環境とは、内外のさまざまな市場の動向を意味する。例えば、金融市場、労働市場、製品市場、原材料市場など、企業はさまざまな市場との取引を行っている（図1）。こうした市場の動向の変化は、企業活動に大きな影響を及ぼす。金融市場とは、企業が経営に必要な資金を調達する市場である。ここには銀行などの金融機関や投資家などのプレーヤーが存在する。労働市場は、企業が労働力を確保する場であり、人材派遣会社や学生に代表される潜在的な被雇用者などがプレーヤーとして存在する。製品市場は企業が最終製品を顧客と取引する場であり、一般消費者や小売業者、流通業者などが主なプレーヤーである。原材料市場は、最終製品を生産するのに必要な原料や部品を取引する場であり、部品業者や原材料業者、流通業者や商社が取引相手である。

　こうした経済環境の近年のわが国における変化として、いくつかのポイントを指摘できよう。まず、金融市場においては、1996（平成8）年から着手された金融ビッグバンが挙げられる。これは、より透明で自由な金融市場を目指した大改革であり、銀行、保険、証券の垣根を取り払い、互いの競争を促進することを目的の一つとしている。また、ネット銀行やネット証券など、従来保守的であった金融業界に新規参入が行われるようになった。さらに、企業は従来の金融機関からの借入れ中心の間接金融方式から、株式や社債などのさまざまな直接金融方式の割合を徐々に増やすようになっていった。内閣府の調査によれば、金融機関以外の民間企業の資金調達額に占める借入比率は、2000（平成12）年は約60％だったが、2019（令和元）年には約35％に低下している。一方、株式などの証券の比率は、2000年は約23％だったが、2019年には約35％と上昇傾向にある[1]。

　労働市場の主な変化については、少子高齢化の進展が挙げられる。少子高齢化によって、労働力の主力となる生産年齢人口（15〜64歳の人口）が急速に減少している。国立社会保障・人口問題研究所の推計によれば、生産年齢人口は2013（平成25）年に8,000万人、2027（令和9）年に7,000万人、2065（令和47）年には5,429万人と、急速に減少すると言われている[2]。このような環境変化の中、企業にとっては必要な人材確保が重要な課題となっている。一方で、日本で働くことを目的に来日する外国人は増加している。2023（令和5）年10月における届出状況を見ると、日本で働く外国人労働者は200万人を突破した。この数字は、2007（平成19）年に届出が義務化されて以来、過去最高である[3]。さら

22

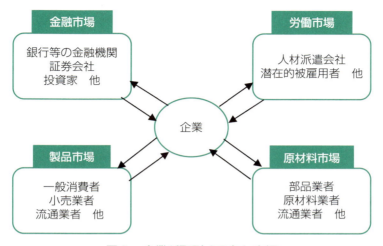

図1　企業が取引する主な市場

に、政府はわが国の深刻な労働力不足に対応するため、2019（平成31）年に「出入国管理及び難民認定法」（出入国管理法）を改正し、単純労働でも外国人を受け入れられるようにした。日本で働く外国人は、さまざまな分野で今後も増加することが予想される。

　製品市場や原材料市場の大きな変化としては、グローバル化の進展が挙げられるだろう。国内市場の縮小に伴い、海外に顧客や取引先を求める動きが活発化している。財務省の貿易統計によれば、輸出入の金額は、1970年代から急速に増大し、2010（平成22）年以降は60兆円から90兆円超の間を推移していたが、2022（令和４）年には輸出額が98.2兆円、輸入額は118.5兆円とさらに大幅な増進が見られた[4]。グローバル化に伴い、企業活動にも変化が見られた。自社製品の輸出から始まった海外進出は、海外に販売会社を設立して自社で直接現地販売を行うようになっていった。さらに、現地工場の設立や製品開発拠点の海外移転も行われるようになっていった。また、こうした動きはメーカーだけではなく、サービス業でも見られるようになってきている。逆に、インバウンド消費も拡大している。2019（令和元）年に3,000万人を突破していた訪日外国人数は、新型コロナウイルス流行のためにいったんは大幅に落ち込んだものの、2023（令和５）年には2,500万人超と回復基調にある[5]。

　技術における最も注目すべき変化は、コンピューターやインターネットに代表される情報技術の革新であろう。情報技術の革新は、われわれの働き方や生活のみならず、日本企業の国際競争力にも多大な影響を及ぼしている。例えば、企業の時価総額ランキングの変化（表1）を見ると、1989（平成元）年には上位10社中７社が日本企業だったが、2024（令和６）年には１社もランクインせず、逆に海外のIT企業が多くランクインしていることが分かる[6]。時価総額とは、企業の株価に発行済み株式数を掛けた数値であり、企業の価値や規模を評価する指標であると同時に、企業の将来性に対する期待度を反映した数値でもある。したがって、日本企業は、その価値や将来性について、この30年の間に世界からの評価を大幅に落としてきたと言える。

Ⅱ 場と対象の理解

表1 企業の時価総額ランキング（1989年、2024年）

1989年					2024年				
順位	企業名	時価総額（億ドル）	業種	国名	順位	企業名	時価総額（億ドル）	業種	国名
1	日本電信電話	1,639	IT・通信	日本	1	Apple	28,860	IT・通信	米国
2	日本興業銀行	716	金融	日本	2	Microsoft	27,848	IT・通信	米国
3	住友銀行	696	金融	日本	3	Saudi Aramco	21,856	エネルギー	サウジアラビア
4	富士銀行	671	金融	日本	4	Alphabet	17,589	IT・通信	米国
5	第一勧業銀行	661	金融	日本	5	Amazon.com	15,408	サービス	米国
6	IBM	647	IT・通信	米国	6	NVIDIA	12,906	IT・通信	米国
7	三菱銀行	593	金融	日本	7	Meta Platforms	9,217	IT・通信	米国
8	Exxon	549	エネルギー	米国	8	Berkshire Hathaway	8,009	金融	米国
9	東京電力	545	エネルギー	日本	9	Tesla	7,644	一般消費財	米国
10	Royal Dutch Shell	544	エネルギー	英国	10	Eli Lilly and Company	5,943	製薬	米国

（STARTUPS JOURNAL「2024年世界時価総額ランキング。グローバルのトップ企業と日本勢の差はどのくらい？」より引用、一部改変）

　情報技術の進展は企業での働き方にも大きな影響を与えている。その一つがテレワークを通じた在宅勤務の増加である。昨今のコロナ禍は、この傾向を一気に推し進めたと言える。また、3Dテクノロジーやウェブ会議、電子掲示板などの情報技術を駆使したバーチャルルームは、世界中の技術者の協働を可能にし、製品開発スピードの向上に寄与している。例えば、アメリカのボーイング社におけるボーイング787ドリームライナーの開発は、「日本人は翼、韓国人は傾斜した翼端を加え、イギリス人はロールスロイスのエンジンを改良する一方で、イタリア人とテキサス州のメンバーは水平安定板と中央の機材をはめ込む」といったように、世界中の技術者による分担と協働を通じて行われた。情報技術は、地理的な制約、時間的な制約、そして組織の境界上の制約を乗り越え、これまでにない協働を可能にするのである[7]。

　一方で、こうした情報技術の進展は新たな問題も生み出している。その一つがテクノストレスである。テクノストレスとは、パソコンなどの情報機器を使いこなせないという不安や、「インターネット中毒」と呼ばれるようなインターネットへの過度の依存状態を指している[8]。コロナ禍でテレワークが進展する現在、テクノストレスを感じる労働者は今後も増加するのではないかと考えられる。

（北居　明）

【文　献】

1）内閣府：今週の指標 No.1231 規模別にみた直接金融による資金調達の動向について（2020年3月4日）.

1　産業と社会構造

　　　https：//www5.cao.go.jp/keizai3/shihyo/2020/0304/1231.pdf
2）国立社会保障・人口問題研究所：日本の将来推計人口（平成29年推計）．
　　　https：//www.ipss.go.jp/pp-zenkoku/j/zenkoku2017/pp29_ReportALL.pdf
3）厚生労働省：「外国人雇用状況」の届出状況まとめ（令和5年10月末時点）．
　　　https：//www.mhlw.go.jp/stf/newpage_37084.html
4）財務省貿易統計：最近の輸出入動向．
　　　https：//www.customs.go.jp/toukei/suii/html/time_latest.htm
5）日本政府観光局：訪日外客統計．月別・年別統計データ（訪日外国人・出国日本人）．
　　　https：//www.jnto.go.jp/jpn/statistics/visitor_trends/index.html
6）STARTUPS JOURNAL：2024年世界時価総額ランキング。グローバルのトップ企業と日本勢の差はどれくらい？．
　　　https：//journal.startup-db.com/articles/journal-startup-db-com-articles-marketcap-global-2024
7）大谷忠久．第7章 テレワークとバーチャルチーム：時空間を越えてグローバルにつながる職場への試み．職場の経営学 ミドル・マネジメントのための実践的ヒント，北居明，大内明子 編著：中央経済社；2022：pp149-171.
8）石津和子．テクノストレスに関する研究の展望：職場におけるメンタルヘルス促進の観点から．東京大学大学院教育学研究科紀要．2005；45：125-132.
　　　＊1）～6）は2024年9月29日アクセス

2　産業社会の変化が及ぼす労働および労働者への影響

　このような産業社会の変化は、働く人々に対してどのような影響を与えているのだろうか。いくつかの側面から考えてみる。

1　心理的契約・キャリアの変化

　日本企業では、これまで終身雇用と年功序列的な雇用慣行を背景に、企業内昇進を目指すというキャリアの考え方が主流であった。そこでは、いったん勤めた企業に忠誠心を持ち、転勤やジョブ・ローテーションを経験しながら認められ、昇進するというキャリアが望ましいものとされていた。

　しかし、1990年代のバブル崩壊以降の低成長期では組織規模の拡大が難しくなり、年功序列や終身雇用を維持するために必要なポストが不足し、人件費が企業経営を圧迫するようになっていった。また、技術革新等によって、経験と能力の関係に疑問が持たれるようになった。年功序列の下では、新しい技術を使いこなす若い従業員に高い給料で報いるのは困難である。技術の陳腐化のスピードも速くなり、経験が長いというだけでは能力が高いとは言えなくなってきたのである。

　このような変化に伴い、年功序列に基づいた賃金制度（職能給）から職務給や役割給へとシフトする企業も徐々に増加してきた。職務給とは、労働者が従事する仕事の内容や重要度に基づいて賃金を決定する方法である。役割給は、同じ職務であっても、どのような成果をもたらしたかに基づいて賃金を決定する方法である。また、労働者の業績に基づき、年単位の給与を決定する年俸制を導入する企業もわずかながら増加傾向にある[1]。

　また、一つの会社に定年まで雇用されるという終身雇用制も、徐々に変容しつつある。

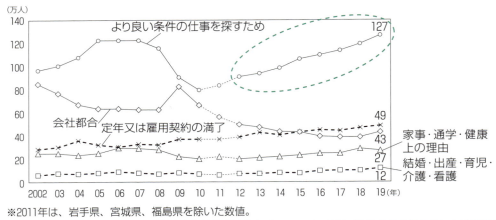

図2　転職理由の推移

　その証拠となるのは、転職者の増加であろう。総務省統計局の調査によれば、2019（令和元）年の転職者数は351万人となり、2002（平成14）年以降最高値を示した。転職理由を見ると、倒産やリストラといった会社都合の転職者は減少傾向にあり、「より良い条件の仕事を探すため」に転職をする人数が増加傾向にある（図2）。特に興味深いのは、これまで終身雇用制を採用する傾向にあった大企業からの転職者が増えていることである[2]。会社都合で、いわば「仕方なく」転職する人の数は減少し、仕事や処遇の面でもっと良い条件を他の会社に求めるという「前向きの」転職者が増えていることが示唆されている。

　このように、日本の伝統的な雇用慣行が崩れつつある現在、労働者の心理的契約やキャリアにも変化が生まれている。心理的契約とは、会社と労働者が互いに求め合っているものの内容（例／高い賃金、会社への忠誠など）について暗黙に合意していることである[3]。従来の日本企業では、「会社への高い忠誠心を持ち、会社都合の配置転換を受け入れ、長く働き続けることで、安定した雇用と年功序例的な処遇によって報われる」という暗黙の契約があった。しかし、現在ではこのような心理的契約だけではなく、例えば「自分の現在の業績に応じた給与を求める代わりに、長期雇用は期待しない」や、「自分の専門的能力を通じて貢献はするが、会社都合の配置転換は受け入れられない」といった心理的契約を持つ従業員が増加していると推測できる。

　またキャリアとは、アメリカの心理学者 D. T. ホールによれば、「一生涯にわたる仕事関係の経験や活動とともに、個人がとる態度や行動の連なり」と定義される[4]。つまり、自分の一連の仕事経験という側面と、それに対する態度や行動という側面がある。日本企業における従来のキャリアは、1つの組織の中でのキャリアであった。これを組織内キャリアと言う。アメリカの心理学者 E. H. シャインによれば、組織内キャリアは「階層」の移動（例／昇格や降格）と「職能」の移動（例／販売部門からマーケティング部門への異動）、そして「部内者化または中心性」の三次元で把握できるという。「部

内者化または中心性」の次元は、ある職能において周縁的な位置から中心的な位置への移動を意味している。例えば、ある部門において重要な人材と見なされ、影響力を持つようになることである[5]。

　しかし、前述のように日本的な雇用慣行が崩れつつある現在、キャリアに対する新たな考え方が生まれている。その一つがバウンダリレス・キャリアである。バウンダリレス・キャリアとは、「境界（バウンダリ）のないキャリア」という意味で、1つの組織、職務、国などの境界を超えて展開するキャリアである[6]。例えば、転職によって複数の組織間を移動する人や、研究者のように所属する組織ではなく外部から価値判断される人、これまでの組織内キャリアを拒絶する人たちは、バウンダリレス・キャリアという考え方を持つ傾向があると考えられる。バウンダリレス・キャリアを志向する人々にとっては、所属する組織で用意されている昇進ルートはキャリアのよりどころにはならない。彼らのキャリアは、次の3つの知識や能力を基に形成される。

　第一に、Knowing Why（理由を知る）、すなわち自分の価値観を知り「自分はなぜこのようなキャリアを選択するのか」を自覚することである。例えば「家族との時間が大事だ」という価値観を大事にする人は、家族と離れ離れになるような転勤は拒否するかもしれないし、たとえ組織内キャリアを犠牲にしても育児休暇を積極的に取得するかもしれない。

　第二に、Knowing How（方法を知る）、すなわち自分の専門能力や知識、技術を知り、どう使うのかを理解することである。自組織の外では、自分の肩書きが通用しない場面も多い。そのような場合、自分自身が持っているものを理解していないと、境界を超えることを躊躇するだろう。

　第三に、Knowing Whom（誰を知っている）、すなわち自身が持つ人的ネットワークを知ることである。特にバウンダリレス・キャリアのためには、組織内だけではなく組織外の人々とのネットワークが必要である。

　バウンダリレス・キャリアをはじめ、近年のキャリアの考え方は、ある組織に依拠するだけではなく、より自律的にキャリア形成をする方向性になっている。バウンダリレス・キャリアのような考え方は、会社が用意したレールに満足しない人々、あるいは伝統的なキャリア上の「成功」に疑問を抱く人々にとって受容しやすい。日本的雇用慣行が崩れつつある昨今、自律的にキャリアを形成しようとする人々は今後も増加すると思われる。

2 職場における人材の多様性の増加

　前項でも述べたように労働力不足に悩む日本企業では、近年、女性や外国人といった、これまで企業内で少数派であった人々を積極的に活用する必要が生じている。また、日本で働く外国人労働者は、過去最高の約204万人に達している（2023（令和5）年10月末時点）。さらに、企業活動のグローバル化に伴い、海外の現地法人で日本人と現地の労働者が共に働く機会も増えており、日本企業で働く女性労働者数も増加傾向にある。

Ⅱ 場と対象の理解

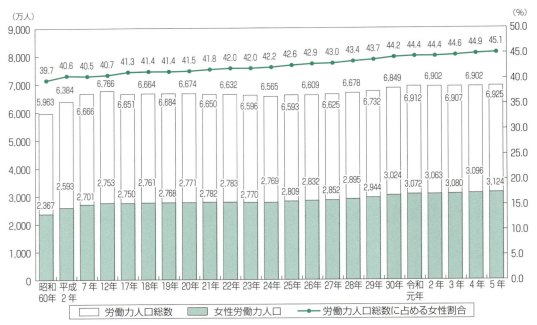

資料出所：総務省「労働力調査」

（厚生労働省「令和5年版働く女性の実情」図表1-2-1を転載）

図3　日本で働く女性労働者数の推移

　図3は、女性労働者数の推移を表しているが、1985（昭和60）年以降約30年間にわたり増加傾向であることが分かる[7]。

　加えて、管理職に占める女性の割合も増加傾向にある。株式会社帝国データバンクが実施した2024（令和6）年の女性登用に関する調査によると、企業の女性管理職の割合は平均10.9％で、2013（平成25）年の初調査以来、初めて1割を突破した[8]。従来の日本企業では、女性労働者は結婚や出産とともに退職して家庭に入ることが多く、そのため管理職は男性が占めることが多かった。確かに国際レベルでは、男女平等度はかなり低く、2024年のランキングは世界146カ国中118位であった[9]。しかし、近年は政府が女性管理職比率30％を目標に掲げていることもあり、管理職になる女性は増加傾向にある。このように、現在の日本企業では男性と女性、日本人と外国人が協働する機会が徐々に増えつつある。

　このような状況下で企業に求められるのは、ダイバーシティ（多様性）のマネジメントすなわちダイバーシティ・マネジメントである。ダイバーシティ・マネジメントとは、人々の多様性に価値を見いだしそれらをうまく融合することで、これまでにない新たな付加価値を生み出そうとする経営である。しかし、多様性が増えると、同時にさまざまな問題が発生する。一つは、対立（コンフリクト）の発生である。これは、互いの価値観の違いから生まれることが多い。ただし、コンフリクトを通じて多様な意見の表明を行い、そこから意見の統合を図れば互いの学びにもつながり、これまでにないアイデアの創出にもつながる可能性がある。しかし、互いが感情的になってしまうと相手を非難

し合う関係に陥る危険もある。

また、人々が持っている無意識のバイアスが、多様性を抑圧してしまうことがある。無意識のバイアスとは、人々にとってあまりに「当たり前」過ぎて普段意識することがない固定観念、既成概念のことである。われわれは普段、この無意識のバイアスによって情報処理や意思決定の負荷を軽減している。しかし、この無意識のバイアスが自分たちとは違う考え方を排除し、多様性の抑圧につながる危険もある。一般社団法人男女共同参画学協会連絡会によれば、無意識のバイアスには、次の3種類があるという[10]。

第一は、「ステレオタイプの脅威」である。これは、例えば「女性は数学が苦手だ」という固定観念が女性の進路選択や採用に影響するように、当然視されたものの見方によって無意識に影響を受けてしまうことである。

第二は、「偏見」である。これは、人々を性別や職業、学歴などによってカテゴリー化し、そのカテゴリーに所属する人全てが特定の特徴を持つと見なすことである。例えば、「大卒だからこれくらいのことはできるはず」などの発言は、こうしたバイアスから生じると考えられる。

第三は、「些細な侮辱」である。これは、日常的に相手に横柄な態度をとることである。例えば名前を間違えて覚えていたり、人が話している途中で口を挟むなどの行動である。これは、相手に対する無意識のバイアスが反映されている。

こうした無意識のバイアスは、無意識であるがゆえに短期間のうちに修正することが難しい。多様性を生かすためには、管理職をはじめとした人々の自覚を促す粘り強い教育が必要である。

3 テレワークの増加

近年の情報技術の発達とコロナ禍は、人々が職場に集まることなく協働する形態、すなわちテレワークを一気に推し進めた。総務省の調査によれば、民間企業のテレワーク導入率は2019（令和元）年の20.2％から2020（令和2）年の47.5％と一挙に増加し、その後も約50％を維持している（図4）[11]。

前項でも述べたように、テレワークには、単に「通勤時間と費用の節約」以外のさまざまなメリットがある。バーチャルルームもそうだが、例えば育児や介護で家庭を離れることができない人々に働く場を提供できるのも、メリットであろう。また、節約できた時間を有効利用してワーク・ライフ・バランスを向上させたり、コミュニティーへの参加機会を増やすなどの効果も期待できる。新型コロナウイルス流行収束後、対面形式に戻す企業もあるだろうが、テレワークの実施率がコロナ禍前の状態に戻ることはないだろう。

一方で、テレワークには前項で述べたテクノストレス以外にも、セキュリティーなどのさまざまな課題がある。その中でもやはり大きな課題は、対面コミュニケーションの減少がもたらす問題であろう。上司は、部下の仕事ぶりを日常的に目にすることが少なくなる。そのため、適切な評価を行うことが難しい。最終成果のみで評価するのも一つ

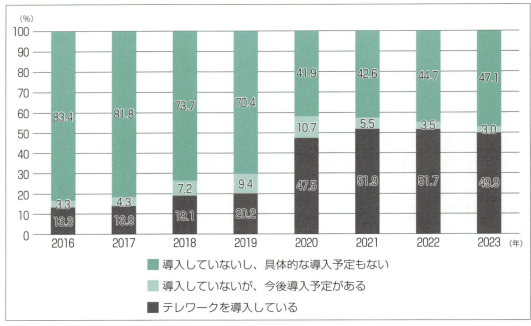

（総務省「令和6年版情報通信白書」図表Ⅱ-1-11-19を基に作成）

図4　テレワーク導入率の推移

　の選択肢だが、見えにくい貢献を評価できない可能性がある。また、社員同士の日常的な何げないコミュニケーションが減少するため、ちょっとした悩み事を相談する機会も減少する危険がある。このような日常的なコミュニケーション不足が、互いの理解不足を生み、協働を難しくするかもしれない。

　人々の円滑な協働のためには、それぞれが自分の担当の職務を行うだけでは不十分な場合もある。ちょっとした確認や気配り、自主的な手助けが仕事と仕事の隙間を埋め、生産性の高い協働が可能になることも多い。テレワークによってコミュニケーションが不足すると、こうした隙間を埋める行為の必要性に気付かなくなる可能性もあるのである。

（北居　明）

【文　献】
1）厚生労働省：令和4年就労条件総合調査結果の概況．結果の概要（3　賃金制度）．
　　https://www.mhlw.go.jp/toukei/itiran/roudou/jikan/syurou/22/dl/gaiyou03.pdf
2）総務省統計局：統計トピックス No. 123 増加傾向が続く転職者の状況〜2019年の転職者数は過去最多〜（令和2年2月21日）．
　　https://www.stat.go.jp/data/roudou/topics/topi1230.html
3）服部泰宏．多様化する働き方と心理的契約のマネジメント．一橋ビジネスレビュー．2018；6（1）：8-28.
4）Hall DT. Careers in and out of Organizations：Sage Publications；2002.
5）Schein EH 著，二村敏子，三善勝代 訳．キャリア・ダイナミクス キャリアとは、生涯を通しての人間の生き方・表現である：白桃書房；1991.

6）Arthur MB. Rousseau DM. The Boundaryless Career : A New Employment Principle for a New Organizational Era : Oxford University Press ; 1996.

7）厚生労働省：令和5年版 働く女性の実情.
https://www.mhlw.go.jp/bunya/koyoukintou/josei-jitsujo/dl/23-01.pdf

8）株式会社帝国データバンク：女性登用に対する企業の意識調査（2024年）.
https://www.tdb.co.jp/report/economic/8yjpiuu2-po/

9）世界経済フォーラム：Global Gender Gap Inside Report June 2024.
https://www3.weforum.org/docs/WEF_GGGR_2024.pdf

10）一般社団法人男女共同参画学協会連絡会：無意識のバイアス―Unconscious Bias―を知っていますか？ 日本語版リーフレット.
https://www.djrenrakukai.org/doc_pdf/2019/UnconsciousBias_leaflet.pdf

11）総務省：令和6年版情報通信白書 第Ⅱ部 情報通信分野の現状と課題.
https://www.soumu.go.jp/johotsusintokei/whitepaper/ja/r06/html/nd21b220.html
　＊1），2），7），8），9）～11）は2024年9月29日アクセス

2 企業における産業保健の位置付け

1 企業とは／企業活動とは

1 経営組織論

❶ 組織とは何か

　本節では、企業活動について「経営組織論」「人的資源管理論」「経営戦略論」の３つの側面から解説する。まず、経営組織論について見ることにしよう。経営組織論は、生産的かつ創造的な組織的協働のあり方を研究する分野で、その研究対象とするトピックはさまざまである。ここでは、組織の定義について考え、その後、組織設計とリーダーシップについて触れていく。近代組織論の創始者であるアメリカの経営者・学者C. I. バーナードは、組織を２人以上の人々による、意識的に調整された人間の諸活動、諸力の体系と定義している[1]。バーナードはさらに、組織を成立させるための３つの要素を提示している。それは、①貢献意欲、②共通の目的、そして③コミュニケーションである。

　①貢献意欲とは、人々が組織目的達成のために貢献しようとする意欲のことである。これを人々から引き出すためには、貢献以上の誘因を提供する必要がある。誘因とは、労働者の動機を満足させるために組織が提供するさまざまな効用を指す。例えば、給与や福利厚生、あるいは組織の魅力や評判、意思決定への参加の機会などが例として挙げられる。

　②共通の目的は、特定の目的達成のために人々の貢献意欲を調整するのに必要であると同時に、魅力的な共通の目的は、貢献意欲そのものを引き出す効果がある。単に目的が理解されるだけでなく「自分たちの目的」として受け入れられることによって、人々は個人的な利害関心を超えて協働することが可能になる。共通の目的の設定は、経営者の重要な役割である。

　③コミュニケーションも、人々の活動を調整するために必要である。具体的には、報告、連絡、相談のいわゆる「ホウ・レン・ソウ」をしっかりと行うことが組織にとって必要である。また、上司は部下に対して正確な情報を伝えるとともに、矛盾した情報を伝えないよう意識しなければならない。

❷ 組織における分業と調整

　多くの人が参加する組織では、「分業」と「調整」のデザインが不可欠である。分業は、組織目標の達成に必要な活動を、人々に分担させることである。また調整とは、分業した活動間をうまく組み合わせることである。まず、分業には大きく分けると「水平分業」と「垂直分業」がある。水平分業とは、組織活動を地域別や機能別に分け、それぞれを別々のメンバーあるいはグループが担当するという分業である。水平分業は、さらに「並行分業」と「機能別分業」に分けられる。仮にパンの製造を例に考えると、並

行分業は、おのおののメンバーあるいはグループがパンの製造から販売までを並行して行う分業である。例えば、複数の店舗を出店している場合、店舗ごとに人々に分担させることになる。機能別分業は、パンの製造と販売を別々の人々が担当する方法である。垂直分業とは、組織活動を作業と計画に分け、それぞれを別々の人々が担当する方法である。パンの例で言えば、パンの製造や販売を行う人々と、将来計画を立てる人々を分ける方法である（図1）。

　それぞれの分業の方法には、メリットとデメリットがある。並行分業は、製造から販売まで一貫した活動を担当することで仕事に対する責任感ややりがいを感じやすい。一方で、店舗間の競争意識が激化する危険もある。

　機能別分業は、担当者の専門性を育みやすく、効率性も高くなるというメリットがある。しかし、異なる機能間での対立も発生しやすい。例えば、パンの売上が目標に達しなかったとき、製造担当者は販売担当者を責め、販売担当者は製造の責任を追及しがちになる。また、特定の機能しか担当しない場合、全体的な視野を持った人材を育成しにくいという問題もある。

　垂直分業のメリットは、日々の作業が優先され計画が後回しになる、いわゆる「計画のグレシャムの法則」を回避できる点にある。しかし、担当者は計画通りに行うことのみ求められるため、仕事にやりがいを感じにくく、モチベーションが低下する危険がある。

　分業化された仕事間の調整は、主に「標準化」と「階層化」を通じて行われる。標準化とは、仕事の進め方、期限などについてあらかじめ相互に決めておくという方法である。例えば、やるべき手順を決めておいたり、「○時までにここまでは終えておく」などを事前に決めておけば、仕事間の調整はスムーズに進む。標準化によって調整のための煩わしい連絡の必要性をずいぶん減らすことができる。また、標準化によって未熟練労働者もすぐに戦力として働くことが可能となる。

　階層化は、仕事間の調整を行う上司を置くという方法である。階層化は、標準化では対応できなかった問題が発生したとき、仕事間の調整を行う上で有効である。また、仕事の担当者間ではなく、上司という調整役を置くことでコミュニケーションが簡素化される。しかし、あまりに例外的な問題が多く発生すると、上司は調整に忙殺される可能性もある。そのような場合、仕事の担当者間で打合せ等をし調整を行うことも必要である。

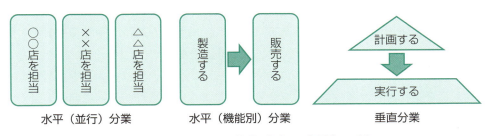

図1　組織における分業（パンの製造）の例

❸ リーダーシップ

　組織の仕組みやルールを整備すれば、人々は働くようになるかと言えばそうではない。「人が人を動かす」ことで、仕組みやルールの限界や問題を克服できる。目標達成のために人が人に与える影響力をリーダーシップと言う。例えば、仕組みやルールだけでは具体的な行動が分からないことも多い。このような場合、誰かが適切な行動について教えたり、手本を示す必要がある。また、組織の人間関係や雰囲気は、仕組みやルールで改善することは難しい。部下の意見に公平に耳を傾け、部下の個人的な問題にも相談に乗るなどの行動が、人間関係を改善していく。伝統的なリーダーシップ研究では、部下に仕事を細かく教え、手本となる行動を示す「構造づくり」行動と、部下に心配りし、意見や提案を尊重する「配慮」行動が、有効なリーダーシップであることが明らかになっている[2]。

　さらに、仕組みやルールが何のために存在するのか、組織の存在意義や前述の共通の目的を示すことも、やはり人でないと難しい。組織が機械ではなく、血の通った人間の協働システムであることをメンバーに伝えるのは、リーダーの重要な役割であろう。また、こうした仕組みやルールを変更することは、仕組みやルール自体にはできない。組織の仕組みやルール、その背後にある「ものの見方」や「考え方」に至るまでを変えるポテンシャルを持つのは、ヒトであるリーダーである。リーダーシップは、組織を動かしたり変革するためには必須であり、だからこそ研究や教育が長年行われている分野であると言える。

② 人的資源管理論
❶ 人的資源の特徴

　二つ目は人的資源管理論である。企業がアウトプット（付加価値）を生み出すためには、製品やサービスを生み出す必要があるが、それを可能にするのが「経営資源」と「能力」である。経営資源とは、企業が製品やサービスを生み出すために投入されるインプット（資源）の総称であり、「ヒト」「モノ」「カネ」「情報」の4つに大別される。ヒトは人的資源と呼ばれ、経営者や労働者、あるいはエンジニアや営業担当者など、組織内で働くさまざまな人々が含まれる。人的資源は、他の3つの資源とは異なる独特の特徴を持っている[3]。

　第一に、人的資源は他の資源を活用する主体としての役割を持つ。つまり、インプットをアウトプットに変換する役割は、主に人的資源が担っている。また、人的資源には重要な資源を蓄積・伝達する役割もある。例えば、熟練されたスキルや知識はヒトに蓄積される。組織に共有された価値観や信念としての組織文化は、ヒトを通じて伝えられる。

　第二に、人的資源は学習や成長の可能性を持っている。マネジメントを通じて、ヒトは成長し、企業に対して多大な貢献をするかもしれない。また、学習を通じて新たな資源の活用方法を見いだし、新製品や新市場の開拓を可能にするかもしれない。一方で、学習は良いことばかりをもたらすとは限らない。ヒトは、自分ではどうしようもない失

敗経験が続くと、「頑張っても無駄だ」ということも学習してしまう。これは、「学習性無力感」と呼ばれる。また、学習はときに「思考の硬直化」をもたらすこともある。ヒトは成功体験から多くのことを学ぶが、環境変化によって学んだことが通用しなくなっても、過去の成功体験からの学びに固執することがある。

　第三に、人的資源は他の資源に比べて管理が難しく「こうすればうまくいく」という唯一の正解がない。ヒトには感情や個性があり、働きがいや生きがいを求め、仲間や家族といった人間関係の中で生活をしているため、管理者からの一方的な命令で動かすやり方では限界がある。そのようなことをすれば、人々は離職したり、メンタルヘルスを損なうかもしれない。とはいえ、管理を緩めれば不正をしたり怠ける人も現れるかもしれない。したがって、おのおのの働く意欲や人間関係に働きかけるマネジメントが必要なのである。

❷ 人的資源管理の諸施策

　人的資源管理（HRM：Human Resource Management）の施策は、「選抜」「評価」「開発」「報酬」の4つにカテゴリー化することができ、それらは成果との関係で図2のように整理できる[4]。

　選抜は、職務遂行に必要な人材のスペックを定め、採用する活動である。採用に当たっては人材の潜在的な能力や性格、キャリアの展望を判断し、組織および職務との適合性を考える必要がある。しかし、新人は入社前に抱いた期待と入社後のギャップにしばしば直面する。これはリアリティ・ショックと呼ばれ、新人の離職に結び付きやすいため、選抜プロセスでは応募者に組織の現実を伝えたり、組織に慣れさせる活動も必要である。

　人々が生み出した成果に対しては、評価が行われる。評価は、企業が重視する評価内容や基準を通じて、人々の行動を望ましい方向に向けさせる効果がある。また、評価には人々のモチベーション向上や育成の効果もある。評価内容については、「能力評価」「情意評価（仕事に向かう姿勢の評価）」「業績評価」の3つがある。従来の日本企業で重視されてきたのは能力評価であったが、業績評価にウエイトを置く企業が近年増加している。

　採用した人材に対してその能力を発揮させるため、開発（人材開発）が行われる。これには、実際に仕事をしながら必要な知識や技能を身に付けるOJT（On the Job Training）や、研修の場で身に付けるOff-JT（Off the Job Training）がある。近年では、従

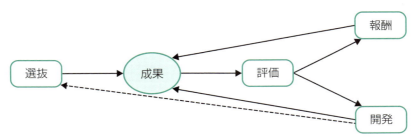

（経営行動科学学会 編『経営行動科学ハンドブック』（中央経済社）を基に作成）

図2　人的資源管理（HRM）諸施策のサイクル

Ⅱ　場と対象の理解

業員が組織外で自発的に自己啓発をすることを奨励する企業も増えている。

　評価に対しては、それに見合った報酬が与えられなければならない。報酬には、金銭的な報酬もあれば、昇進や希望する部署への異動、専門的知識を深める機会の提供、さらにはワーク・ライフ・バランスの確保といった非金銭的な報酬もある。金銭的・非金銭的報酬両方を含めた包括的な報酬体系は、トータル・リワードと呼ばれている。労働者の価値観やキャリア、ライフスタイルの多様化に伴い、トータル・リワードの発想は今後ますます必要となるだろう。

　図2から分かるように、これら人的資源管理の諸施策は人々の成果を中心に、互いに関連し合っている。選抜を通じて選ばれた人材は、何らかの成果をもたらす。評価は成果に基づいて行われ、報酬は評価に基づいて提供される。報酬は人々の行動やモチベーションに影響するため、成果を左右する。また、評価は人材開発の方向性に影響を与え、人材開発を通じて育成された人々の能力は、成果をもたらす。さらに開発を通じて、今後必要な人材のスペック（能力）が明らかになるため、長期的には選抜に影響を与える。

❸ ダイバーシティに適した人的資源管理

　前節（p. 27）で説明したように、近年人材のダイバーシティ（多様性）が進み、企業は多様性を強みとして生かすダイバーシティ・マネジメントを行う必要性に迫られている。これまで日本企業が行ってきた、新卒一括採用で長期勤続を前提とした人的資源管理は、ダイバーシティ・マネジメントには適合していないと言われている[5]。個々の価値観やライフスタイルに合わせ、柔軟な働き方を提供することを可能にする制度が必要である。例えば、フルタイム勤務を基準に、育児や介護などの必要に応じて両立支援制度を提供するだけでは不十分である。多様性を生かすためには、個々の事情に応じた働き方を提供する必要がある。具体的には、カフェテリアプラン（対象者に所定の福利厚生をポイントとして付与するもの。ポイントの中から好きな福利厚生を選んで受給できる福利厚生制度の一つ）のように、労働者側が自分の都合に合わせて利用できる施策を選択できる制度などが、今後ますます必要になってくるだろう。

③ 経営戦略論

❶ 競争戦略と戦略策定

　経営戦略とは、企業が環境との関わりの中で自社の生き残りや成長を図るための構想や指針、計画であり、大別すると「競争戦略」と「全社戦略」に区別できる。競争戦略とは、企業が営む個々の事業ごとの競争相手に対する戦略である。一方、全社戦略は、会社全体の生き残りや成長のための個々の事業の組合せ、事業進出に関する戦略である。ここでは、競争戦略について概説する。

　競争戦略を策定する上で考えるべき要因は、大別すると2つである。1つは自社の事業がどのような環境に属しているのか、もう1つは自社の事業の強みあるいは弱みは何か、ということである。これらを分析することから競争戦略の策定は始まる。環境分析の手法

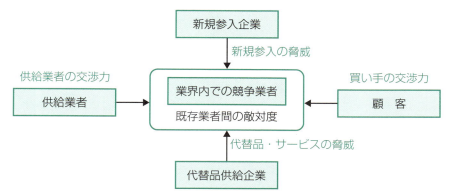

(M. E. ポーター 著『新訂 競争の戦略』(ダイヤモンド社)を基に作成)

図3　5要因モデル

表1　SWOT分析

		企業外部の分析	
		機　会	脅　威
企業内部の分析	強み	自社の強みを通じた機会の獲得	自社の強みを通じた驚異の回避
	弱み	弱みによる機会損失の回避	弱みがもたらす最悪の事態の回避

(ジェイ B. バーニー、ウィリアム S. ヘスタリー 著『新版 企業戦略論(上)基本編』
(ダイヤモンド社)を基に作成)

としては、アメリカの経営学者 M. E. ポーターの「5要因モデル」が有名である(図3)[6]。このモデルは、同業他社だけでなく、他に4種類のプレーヤーとの関係を考慮する必要があることを示している。1つ目は、同業他社の敵対度である。これは、業界内の競争相手の数で表される。2つ目は、新規参入の脅威である。技術や規制面などで比較的参入が容易な業界の場合、この脅威は大きくなる。3つ目は、自社に原材料や部品を供給する業者である。例えば供給業者が少数であったり、自社製品の製造が特定の業者の原材料に依存している場合、供給業者の交渉力は強くなり、自社の利益は圧迫されるかもしれない。自社の製品やサービスを購入してくれる顧客や取引先の交渉力も重要である。顧客が少数の場合、顧客は交渉力を発揮して購入価格を抑えてくる可能性がある。最後は、自社が提供する製品やサービスの代替となるものを提供する企業である。もしこれらの企業が自社よりも良い品質で低価格の代替品を提供する場合、顧客を奪われてしまうだろう。自社の事業を取り巻くこれらのプレーヤーを分析することが、戦略策定の第一歩となる。

　SWOT 分析は、自社の強みと弱みを環境との関わりで分析するためのポピュラーな方法である[7]。この分析では、企業の内部資源が持つ「強み(Strengths)」と「弱み(Weaknesses)」および外部環境の「機会(Opportunities)」と「脅威(Threats)」について検討を行い、戦略上の選択肢を策定する。例えば強みには、企業独自の技術、ブランド力、販売網など、売上や利益を生み出すための資源や能力が含まれる。逆に弱みは、企業の

売上や利益を減少させるような要因を指す。例えば、ライバルに比べて貧弱な設備や保守的な組織風土などが、弱みの一例である。機会は、企業業績を向上させる外部のチャンスを意味しており、流行やトレンド、自社の信用や評判などである。最後の脅威とは、自社の業績を脅かす外部要因であり、強力なライバル企業や供給業者などが含まれる。

これら4つの要因を明らかにすることで、内部要因と外部要因を組み合わせ、戦略上の選択肢について考えることができる（表1）。具体的には、①強みと機会から、自社の強みを通じた機会を獲得するための選択肢、②強みと脅威から、自社の強みを通じて脅威を回避する選択肢、③弱みと機会から、弱みによって機会を逃さないようにする選択肢、最後に④弱みと脅威から、自社の弱みが最悪の状況を招くのを防止する選択肢である。

❷ 経営戦略と組織の慣性

どれほど素晴らしい経営戦略を作り上げても、それを実行できなければ意味がない。しかし、組織にはこれまでの行動を維持しようとする慣性のロックが存在し、新たな戦略に必要な考え方や行動の受入れを阻害することがある。慣性のロックには、「システム・ロック」と「ヒューマン・ロック」の2種類が存在する[8]。

システム・ロックとは、組織の仕組みや仕事の関連度に由来する慣性である。例えば、ある仕事が他の仕事との関連性が高く、全体を変えなければ改善ができないといった場合である。この場合、戦略実行のために一部の仕事だけを変更するということが難しい。一方で全体の変更は、これまでの仕事にも支障を来す。そのため、これまで通りの仕事のやり方を変えることができない。また、企業が失敗に対して減点主義の評価を行っている場合、新たな挑戦を行おうとする人は少ないだろう。このほか、短期的な成果を評価する制度を用いている企業では、新たな仕事のやり方よりも従来のやり方の方が効率的なため、新しい方法を受け入れないということもあり得る。

ヒューマン・ロックには、人々のものの「考え方の慣性」と「感情」がある。考え方の慣性とは、これまでの成功体験から得た考え方に固執し、新しい考え方が受け入れられない状態を指す。これまでの経験に根差した考え方は、いわば当然視されているため、それを信じている人にとっては疑うことすら難しい。感情とは、新しいことに取り組むことに対する不安感や反発心である。感情のロックは理屈ではないため、説得して外すのは難しい。

新しい経営戦略で求められる行動がこれまでの組織における仕事の進め方や考え方と異なる場合、従来の組織体制のままで戦略を実行するのは難しい。まずはプロジェクトチームを編成し、新たな戦略を小規模ではあるが具体化することができる組織づくりが必要である。プロジェクトチームには、従来の考え方に縛られていない若手社員を登用したり、短期的に評価せず、失敗を奨励したりするような仕組みが求められるだろう。

（北居　明）

【文　献】
1）C. I. バーナード 著，山本安次郎，田杉競，飯野春樹 訳．新訳 経営者の役割：ダイヤモンド社；1968.

2 企業における産業保健の位置付け

2）北居明，松本雄一，鈴木竜太，上野山達哉，島田善道．経営学ファーストステップ：八千代出版；2020：pp110-119.
3）上林憲雄 編著．ベーシック＋（プラス）人的資源管理：中央経済社；2015.
4）平野光俊．2 HRとHRM の理解のために．経営行動科学ハンドブック，経営行動科学学会 編：中央経済社；2011：pp379-383.
5）佐藤博樹．ダイバーシティ経営と人材活用―多様な働き方を支援する企業の取り組み―．佐藤博樹，武石恵美子 編：東京大学出版会；2017：pp1-22.
6）M. E. ポーター 著，土岐坤，中辻萬治，服部照夫 訳．新訂 競争の戦略：ダイヤモンド社；1995.
7）ジェイ B. バーニー，ウィリアム S. ヘスタリー 著．岡田正大 訳．新版 企業戦略論（上）基本編 戦略経営と競争優位：ダイヤモンド社；2021.
8）伊丹敬之，加護野忠男．ゼミナール経営学入門 第 3 版：日経 BP マーケティング；2003.

2 企業における産業保健の位置付け

① 企業は、なぜ産業保健を実施しなければならないのか？

① 総 論

　企業が産業保健に取り組む理由は複合的である。そもそも、働く人の安全と健康を確保することは、基本的人権であり、人権保護の観点では当然のことと言える。その共通認識の下、企業が産業保健に取り組む理由を、「法令・民法上の責任」「リスクマネジメント」「CSR（企業の社会的責任：Corporate Social Responsibility）／ESG（環境・社会・企業統治：Environment, Social and Governance）」の視点で整理する。

② 法令・民法上の責任

　企業が活動する上で、法令遵守は必須である。産業保健は労働安全衛生の一環として実施されるため、労働安全衛生法（およびその関連法令）と労働契約法が基盤となる。

　労働安全衛生法の目的は、「労働災害の防止のための危害防止基準の確立、責任体制の明確化及び自主的活動の促進の措置を講ずる等その防止に関する総合的計画的な対策を推進することにより職場における労働者の安全と健康を確保するとともに、快適な職場環境の形成を促進すること」（労働安全衛生法第 1 条）である。

　労働安全衛生関連法令は、事業者責任の下に実施すべきことが具体的に記述されている。定期健康診断を年 1 回以上実施すること、（安全）衛生委員会を開催すること、（特定の作業において）作業環境測定を実施すること等である。そのため、法令に記載されている活動を行っていれば十分であると考えがちである。しかし、記載されていることを最低限、実施すればよいのではなく、法令の趣旨を理解した上で、快適な職場環境の実現と労働条件の改善を継続的に図るべきである。この点は、事業者責務として次の通り記述されている。「事業者は、単にこの法律で定める労働災害の防止のための最低基準を守るだけでなく、快適な職場環境の実現と労働条件の改善を通じて職場における労働者の安全と健康を確保するようにしなければならない。（後略）」（労働安全衛生法第 3 条第 1 項）。

一方で、企業の民事上の責務として、安全配慮義務がある。安全配慮義務は使用者（企業）に課せられた義務であり、「使用者は、労働契約に伴い、労働者がその生命、身体等の安全を確保しつつ労働することができるよう、必要な配慮をする」（労働契約法第5条）ことである。使用者（企業）と労働者は民事上、労働契約を締結しているが、この労働契約に付随して、企業は労働者を安全に、かつ、健康に働かせる義務（安全配慮義務）があるとされており、これを明文化したのが先の条文である。「安全」と記述されているが、単に労働災害による負傷のみでなく、業務に起因する疾病等の健康障害を防止するための配慮も含まれる。企業がこの義務を果たしていないと労働者から訴えられた場合、不法行為または債務不履行の責任を問われることがある。何が「必要な配慮」であるかは記述されておらず、争いとなった場合には最終的に司法の場で判断される。

❸ リスクマネジメント

労働者の健康問題が企業経営に影響を及ぼす場合には、その程度（リスク）を評価し、適切に管理する必要がある。業務に起因する健康問題であれば、法的にも社会的にも企業として対応する責任があり、そのリスクマネジメントは当然に必要となる。一方で、業務に起因しない私傷病であったとしても、仕事に影響を及ぼすことがある。例えば、従業員がうつ病で休職した場合、その人の仕事を誰かが引き受ける必要があり、業務への影響が生じる。休職期間が短ければその影響は小さいが、長期の休業となる場合や、休業する従業員の数が多くなれば、企業経営に及ぼす影響も大きくなる。そのため、私傷病であったとしても、健康問題が企業経営に及ぼす影響を評価し対応することは、リスクマネジメントの観点から重要となる。

健康問題による休業はアブセンティーイズム（absenteeism）と呼ばれている。一方で、出勤しているが健康問題により労働遂行能力が低下する場合がある。主観的に測定された労働遂行能力の低下は、プレゼンティーイズム（presenteeism）と呼ばれている[1]。例えば腰痛によって仕事に集中ができない場合などである。労働遂行能力の低下を測定することは難しいが、本人の主観で測定することが多く、プレゼンティーイズムの原因となる健康問題は、メンタルヘルス不調と筋骨格系疾患・症状（腰痛、肩こり等）の影響が大きいことが日本人を対象とした研究で明らかとなっており[2]、リスクマネジメントの観点から対応すべき優先順位が高いと考えられる。

❹ CSR／ESG

企業は社会の公器であり、存続し続けるためには社会的責任を果たすことが必要だと考えられている。例えば江戸時代に近江商人は、商売を繁栄させるために、三方よし（売り手よし、買い手よし、世間よし）の考え方を重視していた。20世紀には企業の社会的責任（CSR）が重要と言われるようになった。これらは企業側からの視点であるが、投資家の視点からは ESG という呼び方がされる。ESG の取組みが優良である企業に投資をしようということである。

CSRやESGの中には社会的側面（Social）があり、その一環として労働安全衛生が含まれているとされている。CSRの情報開示のガイドラインを定めたGRI（Global Reporting Initiative）ガイドラインには、労働安全衛生に関しての情報も開示することが示されている[3]。2020（令和2）年に東証一部上場企業（現在はプライム市場等に名称変更）のCSR関連報告書および統合報告書を調査した結果、報告書発行企業のうちCSR関連報告書では88.7%、統合報告書では83.6%の企業が労働安全衛生の情報を開示していた[4]。

（永田　智久）

② 企業は、産業保健を展開するために、組織をどのように活用するか？
❶ 組織と産業保健の位置付け

前項で、産業保健を企業等の組織が展開する理由にはさまざまなものがあることに触れてきた。その理由がどれであっても、労働者の健康に対し、企業の資源を用いて行う企業活動であることには違いがない。そのため、他の経営課題と同様、産業保健が成果を挙げるためには、企業の組織およびそのダイナミズムを活用することが肝要となる。

企業の組織を活用するためには、その成り立ちに対する理解が必要である。代表的な企業形態である株式会社を基本に理解を深めたい。株式会社は出資範囲でのみ責任を負う（有限責任）株主が所有している。株式会社では、所有と経営が分離されることが基本であり、経営者に経営権を集中させる。この経営者（取締役）は、持ち株数に応じて議決権を有する株主による投票で選ばれ、その取締役で構成される取締役会が、経営上の意思決定および業務執行の監督を行う。そして取締役会で選任された代表取締役が経営の執行を行う。すなわち権限を有する。そのような権限は、事業や組織が大きくなるにつれ、1人または少人数で行使することが困難であるため、権限移譲がなされ、ラインが形成される。

典型的な製造業では、企業には、開発、調達、製造、配達、販売等といった付加価値を創造するバリューチェーンが構築されており、それぞれが競争力の源となる。また、企業運営には、人事・総務、情報システム、財務・経理、広報などの間接機能が必要となる。組織が小さいときには、バリューチェーンを構成するラインがこれらの間接機能を包含するが、大きくなると分離してバリューチェーン全体にサービスを提供する組織を作る方が効率的であり、またサービスの質も向上する。これらの間接機能を提供する組織をスタッフ部門という。当然のことながら産業保健機能は、スタッフ部門に位置付けられる。

ラインには、業務管理、予算管理、労務管理、人材育成など多くの機能を持つ管理職が置かれ、就業時間中のみならず、部下の多くの行動に影響を及ぼすことになる。そのため、スタッフ部門が従業員に対してサービスを提供する際、ライン、すなわち経営者から一般従業員までの上司・部下関係をどのように活用するかが重要となる。

❷ 経営者および上司のリーダーシップ[5]

産業保健を構成するさまざまなサービスの提供理由には、法令等の義務や社会的責任

といった義務や責任によるものがある。これらは、一義的には経営権を有する経営者に存在する。また、産業保健を実施するためには、企業が持つ人材や資金などの資源を投入するといった投資行動が伴うため、権限の根幹である経営者のリーダーシップなしには、産業保健スタッフがどのような取組みを行っても、有害要因に対する健康障害防止も、治療と仕事の両立支援やヘルスプロモーションも有効には機能しない。また、従業員の行動には、上司の影響も大きい。例えば、健康増進プログラムを提供した際、組織や上司のリーダーシップ支援の大きさは、労働者のプログラムへの参加や継続、成果に影響する。

　このようなリーダーシップ支援の効果は、従業員が知覚することによって成果に影響する。従業員が知覚する組織サポート（Perceived Organizational Support）や上司サポート（Perceived Supervisor Support）といった指標を用いて、健康増進プログラム等の効果との関係が研究されている。また、これらは、健康増進プログラムの効果だけでなく、仕事の要求度−資源モデル（Job Demand Resource Model）の資源として位置付けられ、ワーク・エンゲイジメントの向上やストレス反応の軽減にも影響を与える。

　したがって、産業保健を効果的に展開するためには、企業としての健康方針の明確化や経営者レベルの会議体での産業保健の計画や成果の検討などにより、経営者のコミットメントを高め、さまざまな場面でリーダーシップを引き出すとともに、管理職研修やその他の仕組みで管理職のリーダーシップサポートの実践を促すことが必要となる。

❸ 産業保健の統括マネジメント[6]

　労働安全衛生法では、労働安全衛生管理体制を事業場ごとに確立することが求められる。一方で、法令遵守を超えた産業保健を実践することになり、それが投資行動であれば、事業場ごとではなく、企業全体で取り組むことが当然となる。実際に健康経営では、企業全体での取組みを促している。その際、健康方針に対して、どこまで統一的なシステムとプログラムを提供し、どこから事業場ごとの工夫に任せるかといった枠組みや、産業保健の担い手である専門職の組織化について検討する機能が必要となる。そのような機能が産業保健の統括マネジメントであり、企業全体での取組みを進める企業の中では、統括産業医や統括保健師を置いている場合も少なくない。

　産業保健の統括マネジメントの要諦は、専門職の配置と機能にとどまらず、企業全体をカバーするマネジメントシステムの構築と運用にある。そもそも産業保健の計画や社内制度は、産業保健の統括機能を有する専門職が関わって策定されるべきものであり、またラインを通じて浸透されるべきものである。したがって、産業保健についても、事業本部長等の執行者を経由して、ラインにおける実践を実現するための体制が作られる必要がある。工場長や支店長などの事業場の責任者はその実現に対して責任を負う。一方、産業保健が専門的な知識や技術を必要とする以上、産業保健スタッフのサービス提供が必要であり、各組織や事業場の担当スタッフが任命される。産業保健スタッフは、統括産業医や統括保健師の組織の一員であることもあれば、各事業場に所属することも

あるが、企業全体で産業保健に取り組む以上は産業保健の統括マネジメント機能が、採用、育成、意思疎通に関わり、産業保健の質の管理を行う必要がある。併せて、実際に各組織や事業場において計画や社内制度が実践され、成果を挙げたかについて、監査や評価の方法で確認がなされる。これも統括機能の重要な役割である。そして、その結果が、経営者に定期的に報告される。その流れを容易にするために、企業全体でモニタリングするKPI（重要業績評価指標：Key Performance Indicators）や目標を設定することが有効である。以上の内容は、産業保健における統括マネジメントの必要条件であり、企業全体で産業保健に取り組む場合には、これらの内容を満たす体制づくりが必要となる。

（森　晃爾）

3 健康経営とコラボヘルス

❶ 健康経営の背景

「健康経営」を登録商標としている特定非営利活動法人健康経営研究会は、「健康経営とは『企業が従業員の健康に配慮することによって、経営面においても大きな成果が期待できる』との基盤に立って、健康を経営的視点から考え、戦略的に実践することを意味しています」と紹介している。

生産年齢人口の減少が急激に進む日本において、働く世代の意欲の向上とともに、退職年齢の延長は、社会制度と経済を維持するために重要な課題となる。第2次安倍政権の重要政策であった「日本再興戦略」（平成25年6月14日閣議決定）の中で、戦略市場創造プランの4テーマの一つとして"国民の「健康寿命」の延伸"が掲げられた。その具体策を検討するために内閣府に次世代ヘルスケア産業協議会が設置され、そのワーキンググループの一つである健康投資ワーキンググループで検討を行った主要テーマが健康経営に関する施策である。

これまで、働く人の健康は、労働安全衛生法を中心に規定され、主に働くことによる健康障害防止や安全に働くための健康上の職務適性管理を中心に行われてきた。企業等の経営者が従業員の健康に対して積極的に投資することを促す健康経営では、その成果を単に従業員の健康確保だけではなく、事業成果と結び付けて推進することが特徴である。なお、健康経営では労使関係という概念を前提としていないので、労働者ではなく従業員という言葉を用いることが一般的である。

❷ 健康経営の顕彰制度

健康経営の施策としては、「健康経営ハンドブック」や「健康投資管理会計ガイドライン」などの、効果的な健康経営の進め方に関する情報の提供、主に中小企業で健康経営を進める「健康経営アドバイザー」といった人材の養成、および健康経営に取り組む企業の顕彰制度から成る。このうち、最も健康経営の普及に貢献があった施策が顕彰制度と考えられる。

2014（平成26）年度より各業種の中で最も健康経営に取り組む企業を認定する「健康

経営銘柄」が開始になり、2016（平成28）年度からは健康経営の取組みが一定の基準を満たす法人を認定する「健康経営優良法人認定制度」が、大規模法人部門、中小規模法人部門それぞれで開始された。そのうち上位500法人に対して、大規模法人部門では「ホワイト500」、中小規模法人部門では「ブライト500」の冠が付加されるようになり、さらには2024（令和6）年度から中小規模法人の上位501〜1500位を対象とする「ネクストブライト1000」が加わった。この顕彰制度にエントリーする企業数は年々増加する傾向にあり、2023（令和5）年度は健康経営優良法人の認定数が、大規模法人部門で2,988法人、中小規模法人部門では16,733法人となっている。

なお、2022（令和4）年度よりそれまで国からの委託事業で行っていた顕彰制度が補助事業に切り替えられたことにより、申請が有料となっている。

さらにこれらの健康経営の取組みは、自治体独自の認定制度、民間金融機関の低利子融資など、さまざまな広がりを見せている。

（森　晃爾）

❸ 健康経営の推進体制とコラボヘルス

健康経営を進めるための推進体制として、経営者のリーダーシップと専門職の関わりが鍵となる。健康経営は「健康を経営的視点から考え、戦略的に実践すること」であるため、経営者がリーダーシップを発揮することを前提とする。健康経営顕彰制度の評価に用いられる健康経営度調査票の企業単位の個票データを用いた研究では、健康経営が経営会議で議論されている場合は、そうでない場合と比較して健康教育の参加率が高く、また、インフルエンザワクチンの接種率が高かった[7]。

産業医や産業保健看護職等の産業保健スタッフが関与することも重要である。常勤の産業保健スタッフがいる場合は非喫煙者比率が高く、また、血糖・血圧の有所見者の医療機関受診率やその後の治療状況が良好であることが分かっている[8]。特に医療機関への受診が必要なハイリスク者は医学的な知識に基づく対応が必要な場合も多く、医学的専門知識を持つ産業保健スタッフの役割は大きい。業種や企業規模によっては産業保健スタッフがいない場合もある。その場合は衛生管理者やその他の担当者がキーパーソンとなり社内の健康経営施策を推進する。知識の習得には、東京商工会議所が実施する健康経営アドバイザーの認定資格がある。

働く人に対して健康施策を行う組織として、企業等の組織のほかに健康保険組合も存在する。健康保険組合にとって、働く人は「被保険者」であることが多く、40歳以上の人への特定健康診査・特定保健指導などの保健事業を実施している。被保険者は、日中の多くの時間を職場で過ごす。そのため、健康保険組合は企業等と連携して健康施策を推進することが効果的かつ効率的であることが多い。両者が連携して保健事業を進めることをコラボヘルスと言う。

❹ 健康経営の進め方

　健康経営の進め方には定型的なものはないが、中小企業で健康経営を始めるときには4つのステップで進めると分かりやすい[9]。まずは「健康宣言」を実施すること。健康宣言とは、健康経営を経営理念の中に明文化し、企業として取り組む姿勢を社内外に発信するためのものである。次に、実施環境を整えること。これは前項を参考に、必要な体制を整える。3つ目は、具体的な対策を行うこと。健康経営優良法人認定基準には、具体的な取組みが列挙されている。これらの活動を2つの軸（企業・従業員のニーズの軸と、産業保健スタッフから見た必要性の軸）でマッピングすると、実施すべき活動の優先順位を考える際に参考となる。その際には、実施が法令で義務付けられているものもあるため、そのような活動は優先順位が高くなるであろう。4つ目は、取組みの評価をすることである。活動をやりっ放しにするのではなく、評価して次の活動につなげる。ただし、評価する段階になって初めて、評価の方法を検討するのでは遅い。取組みの計画立案の際に、いつ、どの指標で、どのように評価するのか、評価の方法を計画に含めておくことが肝要である。

（永田　智久）

【文　献】

1 ）山下未来，荒木田美香子．Presenteeism の概念分析及び本邦における活用可能性．産衛誌．2006；48(6)：201-213.

2 ）Nagata T, Mori K, Ohtani M, Nagata M, Kajiki S, Fujino Y, Matsuda S, Loeppke R. Total Health-Related Costs Due to Absenteeism, Presenteeism, and Medical and Pharmaceutical Expenses in Japanese Employers. J Occup Environ Med. 2018；60(5)：e273-e280.

3 ）Global Reporting Initiative ウェブサイト．
https：//www.globalreporting.org/standards/

4 ）Shimizu T, Nagata T, Fujimoto A, Inoue S, Nagata M, Mori K. Occupational safety and health aspects of corporate social responsibility reporting in Japan：comparison between 2012 and 2020. BMC Res Notes. 2022；15(1)：260.

5 ）森晃爾，永田智久，永田昌子，岡原伸太郎，小田上公法，森貴大，髙橋宏典．職場における健康増進プログラムの効果的な実践に影響する組織要因．産業医学レビュー．2020；33(2)：165-204.

6 ）森晃爾，永田智久，梶木繁之，日野義之，永田昌子．企業全体で産業保健を展開するための統括産業医の機能と位置づけ―統括産業医に対するインタビュー調査―．産衛誌．2013；5(5)：145-153.

7 ）Takahashi H, Nagata M, Nagata T, Mori K. Association of organizational factors with knowledge of effectiveness indicators and participation in corporate health and productivity management programs. J Occup Health. 2012；63(1)：e12205.

8 ）Nagata M, Nagata T, Takahashi H, Mori K. Association of Organizational Factors With the Proportion of Healthy Behaviours and Control of Blood Pressure at a Company Level. J Occup Environ Med. 2022；64(1)：34-38.

9 ）経済産業省：健康経営優良法人2023（中小規模法人部門）認定法人 取り組み事例集（令和5年3月発行）．
https：//www.meti.go.jp/policy/mono_info_service/healthcare/downloadfiles/kenkokeieeyuryohojin2023_chusyo_jirei.pdf
＊3），9）は2024年10月2日アクセス

3 働くことと人々の健康（労働と生活）

1 生活の中での労働の意義・位置付け

1 労働と労働者

「労働」とは、人間が自然に手を加え加工し、価値あるものを生み出す過程のことである。労働は単にものづくりの過程というだけではなく、この過程を通じて人は自分自身を理解し成長し、また他の人々と労働から生まれる価値を交換することで組織や社会を形成する。労働は人間の本質的な活動の一つである。

産業および社会が変化する中で、労働の内容は変化してくる。産業社会の変遷を5つに区分する考え方では、これらを狩猟社会（Society 1.0）、農耕社会（Society 2.0）、工業社会（Society 3.0）、情報社会（Society 4.0）に区分し、さらに現実と仮想空間が融合する新しい社会（Society 5.0）が今後到来するとしている（図1）。狩猟社会では小集団で行動し狩猟技術を行使することが労働として重要であった。農耕社会では中規模以上の定住集団により土地を耕作することが労働の中心となった。工業社会では、工場などで生産工程に従事することが典型的な労働であった。しかし情報社会では、労働はそれまでの肉体労働から精神労働へと大きく変化した。Society 5.0社会では、さらに異なった労働が求められるようになると考えられる。

労働を行う者、つまり労働者について、わが国の労働関係法（労働基準法、労働安全衛生法、労災保険法、労働契約法、男女雇用機会均等法など）では、使用者の指揮命令の下で労働し、かつ、「賃金」を支払われている者、すなわち雇用されている賃金労働者が「労働者」とされている（労働基準法第9条）。労働安全衛生法に基づく産業保健活動でも、この定義による労働者が活動の対象となる。しかし労働は、賃金を得たり、雇用されたりしていなくても可能な幅広い活動である。家事やボランティア活動も重要

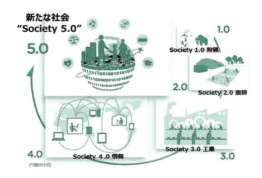

狩猟社会(Society 1.0)、農耕社会(Society 2.0)、工業社会（Society 3.0）、情報社会（Society 4.0）を経て、現実と仮想空間が融合する新しい社会(Society 5.0)に向けて産業および社会が変化する中で、求められる労働も変化している。

（内閣府「Society 5.0」
https://www8.cao.go.jp/cstp/society5_0/より引用）

図1　変化する産業社会と労働

な労働である。農業や漁業などを個人で営む第1次産業従事者、自営業者、個人事業主などもまた労働者である。開発途上国でよく見られるインフォーマルセクター労働者（路上販売者など、法的な手続きをとっていない経済活動を行う者）もまた労働者である。産業保健の活動の対象となる労働および労働者は、法令の定義を超えて実際にはもっと幅広いものである。

2 生活における労働の意義

1 人生における労働の位置付け

労働は、その対価を得て生活を維持し、余暇を楽しみ、また労働を通じて人々とつながり、社会で役割を果たすための重要な活動である。

人生における労働の位置付けに関する考え方は、時代によって異なる[1]。欧州ではギリシア・ローマ時代、労働は卑しく苦痛に満ちた、奴隷のみが行う行為であった。中世でも、当初は働くことは人間が持っている罪を償うための罰とされていたが、次第に神にも認められた、生きてゆくために必要な行為とされるようになった。16世紀の宗教改革以降は、むしろ働くこと（勤勉）は美徳であるとされ、市民革命から産業革命期に入ると働くこと（勤労）は社会人としての権利であり、同時に義務であるとされるようになった。

一方、日本では、江戸時代は生活手段と社会に対して役割を果たすために労働する、という考え方が主流であった。儒教においては、勤勉・倹約が美徳とされたが、仏教の影響を受け、見返りを求めずに人知れず誰かのために尽くすことを美徳とする考え方も広く普及していた。

労働に対する考え方は学問的立場によっても異なる。経済学では労働は、満足を最大限に高める自由時間である余暇を削る行動であり、満足を減らす苦痛なもの（経済学では「不効用」と呼ぶ）と考えられている。一方、アメリカの心理学者マズローの自己実現の心理学では、労働は、経済的な安定を得たり、社会に必要とされ、認められていると感じ、自己実現を図るという精神的ニーズを満たすために重要な活動とされている。

このように労働に対する考え方は、時代や立場によって異なっている。どの考え方が正しいかというよりも、このどれもが労働のある側面を語っていると言える。今日の社会では、労働者の意識や仕事に対するニーズは一層変化している。女性や高齢者、障がい者、外国人など多様な人材が職場で働くようになり、それぞれ労働に対する考え方は異なる。さらに個人の労働に対する考え方も多様である。やりがいや自己成長など、自身にとって精神的・心理的な意味合いが大きいという考え方を持つ者がいる一方で、働くことはお金や社会的地位を得る、あるいは余暇を充実させるための手段であるという考え方を持つ者もいる。最近では特に、仕事を通じて社会課題の解決に貢献しながら、自身の成長を実感・実現することを重視する人が増えている。産業保健看護職は、労働に対して多様な考え方があることを踏まえて産業保健活動を行うことが望まれる。

Ⅱ 場と対象の理解

表 労働と労働以外の生活の相互影響（スピルオーバー）の4つのパターン

		方　　向	
		仕事 → 仕事外の生活	仕事外の生活 → 仕事
性質	ネガティブ	仕事が忙しいせいで家族と過ごす時間が減る　など	家事・育児に忙しく仕事への意欲が低下する　など
	ポジティブ	仕事で培った能力を家庭でも活かせる　など	楽しい週末を過ごすと仕事も頑張ろうという気になる　など

（島津明人「ワーク・ライフ・バランスとメンタルヘルス—共働き夫婦に焦点を当てて」
日本労働研究雑誌．2014；56（12）p.77 図2を引用、一部改変）

❷ 労働と生活の相互作用

① 個人の中での労働と生活の相互作用

　労働は、それ以外の生活に影響を与える。このように個人の中で領域を超えて影響が及ぶことをスピルオーバーと言う（表）。

　まず、労働はその他の生活領域に悪影響をもたらすことがある（ネガティブスピルオーバー）。例えば、長時間の勤務が続くことで子どもと触れ合う時間が減り子どもとの関係が悪化する、あるいは、仕事のストレスで気力が低下し余暇を楽しむことができない、などである。一方で、労働はそれ以外の生活領域に良い影響を与えることもある（ポジティブスピルオーバー）。仕事の達成感や満足度が高まることで生活全般の満足度が高まる。安定した雇用が将来の生活設計を容易にし、結婚しやすくなったりする。勤務時間が柔軟で休暇をとりやすい職場では、子育てが楽になったり、医療機関を受診しやすくなったりする。

　それ以外の生活が労働に影響を与える場合もある（労働以外の生活から労働へのスピルオーバー）。悪影響を与える場合の例として、両親の介護による負担があれば、疲労して仕事での集中力が低下したり、介護に専念するため離職せざるを得ない場合もあるかもしれない。オンラインゲームに夢中になり睡眠不足になることで、仕事でのミスが多くなったり、けがや事故につながりやすくなったりするかもしれない。一方で、良い影響を与える場合の例として、子供との触れ合いから仕事への意欲が高まったり、家庭における適切な家事の分担により仕事での生産性が上がることもある。

② 労働が他の者の生活に与える影響

　労働は、個人の中でだけではなく、他の人の生活に影響を与えることもある。このように、ある個人の状態が他人に影響を及ぼすことをクロスオーバーと言う（図2）。労働が他人の生活に悪影響を与える（ネガティブクロスオーバー）例として、有害物質が付着した衣服を自宅に持ち帰ることで、家族に有害物質の影響が出る場合や、仕事のストレスのために家庭でイライラし、配偶者の家庭生活の満足度が損なわれる場合などがある。一方、労働が他人の生活に良い影響を与える（ポジティブクロスオーバー）例として、職場での上司や同僚との良好な人間関係が、家庭で何かあった時の助けになった

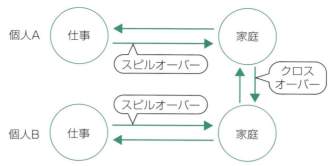

個人Aが仕事で受けた影響が家庭生活に影響を与え、これが同居家族（個人B）の家庭生活に影響を与える。さらに個人Bの仕事にも影響が及ぶ可能性がある。

（島津明人「ワーク・ライフ・バランスとメンタルヘルス―共働き夫婦に焦点を当てて」日本労働研究雑誌．2014；56(12) p.78 図3を引用、一部改変）

図2　労働（仕事）の他者への影響（クロスオーバー）

り、家族同士で旅行に出かけるなど、家族全員の余暇の充実につながったりすることが挙げられる。

❸ 近代における労働の課題

　18世紀後半のイギリスで始まった産業革命では、蒸気機関の発明、エネルギーとしての石炭の利用という生産技術の革新が起こった。これにより、労働者を単一の場所に集めて製品を作る工場という生産方式が一層効率的に行えるようになった。資本家が工場を建て、そこで労働者を雇用するという労働形態が一気に広がった。産業革命時には、工場や鉱山で仕事による事故やけが、病気が多発した。労働者が流入して人口の増加した都市では、貧困と不健康な状態といった社会問題が発生するようになった。労働の分業と組織化が進み、流れ作業が一般的となると、労働者は生産の一部分にしか関わることがなくなり、仕事の達成感を感じにくくなった。さらに、生産手段を持つ資本家と、生産手段を持たず資本家に雇われる労働者との格差が拡大することも懸念されるようになった。

　こうした問題に対して産業革命時には、労働者が団結して権利を守るために労働組合が結成された。労働者の地位の向上、あるいは非人間的な労働からの解放を目指す社会主義運動も起こった。経営者も企業活動を継続するためには、労働者の声に耳を傾け、こうした問題に対して対処する必要を認識するようになった。行政も社会問題の解決に乗り出し、イギリスでは1802年の「工場法」（工場徒弟の健康及び道徳の保護に関する法律）に始まり、立法により労働者を保護する施策が行われるようになった。1833年の「一般工場法」では、労働時間の上限を12時間にすること、9歳未満の労働禁止、13歳未満の児童の労働時間上限を週48時間とすること、1日の労働時間を最高9時間とすること、18歳未満の夜業禁止、工場監督官・工場医の設置などが定められている。労働者、経営者、行政の3者による対話による労働問題の解決は、現在も国レベルでの労働問題の解決の枠組みに反映されている。

❹ ディーセント・ワーク

　労働が労働者の利益や権利を無視したかたちとなり、その結果、貧困や失業、社会不安、健康問題が増大すれば、経営者も生産的な企業活動が困難になる。むしろ労働者の労働意欲が高まれば、生産性はさらに向上する。国際労働機関（ILO）は、目標とすべき労働のあり方として、「働きがいのある人間らしい仕事、より具体的には、自由、公平、安全と人間としての尊厳を条件とした、全ての人のための生産的な仕事」、すなわちディーセント・ワーク（decent work）の考え方を提案している[2]。

　ディーセント・ワークには、以下の4つの目標が設定されている。

1）仕事の創出
　　必要な技能を身につけ、働いて生計が立てられるように、国や企業が仕事を作り出すことを支援

2）社会的保護の拡充
　　安全で健康的に働ける職場を確保し、生産性も向上するような環境の整備。社会保障の充実

3）社会対話の推進
　　職場での問題や紛争を平和的に解決できるように、政・労・使の話合いの促進

4）仕事における権利の保障
　　不利な立場に置かれて働く人々をなくすため、労働者の権利の保障、尊重

　ディーセント・ワークの実現は、国際連合の「持続可能な開発目標」（SDGs：Sustainable Development Goals）のゴール8「働きがいも経済成長も：包摂的かつ持続可能な経済成長及びすべての人々の完全かつ生産的な雇用と働きがいのある人間らしい雇用（ディーセント・ワーク）を促進する」にも採用されている。また、日本政府は、仕事と生活の調和に向けた取組みを中心に、ディーセント・ワークの実現に取り組んでいる。ディーセント・ワークのための活動が国および企業で行われることで、労働者および経営者の双方が利益を得ることができると期待される。

　ディーセント・ワークと関連してILOは、「労働における基本的原則及び権利に関するILO宣言」において、労働者の基本的権利として以下を宣言し、加盟国にこれを尊重し、促進し、実現する義務を求めている[3]。

（a）　結社の自由及び団体交渉権の効果的な承認

（b）　あらゆる形態の強制労働の禁止

（c）　児童労働の実効的な廃止

（d）　雇用及び職業における差別の排除

（e）　安全で健康的な労働環境

　このうち「安全で健康的な労働環境」は2022年6月の第110回ILO総会で追加された。産業保健活動がディーセント・ワーク実現の上で重要になっていることを示すものである。

（川上　憲人）

【文　献】

1) 橘木俊詔．人はなぜ働くのか—古今東西の思想から学ぶ．日本労働研究雑誌．2010；52(6)：4-9．
2) ILO：公正なグローバル化のための社会正義に関するILO宣言．
　https://www.ilo.org/ja/resource/gong-zheng-na-ku-ro-ha-ru-hua-no-ta-me-no-she-hui-zheng-yi-ni-guan-su-ru
3) ILO：労働における基本的原則及び権利に関するILO宣言．
　https://www.ilo.org/ja/resource/lao-dong-ni-o-ke-ru-ji-ben-de-yuan-ze-ji-hi-quan-li-ni-guan-su-ru-ilo-xuan-0
　＊2），3）は2024年10月21日アクセス

2　労働・労働環境が疾病に、疾病が労働に及ぼす影響

1 職業性疾病、作業関連疾患と疾病

　労働および労働環境は労働者の健康に影響を与える。労働および労働環境が直接主要因として疾病を発生させる職業性疾病（業務上疾病：occupational disease）は古くから知られており、例えばギリシア時代の医師ヒポクラテスが労働者の鉛中毒を記述している。わが国でも大仏建立時の労働者の水銀中毒や佐渡金山の労働者における粉じん（空気中に浮遊する微細な粒子）による肺の障害（じん肺）の記録がある。18世紀には、「産業医学の父」と呼ばれるラマツィーニが、『働く人の病』という著書の中で、陶器職人の病気、パン職人の病気、木材を扱う者の病気などを整理して紹介し、職業と特定の疾病とが関係していることを明らかにしている。

　職業性疾病と作業関連疾患の詳細については、Ⅲ章第3節「職業性疾病と作業関連疾患」（p.113〜）を参照していただきたいが、職業性疾病は、上記のように有害物質や有害環境へのばく露に伴う疾患である。一方、作業関連疾患（work-related disease）は、職業性疾病ほど労働および労働環境と強い関連性はないが、疾病の進行や予後に影響を与えるものである。

　図3は、これらを非作業性疾患も含め、労働要因の影響の大きさとして示したものである。職業性疾病は作業関連疾患のうち労働要因が大きいものと考えることもできる。

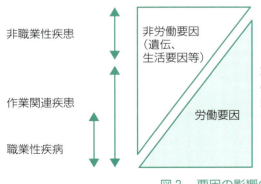

図3　要因の影響の大きさ

Ⅱ 場と対象の理解

2 疾病が労働に及ぼす影響

労働者の疾病は安全な労働に影響を及ぼす。労働者の疾病により意識や注意力が低下したり、身体機能が低下し機敏な動作が阻害されたりするような場合には、作業の状況によっては事故につながる可能性がある。例えば、高所作業中に意識喪失発作が起こると転落の危険性がある。機械の誤操作、運転のミス、作業場での転倒などにより事故が起こる可能性もある。疾病がある労働者の就労の機会を過剰に制限することは避けるべきであるが、疾病がある労働者がその病状に合わせて安全に労働できるように、作業手順の見直しや配置転換など、就労上の配慮を考えることが必要になる。

労働者が疾病により長期に休業すれば、その間、給与は支払われないことが一般的であり、健康保険組合からの傷病手当金（給与の3分の2）が一定期間支払われた後は、所得がなくなることになる。労働者とその家族にとっては生活の経済基盤を失うことになり、影響は大きい。また経営者にとっても、休業した労働者の業務を他の者に振り替えることで余分な経費を支出しなくてはならない。また休業しない場合でも労働者の疾病がもたらす作業効率の低下による生産損失は大きい。

労働者が疾病のために早期退職する場合もある。労働者にとっては生活の経済的基盤を失うだけでなく、それまで蓄積した職業人としてのキャリアを中断することになり、人生の再設計を余儀なくされることになる。経営者にとっては、知識や経験のある労働者が離職することは、経営活動の継続に支障が生じる上に、それまでの労働者の育成への投資が無駄になるという点で損失となる。

（川上　憲人）

【文　献】

1）WHO : Identification and control of work-related diseases : report of a WHO expert committee［meeting held in Geneva from 28 November to 2 December 1983］1985 ; 714 : 1 –71.
https : //apps.who.int/iris/handle/10665/40176（2024年11月8日アクセス）

3 　労働者にとっての産業保健活動の意義

1 組織的な活動と個々の労働者の支援

労働者にとっての産業保健活動は、職場（事業場）を単位とした安全衛生のための組織的な活動と、個々の労働者の健康問題への対応の2つがある。

組織的な労働安全衛生活動では、経営者（事業者）は、このために法令に基づいた活動あるいは自主的な取組みを行う。産業保健専門職は方針を提案し、計画・実施を支援あるいは直接に担当する。この際、経営者（事業者）は、衛生委員会などを通じて労働者の意見を聞いた上で、労働安全衛生活動の体制、目標、活動内容を定め、実施した後はより良い活動になるように評価と改善を行う。組織的な労働安全衛生活動は、例えば職場における方針や規則、安全衛生の担当者の指名、決められた手順での活動（例えば健康診断）への参加の形で労働者に認識される。そのため、労働者にとっては、受け身であったり、直接的な恩恵を感じにくかったり、活動がむしろ面倒に感じられる場合も

ある。しかしこうした組織的な労働安全衛生活動は、労働者の健康障害を予防したり、健康障害のある労働者を支援したりするための基本となる枠組みである。労働者にもその重要性を認識し、活動に協力してもらうよう働きかける必要がある。

個々の労働者の健康問題への対応では、健康問題のある労働者への個別の支援が行われる。例えば、労働や労働環境による健康問題が懸念される労働者を他の作業に配置転換することもある。健康に不安を抱える労働者の相談に対応したり、保健指導を行ったり、必要な場合には医療機関への受診を促すこともある。健康問題で休業した労働者の職場復帰を支援することもある。これらは労働者の抱える健康不安に直接に対応し、将来重大な障害が起こったり、働けなくなってしまうのを防止することで、労働者の労働と生活を支える活動である。労働者にとっては理解しやすく、より直接に恩恵を感じやすい。しかしこうした個別の労働者の健康問題への対応も、組織的な労働安全衛生活動の枠組みの上に行われている活動であることを理解しておきたい。

2 産業保健活動の意義
❶ 労働および労働環境による健康障害の予防

労働および労働環境による職業性疾病および作業関連疾患を予防することは産業保健の第一の目的である。これにより労働者は健康的な労働環境の中で安心して働くことができる。また経営者（事業者）は、雇用する労働者の安全と健康を確保するという責任を果たさなければならない。

法令に基づいた活動の例をいくつか挙げる。作業環境管理では定期的に環境測定を行い、またリスクアセスメントを実施して、作業環境が健康障害を引き起こさないように環境改善や保護具の使用などリスクの低減策がなされる。健康診断の事後措置や長時間労働者への医師による面接指導では、医師による就業判定がなされ、業務による健康問題の悪化が起こらないように配慮がなされる仕組みになっている。労働者数50人以上の事業場に義務化されているストレスチェック制度では、メンタルヘルス不調の予防を目的として、ストレスチェックの結果を個人へ返却することでストレスへの気付きと対処を促し、また努力義務ではあるが職場環境改善を行って職場単位でストレスの軽減を図ることとなっている。自主的な活動の例としては、労働者に職業性疾病および作業関連疾患の予防のための教育研修を行うことがある。作業管理では、作業姿勢や作業方法について作業ごとに手順書を作ることで、作業の仕方が腰痛などの筋骨格系疾患をはじめとする健康障害を起こさないように配慮をする。

❷ 労働者の健康を保持・増進すること

労働および労働環境による健康障害以外についても、労働者の健康を保持しさらに増進することは、産業保健の目的である。これにより労働者は身体・精神機能を維持して、長期にわたり生産的に働くことができる。このことは、労働者の労働を通じた自己実現を支え、充実し安定した人生を設計することを可能にする。経営者（事業者）にとって

Ⅱ　場と対象の理解

も、労働者の健康の保持・増進は、生産性を維持・向上し、離職を防止して必要な人材を確保することにつながる。

　例えば、健康診断後の保健指導では、健康診断結果に基づいて生活習慣病のリスクを評価した上で、喫煙、飲酒、運動、食生活、肥満など健康に影響を与える生活習慣について個別の助言や指導が行われる。保健指導により、若年のうちに早期に生活習慣を改善し、中高年期における生活習慣病の予防につなげることもできる。また保健指導では生活習慣の改善や適切な医療の受診について助言・指導を行うことで、生活習慣病あるいはその前状態を適切にコントロールし、生活習慣病がさらに重症化することを防止することもできる。生活習慣病やメンタルヘルスに関する健康教育も、産業保健活動の一部としてしばしば実施されている。心身の健康に関する基本的な知識を提供し、自ら健康を守ることへの意識を啓発する。職場集団に対する教育は、健康に関する文化や風土を形成する上でも重要であり、個別の保健指導と同等に重要な活動である。

　近年では、経営者が従業員等の健康管理を経営的な視点で考え、戦略的に実践する「健康経営」の取組みが進んでいる。健康経営では、従業員の健康の保持・増進に関する活動を経営者が中心となって自主的、計画的に進めることとなっている。

❸ 労働者の満足で充実した生活を支援すること

　産業保健の目的には、労働者の福祉、すなわち満足できて充実した生活を支援することも含まれる。労働者の福祉は給与や処遇など、さまざまな要因によって影響されるが、産業保健は健康の視点から労働者の福祉に貢献する。例えば、以下のような視点が重要である。

① ワーク・ライフ・バランスの支援

　個々人の生き方や、子育て期、中高年期といった人生の段階ごとで、個々の労働者がどう働き、仕事以外の生活をどう送るかは変化してくる。労働と労働以外の生活とは相互に影響を与え合う。さらに労働者に健康問題があるなら、労働および労働以外の生活の関係のあり方にも影響を与えてくる。例えば、家庭を顧みず働き過ぎたために健康を害した労働者が、これからどう仕事と家庭生活を立て直していくかを、本人の意思や希望に沿いながら多様な視点から助言、支援することは産業保健の専門家でこそできることである。労働という場と健康を専門領域としながら、それ以外の領域も考慮して、多様な労働者のワーク・ライフ・バランスを支援することは産業保健の役割の一つである。

② 障がいや疾病のある労働者の支援

　身体、知的、精神障害のある労働者の雇用が進んでいる。これらの労働者が他の労働者と平等に扱われ、その能力を発揮して働けるように支援することも産業保健の役割である。また、がんや循環器疾患、あるいは精神障害のある労働者が職場復帰し、治療と仕事を両立させながら就労を継続できるように主治医と連携しながら支援することを両

立支援と言う。近年、産業保健の中で両立支援は重要な活動と位置付けられており、特に産業保健に関わる医療職の重要な役割となっている。

③ 多様な労働者への産業保健の提供

　今日の職場では、雇用形態や働き方が多様化している。産業保健活動が、さまざまな立場の労働者全員に、それぞれの立場に応じて公正に提供されることも重要である。産業保健活動が公正に提供されることで、雇用形態や働き方による労働者間の格差を軽減することにつながり、労働者は公正で平等な労働条件・環境で働くことができるようになる。

（川上　憲人）

4 中小規模事業場における産業保健活動

労働安全衛生法をはじめとした関連法規は、規模や業種によって各事業場単位で労働安全衛生管理体制や事業内容を規定している。そのため、企業規模・事業場規模は産業保健活動を展開する上で重要な要素であり、労働者の健康や安全にも影響を与えている。中小規模事業場では、産業保健専門職を専属で配置する義務がなく、実態は、産業医・産業保健看護職をはじめとした専門職が外部から支援する方法が一般的である。本節では、中小規模事業場の産業保健の実態や課題、支援する機関などを紹介し、産業保健看護職の役割について述べる。

1 中小規模事業場における産業保健の動向

1 中小規模事業場とその類型

中小規模事業場とは、中小企業基本法の定義に基づくと、常時使用する総従業員数が300人以下（卸売業、サービス業は100人以下、小売業は50人以下）を中小企業、うち20人以下を小規模企業（卸売業、サービス業、小売業では5人以下）と定義している。これは中小企業政策における基本的な政策対象の範囲を定めた「原則」であり、法律や制度によって「中小企業」として扱われている範囲が異なる。産業保健分野においては、一般的に従業員規模が50人未満を小規模事業場、300人未満の場合を中規模事業場とする場合が多い。

中小規模事業場は、全事業場のほとんどを占め、企業規模が300人以上であっても分散型の事業場が多くを占めることが分かっている（表1）。産業別に見ると中小企業で働く従業者が多いのは、医療・福祉、建設業、鉱業・採石業・砂利採取業、教育・学習

表1 企業規模別事業所割合

(単位：％)

区分	事業所計	事業所規模							
		1,000人以上	500〜999人	300〜499人	100〜299人	50〜99人	10〜49人	30〜49人	10〜29人
合計	100.0	0.2	0.4	0.6	4.6	8.9	85.3	14.3	71.0
（企業規模）									
5,000人以上	100.0	0.7	1.0	1.8	7.7	10.4	78.4	21.1	57.3
1,000〜4,999人	100.0	0.8	1.4	1.6	6.5	12.3	77.3	13.7	63.6
300〜999人	100.0	0.0	1.0	2.5	7.3	10.5	78.7	17.4	61.3
100〜299人	100.0	—	—	0.1	17.5	9.8	72.6	15.6	57.0
50〜99人	100.0	—	—	—	0.3	42.0	57.7	7.7	50.0
30〜49人	100.0	—	—	—	0.0	0.7	99.3	67.7	31.5
10〜29人	100.0	—	—	—	—	—	100.0	0.3	99.7

（中小企業庁「中小企業の企業数・事業所数」（2021年6月時点）を基に作成）

表2　中小規模事業場の類型と特徴

類型	特徴
大企業分散型	散在する支店、出張所。本社の産業保健支援体制が影響
請負・資本関係型	構内下請・子会社など。事業場単位での産業保健体制が影響
業界団体所属型	協同組合、工事組合など。組合単位での産業保健体制が影響
地域集積型	工業団地、商工会単位など。共同単位での産業保健への考え方が影響
単独型	いずれにも属さない。事業主の産業保健への考え方が影響

（大久保利晃「小規模事業場の産業保健」産業医学ジャーナル．2021；44（5）pp.80-85を基に作成）

支援業、不動産業・物品賃貸業、生活関連サービス業・娯楽業である。業種による差はあるが、日本の企業のほとんどが中小規模であり、働く人の約6割が中小規模事業場で労働生活を送っていると言われている。

中小規模事業場といっても多様性があり、表2に示すように、おおよそ「大企業分散型」「請負・資本関係型」「業界団体所属型」「地域集積型」「単独型」の5つに分類できる[1]。「大企業分散型」は、全社的な産業保健管理体制の下に産業医や産業保健看護専門職の支援が行われている可能性があるが、「単独型」では産業保健は自主的な安全衛生活動が主体となり、産業保健専門職の介入・支援はごく一部に限られていることが想像できる。

国際労働機関（ILO）はILO条約第161号において「全ての労働者に産業保健を提供すること」を目指し[2]、世界保健機関（WHO）も「Global strategy on occupational health for all：The way to health at work」で全ての労働者のための産業保健に関する戦略を掲げている[3]。わが国の働く人々の健康と安全について考える際、中小規模事業場の特徴を捉え、産業保健の動向や現状と課題、産業保健看護のあり方を考えることは重要である。

2 データからみる中小規模事業場における産業保健の現状

❶ 中小規模事業場の労働安全衛生体制の実態

労働安全衛生法では、事業場規模ごとの労働安全衛生体制を規定している。中小規模事業場では、以下の選任が義務付けられている。

1）総括安全衛生管理者：事業場規模と業種により選任基準が決められている
2）安全管理者：常時50人以上の労働者を使用する事業場で林業、鉱業、建設業など
3）衛生管理者：常時使用する労働者が50人以上の事業場
4）安全衛生推進者や衛生推進者：常時10人以上50人未満の労働者を使用する事業場
5）産業医：常時50人以上の労働者を使用する事業場
6）衛生委員会および安全委員会：常時50人以上の労働者を使用する事業場

ただし安全委員会は業種によっては100人以上、また安全委員会と衛生委員会の両方を設けなければならないときは、それぞれの委員会を統合した安全衛生委員会を設置することができる。

Ⅱ　場と対象の理解

　このように、50人以上の中規模事業場では産業医や衛生管理者等の産業保健の専門職を選任することが決められているが、50人未満の小規模事業場においては配置基準等がない。しかし、労働安全衛生法の第13条の2および規則第15条の2には、「事業者は、労働者数50人未満の事業場については、労働者の健康管理等を行うのに必要な医学に関する知識を有する医師または労働者の健康管理等を行うのに必要な知識を有する保健師に労働者の健康管理等の全部または一部を行わせるように努めなければならない」と努力義務ではあるが、医師あるいは保健師による支援を明記している。

　実際の事業所規模別での労働安全体制は、労働者数が100～299人規模で95.8%、50～99人規模で83.5%と企業規模が小さくなるほど産業医が選任されていない実態がある。産業医の選任義務がない10～50人未満の事業場では平均18.2%とさらに低い。また企業規模で見ると、大企業であっても約5割であり、企業規模は大きくても事業場が分散している「大企業分散型」では産業医の選任率が低くなっていることが推測される。衛生委員会の設置義務は労働者数50人以上の事業場に課せられるが、産業医の選任同様に企業規模が小さいほど設置している割合が低くなっている。安全衛生担当者の選任、安全委員会や衛生委員会の設置も同様である（表3）。

　産業保健活動については、一般健康診断は事業場規模によらず実施義務があるが、小規模事業場での実施率が低いことが指摘されている。メンタルヘルス対策、ストレスチェックの実施、治療と仕事の両立支援などもおおむね企業規模が小さくなるにつれて実施状況が低下している（表3）。特に専属産業医や産業保健スタッフも在籍するような1,000人以上の労働者がいる大規模事業場と比較すると、中小規模事業場の産業保健活動が十分ではないことがうかがえる。

❷ 中小規模事業場の労働者の労働災害・健康状態

　死亡災害は、中小規模事業場での発生が96.3%、特に小規模事業場では全死亡災害の7割を超えている。死傷災害（休業4日以上）も同様で、死傷災害の89.7%が中小規模事業場、うち小規模事業場で全体の約6割が発生しており、労働災害の多くが中小規模事業場で発生している（表4）。労働者の多くが中小規模事業場に在籍することから労働災害が中小規模事業場で発生する割合が高いことを当然と考えるかもしれないが、事業場規模別の労働災害発生率をみても、中小規模事業場の発生率は高く、その原因は、小規模事業場での労働衛生管理上の問題だけでなく、労働者の高齢化が進んでいること、危険有害業職場が小規模製造業に多いことなどが原因といった指摘がある[1]。

③ 中小規模事業場への産業保健サービス機関

　前述のように、働く人の大多数が中小規模事業場に所属していることから、産業保健スタッフの選任が義務化されていない中小規模事業場で産業保健活動を展開するためには、公的支援と民間による活動など企業外からの支援が必要である。

4　中小規模事業場における産業保健活動

表3　企業規模・事業場規模別産業医の選任と産業保健活動の内容

単位：%

区分	産業医を選任している	衛生委員会等を設置している	一般健康診断を実施した（正社員）	メンタルヘルス対策に取り組んでいる	ストレスチェックを実施している	THP（トータル・ヘルスプロモーション・プラン）を実施している	治療と仕事を両立できるような取組みがある
合計	28.5	26.2	89.7	59.2	65.2	59.8	41.1
（企業規模）							
5,000人以上	47.6	43.4	94.1	88.3	88.7	88.3	66.3
1,000～4,999人	48.9	47.8	87.5	88.3	88.5	88.6	53.0
300～　999人	52.1	38.3	98.8	82.1	81.9	82.8	55.1
100～　299人	47.1	42.3	95.4	72.5	77.2	72.9	42.4
50～　99人	44.1	40.6	88.9	66.3	61.2	66.8	42.6
30～　49人	8.5	13.9	91.7	48.2	24.1	49.5	33.5
10～　29人	4.1	4.9	83.9	31.6	21.8	32.4	26.9
（事業所規模）							
1,000人以上	97.7	96.9	99.3	98.6	99.1	98.6	85.0
500～　999人	96.2	92.9	97.4	99.7	97.0	99.7	74.6
300～　499人	95.2	95.9	99.9	97.9	99.2	97.9	73.3
100～　299人	95.8	91.9	98.6	97.4	98.3	97.5	65.3
50～　99人	83.5	81.8	97.8	92.2	93.7	92.3	44.9
10～　49人	18.2	15.9	88.3	53.1	55.9	53.8	39.0
30～　49人	30.9	32.4	95.3	70.7	63.3	71.4	47.8
10～　29人	15.7	12.6	86.8	49.6	53.7	50.3	37.2
（再掲）50人以上	88.3	86.0	98.1	94.4	95.6		

出典（厚生労働省「令和3年労働安全衛生調査（実態調査）」を基に筆者作成）

表4　事業場規模別労働災害

事業場規模	死亡者			休業4日以上の死傷者		
	人数	割合 (%)	平均 (%)	人数	割合 (%)	平均 (%)
9人以下	306	35.3		25,852	17.2	
10 ～ 29人	261	30.1		37,982	25.3	
30 ～ 49人	111	12.8	96.3	22,109	14.7	89.7
50 ～ 99人	79	9.1		22,511	15.0	
100～299人	78	9.0		26,068	17.4	
300人以上	32	3.7	3.7	15,396	10.3	10.3
計	867	100.0	100.0	149,918	100.0	100.0

（厚生労働省「令和3年労働災害発生状況」を基に筆者作成）

❶ 公的な産業保健サービス機関

① 産業保健総合支援センターおよび地域産業保健センター

　中小規模事業場を対象とした公的産業保健サービス提供機関として、産業保健総合支援センターの地域窓口（地域産業保健センター）が挙げられる。産業保健総合支援センターは、もともと産業保健推進センターとして1993（平成5）年度から逐次設置が進められ（2003（平成15）年までに47都道府県に設置完了）、地域産業保健センターも同年度から設置が進められ、現在全国350カ所、おおむね労働基準監督署の管轄ごとに設置されている。2014（平成26）年に、産業保健推進センター事業、地域産業保健事業、メンタルヘルス対策支援事業の3事業が統合され、独立行政法人労働者健康安全機構（以下、機構）が実施主体となって産業保健総合支援事業として展開されており、機構は産業保健総合支援センターと地域産業保健センターのほかにも、職業性疾病等の臨床実績を有する労災病院と、職場における労働者の安全と健康を研究する労働安全衛生総合研究所を運営し、そこでの知見等もセンター事業に生かせるよう連携が図られている。

　産業保健総合支援センター、地域産業保健センターの事業内容は図の通りだが、特に産業保健総合支援センターでは、産業医学、労働衛生工学、メンタルヘルスなどの専門相談員を配置し、無償で相談（電話相談対応も含む）を受け付けている。地域産業保健センターは、産業保健関係の個別訪問指導を行っていることが特徴である。また、両センターを利用する上で留意しておきたいのは、産業保健総合支援センターが「労働者数

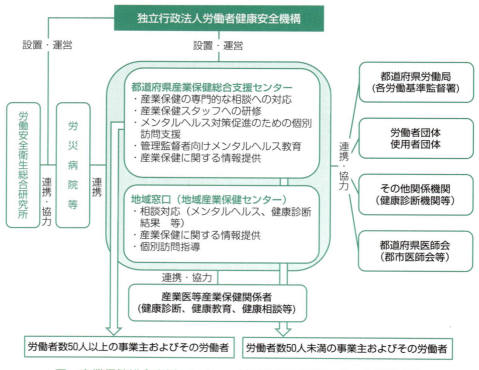

図　産業保健総合支援センター、地域産業保健センターの事業内容

50人以上」の事業場の事業主およびその労働者を対象にしているのに対し、地域産業保健センターは「労働者数50人未満」の事業場の事業主およびその労働者をサービスの対象としていることである。

また、特筆すべきは、2018（平成30）年より、47都道府県の産業保健総合支援センターに常勤の保健師が配置され、その専門性が活用されていることである。地域産業保健センターも、産業保健看護職が地域産業保健事業をサポートしているところも少なくない。

両センターとも基本的に無償で産業保健サービスを行っており、保持する各種リソースが大企業に比して脆弱な中小規模事業場にとっては非常に有用な事業である。しかし、その存在や事業内容に関する認知度が必ずしも高くないこと、利用回数の制限やセンターの人的リソースがまだまだ十分でないことが課題として挙げられる。

② 労働基準監督署

労働基準監督署は、労働衛生行政について事業場規模に関係なく事業場の監督指導などを行う厚生労働省の第一線機関であり、労働基準法や労働安全衛生法などの法令違反が認められた事業場に対して指導などを行っている。事業場への立入りによる監督指導では、安全対策はもちろん衛生対策、例えば健康診断の実施状況や有害な化学物質の取扱いに関する措置の確認などを行っており、労働衛生上の事業主からの相談も受けている。労働基準監督官が司法警察権（逮捕、検察庁への送検など）を有していることから法令違反の取締りという印象が強いかもしれないが、中小規模事業場にとっては、指導が産業保健活動の展開のための一助になる可能性がある。全国321の労働基準監督署で日本の全企業を監督することを考えると必ずしも十分な数とは言えないが、それでも中小規模事業場にとっては身近で法令や労働行政関係の質問や相談を受け付ける国の機関としてもっと活用すべきと言える。

❷ 民間の産業保健サービス機関

① 労働衛生機関

医療機関のうち、健康診断を担当する専門部署を持っているような健康診断機関は全国に数多くあり、このような健康診断機関のうち労働者の健康診断に力を入れ、労働安全衛生法に規定されるサービスを提供できるのが、労働衛生機関である。労働衛生機関に関する明確な定義はないが、一般的に労働安全衛生法で事業者に義務付けられている健康診断に加えて特殊健康診断、健康保持増進事業や作業環境測定などのサービスを、不特定多数の事業者と業務契約を結び、提供する機関と言える。

労働衛生機関には、医師、保健師、看護師、臨床検査技師などのさまざまな専門職が在籍するため、健康診断の実施から事後措置、各種健康セミナーなどの健康づくり活動、メンタルヘルス対策、特定健康診査・特定保健指導など多様なサービスを展開することができる。

また、いくつかの労働衛生機関では、医師や保健師などが嘱託契約を結んで作業環境

改善などを含む産業保健活動全般にわたるサービスを提供することによって、中小規模事業場の産業保健活動の支援を行っている。このような活動が健康診断機関等にも浸透することによって、地域密着型のサービスを提供するとともに、広く地域の産業保健サービスの提供が可能となる。労働衛生機関や健康診断機関は、中小規模事業場の産業保健を支える重要な役割が期待される機関であると言える。

② 開業医などの地域医療機関

　地域医療の担い手である開業医などの地域医療機関も産業保健サービスを展開している。医師が日本医師会認定産業医の資格を取得することで、嘱託産業医として近隣の事業場と契約し産業保健サービスを提供しており、中小規模事業場の産業保健を展開する上で、その活動は不可欠である。近年、各職場が抱えている労働衛生の問題に介入するような組織支援を行う嘱託産業医や、産業医事務所などで産業保健サービスのみを提供する医師、いわゆる独立系産業医が活躍し、中小規模事業場の産業保健を支えていることは明記しておきたい。

③ 開業保健師

　保健師という国家資格を持ち、個人・団体の健康づくりの専門家として事業を行う者を開業保健師と言う[4]。開業保健師は、数十年前から見られるようになったが、全数把握は現状では難しい。開業保健師の一部は、産業保健師として企業に出向き健康診断後の保健指導やストレスチェック、メンタルヘルスなどの健康教育、職場巡視による作業環境等の改善、衛生委員会の立上げなど、個人・集団・組織を対象とした支援を行っている。中小規模事業場の産業保健活動を担う強力な人材であり、産業保健の基本的知識とある程度の経験を有し、保健師の専門性を十分に生かす形で企業支援を行う。

（後藤　由紀）

【文　献】
1 ）大久保利晃. 小規模事業場の産業保健. 産業医学ジャーナル. 2021；44（5）：80-85.
2 ）大久保利晃 監. 産業保健組織に関する国際標準—産業保健組織に関する ILO 条約及び勧告の解説：産業医学振興財団；1994.
3 ）WHO：Global strategy on occupational health for all：The way to health at work；1995.
　　https：//www.who.int/publications/i/item/global-strategy-on-occupational-health-for-all-the-way-to-health-at-work
4 ）一般社団法人日本開業保健師協会：「開業保健師」とは？.
　　https：//jhna.jimdofree.com/
5 ）公益社団法人日本産業衛生学会政策法制度委員会，中小企業安全衛生研究会世話人会：中小企業・小規模事業場で働く人々の健康と安全を守るために—行政、関係各機関、各専門職に向けての提言（平成29（2017）年 9 月30日）.
　　https：//www.sanei.or.jp/files/about/report/activity/Proposal_SME_Policies_and_Regulations_Comittee.pdf
6 ）柴田英治.「すべての働く人々に産業保健サービスを」は実現できるのか. 産業医学ジャーナル. 2021；44（5）：73-75.
7 ）柴田英治. 第Ⅳ部 第 6 章 中小企業・小規模事業所における産業保健活動. 健康・安全で働き甲

斐のある職場をつくる，岸-金堂玲子，森岡孝二 編：ミネルヴァ書房；2016：pp207-216.
8）河野啓子．産業看護学 第2版 2024年版：日本看護協会出版会；2024.
　　＊3）〜5）は2024年9月30日アクセス

2　中小規模事業場の産業保健の実情と課題

1 中小規模事業場の産業保健の実情―弱みと強み―

　中小規模事業場で充実した産業保健活動を展開するには、いくつかの困難があることが指摘されてきた。まず、前項で述べたように、産業保健専門職の介入支援は外部から行われるのが一般的で専属での配置は困難であることや担当者が決まっていないことなど、事業場内の労働衛生管理体制が不明確なことも多い。また、労働安全衛生上の規程の整備も最小限であることが多い。経営基盤の関係から産業保健にかける時間や投資する資金が大企業に比して少ないため、産業保健関連の書籍、AED（自動体外式除細動器）などの救命装置、環境測定器具、職場環境改善に必要な機器・設備などが十分でないことも考えられる。作業環境改善のための技術が乏しく情報が集まらないため、安全作業マニュアルや作業標準書も不完全なものもみられる。健康診断後の保健指導や事後措置、健康づくり活動、メンタルヘルス活動の実施にも制約が生じる。健康診断結果の保存場所や保健指導の場所などの確保も難しく、プライバシーの保護も十分できないといった問題も指摘されている。さらに、労働者に残業禁止や配置転換などの就業上の措置が必要になった場合も、配置転換できる職場がない、限られた労働者数では長時間勤務も詮方ないといった事情もあり得る。

　その一方で、利点もいくつかある。最たるは、経営者の理念が産業保健活動にも直接的に影響し、トップダウンで物事がスムーズ、かつドラスティックに進むことである。安全衛生に熱心な経営者も少なくはなく、筆者自身がヒアリングしたいくつかの事業場では、喫煙関連だけでも、喫煙者は雇用しない、禁煙手当の付与、職場内全面禁煙の実施、喫煙室の休養室や保育スペースへの改装など、経営者が信念を持って労働者の健康支援を行っている事例もある。従業員同士の距離感も近く、お互いの健康状態の把握も容易で、従業員の意識が高ければそれが影響しやすく、職場の雰囲気が良ければ波及効果も高い。従業員同士が家族のように付き合い、仕事以外のプライベートにも気をかけるような土壌がある職場も実在する。

2 中小規模事業場で産業保健を展開する上での課題

　「健康経営優良法人認定制度」が始まって以降、それまで産業保健活動に積極的でなかった事業場が、産業保健活動に取り組み始めたという話題も耳にする。制度追従型で、本来の産業保健が目指す方向性とは完全に一致しない事業場もあるかもしれないが、健康経営によって、中小規模事業場での産業保健活動が進むのであれば、産業保健専門職は、経営者のニーズをくみ取りアプローチできるこのチャンスを逃がしてはならない。

中小規模事業場で健康経営の認知が進む中、産業保健専門職がどのように具体的かつ実践的に関わっていくかは課題の一つと言える。

　また、厚生労働省は、2004（平成16）年に「地域・職域連携推進ガイドライン」を策定し、地域保健と職域保健の連携を推進してきた（2006（平成18）年、2019（令和元）年改訂）。これまでの地域保健と職域保健の枠を超えた支援が可能となることによって、中小規模事業場の産業保健の活性化が期待できる。しかし、協議会の開催のみで形骸化しているといった課題、具体的な取組みができておらず、協議会の十分な活用が難しい状況もある。職場での長時間労働、化学物質の取扱い、労働災害などの問題、産業保健のトピックスについても意見交換ができるよう情報提供をするのは、職域保健側の役割であろう。自治体は、事業場等の産業保健活動を肩代わりするものではないが、住民の健康を守る立場で、事業場や保険者と連携して労働者の健康を支援していくことが大切である[1]。

　地域保健を担う自治体保健師が、中小規模事業場等の産業保健看護活動をいくばくか担えるよう産業保健に関する法律や制度など、基本的知識を得る機会や労働衛生行政機関、保険者の役割などを理解した上で、連携・協働、役割分担の検討をする必要があると考える。全ての働く人々に産業保健サービスを提供するには、地域・職域連携が不可欠であり、自治体をはじめとする行政保健師も産業の視点を持ち、産業保健看護職も行政の視点を持つこと、すなわち相互理解が重要と言える。

　さらに、法律準拠から自主的で自律的な産業保健活動にシフトチェンジする中、長期的な視点で中小規模事業場の事業者・労働者が自律的に安全衛生活動をできる力を涵養していく必要がある。社会人となってからの生涯教育、小学校・中学校・高校・大学などの学校教育の場においても働くことの健康影響・安全意識、産業保健体制と専門職などに関する知識や実践的な安全衛生教育の実現も課題であろう。

（後藤　由紀）

【文　献】

1 ）地域・職域連携推進事業の進め方 地域特性に応じた効果的な展開のための研究．厚生労働科学研究費補助金 疾病・障害対策研究分野 循環器疾患・糖尿病等生活習慣病対策総合研究．研究代表者：津下 一代（丹羽 一代）．令和3（2021）年度研究報告書．厚生労働科学研究成果データベース．
https://www.mhlw.go.jp/content/000962559.pdf

2 ）公益社団法人日本産業衛生学会政策法制度委員会，中小企業安全衛生研究会世話人会：中小企業・小規模事業場で働く人々の健康と安全を守るために─行政，関係各機関，各専門職に向けての提言（平成29（2017）年 9 月30日）．
https://www.sanei.or.jp/files/about/report/activity/Proposal_SME_Policies_and_Regulations_Comittee.pdf

3 ）柴田英治．「すべての働く人々に産業保健サービスを」は実現できるのか．産業医学ジャーナル．2021；44（5）：73-75.

4 ）柴田英治．第Ⅳ部第 6 章 中小企業・小規模事業所における産業保健活動．健康・安全で働き甲斐のある職場をつくる，岸-金堂玲子，森岡孝二 編：ミネルヴァ書房；2016：pp207-216.

5 ）河野啓子．産業看護学 第 2 版 2024年版：日本看護協会出版会；2024.
　　＊ 1 ）, 2 ）は2024年 9 月30日アクセス

3 　中小規模事業場における産業保健看護活動の意義と役割

1 　事業場外からの産業保健看護活動の可能性

　産業保健看護職が企業外から中小規模事業場に産業保健サービスを提供するにはいくつかのパターンがある。産業保健総合支援センターや地域産業保健センターでは登録保健師が職場を訪問して労働者の保健指導や事業場の健康管理の課題抽出を行い、産業医への情報提供・相談、職場巡視など総合的な支援を提供している事例がある。継続性や担当できる事業場数に限界はあるが、貴重な外部リソースとして積極的に活用すべきと言える。

❶ 労働衛生機関の産業保健看護職

　労働衛生機関の産業保健看護職は、本来の産業保健看護活動を展開する人材として期待されている。労働衛生機関や健診機関の産業保健看護職は、健康診断後の保健指導によって働く人々と接することが可能となる。保健師は、特定健康診査・特定保健指導においても大きな役割を果たしているが、食生活や運動などの日常生活に加えて労働の視点を持った保健指導の実施を期待したい。さらに、事業場の集団分析などを通して、衛生委員会や職場巡視などの機会を持ち、労働衛生の５管理にわたる産業保健サービスが展開できるよう、産業医契約や保健師契約を通じて、総合的なサービスを提供できることが重要である。

❷ 健康保険組合等の保健師

　健康保険組合等の保健師などが、特定保健指導のために事業場に赴く例も多い。保健指導時には、担当事業場の業種、対象者の働く姿などに労働の視点を持った保健指導が必要とされる。また、訪問時に事業者や健康管理担当者等との面談の中で産業保健活動を啓発することも可能である。

❸ 開業保健師

　開業保健師も、中小規模事業場の産業保健を担う人材として期待される。現在、産業保健活動を行う保健師に資格要件はないが、産業保健の知識や経験を基盤に、公益社団法人日本産業衛生学会の産業保健看護専門家制度の資格や労働衛生コンサルタントの資格など、より高度で専門的な知識と技術により労働者の健康と企業の生産性を支えることができると考える。

❹ 自治体保健師

　自治体保健師が中小規模事業場の健康を支える可能性も指摘しておきたい。自治体保健師は、地域住民でもある労働者の健康について、成人保健活動・健康づくり活動を通して関与できると考える。地域・職域連携を手掛かりに、商工会議所や地域産業保健セ

ンターなどと連携し、自治体サービスや地域資源を活用しながら、中小規模事業場の事業主の産業保健活動への関心を高めるなど、啓発的かつ実践的な活動も可能になる。

　このように、産業保健看護職はさまざまな立場から中小規模事業場の支援を展開することが可能であり、前述した労働安全衛生法第13条の2にもあるように、小規模事業場においては努力義務ではあるが法的にも活動根拠が示されている。また50人以上の規模の事業場において、嘱託産業医が選任されている場合においても、産業保健看護職が持つ調整力、個人・集団・組織を支援する力を生かして、産業医の良きパートナーとなって看護専門職能を生かして活動することができる。

2 事業場外からの産業保健看護活動に必要な資質

　産業保健看護職の活動抜きには中小規模事業場の支援は考えられず、この分野での活躍が期待されている[1]。公益社団法人日本産業衛生学会は、産業保健看護専門家制度を設け、さまざまな研修プログラムの提供を行い、より専門性の高い人材の育成を進めている。中小規模事業場の支援に当たっては、産業保健看護の専門知識と一定の経験を有することが求められるため、学会専門家制度をはじめとした各種研修会での自己研鑽に努めることによって、今後この分野でこれまで以上に中心的な役割を果たすことができる。

　中小規模事業場に対する支援は、健康管理だけに偏らず、作業環境管理、作業管理など労働衛生の5管理の総合的な対策が必要であり、実際に事業場を訪問して産業保健看護活動を展開することが適当である。特に、中小規模事業場では危険有害業務も多く、専門的知識や洞察力、推論力によって作業環境改善を提案する能力も求められる。職場復帰して働き続けることのできる職場環境整備の支援、治療と仕事の両立支援などにも積極的に取り組むような、一次予防から三次予防にわたる総合的支援を提供する役割が求められる。

　しかし、限られた時間の中で支援することになるため、効率的かつ効果的な支援が必要となる。故に、担当事業場の理解、すなわち担当事業場の経営方針や安全衛生に関する考え、事業者や従業員のヘルスニーズ、作業環境や作業条件などを最低限把握し臨むべきである。また専門職としての理想を押し付けるのではなく、中長期的な目標を据えつつ、継続的な支援・地道な活動が必要である。そのため、コミュニケーション能力や組織のアセスメント・企画力は、特に必要だと考える。事業場に積極的に働きかけつつ事業主や衛生担当者と連携・協働し、さまざまな職種とチームとして産業保健活動に取り組む力や、安全衛生委員会や職場巡視に積極的に参加することでさまざまな情報を得て、労使が自主的に問題を見つけ解決する力を育てると同時に、事業場が所在する地域保健で展開されている健康づくり活動の利用など社会資源を活用するなどにより中小規模事業場の産業保健活動を活性化する役割が、産業保健専門職にあると考える。

　中小規模事業場の産業保健を支えるには、現行の労働安全衛生法に基づく体制では必ずしも十分ではない。全ての労働者に産業保健を提供するためには、企業の自発的・自

律的な産業保健活動を支える重要なメンバーとして産業保健看護職の活躍が不可欠であることを強調する。

（後藤　由紀）

【文　献】
1）厚生労働省：産業保健を支援する事業の在り方に関する検討会報告書（平成25年6月）.
　　https://www.mhlw.go.jp/stf/shingi/2r98520000034ys2-att/2r98520000035e52.pdf
2）公益社団法人日本産業衛生学会政策法制度委員会，中小企業安全衛生研究会世話人会：中小企業・小規模事業場で働く人々の健康と安全を守るために―行政、関係各機関、各専門職に向けての提言（平成29（2017）年9月30日）.
　　https://www.sanei.or.jp/files/about/report/activity/Proposal_SME_Policies_and_Regulations_Comittee.pdf
3）柴田英治.「すべての働く人々に産業保健サービスを」は実現できるのか. 産業医学ジャーナル. 2021；44（5）：73-75.
4）柴田英治. 第Ⅳ部 第6章 中小企業・小規模事業所における産業保健活動. 健康・安全で働き甲斐のある職場をつくる，岸－金堂玲子，森岡孝二 編：ミネルヴァ書房；2016：pp207-216.
5）河野啓子. 産業看護学 第2版 2024年版：日本看護協会出版会；2024.
　　＊1），2）は2024年9月30日アクセス

5　多様化する労働者／働き方

1　変化する社会における労働者

　少子高齢化の結果、本格的な人口減少社会を迎えている日本において、現在の経済活動を維持するためには、労働力を維持することが不可欠である。労働力を維持するためには、これまで就業率が低かった女性だけではなく、働き方に何かしらの機能的な制約があり、労働市場に参加できなかった高齢者や障がい者、さらには、言葉や文化の問題などが制約となる外国人などの活用が不可欠である。そのような動きにより、日本の職場環境の多様化は急速に進んでいる。一言で多様化と言っても、多様化の意味自体が職場によって異なり、「多様」である。一人一人の労働者が多様化する背景に関係なく、意欲と能力を生かせる職場環境の実現が望まれている。しかしこれまでの日本の職場は、いろいろな意味で均質化されていたことから多様化する状況にまだ慣れていないため、さまざまな課題が生じている。つまり、少数派（マイノリティー）への配慮が十分にできないまま、置き去りにされるリスクがある。このように多様化の結果として、職場には多くのマイノリティーが生じるが、産業保健看護職は、マイノリティーが心身の健康上脆弱な立場にあることを認識すべきであろう。さらに、そのようなマイノリティーは、職場においては孤立しやすく、健康上の課題を抱えたときに自ら支援を求めづらい環境にあり物理的には見えないため、産業保健看護職が意識してその「存在」に気付く必要がある。産業保健専門職の中でも、産業保健看護職はそれに気付きやすい立場にあり、意識的にフォローすることが期待される。

1　外国人労働者の支援
❶　外国人労働者の現状

　一口に外国人労働者と言っても、ビザの種類によってその背景は多様である。厚生労働省が毎年公表する「『外国人雇用状況』の届出状況まとめ」（令和5年10月末時点）によると、外国人労働者数は72万人（2013（平成25）年）から205万人（2023（令和5）年）に増加しており、コロナ禍の影響で増加率は小幅になったが増加し続けている。外国人労働者の国籍の内訳は、ベトナム（25.3％）、中国（19.4％）、フィリピン（11.1％）の順番となっていて、G7の国々が4.1％であることと比較して、アジア系が多い状況である。「身分に基づく在留資格」が最も多く（30.1％）、次いで「専門的・技術的分野の在留資格」（29.1％）、「技能実習」（20.1％）の順であった。

　業種では、外国人労働者数は、製造業が27.0％と最も多かったが、外国人を雇用する事業場数では卸売業、小売業が18.7％と最も多く、次いで製造業が17.2％となっていた。事業所規模別外国人労働者数は、30人未満（36.1％）、100〜499人（23.3％）、30〜99人（19.3％）、500人以上（17.4％）、であり、多くの外国人労働者は、産業医の選任義務の

ない小規模事業場で働いている。小規模事業場は、福利厚生が不十分で、労働環境が大企業と比較して整っていない職場が多いため、外国人労働者の労働災害は年々増加し、厚生労働省公表の「外国人労働者の労働災害発生状況」によると2023（令和5）年には5,672件（うち技能実習生1,692件）となっている。また、最低賃金割れなどの賃金に関するトラブル、不当な外出制限や暴行、自殺などたびたびニュースになり、外国人労働者のおかれた労働環境は厳しい状況にある。

❷ 外国人労働者の職場環境の改善への取組み

　厚生労働省は、2007（平成19）年に「外国人労働者の雇用管理の改善等に関して事業主が適切に対処するための指針」（平成19年8月3日付け厚生労働省告示第276号）を定め、その後も、新たに生じた課題に対応する形でたびたび改正がなされている。その指針の中では、安全衛生教育の実施、労働災害防止のための日本語教育等の実施、労働災害防止に関する標識・掲示、健康診断の実施、健康指導および健康相談の実施、労働安全衛生法関係法令の周知についてなど、産業保健活動に関連する内容が記載されている。また、上述の通り、外国人労働者の労働災害の発生の割合が、日本人労働者と比較して高い。一方で、何か健康上の課題を抱えたときに、外国人労働者が自分から職場に対して支援を申し出るにはとても高いハードルがある。

　このような状況を踏まえ、産業保健看護職は外国人労働者にとって意識的にアクセスしやすい存在であるように心がける必要がある。そのために、厚生労働省のウェブサイトで紹介されている外国人労働者向けの労働災害防止のための各種ツールの活用や、外国人労働者とのコミュニケーションをとりやすくするための「やさしい日本語」を意識したコミュニケーションなどを通じて、外国人労働者を意識的にフォローすることが期待される。

2 高年齢労働者の支援

❶ 高年齢労働者の現状

　2021（令和3）年4月に高年齢者が活躍できる環境の整備を目的として、70歳までの就業確保を企業の努力義務とする改正高年齢者雇用安定法が施行された。そのことに合わせて、年金制度も改正された。企業には、65歳までの雇用について、労働者が希望すれば希望者全員に就業機会を確保することが義務付けられている。高年齢労働者が働く理由も多様である。内閣府「令和3年版高齢社会白書」によると、高年齢労働者に対して、仕事をしている理由を聞いたところ、「収入がほしいから」（51.0%）が最も多く、次いで「働くのは体によいから、老化を防ぐから」（23.1%）、「仕事そのものが面白い、自分の活力になるから」（15.8%）の順となっていた。加齢は、さまざまな健康面の変化を引き起こす。また、高年齢者間の健康状態の差は、年齢を重ねるごとに大きくなる。さらに、親や配偶者の介護の問題など、生活面にも、仕事に影響する課題が生じやすくなる。このように、産業保健看護職は、高年齢労働者は、仕事への動機面、健康面、生

Ⅱ　場と対象の理解

活面、さまざまな点で背景が多様となっていることに留意したコミュニケーションをとることが求められる。

❷ 高年齢労働者に生じる心身の特徴

　加齢により体力面では、敏しょう性や持久性、筋力が低下する。その結果、高年齢労働者は転倒するリスクが増加する。近年、高年齢労働者の転倒災害が急増していることから、転倒対策への関心が高まっている。心理面では、加齢に伴って、意識、注意、見当識、感情、気分、意欲、背景情報といった要素から構成される精神機能や、反応の速さ、記銘力、問題処理能力といった知的能力は衰えやすいが、知識や理念（「今の総理大臣は誰か？」「なぜ税金を払わなくてはならないのか？」など）、経験や知識に結び付けて判断するような言語理解能力は比較的保たれる。認知機能は全般的に遅延し、論理的に考えるよりも「印象」や「直感」によって判断することが多くなる。コミュニケーションについては、流ちょうさが低下し、話題の寄り道・脱線が増え（迂遠）、同じ事柄を何度も話すようになる。

　このような高年齢労働者の心身の特徴から、高年齢労働者は、自分の働き方を新たな情報や知識を得るには何をなすべきかという「リソースゲインの最大化」から、自身の感情を安定させるためには何が必要かという「リソースロスの最小化」へと移行することが必要となる、という考え方もある。このように、産業保健看護職には、「高年齢労働者の安全と健康確保のためのガイドライン」を踏まえ、それぞれの高年齢労働者の心身の特徴を考慮した支援が求められる。

❸ 高年齢労働者の安全と健康確保のためのガイドライン

　厚生労働省が2020（令和2）年3月に公表した「高年齢労働者の安全と健康確保のためのガイドライン」（エイジフレンドリーガイドライン）には、「エイジアクション100　高年齢労働者の安全と健康確保のためのチェックリスト」が示されている。同ガイドラインでは、敏しょう性や持久性、筋力といった体力の低下等の高年齢労働者の特性を考慮して、作業内容等の見直しを検討し、以下に掲げる対策の例を参考に、高年齢労働者の特性やリスクの程度を勘案し、事業場の実情に応じた優先順位をつけて対策に取り組むことが勧められている。

■ 高年齢労働者の安全と健康確保のための対策例
　1）事業場の状況に応じて、勤務形態や勤務時間を工夫することで高年齢労働者が就労しやすくすること（短時間勤務、隔日勤務、交替制勤務等）
　2）高年齢労働者の特性を踏まえ、ゆとりのある作業スピード、無理のない作業姿勢等に配慮した作業マニュアルを策定し、または改定すること
　3）注意力や集中力を必要とする作業について作業時間を考慮すること
　4）注意力や判断力の低下による災害を避けるため、複数の作業を同時進行させる場

合の負担や優先順位の判断を伴うような作業に係る負担を考慮すること

5）腰部に過度の負担がかかる作業に係る作業方法については、重量物の小口化、取扱い回数の減少等の改善を図ること

6）身体的な負担の大きな作業では、定期的な休憩の導入や作業休止時間の運用を図ること

3 障がいのある労働者の支援

1 障がいのある労働者の現状

　治療技術や職場のIT化が進んだことや、企業側の障がいのある労働者への理解が進んだことにより、障がいがあっても、本人に就労意欲があり、一定の配慮があれば、働ける職場は増加している。そのため、障がいのある労働者の数は年々増加し、厚生労働省「令和5年障害者雇用状況の集計結果」（令和5年6月1日現在）では、民間企業の雇用障害者数は約64万人（対前年比0.08ポイント増）であり、障がい者の法定雇用率が2.5％（2026（令和8）年7月以降2.7％）であるのに対して、実雇用率が2.33％となり、今後も増加が見込まれる。

　「障害者の雇用の促進等に関する法律」（以下、障害者雇用促進法）の定義では、障害者とは「身体障害、知的障害、精神障害（中略）その他の心身の機能の障害（以下「障害」と総称する。）があるため、長期にわたり、職業生活に相当の制限を受け、又は職業生活を営むことが著しく困難な者」となっている。職場において障がいのある労働者を支援する立場にある産業保健看護職には、雇用率に算定されるかどうかではなく、本人が感じている就労上の困難に対して支援をするという視点が大切であるため、本稿での障害者とは、障害者手帳の所持の有無に関係なく、上記の定義を満たす者とする。

2 合理的配慮の提供に生かせる産業保健看護職のスキル

　2016（平成28）年4月の「障害を理由とする差別の解消の推進に関する法律」（障害者差別解消法）の施行や障害者雇用促進法の改正により、合理的配慮の提供が義務化された。合理的配慮の提供は、障害者手帳の所持の有無は関係ない。外国人労働者、高年齢労働者と同様に、障がいのある労働者は健常な労働者と比較して、職場のストレスに対して脆弱である。そのため、障害者雇用においては当事者と事業者が話合いを行い、職務適性の評価やそれに基づく働きやすい職場環境の整備が求められ、この話合いが「合理的配慮」である。

　合理的配慮とは、①個々の場面における障害者個人のニーズに応じて、②過重負担を伴わない範囲で、③社会的障壁を除去すること、という内容を持つ措置である。この、職務適性の評価、職場環境の整備は、産業保健看護職が得意とするところであり、その文脈で行われる合理的配慮にも、産業保健看護職の経験や調整能力が生かせる。さらに、職場で合理的配慮を受けるためには、当事者による職場への障がいの開示や障がいの受容が必要となる。その際に、障がいの開示とプライバシーへの配慮のジレンマに留意す

Ⅱ　場と対象の理解

表1　産業保健看護職が知っておくべき障害者雇用に関する社会資源・制度

① 就労移行支援事業所
② 障害者就労・生活支援センター（通称：なかぽつセンター）
③ 地域障害者職業センター
④ ジョブコーチ支援事業

る必要があるが、守秘義務を課されている産業保健看護職は、このジレンマを調整する役割を担える可能性がある。

❸ 増加が見込まれる精神障害のある労働者への対応

　精神障害が障害者雇用率の算定対象となったのは、2018（平成30）年4月からである。そのため、最近雇用される障がい者においては精神障害者の割合が高くなっている。一方で、このような事情から精神障害者の雇用についてのノウハウの蓄積は、身体障害＋知的障害のある労働者と比較して十分ではない。また、職場において精神障害には、身体障害や知的障害とは異なったスティグマや差別も存在する。産業保健看護職には、メンタルヘルス対応による経験の蓄積がある。基本的には、精神障害のある労働者への対応は、産業保健看護職によるメンタルヘルス不調者への対応と変わらない。精神障害のある労働者を職場に適応させていく上でも、このような産業保健看護職の経験が貢献できる。

❹ 障害者雇用における社会資源・制度との連携の重要性

　障害者雇用には、「障害者の日常生活及び社会生活を総合的に支援するための法律」（障害者総合支援法）、障害者雇用促進法などに基づき、就労に関する多くの社会資源や制度が設けられている。そのような社会資源や制度の役割を知り、積極的に連携することは、障がいのある労働者に対しての支援の質を上げることにつながる。そのため、支援を行う産業保健看護職は、対象の労働者がどのような社会資源を使って就職したかを把握しておく必要がある。産業保健看護職が知っておくべき社会資源・制度を表1に示す。

4 おわりに

　外国人、高年齢、障がいなどの多様な背景のある労働者は、職場内ではマイノリティーの側面を有しており、職場の中で健康上のリスクが高い労働者である。そのような労働者が、自分の意欲と能力に応じて仕事ができるように産業保健看護職が支援できる機会は多々あるが、その多くは産業保健看護職側からの関わり、アウトリーチが求められる。また、産業保健看護職が、マイノリティーの存在を意識することが気付きにつながる。本稿が、一人でも多くの産業保健看護職にとって、それぞれの現場でのマイノリティーの立場にある労働者の就労への関心につながることを期待したい。

（江口　尚）

2 女性労働者の現状と国の対策

　総務省「労働力調査」によると、日本では女性の労働力人口が増加しており、2023（令和5）年の労働力人口総数に占める女性の割合は45.1％となった（p.28図3参照）[1]。少子高齢化や人口減少が進行する中で、女性が社会に積極的に参画することは、企業の競争力を高め、社会全体の持続的な発展を支える重要な要素となる。一方で、女性特有の健康課題は業務効率や就業継続にも大きな影響を与えており、2024（令和6）年2月に経済産業省から出された「女性特有の健康課題による経済損失の試算と健康経営の必要性について」[2]によると、社会全体の経済損失は、年間約3.4兆円と推計されている。そのため、女性が健康で活躍できる職場環境を構築するための取組みがますます求められている。

　国は、女性の活躍を社会全体で加速するための戦略として、2024（令和6）年6月に「女性活躍・男女共同参画の重点方針2024」（女性版骨太の方針2024）[3]を正式決定した。女性版骨太の方針2024では、下記4つの項目を重点事項とし、その中で特に健康に関連した具体的な取組み事項として、「仕事と健康課題の両立の支援」「生涯にわたる健康への支援」といった女性労働者の健康課題が初めて明示された。

1）企業等における女性活躍の一層の推進
2）女性の所得向上・経済的自立に向けた取組の一層の推進
3）個人の尊厳と安心・安全が守られる社会の実現
4）女性活躍・男女共同参画の取組の一層の加速化

1 女性労働者の健康課題

　女性は、女性ホルモンの影響などもあり、生涯を通じて年齢やライフステージごとの体調変化、女性特有の疾患など、多岐にわたる健康課題に直面する（図1）[4]。これに加え、職場環境や周囲の理解なども健康に影響を与える要素となる。

❶ 月経に関連した課題

　月経に伴う体調不良には、下腹部痛や腰痛、頭痛や精神的な不調（イライラや不安感）、過多月経、PMS（生理前症候群）／月経前不快気分障害（PMDD）などさまざまな症状がある。月経に関わる不調の生活への支障については、「令和5年度男女の健康意識に関する調査報告書」[5]にて、「支障がある」が5割を超える症状は、「月経痛」（72.9％）、「月経中の体調不良」（69.7％）、「月経前の不調（PMS）等」（66.3％）、「月経中のメンタルの不調」（64.1％）、「月経量が多い」（57.0％）であった。

　また、職場で月経に関することで困った経験では、「経血の漏れが心配で業務に集中できない」（24.5％）の割合が最も高く、「生理用品を交換するタイミングをつくりにくい（長時間の会議や窓口業務等）」「立ち仕事や体を動かす業務で困難を感じる」「生理休暇を利用しにくい」といった回答となっている。さらに、月経に関わる不調への対処

Ⅱ 場と対象の理解

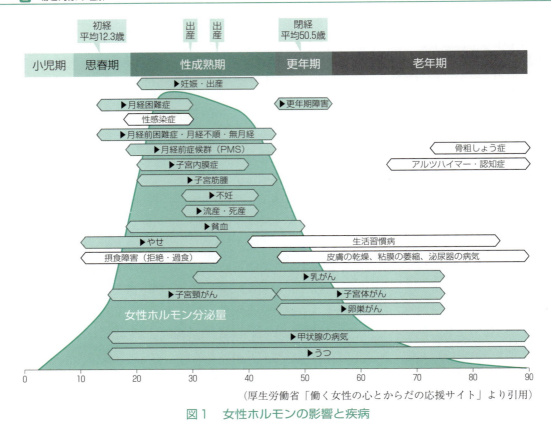

（厚生労働省「働く女性の心とからだの応援サイト」より引用）

図1　女性ホルモンの影響と疾病

方法としては、「市販の薬（痛み止めなど）や漢方、サプリメントを飲んでいる」（34.8％）が最も高く、次いで、「ひどい時は休暇をとっている・休んでいる（生理休暇以外）」（13.5％）の順であり、女性全体でみると「特に上記のようなことはしていない」が（43.0％）で、特に年代が高いほど具体的な対応がとれていない状況がある。

月経による体調不良や、日常生活や職場での困りごとを感じている女性の割合は多く、その内容も多岐にわたるが、実際に職場での業務調整や制度利用、医療機関への相談などへのハードルが高い現状があると推定される。

❷ 妊娠・出産に関連した課題

妊娠中の体調変化や出産後の職場復帰は、女性にとっては身体的、精神的、社会的な側面でさまざまな影響がある。妊娠中は、つわり、倦怠感、腰痛などの体調不良や妊娠糖尿病・妊娠高血圧症候群などの疾病リスクが増え、職場での業務にも支障を来す。また、出産後は育児と仕事の両立による心身の負担や睡眠不足、ストレスなど中長期的な健康問題につながる可能性もある。2023（令和5）年の「人口動態統計」では、婚姻年齢や出産年齢は上昇傾向であり、妊娠経過でのリスクや不妊への影響も大きくなると考えられる。さらに国立社会保障・人口問題研究所の「第16回出生動向基本調査」によれば、2021（令和3）年時点で、不妊の心配をしたことのある夫婦の割合は39.2％、実際

5　多様化する労働者／働き方

に検査や治療を受けたことのある夫婦は22.7％となっている。不妊治療は、特に治療時間の確保等の観点からも負担が大きく、不妊治療と仕事との両立をサポートする取組みが一層重要となる。

❸ 更年期に関連した課題

　日本人の閉経の平均年齢は50.5歳で、閉経の前後5年、おおむね45～55歳くらいの期間が更年期であり、その間の心身の不調を「更年期症状」、その症状が日常生活に支障を来す状態を「更年期障害」という。卵巣機能の低下による女性ホルモンの減少が主な原因で、それ以外にも、性格や体質、環境的な要因などが更年期症状の現れ方に関係していると言われる。症状は、発汗、ホットフラッシュ、肩こりや関節の痛み、睡眠障害、気分の落ち込みやイライラ感など多岐にわたる。内閣府男女共同参画局の「令和5年度男女の健康意識に関する調査報告書」[5]では、40代は14.0％、50代では32.1％の女性が自身で更年期障害と思う症状を認識している。ただし、症状やその程度には個人差が大きいため、本人や周囲の理解や職場での支援体制の不足により、適切なサポートが受けられていない点も課題である。

❹ その他の疾病など

　その他の女性特有の疾患としては、乳がんや子宮がん、卵巣がんや甲状腺疾患、閉経後の骨密度の低下による骨粗しょう症などがある。乳がんや子宮頸がんは検診による早期発見、早期治療が推奨されているが、検診受診率はいずれも40％台にとどまっている。検診受診率の向上と併せて、乳がんのセルフチェックや子宮頸がんのHPVワクチン接種もあらためて情報提供が必要と考える。また、2024（令和6）年4月の「健康日本21（第三次）」[6]では、女性の健康目標として以下4点が初めて設定された。働く女性の健康課題としても重要なポイントとなる。
　1）若年女性のやせの減少
　2）骨粗鬆症検診受診率の向上
　3）生活習慣病のリスクを高める量を飲酒している女性の減少
　4）妊娠中の喫煙をなくす

❺ 職場環境の課題

　個別の健康課題に加え、職場環境が女性特有の健康問題に十分に対応できていないことも働きやすさに影響を及ぼすことがある。例えば、長時間の勤務や過重労働は、月経不調や更年期障害などの女性特有の健康問題を悪化させるリスクとなる。また、周囲の無理解や性別による役割分担の固定観念、ハラスメントなどが、女性労働者の精神的な負担となることもある。さらに、男性上司への相談のしづらさや、同じ女性であっても、健康課題がない、または症状が軽い場合には、深刻な不調や悩みを抱える他者の状況を十分に理解するのが難しい状況などもある。

Ⅱ　場と対象の理解

2 女性労働者への支援

　上記の健康課題より、働く女性の健康支援は、その時々のライフステージに合わせた個別的・継続的なサポートに加え、仕事に与える影響を軽減するための職場環境の整備が必要となる。そして、まず本人が正しい知識を持ち適切なケアを受けること、当事者だけではなく、周囲の理解を深める支援が期待される。下記に具体的な取組み例を提示する。

❶ 女性特有の健康課題への対応

　ライフステージごとに異なる女性特有の健康課題に対応する支援を整備する。

　1）妊娠中や産後の支援

　　　妊娠期の体調管理や産後の復職支援。具体的には、母性健康管理指導事項連絡カードを活用した勤務条件の調整やフェムテック製品・サービスの活用など

　2）月経困難症や更年期障害

　　　月経随伴症状や更年期障害などの早期発見のためにセルフチェックの活用や相談窓口の設置、専門医療への受診サポートなど

　3）健康リスクの早期発見と対応

　　　乳がんや子宮頸がん、骨粗しょう症に係る健診の積極的な受診や必要な医療へのアクセスをサポートする、また、HPV ワクチンなどの予防接種の促進など

　4）不妊治療への支援

　　　特に治療時間の確保や柔軟な働き方や休暇取得など

❷ 職場環境の改善と働きやすさの推進

　女性が健康に働き続ける基盤として、健康課題やライフステージに応じた柔軟な働き方の提供が重要となる。特に妊娠・出産期には、妊娠中の体調を考慮した業務調整や休暇取得の柔軟化が不可欠である。具体的には、生理休暇や妊娠中の特別休暇を活用しやすい環境の整備、不妊治療への治療時間の確保、多様なニーズに合わせた勤務時間の調整のためのテレワークやフレックスタイム制度などの導入などである。また、労働時間の管理や休憩スペースの整備を徹底し、長時間労働やストレスを軽減することや、産業保健専門職などの専門家による相談窓口やサポート体制を構築することで、健康を守るとともに仕事の効率にもつなげていくことが重要である。

❸ 健康教育と啓発活動

　女性の健康課題に関する情報を従業員全体に共有することで、理解を深めるとともに、職場全体での支援体制を構築する。特に管理職に対して、女性の健康課題に関する知識を提供することが重要である。具体的には、女性自身には月経や更年期障害、がん検診や生活習慣病予防の重要性など女性特有の健康問題についての知識を深めるセミナーや研修の実施、管理職や他の男性社員にもこれらの課題を適切に理解し支援できるように

同様の教育や情報提供などを行う。また、ジェンダーバイアスや偏見の解消や関連したハラスメントの防止への働きかけも行い、女性が安心して働ける職場を目指す。

さらに、正確な情報を従業員がアクセスしやすい形で配信するなど対象者のニーズに応じた丁寧な啓発することで、全従業員のヘルスリテラシーの向上を図る支援も非常に重要と考える。

❹ 女性労働者の健康を支援する外部資源

前述の「女性版骨太の方針」など国の方針をうける形で、2024（令和6）年10月3日に、国立成育医療研究センター内に「女性の健康総合センター」が開所した。同センターは「『女性の健康』に関する司令塔機能を担う」とされ、「女性の健康や疾患について、ライフコースごとに多面的・包括的な分析を加え、病態の解明・治療・予防に向けた研究と、性差医学・医療を推進するために設立」された。同時に成育医療研究センターの病院内に「女性総合診療センター」を立ち上げ、女性に対して幅広い診療を提供すべく、女性内科、女性外科／婦人科、不妊診療科、女性精神科、女性歯科の5つの診療科が互いに連携し、女性に総合的な診療を提供することとしている。

また、労災病院グループでは、勤労女性特有の健康障害等の発症の予防および増悪の防止に関する予防医療活動、研究に取り組んでおり、その一環として釧路・関東・中部・岡山の4つの労災病院に働く女性のための専門外来が設置されている。

その他、近年「女性総合外来」を標榜するクリニックも増えつつあり、こうした専門医療機関の活用も、女性労働者の健康を支援・推進するうえで有用である。

❸ まとめ

女性の健康課題は、企業の生産性や従業員満足度の向上に直結するものも多く、女性従業員が安心して長く働き続けられる環境を整えることは、多様な価値観や人材の活用にもつながり、女性が生涯にわたって社会で活躍し続けるための大きな支柱となる。

産業保健職の支援は、まず、データ分析やアセスメントを丁寧に実施し、対象とする個人・集団・組織の健康課題やニーズを的確に把握することが出発点となる。その上で、企業全体に及ぼす影響や、取組みの優先順位、費用対効果などを見据えた施策の提案を積極的に行う必要がある。このような従業員の健康と職場全体の働きやすさを支えるバランスのとれた支援を推進することで、女性を取り巻く問題を解消し、性別を問わずに誰もが自身の個性や能力を発揮できる社会の実現に貢献することが期待されている。

（矢内　美雪）

【文　献】
1）厚生労働省：令和5年版「働く女性の実情」のポイント（概要）.
　https://www.mhlw.go.jp/content/11901000/001328494.pdf
2）経済産業省：女性特有の健康課題による経済損失の試算と健康経営の必要性について.
　https://www.meti.go.jp/policy/mono_info_service/healthcare/downloadfiles/jyosei_keizaisonshitsu.pdf

3）内閣府：女性活躍・男女共同参画の重点方針2024（女性版骨太の方針2024）（令和6年6月11日）.
　　https：//www.gender.go.jp/policy/sokushin/pdf/sokushin/jyuten2024_honbun.pdf
4）厚生労働省：働く女性の心とからだの応援サイト.
　　https：//www.bosei-navi.mhlw.go.jp/
5）内閣府男女共同参画局：令和5年度　男女の健康意識に関する調査報告書.
　　https：//www.gender.go.jp/research/kenkyu/kenkou_r05s.html
6）厚生労働省：健康日本21（第三次）.
　　https：//www.mhlw.go.jp/stf/seisakunitsuite/bunya/kenkou_iryou/kenkou/kenkounippon21_000
　　06.html
7）厚生労働省：女性の健康推進室　ヘルスケアラボ.
　　https：//w-health.jp/
8）経済産業省：健康経営優良法人認定制度.
　　https：//www.meti.go.jp/policy/mono_info_service/healthcare/kenkoukeiei_yuryouhouzin.html
9）公益社団法人日本産科婦人科学会公式ウェブサイト.
　　https：//www.jsog.or.jp/
10）一般社団法人日本女性医学学会公式ウェブサイト.
　　https：//jmwh.jp/n-oshirase2022.html#20220921
　　＊2024年12月17日アクセス

3　多様な働き方と雇用制度

1 テレワークのある職場における産業保健活動

　テレワークとは、厚生労働省が2021（令和3）年に公表した「テレワークの適切な導入及び実施の推進のためのガイドライン」によると「労働者が情報通信技術を利用して行う事業場外勤務」と定義されている。テレワークにより、働く時間や場所を柔軟に活用することが可能であり、通勤時間の短縮やそれに伴う心身の負担の軽減、仕事に集中できる環境による業務の効率化やそれに伴う時間外労働の削減につながったり、育児や介護と仕事の両立がしやすくなるなど、労働者が仕事と生活の調和を図りやすくなるメリットがある。

　一方でテレワークには、労働の実態が把握しづらく時間管理が甘くなることにより長時間労働になりやすい、ワーク・ライフ・バランスや生活習慣が乱れやすい、情報の管理・漏えいのリスク、コミュニケーションの難しさ、仕事面での評価のしづらさ、リモートではできない業務がある、などのデメリットも指摘されている。このようにテレワークにはメリット、デメリットがあり、労働者の働き方に多様な影響を与える。

　テレワークを職場に導入するには、本来であればそのメリットを最大化して、デメリットを最小化できるように十分な準備が必要である。しかしながら、新型コロナウイルス感染症の感染拡大防止のために急速に広まったテレワークは、多くの企業がシステムなどのハード面と、ノウハウやマネジメントの方法などのソフト面の両面が準備不足のまま導入することとなってしまった。国際労働機関（ILO）と世界保健機関（WHO）が共同で出したテレワークの健康と安全への影響をまとめたテクニカルブリーフ[1]には、テレワークへの労働者の意向を確認すること、選択肢を労働者に与えることの大切さが

述べられている。このテクニカルブリーフには、メンタルヘルスだけではなく、テレワーク中の自宅の物理的な職場環境の重要性についても述べられている。さらに、最近では、企業側のテレワークに対する姿勢も変化しており、テレワークの頻度を制限して、出勤の頻度を増やすなどの対応をとる企業も出ており、労働者が働きにくさを感じることも生じているようである。産業保健看護職には、企業と労働者の間に立って、双方が納得できるようにテレワークのメリット、デメリットを専門家の立場から伝えていくことが求められる。

このような状況を踏まえ、使用者が過剰でも過小でもない適切な労務管理を行い労働者が安心・安全に働くことができる質の良いテレワークを推進するため、テレワークの導入および実施に当たり、労務管理を中心に、労使双方にとって留意すべき点、望ましい取組み等、メンタルヘルス対策を含めたさまざまな課題についての目安を示すため、2021（令和3）年に「テレワークの適切な導入及び実施の推進のためのガイドライン」が作成された。特に長時間労働については、テレワークにより、労働者と使用者が物理的に離れているため労働時間の実態の把握が難しくなる、業務に関する指示や報告が時間帯にかかわらず行われやすくなる結果、ワーク・ライフ・バランスを確保しにくくなることから、表2のような対策が示されている。長時間労働対策は、一方的に職場側に対応を求めるだけではなく、労働者側も"自律的"に働くことの意味を自覚することも重要である。

また、従来の産業保健活動は出社、対面を原則に行われていたが、テレワークの導入においても、これまでの産業保健活動のレベルをできるだけ維持する工夫が求められる（表3）。例えば、テレワークをしている労働者に対して産業保健サービスを提供する際、モニター画面をオンにして表情を把握しながら対応する方が望ましいが、職場によっては、モニター画面をオフにすることが一般的になっていることもある。産業保健看護職はそのような経緯を把握した上で、テレワークを実施する職場においてより質の高い産業保健サービスを提供するための環境整備をしていくことに留意する必要がある。

このほか、労働者を雇い入れたとき（雇入れ後にテレワークの実施が予定されているとき）または労働者の作業内容を変更し、テレワークを初めて行わせるときは、テレワーク作業時の安全衛生に関する事項を含む安全衛生教育を行うことが重要である。また、テレワークによるコミュニケーション不足により、新入社員や中途入社者は、職場内において人間関係の構築がスムーズにいかず、労働者が孤独・孤立を感じるリスクが高いことも指摘されている。産業保健看護職は、労働者の面談において、孤独・孤立の状況を把握しやすい立場にもあり、そういったリスクを低減する役割を担うことも可能である。

同ガイドラインには、その他に、テレワーク中の労働災害やハラスメント、セキュリティーへの対応についても記載されている。さらに、自宅等でテレワークを行う労働者の安全衛生上の留意事項を確認するためのチェックリストが事業者向けと労働者向けに作成されている。テレワークの導入は、少なからず職場環境に変化をもたらし、そのことを通じて労働者の心身の健康に影響を与えている。その解決策の多くは、職場ごとに

Ⅱ　場と対象の理解

表2　長時間労働対策

① メール送付の抑制などメールマナーの醸成
② 時間外のシステムへのアクセスの制限
③ 時間外・休日・所定外深夜労働についてのルールを設ける
④ 長時間労働等を行う労働者への注意喚起
⑤ 勤務間インターバル制度の利用

表3　テレワーク労働者にも実施しなければならない産業保健活動

① 健康相談を行うことができる体制の整備
② 労働者を雇い入れたとき、または作業内容を変更したときの安全または衛生のための教育
③ 必要な健康診断とその結果等を受けた措置
④ 過重労働による健康障害を防止するための長時間労働者への医師による面接指導とその結果等を受けた措置および面接指導の適切な実施のための労働時間の状況の把握、面接指導の適切な実施のための時間外・休日労働時間の算定と産業医への情報提供
⑤ ストレスチェックとその結果等を受けた措置
⑥ 労働者に対する健康教育および健康相談その他労働者の健康の保持増進を図るために必要な措置

（表2、表3共に、厚生労働省「テレワークの適切な導入及び実施の推進のためのガイドライン」より一部抜粋）

異なる相対的なものとならざるを得ない。産業保健看護職には、紹介したチェックリストの活用などを通じて、職場の担当者と意見交換をしながら、その職場に合った対応策、解決策を一緒に考えていく姿勢が求められる。また、2022（令和4）年にはテレワーク環境の労働者のメンタルヘルスへの影響や課題、その対策、事例をまとめた「テレワークにおけるメンタルヘルス対策のための手引き」[2]も作成されている。

2 非正規労働者に対する産業保健活動

　総務省の「労働力調査」では、「パート」「アルバイト」「労働者派遣事業所の派遣社員」「契約社員」「嘱託」「その他」を非正規労働者として扱っている。わが国において、全労働者に占める非正規労働者の割合は、約3分の1に上る。こういった非正規労働者は、正規労働者と比較して健康面、安全面でよりリスクの高い仕事をさせられているにもかかわらず、産業保健専門職による面談の機会が制限されるなど、産業保健の枠組みから外れやすい。また、非正規労働者は正規労働者と比較して、雇用が不安定で脆弱な立場にあり、職場に対して必要な支援を申し出にくい立場にあることを産業保健看護職は認識すべきである。必要な支援を申し出にくい結果として、適切な配慮を事業場から受けられないために通院ができなくなって持病が悪化したり、ハラスメントを受けやすかったり、体調不良により勤怠が不安定になったりしてしまう。さらに、さまざまな事情から複数の仕事の掛け持ち、兼業、副業をしている非正規労働者も多い。

　健康診断の実施対象者については労働時間上の基準が示されているが、産業保健サービスについては、産業保健看護職は、その基準に関係なく、サービス対象の事業場で働

表4　一般健康診断を実施すべき「常時使用する短時間労働者」の基準

① 期間の定めのない契約により使用される者であること。なお、期間の定めのある契約により使用される者の場合は、1年以上使用されることが予定されている者、および更新により1年以上使用されている者。(なお、特定業務従事者健診(労働安全衛生規則第45条の健康診断)の対象となる者の雇入れ時健康診断については、6カ月以上使用されることが予定され、または更新により6カ月以上使用されている者)

② その者の1週間の労働時間数が当該事業場において同種の業務に従事する通常の労働者の1週間の所定労働時間数の4分の3以上であること。

(厚生労働省「短時間労働者の雇用管理の改善等に関する法律の一部を改正する法律の施行について」を基に作成)

く全ての労働者を対象に産業保健活動を行うべきであろう。また、業務委託をされている職場については、産業保健看護職が直接産業保健サービスを提供することはできないが、「場の管理」については、委託元が責任を負っているため、その視点からの関わりが求められる。業務委託については、前述のようにによりリスクの高い職場であることが多いことに留意して、できるだけの対応をすることが求められるだろう。

パート等の短時間労働者が、「常時使用する労働者」に該当するか否かについては、「短時間労働者の雇用管理の改善等に関する法律の一部を改正する法律の施行について」(平成19年10月1日付け基発第1001016号)で、表4①②の要件を満たす者と定義されている。ただし、②に該当しない場合であっても、①に該当し、1週間の労働時間数が当該事業場において、同種の業務に従事する通常の労働者の1週間の所定労働時間数のおおむね2分の1以上である者に対しても、一般健康診断を実施することが望ましいとされている。

「令和4年度労働者派遣事業報告書の集計結果(速報)」によると、派遣労働者数は、約215万人(対前年比2.6％増)となっており、2008(平成20)年に200万人超となって以降減少傾向にあったが、ここ数年は増加傾向にある。派遣労働者の安全衛生について、労働安全衛生法等の労働関連法令の適用は、原則として、派遣労働者と労働契約を交わしている派遣元(派遣会社)がその責任を負う。そのため、派遣労働者が安全、健康に働くためには派遣元との連携が不可欠である。派遣労働者の数が増加する中で派遣労働者が関わる労働災害が近年増加しており、また解雇や雇止めをめぐる紛争の防止も課題となっている。2009(平成21)年に厚生労働省から労働基準局長名で「派遣労働者に係る労働条件及び安全衛生の確保について」(平成21年3月31日付け基発第0331010号)という通達が出された。

派遣元事業者は常時使用する派遣労働者に対して、一般健康診断の実施およびその結果に基づく事後措置を講じなければならない。派遣労働者に関する特殊健康診断の結果の記録の保存は、派遣先事業者が行わなければならないが、派遣先が変更になった場合にも、当該派遣労働者の健康管理が継続的に行われるよう「労働者派遣事業の適正な運営の確保及び派遣労働者の保護に関する法律」(労働者派遣法)の規定に基づき、派遣元事業者は、派遣先事業者から送付を受けた当該記録の写しを保存しなければならない。

Ⅱ 場と対象の理解

表5 派遣先に求められる産業保健上の重点事項

①労働条件の確保に関する重点事項
- 労働時間を適正に把握すること
- 時間外労働・休日労働には、派遣元での36協定※を締結し、派遣先は派遣元と連携する必要がある
  - ※36協定：時間外・休日労働を適法化する事業場の労使協定。この協定を労使間で結ぶことにより、使用者は法定労働時間を延長し、または休日に労働させることができるようになる。

②安全衛生の確保に関する重点事項
- 派遣労働者を含めた安全衛生管理体制を確立すること
- 危険または健康障害の防止措置を適切に実施すること
- 危険性または有害性等の調査等を実施すること
- 安全衛生教育等を適切に実施すること
- 特殊健康診断を実施すること
- ストレスチェック結果に基づく集団ごとの集計・分析には派遣労働者を含めること

（厚生労働省「派遣労働者に係る労働条件及び安全衛生の確保について」を基に作成）

　また、派遣元事業者は、当該記録の写しに基づき、派遣労働者に対して特殊健康診断の結果を通知しなければならない。さらに、派遣元事業者は、派遣先事業者が行った特殊健康診断の結果に基づく就業上の措置の内容に関する情報の提供を求める必要がある。派遣元事業者は、特定化学物質障害予防規則の規定に基づき派遣先事業者が作成し保存する、一定の有害業務に従事する派遣労働者に係る作業の記録について、その写しの提供を求め、派遣元事業者においても保存するとともに、当該記録を当該派遣労働者の健康管理に活用するよう努める必要がある。

　派遣元事業者には、長時間労働者への医師による面接指導の実施義務も課されており、派遣労働者の時間外・休日労働時間に応じて、時間外・休日労働時間が1カ月当たり80時間を超える派遣労働者であって申出を行ったものに係る医師による面接指導等を適切に実施しなければならない。また、常時使用する派遣労働者に対し、心理的な負担の程度を把握するための検査（ストレスチェック）および面接指導等も適切に実施しなければならない。

　派遣先事業者に対しては、安全衛生上脆弱な立場におかれるリスクが高いことから、派遣元事業者と連携して表5のことに留意するように記載されている。

　このように、派遣労働者に対して、産業保健上何かしらの支援の必要性が生じたときには、派遣先の産業保健看護職には、派遣元事業者と連携して、当該労働者に不利益が生じないように対応することが求められる。

3 まとめ

　働き方や雇用形態の多様化は、労働者に対してより良い健康状態をもたらすだろうか。それとも、健康状態を悪化させるだろうか。それは労働者一人一人の労働観、変化やリスキリング（学び直し）に対する姿勢など、さまざまな要因によって異なってくると思われる。ただ、働く環境が不安定になることにより、積極的に変化に対応できない労働

者は心身の健康上脆弱な立場に追いやられることになるだろう。このように職場内の労働者の心身の健康状態の二極化はより大きくなると考えられる。

　また、このような脆弱な立場にある労働者のセルフアドボカシー（自己権利擁護）の力は弱いと考えられる。さらに、テレワークの導入によりそのような労働者が潜在化し、見えづらくなっている。このような状況に留意し、働き方や雇用形態が多様化する職場においては、産業保健看護職には、職場のセーフティーネットとしての役割もあることを自覚し、職場に対して積極的にアウトリーチし、支援を必要としているにもかかわらず顕在化していない労働者を支援していく姿勢が求められるだろう。

（江口　尚）

【文　献】
1 ）Joint WHO／ILO：Healthy and Safe Telework：Technical brief—Geneva, 2021；2022.
　　https：／／www.who.int／publications／i／item／9789240040977
2 ）厚生労働省：テレワークにおけるメンタルヘルス対策のための手引き（2022年3月）.
　　https：／／www.mhlw.go.jp／content／000917259.pdf
　　＊2024年10月10日アクセス

4　新しい働き方と健康課題—社会格差・健康格差—

1　社会の変化が職場に及ぼす影響

　デジタル化が急速に進む世界において、VUCA（V＝Volatile（不安定）、U＝Uncertain（不確実）、C＝Complex（複雑）、A＝Ambiguous（曖昧））という言葉が示すように、働き方の大きな枠組みや常識が大きく変化し、労働者一人一人の働き方に何かしらの変化を求められる時代になっている。これまでも、農業革命、産業革命、情報革命と有史以来、働き方は変化し続けてきた。情報革命が急速に進んでいる現代においては、コンピューターの導入、インターネットの普及と高速化、それに応じたアプリやソフトの開発による仕事のツールの高機能化は、仕事のスピードを高めた。このような状況は、仕事の生産性を向上させているが、同時に、労働密度の高まりをもたらし、コミュニケーションをとったり、休憩したりするための仕事中の有意味な余裕や「遊び」がなくなってきている。

　仕事で求められる能力も二極化している。以前であれば、中間層の豊かさの源であった「ある程度」の熟練労働は、自動化やデジタル化によってさまざまなシステムに置き換えられてきている。その結果、そのシステムを操作するためのより高度なスキルを有した労働力への需要が生じる。自動化やデジタル化により仕事を失った労働者には、新たな能力を獲得するために時間と資金を投資してリスキリング（学び直し）するか、給与水準を落とし、あまり高いスキルを求められず自動化されていない仕事をするかのいずれかの選択が求められる。果たして、全ての労働者がこのリスキリングによって、必要なスキルを身に付けることができるようになるだろうか。結果として、求められる変化にうまく適応できる者と適応できない者の格差が生じることとなる。適応できない者

は、職場内での立場が不安定になり、心身の健康にも不調を来すリスクが高まるだろう。

　このように、働き方が変化することにはポジティブな面だけではなく、負の側面もあることを産業保健看護職は認識すべきである。さらに、多くの労働者に変化が求められる時代、企業における産業保健活動は、セーフティーネットの一部と位置付けることができるだろう。もちろん、全ての労働者を救うことはできないかもしれないが、産業保健看護職が企業において労働者がその変化に適応するための支援をすることで、ある程度の労働者を救うことができるのではないか。また、今、職場で生じていることを経営層などのマネジメントに伝え、その変化の仕方を修正させることができるのではないだろうか。

　社会全体の変化が大きくなると、世代間によって、仕事観、働くことに対する考え方がより多様になる。一方で前述のように、仕事中の余裕や「遊び」の時間が仕事のデジタル化、見える化によりますます削られる中で、職場内のコミュニケーションは希薄になりがちである。考え方が多様になればなるほど、その多様な考え方を理解するための職場内のコミュニケーションが重要になるが、職場内のコミュニケーションが希薄になる中で、職場内の相互理解や信頼が不十分となり、そのことが、ハラスメント問題の温床となる。

　これまでも産業保健看護職は、職場環境に関心を持った活動を行ってきたが、このような現状を踏まえて、職場環境を整え、改善していくような活動はより重要になってくると思われる。そのことが、近年の健康経営やウェルビーイング経営への経営者の関心が高まっている理由であろう。健康経営等への関心の高まりにより、産業保健看護職の活躍の場は広がると考えられるが、現時点では、産業保健看護職に期待する経営者は限られている。産業保健看護職の中には、経営者とうまくコミュニケーションをとり、活動を理解してもらい、単に個人対応にとどまらず、組織全体にアプローチする者も出てきている。そのためにも、産業保健看護職からの職場内での情報発信、全ての企業内の関係者が協力するインターセクターアプローチがこれまで以上に重要となるであろう。

② 大企業と中小企業の二重構造

　わが国において、中小企業は事業所ベースで99.7％、雇用者数で68.8％を占め、以前から中小企業と大企業の二重構造の問題が指摘されている。大企業は、給与水準が高く福利厚生が充実していて、その結果離職率が低いが、中小企業は、給与水準が低く福利厚生も未整備で、離職率が高い。また、厚生労働省「令和5年度労働災害動向調査」によると、事業場規模が小規模になるほど度数率（災害発生の頻度）と強度率（災害の重さの程度）が高くなっていた。同省「令和5年度労働安全衛生調査（実態調査）」結果の概況では、職場のメンタルヘルス対策への取組み、ストレスチェックの活用、健康診断の事後措置、治療と仕事の両立支援への取組み、高年齢労働者・外国人労働者に対する労働災害防止対策への取組み、いずれも事業場規模が小さくなるほど実施している割合が低くなっている。また、事業場で職場巡視を行うと、大企業において、より労働災

害のリスクの高い暑熱環境や化学物質の取扱いなど、労働環境の悪くなりがちな職務については、業務請負という形で、中小企業に仕事を切り出している状況をよく目にする。

産業医の選任義務のない労働者数50人未満の事業場については、地域窓口（地域産業保健センター）の活用がすすめられている。地域産業保健センターでは、登録産業医により、健康診断結果の判定や、長時間労働者や高ストレス者への医師による面接指導、職場訪問などのサービスが提供される。大企業と中小企業の産業保健上の二重構造を緩和するためには、こういった社会的な支援が不可欠である。

③ 副業・兼業

厚生労働省からは、「副業・兼業の促進に関するガイドライン」（令和2年9月改定）が公開されている。その中で、副業・兼業には表6のようなメリットと留意すべき点があるとされている。

副業・兼業のメリットを最大限に生かすためには、表6の留意点への十分な配慮が不可欠である。総務省「令和4年就業構造基本調査」によると、副業をしている者を本業の所得階層別に見ると、本業の所得が299万円以下の階層が、全体の約3分の2を占めている。

また、厚生労働省が2020（令和2）年7月に実施した「副業・兼業に関する労働者調査」によると、副業・兼業をする理由としては「収入を増やしたいから」「1つの仕事だけでは収入が少なすぎて、生活自体ができないから」という回答が多かった。この回答傾向は、本業の就業形態が、正社員、非正社員にかかわらず同様であった。

表6　副業・兼業のメリットと留意点

労 働 者	企 業
◆メリット ① 離職せずとも別の仕事に就くことが可能となり、スキルや経験を得ることで、労働者が主体的にキャリアを形成することができる。 ② 本業の所得を生かして自分がやりたいことに挑戦でき、自己実現を追求することができる。 ③ 所得が増加する。 ④ 本業を続けつつ、よりリスクの小さい形で将来の起業・転職に向けた準備・試行ができる。 ◆留意点 ① 就業時間が長くなる可能性があるため、労働者自身による就業時間や健康の管理も一定程度必要である。 ② 職務専念義務、秘密保持義務、競業避止義務を意識することが必要である。 ③ 1週間の所定労働時間が短い業務を複数行う場合には、雇用保険等の適用がない場合があることに留意が必要である。	◆メリット ① 労働者が社内では得られない知識・スキルを獲得することができる。 ② 労働者の自律性・自主性を促すことができる。 ③ 優秀な人材の獲得・流出の防止ができ、競争力が向上する。 ④ 労働者が社外から新たな知識・情報や人脈を入れることで、事業機会の拡大につながる。 ◆留意点 ① 必要な就業時間の把握・管理や健康管理への対応、職務専念義務、秘密保持義務、競業避止義務をどう確保するかという懸念への対応が必要である。

（厚生労働省「副業・兼業の促進に関するガイドライン」を基に作成）

近年、副業・兼業がキャリアアップの前向きな手段として位置付けられることが多いが、こういった調査から、副業・兼業をしている労働者の多くが、決して「前向きに」副業・兼業を選択しているわけではないことに留意をすべきである。これまでの産業保健活動は、副業・兼業を前提にしておらず、その企業「だけ」で勤務していることを前提に、過重労働対策やメンタルヘルス対策を行ってきた。しかし、副業・兼業が一般化しつつある現状において、その前提は成り立たなくなっている。さらに、前述したような状況から、副業・兼業をしている労働者は、本業でフルタイム勤務をこなしながら、副業・兼業をしていると考えられ、全体で見ると長時間労働になりやすく、その結果、よりストレスを感じやすくなっている可能性がある。プライバシーの問題もあり、本業先の産業保健看護職が、副業・兼業先の情報を収集することには一定の配慮が必要であるが、本業先の健康管理を行う上では、一定の情報収集が必要となるであろう。

④ 孤独・孤立対策

孤独・孤立の健康への影響への関心が高まっている。わが国においては、人口減少、少子高齢化、核家族化、未婚化・晩婚化、これらを背景とした単身世帯や単身高齢者の増加といった社会環境の劇的な変化が進み、地域社会を支える地縁・血縁といった人と人との関係性や「つながり」は、希薄化の一途をたどってきた。このような雇用環境・生活環境や家族および地域社会の変化は、雇用形態の多様化や所得格差の拡大等を背景として、職場内・家庭内・地域内において人々が関わり合いを持つことによって問題を共有しつつ相互に支え合う機会の減少をもたらし、人々が「生きづらさ」や孤独・孤立を感じざるを得ない状況を生む社会へと変化してきた[1]。こういった状況において、職場内においても、孤独・孤立対策が意識されるようになった。

孤独・孤立と健康の関係には多くの要因が示されている（図2）。一般に、「孤独」は主観的概念であり、独りぼっちと感じる精神的な状態を指し、寂しいことという感情を含めて用いられることがある。他方、「孤立」は客観的概念であり、社会とのつながりや助けのないまたは少ない状態を指す。内閣官房「人々のつながりに関する基礎調査（令和5年）」によると、孤独感が「しばしばある・常にある」と回答した人の割合は4.5％、「時々ある」が14.8％、「たまにある」が19.4％となっている。一方、孤独感が「ほとんどない」と回答した人の割合は41.4％、「決してない」が17.9％となっている。この調査では、孤独を感じている人ほど、心身の健康状態が悪く、家族がおらず、周囲からの支援も得にくく、失業状態にあり、世帯年収も低かった。この結果を、職場にそのまま適用することはできないが、孤独を感じている労働者が、産業保健上ハイリスクな集団であることは容易に想像ができる。過労自殺に関する多くの裁判例では、当事者は自殺直前にメンタルヘルス不調となり、周囲に相談ができずに深い孤立を感じていることが確認できることからも、孤独・孤立対策は自殺対策として重要である。

前述の通り、障がいのある労働者、治療と仕事の両立支援が必要な労働者、単身世帯、副業・兼業、高年齢労働者、外国人労働者など、職場の多様化が進んでいる。多様化が

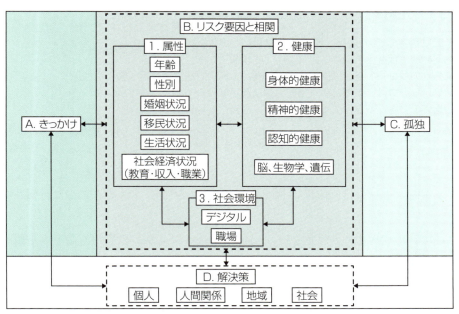

（Lim MH et al. Understanding loneliness in the twenty-first century : an update on correlates, risk factors, and potential solutions. Soc Psychiatry Psychiatr Epidemiol. 2020 ; 55（7）: 793-810を基に作成）

図2　孤独と健康の関連

進むということは、職場内に多くのマイノリティーが生じることにつながる。一般的に、このような職場におけるマイノリティーは、職場における立場やメンタルヘルスの面から、より脆弱であると言われている。そのため、本来であれば、何かしらの支援を必要としているにもかかわらず、その支援を申し出ることができずに、孤独や孤立を感じるリスクが高まる。そのような状況は、職場内で可視化されることはない。可視化するためには、産業保健看護職などの支援者がそのことに留意する必要がある。産業保健看護職にはぜひ、そのような意識を持って従業員とのコミュニケーションをとってほしい。

　さらに、最近では生涯未婚率の上昇とともに、中高年男性の孤独・孤立への関心も高まりつつある。「男らしさ」の規範を内面化して、仕事や収入で他者に勝ることに高い価値をおき、弱音を吐かずに頑張る中高年男性は、自分や他人を追い込みがちである。中高年男性の高まる独身率は、食習慣や運動習慣といった健康に関連する生活習慣が乱れやすいといった産業保健上の課題にもつながっている。また、そういった男性がメンタルヘルス不調となるリスクは、一次予防、二次予防の点からだけではなく、休職期間が遷延したり、再発リスクが高まったりするなど、三次予防の点からも重要であろう。

5 テレワークの健康影響

　コロナ禍により急速に進んだ新しい働き方として、仕事のオンライン化（在宅勤務、リモートワーク、テレワーク）がある。在宅勤務が普及したことは、産業保健活動にさまざまな影響をもたらした。1つ目はテレワークによるコミュニケーション弱者が生じ

表7　テレワークによるコミュニケーション弱者

① 組織に馴染んでいない人（例／新入社員、中途入社、異動者）
② 物理的環境が整っていない人（場所、同居家族）
③ 業務上のサポートを受けにくい人（配置、上司の労務管理不足、業務特性）
④ メリハリをつけるのが苦手、自己主張が苦手な人
⑤ 仕事外のサポートを得にくい人（独居、さまざまな事情）

（小林由佳．ウェルビーングとメンタルヘルス：仕事の要求度−資源モデルからみた
良い循環のつくりかた．情報の科学と技術．2022；72（9）：pp.345−351を基に作成）

たことである。小林らは、職場におけるコミュニケーション弱者を5つに分類している
（表7）[3]。

　2つ目は、在宅勤務という選択肢が出現したことにより、在宅勤務ができる職場とで
きない職場が生じたことである。コロナ禍においては、在宅勤務ができる職場とできな
い職場の差は、感染リスクの差と認識され、職場における健康格差を生じさせることと
なった。在宅勤務ができる職場とできない職場が生じる原因としては、職種、事業場規
模、会社の考え方などさまざまな要因がある。ただし、一概に在宅勤務を実施すること
が労働者の健康上良い結果をもたらすとは限らないため、2022年に国際労働機関（ILO）
と世界保健機関（WHO）から出されたテクニカルブリーフでは、労働者の意向を尊重
することが重要であるとされている[4]。このように在宅勤務は、さまざまな形で労働者
のメンタルヘルスに影響を与えるため、厚生労働省も「テレワークにおけるメンタルヘ
ルス対策のための手引き」を作成している[5]。また、現場では、その影響を緩和するた
めにさまざまな取組みが行われている[6]。在宅勤務という選択肢の出現は、職場復帰時
の在宅勤務への対応という形で、産業保健専門職として判断が分かれる新たな課題をも
たらした。

6 まとめ

　このように新しい働き方は、労働者の心身の健康にさまざまな影響を及ぼしている。
産業保健看護職には、急速に変化する社会の動きと労働者の働き方への影響をタイム
リーに捉え、その影響を緩和するような取組みを迅速に実施する行動力が求められるだ
ろう。

（江口　尚）

【文　献】

1）内閣官房：孤独・孤立対策の重点計画（令和3年12月28日孤独・孤立対策推進会議決定）．
　　https://www.cas.go.jp/jp/seisaku/juten_keikaku/pdf/jutenkeikaku.pdf
2）Lim MH, et al：Understanding loneliness in the twenty-first century：an update on correlates,
　　risk factors, and potential solutions. Soc Psychiatry Psychiatr Epidemiol. 2020；55（7）：793−810.
3）小林由佳．ウェルビーイングとメンタルヘルス：仕事の要求度−資源モデルからみた良い循環の
　　つくりかた．情報の科学と技術．2022；72（9）：345−351.
4）Joint WHO/ILO：Healthy and Safe Telework：Technical brief—Geneva, 2021；2022.
　　https://www.who.int/publications/i/item/9789240040977

5　多様化する労働者／働き方

5）厚生労働省：テレワークにおけるメンタルヘルス対策のための手引き（2022年3月）.
https://www.mhlw.go.jp/content/000917259.pdf
6）堤明純ら．テレワーク等新しい働き方に対応したストレスおよびメンタルヘルス対策への提言と
好事例集の作成研究班：テレワーク導入企業のメンタルヘルス対策 テレワークによる課題と好
事例.
https://www.med.kitasato-u.ac.jp/lab/publichealth/telework/index.html
＊1），4）～6）は2024年10月1日アクセス

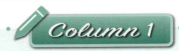

働き方改革と女性活躍推進法

　労働力人口が減少するわが国において、働き方に制約のある労働者の制約をできるだけ取り除き、就労を希望する一人でも多くの国民が働ける社会を構築していくことが求められている。そのためには、従来の画一的な人事制度ではなく、できるだけ個別の事情を考慮して、一人一人の労働者がより柔軟に働くことができるようにすること、いわゆる働き方改革が必要である。

　そのような取組みを推進するために、特に女性の就労を支援する法律として、「女性の職業生活における活躍の推進に関する法律」(女性活躍推進法)や「次世代育成支援対策推進法」が制定された。これらの法律の目的を遂行するための認定制度として、「えるぼしマーク」と「くるみんマーク」が設けられた。認定された企業は、厚生労働省の「しょくばらぼ」(https://shokuba.mhlw.go.jp/)で検索が可能である。

えるぼしマーク

　「えるぼし認定」とは、女性活躍推進法に基づき、一定基準を満たし、女性の活躍促進に関する状況などが優良な企業を認定する制度である。採用されてから仕事をしていく上で、女性が能力を発揮しやすい職場環境であるかという観点から、図1の5つの評価項目が定められていて、その実績を「女性の活躍推進企業データベース」に毎年公表することが求められている。2024(令和6)年8月末日現在、2,967社が認定を受けている。

くるみんマーク

　次世代育成支援対策推進法において、常時雇用する労働者が101人以上の企業は、労働者の仕事と子育てに関する「一般事業主行動計画」の策定・届出、外部への公表、労働者への周知を行うことが義務とされている(100人以下の企業は努力義務)。くるみんの認定基準は、図2の通りである。2024年8月末日現在、4,689社が認定を受けている。

（江口　尚）

【えるぼし認定の主な認定基準】
1．採用
2．継続就業
3．労働時間等の働き方
4．管理職比率
5．多様なキャリアコース

(厚生労働省　しょくばらぼ　女性活躍推進企業認定「えるぼし認定・プラチナえるぼし認定」https://shokuba.mhlw.go.jp/published/special_02.htm より一部引用)

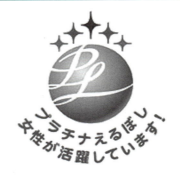

図1　えるぼし認定の主な認定基準とプラチナえるぼしマーク

【くるみん認定の主な認定基準】

1. 雇用環境の整備について、行動計画策定指針に照らし適切な行動計画を策定したこと。

2. 行動計画の計画期間が、2年以上5年以下であること。

3. 策定した行動計画を実施し、計画に定めた目標を達成したこと。

4. 策定・変更した行動計画について、公表および労働者への周知を適切に行っていること。

5. 次の（1）または（2）のいずれかを満たしていること。
   （1）計画期間における、男性労働者の育児休業等取得率が10%以上であり、当該割合を厚生労働省のウェブサイト「両立支援のひろば」で公表していること。
   （2）計画期間における、男性労働者の育児休業等取得率および企業独自の育児を目的とした休暇制度利用率が、合わせて20%以上であり、当該割合を厚生労働省のウェブサイト「両立支援のひろば」で公表していること、かつ、育児休業等を取得した者が1人以上いること。

6. 計画期間における、女性労働者の育児休業等取得率が、75%以上であり、当該割合を厚生労働省のウェブサイト「両立支援のひろば」で公表していること。

7. 3歳から小学校就学前の子どもを育てる労働者について、「育児休業に関する制度、所定外労働の制限に関する制度、所定労働時間の短縮措置または始業時刻変更等の措置に準ずる制度」を講じていること。

8. 計画期間の終了日の属する事業年度において次の（1）と（2）のいずれも満たしていること。
   （1）フルタイムの労働者等の法定時間外・法定休日労働時間の平均が各月45時間未満であること。
   （2）月平均の法定時間外労働60時間以上の労働者がいないこと。

9. 次の①～③のいずれかの措置について、成果に関する具体的な目標を定めて実施していること。
   ① 所定外労働の削減のための措置
   ② 年次有給休暇の取得の促進のための措置
   ③ 短時間正社員制度、在宅勤務、テレワークその他働き方の見直しに資する多様な労働条件の整備のための措置

10. 法および法に基づく命令その他関係法令に違反する重大な事実がないこと。

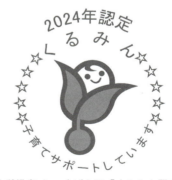

(厚生労働省 しょくばらぼ「くるみん認定の主な認定基準」https://shokuba.mhlw.go.jp/published/special_01.htm より引用)

図2　くるみん認定基準とくるみんマーク

III 産業保健における健康問題／課題

1 労働災害と補償の実態

1 労働災害の実態と課題

1 労働災害と補償

　労働災害（以下、労災）という言葉は労働安全衛生法（以下、安衛法）第2条第1項で「労働者の就業に係る建設物、設備、原材料、ガス、蒸気、粉じん等により、又は作業行動その他業務に起因して、労働者が負傷し、疾病にかかり、又は死亡することをいう」と明確に定義されている。労災事故が発生した場合、当該事業主は、労働基準法（以下、労基法）第75条の規定により補償責任を負わねばならない。しかし、労働者災害補償保険法に基づいて災害補償に相当する給付が行われる場合は、事業主は労基法上の補償責任を免れることが労基法第84条で決められている。ただし、労災によって労働者が休業する際の休業1～3日目の休業補償は、労働災害補償保険（以下、労災保険）から給付されないため、労基法で定める平均賃金の60％を事業主が直接労働者に支払う必要がある[1]。

2 労働災害防止のために最善を尽くす義務

　安衛法第3条では事業者の責務が書かれており、第1項では同法が定める労働災害防止のための最低基準の遵守にとどまらず、より良い環境と条件の確保が求められている。また、同法第4条は労働者に対する努力義務規定で、労働災害を防止するため必要な事項を守ること、事業者などが実施する労働災害の防止に関する措置に協力することが規定されている。さらに労働契約法第5条では「使用者は、労働契約に伴い、労働者がその生命、身体等の安全を確保しつつ労働することができるよう、必要な配慮をするものとする」とされている。いわゆる「安全配慮義務」に関する規定である。このように、労使双方に労働災害防止のために最善を尽くす義務が幾重にもかけられていることに留意する必要がある。表1に事業場で行われている労働災害防止活動の確認項目の例を示す。

3 労働者死傷病報告

　労働安全衛生規則（以下、安衛則）第97条第1項では、労働者死傷病報告について「事

表1　事業場で行われている労働災害防止活動の確認項目の例

- 作業場の建設物や設備は適切に維持されているか
- 職場の作業環境管理が適切にされているか
- 作業手順や保護具等の指示が適切にされているか
- 健康状態に応じた就業上の措置が適切に行われているか
- 労働衛生教育が適切に行われているか
- 過重労働やハラスメント等が放置されていないか
- 自然災害や事故やパンデミックの際に従業員を守る体制があるか

業者は、労働者が労働災害その他就業中又は事業場内若しくはその附属建設物内における負傷、窒息又は急性中毒により死亡し、又は休業したときは、遅滞なく、様式第23号による報告書を所轄労働基準監督署長に提出しなければならない」と規定されている。これを正しく行わないと、いわゆる「労災隠し」という罪になる場合がある。

また、労働者が労働災害により治療を受けた場合や休業した場合などには、療養（補償）等給付や休業（補償）等給付などの労災保険給付の請求を本人ないし代理人が労働基準監督署長（以下、労基署長）あてに行う。詳細は、厚生労働省ウェブサイト「労働災害が発生したとき」[1]を参照されたい。上記のほか、各都道府県の労働局ウェブサイトにも掲載されていることが多い。

労災保険料についても、詳細は先述の厚生労働省や都道府県労働局のウェブサイトを参照していただきたいが、近年の傾向として、以下は押さえておきたい。労災保険への加入は、原則として1人以上の労働者を雇う事業場の義務となっているが、芸能関係作業従事者やアニメーション制作作業従事者、一人親方、フリーランスなど、自分のみで就業する形態が増えてきており、事故があっても労災保険の適用がなされない事例が増えて社会問題になってきたことから、労災保険「特別加入制度」の拡大が順次行われている。

4 労災保険における業務災害と通勤災害

労災保険が使える範囲については、大きく分けて「業務災害」と「通勤災害」がある。就業中の業務が原因となった負傷、疾病または死亡（傷病等）を業務災害と言い、通勤によって労働者が被った傷病等を通勤災害と言う。1 で述べた安衛法で定義された労働災害とほぼ同義なのが業務災害である。近年はダブルワーク等も増えてきたため、過労死等は複数の就業先の事情を併せないと分からないことから「複数業務要因災害」という定義も出てきた。これらの関係を図1に示す。

5 「業務遂行性」と「業務起因性」

労災として認定され、労災保険の給付を受けるには、業務と傷病等の間に一定の因果関係があることが求められ、これを「業務上」と呼ぶ。傷病等を仕事によるもの、すな

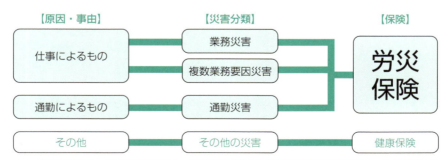

（厚生労働省，都道府県労働局，労働基準監督署「労災保険給付の概要」p.1 より引用）

図1　業務災害と通勤災害、労災保険と健康保険の関係

Ⅲ　産業保健における健康問題／課題

表2　業務上の疾病について

① 労働の場に有害因子が存在していること
　➤ 業務に内在する物理的物質、化学物質、過度の身体負荷作業、病原体などの諸因子
② 健康障害を起こすに足りる有害因子にさらされたこと
　➤ 有害因子へのばく露の量・期間が、健康障害を起こすに足りると認められる
③ 発症の経過および病態が医学的にみて妥当なこと
　➤ 有害因子へのばく露の後からの発症であること（有害因子の性質やばく露量や接触条件や本人条件にも影響を受ける）

（厚生労働省，都道府県労働局，労働基準監督署「労災保険給付の概要」pp.2-3より引用、一部改変）

わち業務上とするには、「業務遂行性」と「業務起因性」を同時に満たす必要がある。

　業務遂行性とは、事業主の支配下にあったという意味であり、該当か非該当かは以下のような例が厚生労働省パンフレット「労災保険給付の概要」[2]に示されている。

　1）所定労働時間内や残業時間内に事業場施設内において業務に従事なら該当
　2）昼休みや休憩時間の災害は非該当
　3）出張／社用外出で、事業場施設外で就業中の場合は該当

　業務起因性については、負傷は因果関係が分かりやすいが、業務と傷病等が必ずしも直結しない慢性ばく露による業務上疾病の場合は、「相当因果関係」を基にした認定基準で検討されることが多い。これについても「労災保険給付の概要」に示されている。一般的には、労働者に発症した疾病について、例えば有害要因のばく露と傷病の因果関係であれば、表2の3条件が満たされる場合は、原則として業務上疾病と認められる。

6 労働災害統計からみた労働災害の実態

　前述の労働者死傷病報告から作成されるのが労働災害統計であり、毎年の確定値が「労働災害発生状況」として厚生労働省ウェブサイトで翌年5月末頃に公表される[3]。これには通勤災害は含まれていない。労働災害による死傷者数・死亡者数の推移を図2に示す。死亡者数は減少傾向が続いているものの、休業4日以上の死傷者数は近年増加傾向にあり、第3次産業の転倒災害や災害性腰痛が増えている。業務上の負傷に起因する疾病のうち、8割以上を腰痛（災害性腰痛）が占めている。労災申請がなされると労基署長が国（厚生労働省）により公表された「認定基準」[5]に従って判断することになる。

7 過労死等の認定基準のあらまし

　前述の「過労死等」とは、過労死等防止対策推進法第2条において、「業務における過重な負荷による脳血管疾患若しくは心臓疾患を原因とする死亡若しくは業務における強い心理的負荷による精神障害を原因とする自殺による死亡又はこれらの脳血管疾患若しくは心臓疾患若しくは精神障害をいう」と定義されている。

　このうち脳血管疾患もしくは心臓疾患（以下、脳・心臓疾患）については、2021（令和3）年9月に認定基準が20年ぶりに見直された[6]（以下、新認定基準）。現在、対象疾病は①脳血

（厚生労働省労働基準局 安全衛生部安全課「令和５年労働災害発生状況」（令和６年５月27日）を基に作成）

図２　労働災害による死傷者数・死亡者数の推移

＊**緑色の太字部分**が追加

業務と発症との関連が強いと評価

- **労働時間**：発症前1か月間に100時間　または　2～6か月間平均で月80時間を超える時間外労働の水準には至らないが**これに近い**時間外労働

＋

- 一定の**労働時間以外の負荷要因**

労働時間以外の負荷要因	勤務時間の不規則性	拘束時間の長い勤務
		休日のない連続勤務
		勤務間インターバルが短い勤務 ※「勤務間インターバル」とは、終業から次の勤務の始業までをいいます
		不規則な勤務・交替制勤務・深夜勤務
	事業場外における移動を伴う業務	出張の多い業務
		その他事業場外における移動を伴う業務
	心理的負荷を伴う業務　※改正前の「精神的緊張を伴う業務」の内容を拡充しました	
	身体的負荷を伴う業務	
	作業環境 ※長期間の過重業務では付加的に評価	温度環境
		騒音

（厚生労働省「脳・心臓疾患の労災認定基準　改正に関する４つのポイント」より引用）

図３　脳・心臓疾患の労災認定基準改正のポイント

管疾患として１）脳内出血、２）くも膜下出血、３）脳梗塞、４）高血圧性脳症、②虚血性心疾患等として１）心筋梗塞、２）狭心症、３）心停止（心臓性突然死を含む）、４）重篤な心不全、５）大動脈解離となっている。この新認定基準のポイント[7]を図３に示した。

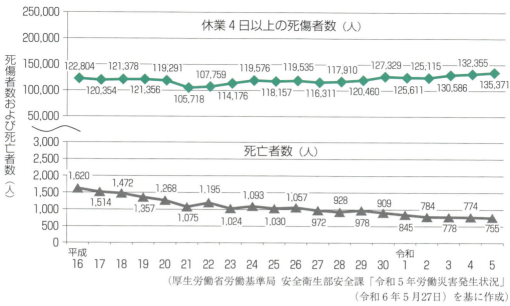

これにより、いわゆる「過労死ライン」が100時間から事実上は80時間へと強化され、新認定基準に先立ち、2018年（平成30）年7月に公布された「働き方改革を推進するための関係法律の整備に関する法律」（働き方改革関連法）における産業医面接の対象となる月80時間超との整合性がとれることとなった。

また「過労死等」のうち精神障害については、現在の認定基準が2011（平成23）年に策定された。精神障害には労働時間以外の要因も影響していることを踏まえて、出来事の類型と具体的な出来事から心理的負荷の強度を検討し、複数要因の組合せにより心理的負荷が「強」と判定されれば、業務上疾病として認定されるという流れが作られた。2020（令和2）年にはセクハラの追加、パワハラの追加、人間関係や短期過重労働の要素追加もあり[8]、2023（令和5）年にはカスタマーハラスメントや危険性の高い業務への従事が追加されたほか業務外で既に発病していた精神障害の悪化について労災認定できる範囲の見直しがあった[9]。これらは厚生労働省の「精神障害の労災認定の基準に関する専門検討会」の報告書[10,11]を受けて見直しが行われたものである。

（宮本　俊明）

【文　献】

1）厚生労働省：労働災害が発生したとき.
https：//www.mhlw.go.jp/stf/seisakunitsuite/bunya/koyou_roudou/roudoukijun/zigyonushi/rousai/index.html

2）厚生労働省，都道府県労働局，労働基準監督署：労災保険の給付の概要.
https：//www.mhlw.go.jp/stf/seisakunitsuite/bunya/koyou_roudou/roudoukijun/gyousei/rousai/040325-12.html

3）厚生労働省：令和5年の労働災害発生状況を公表.
https：//www.mhlw.go.jp/stf/newpage_40395.html

4）厚生労働省：令和5年 労働災害発生状況（令和6年5月27日）.
https：//www.mhlw.go.jp/content/11302000/001100029.pdf

5）厚生労働省：業務上疾病の認定等.
https：//www.mhlw.go.jp/stf/seisakunitsuite/bunya/koyou_roudou/roudoukijun/rousai/gyomu.html

6）厚生労働省：脳・心臓疾患の労災認定基準を改正しました.
https：//www.mhlw.go.jp/stf/newpage_21017.html

7）厚生労働省：脳・心臓疾患の労災認定基準 改正に関する4つのポイント（令和3年9月）.
https：//www.mhlw.go.jp/content/000833810.pdf

8）厚生労働省：心理的負荷による精神障害の労災認定基準を改正しました.
https：//www.mhlw.go.jp/stf/newpage_11494.html

9）厚生労働省：精神障害の労災認定基準を改正しました 改正に関する3つのポイントを紹介します（令和5年9月）.
https：//www.mhlw.go.jp/content/001168580.pdf

10）厚生労働省：「精神障害の労災認定の基準に関する専門検討会」の報告書を公表します.
https：//www.mhlw.go.jp/stf/newpage_11305.html

11）厚生労働省：「精神障害の労災認定の基準に関する専門検討会」の報告書を公表します.
https：//www.mhlw.go.jp/stf/newpage_33933.html
＊2024年10月1日アクセス

2 労災補償の現状と課題

1 脳・心臓疾患と精神障害に係る労災支給決定（認定）件数の推移と課題

　2014（平成26）年11月に「過労死等防止対策推進法」が施行され、過労死等防止対策推進協議会による審議を経て2015（平成27）年7月に「過労死等の防止のための対策に関する大綱」が閣議決定された。以後は3年ごとに改訂され、最新版は2024（令和6）年8月2日発出の大綱[1]であり、最新の過労死等防止の政策方針に展開されている。この大綱策定にあわせて、「過労死等防止対策白書」（以下、白書）が2016（平成28）年から公表されている。2024（令和6）年版の白書[2]から、脳・心臓疾患に係る労働災害（労災）請求件数の推移（図4）および労災支給決定（認定）件数の推移（図5）と、精神障害に係る労災請求件数の推移（図6）および労災支給決定（認定）件数の推移（図7）を、それぞれ示す。

　長時間労働が大きく影響する脳・心臓疾患は請求数でみると横ばいだったがコロナ禍の収束および前記の認定基準見直しの影響からか再び増加傾向に転じている。また認定件数でみても、働き方改革等の影響からか漸減傾向であったものが、同じくコロナ禍の収束および認定基準の見直しにより再び増加傾向に転じていることが分かる。他方で精神障害は請求件数も認定件数も漸増傾向が著しく、労働時間抑制だけでは歯止めが掛からないことが浮かび上がっている。精神障害の出来事別の労災支給決定（認定）件数でみると、2023（令和5）年では「上司等から、身体的攻撃、精神的攻撃等のパワーハラスメントを受けた」「業務に関連し、悲惨な事故や災害の体験、目撃をした」「セクシュアルハラスメントを受けた」「仕事内容・仕事量の大きな変化を生じさせる出来事があった」の順に多かった。

2 労災支給決定までの流れと不服申立て（審査請求）

　労働者死傷病報告や労働者災害補償保険（以下、労災保険）給付請求が出されても、それが業務上の傷病かどうかを判断するには、個々の事象について「業務遂行性」と「業務起因性」を同時に満たすかを確認する必要がある。特に業務上疾病は、原因へのばく露と結果の関係（因果関係）が分かりにくい場合が多いため「認定基準」が定められて

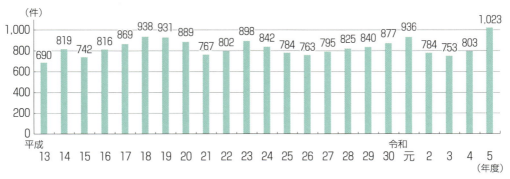

（厚生労働省「令和6年版過労死等防止対策白書（本文）」p.35 第2-1-1-1図を一部改変）

図4　脳・心臓疾患に係る労災請求件数の推移

III 産業保健における健康問題／課題

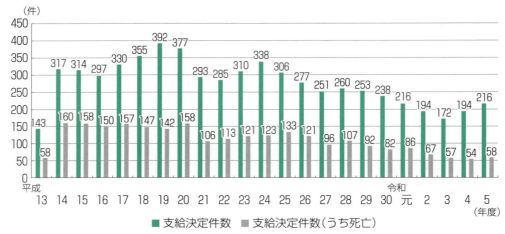

（厚生労働省「令和6年版過労死等防止対策白書（本文）」p.35 第2-1-1-2図を一部改変）

図5　脳・心臓疾患に係る労災支給決定（認定）件数の推移

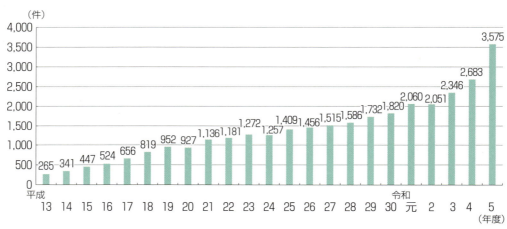

（厚生労働省「令和6年版過労死等防止対策白書（本文）」p.45 第2-1-2-1図を一部改変）

図6　精神障害に係る労災請求件数の推移

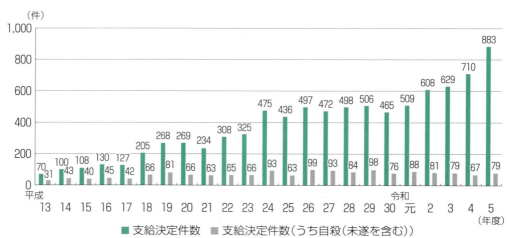

（厚生労働省「令和6年版過労死等防止対策白書（本文）」p.45 第2-1-2-2図を一部改変）

図7　精神障害に係る労災支給決定（認定）件数の推移

1　労働災害と補償の実態

表3　労働災害と認定された場合の労災保険における給付等の種類と内容

種　類	内　容
療養（補償）等給付	医療の現物給付。治療費、入院費用、看護料など、療養のために通常必要なものは全て含まれる。
休業（補償）等給付	休業4日目から、休業1日につき基礎給付日額の60%相当額が支給される。
傷病（補償）等年金	療養開始後1年6カ月を経過しても病気やケガが治癒しない場合には、傷病等級（1〜3級）に応じた年金が支給される。
障害（補償）等給付	障害（補償）年金（1〜7級）や障害（補償）一時金（8〜14級）からなる給付。障害等級に応じた金額が支給される。
遺族（補償）等給付	労働者の死亡時にその収入で生計を立てていた遺族に、遺族（補償）年金や遺族（補償）一時金等からなる給付金が支給される。
葬祭料等（葬祭給付）	遺族等の葬祭を執り行う者に対して、31万5,000円に基礎給付日額の30日分を加えた額、ないし基礎給付日額の60日分が支給される。
介護（補償）等給付	傷病（補償）年金または障害（補償）年金を受給中で、一定の重い障害で現に介護を受けている場合に支給される。
特別支給金	社会復帰促進等事業で、上記のうち療養（補償）等給付と葬祭料等（葬祭給付）および介護（補償）等給付以外には付帯する。例えば休業（補償）給付は、休業4日目から、休業1日につき基礎給付日額の20%相当額。
その他	社会復帰促進等事業で、アフターケア、義肢等補装具の費用支給、外科後処置、労災就学等援護費、休業補償特別援護金、等の支援あり。

いることが多く、これを満たすかどうかの判断も重要になる。これらの確認は労働基準監督署（以下、労基署）が行い、労災保険給付の処分が支給（認定）か不支給かは労基署長によって決定される。これを「原処分」と呼び、それぞれ「支給決定通知／不支給決定通知」で当人に連絡される。「支給（100%）」「不支給（0%）」の二者択一であって、自家用車の自賠責保険（自動車損害賠償責任保険）などと異なり、過失割合による減額などはないことが特徴である。

　原処分決定に際しては、本人申請、主治医の意見、事業主の現認申請などに加え労基署担当官による作業場の現地調査も行われ、総合的に判断される。上述のように判断が二者択一のため、労働者保護の観点から、申請者は原処分が不支給となって当該決定に不服がある場合は、審査請求や再審査請求を行うことができる。逆に使用者は事業主証明等での関与にとどまり、支給決定に対する不服審査申立ての資格がない[3]ため、審査請求等はできない。

　この「原処分の取消し」の審査請求は、原処分の決定から3カ月以内に「労働者災害補償保険審査官」に対して行う。審査官が請求の棄却を決定した場合は、審査決定から2カ月以内に「労働保険審査会」[4]に対して再審査請求を行うことができる。また、国民の権利として、原処分の取消しは裁判に委ねることもできる。原処分の取消訴訟は地方裁判所からの3審制であり、原処分や審査決定や再審査裁決からの期間の制約はあるが、どのフェーズからでも提訴することができる[3]。

　なお、労災と認定された場合の労災保険給付等の種類と内容は、表3[5]の通りである。

（宮本　俊明）

Ⅲ　産業保健における健康問題／課題

【文　献】

1 ）厚生労働省：「過労死等の防止のための対策に関する大綱」の変更が本日、閣議決定されました．
　　https：//www.mhlw.go.jp/stf/newpage_41932.html
2 ）厚生労働省：令和 6 年版過労死等防止対策白書（本文）．
　　https：//www.mhlw.go.jp/stf/wp/hakusyo/karoushi/24/index.html
3 ）厚生労働省：労働保険審査制度の仕組み．
　　https：//www.mhlw.go.jp/topics/bukyoku/shinsa/roudou/02-01.html
4 ）厚生労働省：労働保険審査会．
　　https：//www.mhlw.go.jp/topics/bukyoku/shinsa/roudou/index.html
5 ）厚生労働省：労災補償・労働保険徴収関係．労災補償関係．（各リーフレット参照）
　　https：//www.mhlw.go.jp/stf/seisakunitsuite/bunya/koyou_roudou/roudoukijun/gyousei/rousai/index.html
　　＊2024年11月13日アクセス

3　労働災害防止計画

1 労働災害防止計画の策定経緯[1]

　日本が高度経済成長期にあった昭和30年代後半から40年代前半は、年間6,000人以上が労働災害によって命を落としていた。そのため、労働省（現・厚生労働省）は、1958（昭和33）年度に第 1 次となる「労働災害防止計画」を定め、労働災害を減らすために計画的に取り組むこととし、その後もその時々の社会の状況やニーズを踏まえて 5 年ごとに新たな計画を策定し、労働災害の防止に取り組んできた。労働災害防止計画は、労働安全衛生法第 6 条に基づき厚生労働大臣が労働政策審議会の意見を聞いて策定し、5 年間で総合的かつ計画的に労働災害防止対策を推進しようというものである。労働災害防止計画に基づく取組みの結果、労働災害は大幅に減少してきたが、2022（令和 4 ）年に至ってもなお、労働災害で亡くなる人は年間700人を超えており、業務上のけがや病気のため 4 日以上休業した人は年間13万人を超えている。

　本稿執筆時点（2024（令和 6 ）年11月現在）は、2023（令和 5 ）年度から2027（令和 9 ）年度までを期間とする「第14次労働災害防止計画」（第14次防）[2]の期間に当たる。この直前の「第13次労働災害防止計画」（第13次防）における 5 年間の活動目標と実績（新型コロナウイルス感染症罹患によるものを除く）の比較では、死亡者数は 5 年で15％減を達成した（令和 4 年度の目標831人に対して同年度実績は710人で20.9％減）が、休業 4 日以上の死傷者数では 5 年で 5 ％減の目標を未達成だった（令和 4 年度の目標11万4,437人に対して同年度実績は13万2,355人で9.9％増）。中小事業者や第 3 次産業における安全衛生対策の取組みが必ずしも進んでおらず、また、60歳以上の労働者の割合が増加した影響により、死傷者数が増加したと解釈され、中高年齢の女性をはじめとして労働者の作業行動に伴う転倒等の労働災害が37％を占めることへの対策も必要とされた。これらを踏まえた第14次防の概要を以下に示す。

2 第14次労働災害防止計画の概要

第14次防では、労働安全衛生を取り巻く現状と施策の方向性を踏まえ、以下の項目を重点事項とし、重点事項ごとに具体的な取組みを推進するとされ、重点項目ごとの具体的取組みも以下のように示された。

（1）自発的に安全衛生対策に取り組むための意識啓発

  ア　安全衛生対策に取り組む事業者が社会的に評価される環境整備

  イ　労働災害情報の分析機能の強化及び分析結果の効果的な周知

  ウ　安全衛生対策における DX の推進

（2）労働者の作業行動に起因する労働災害防止対策の推進

（3）高年齢労働者の労働災害防止対策の推進

（4）多様な働き方への対応や外国人労働者等の労働災害防止対策の推進

（5）個人事業者等に対する安全衛生対策の推進

（6）業種別の労働災害防止対策の推進

  ア　陸上貨物運送業対策

  イ　建設業対策

  ウ　製造業対策

  エ　林業対策

（7）労働者の健康確保対策の推進

  ア　メンタルヘルス対策

  イ　過重労働対策

  ウ　産業保健活動の推進

（8）化学物質等による健康障害防止対策の推進

  ア　化学物質による健康障害防止対策

  イ　石綿、粉じんによる健康障害防止対策

  ウ　熱中症、騒音による健康障害防止対策

  エ　電離放射線による健康障害防止対策

第13次防でも掲げられていた働き方の多様化への対応や化学物質等による健康障害防止などの課題を引き継ぎつつ、現今の産業現場の特徴を踏まえ、新たに高年齢労働者や外国人労働者、個人事業者等の安全衛生対策が挙げられ、自発的・自律的管理や取組みの重要性が浮上してきたと言える。また、特に第14次防の大きな特徴として、アウトプット指標とアウトカム指標が用いられていることが挙げられる。詳細は割愛するが、事業者がアウトプット指標を達成した結果として期待される事項をアウトカム指標として定めたとのことであるが、これは仮定に基づく試算であり、アウトプット指標として掲げる事業者の取組みがアウトカムにつながっているかどうかを検証する必要があるとされている。

（宮本　俊明）

Ⅲ 産業保健における健康問題／課題

【文　献】

1）厚生労働省：職場のあんぜんサイト．労働災害防止計画．
　https://anzeninfo.mhlw.go.jp/yougo/yougo69_1.html
2）厚生労働省：第14次労働災害防止計画（令和5年3月）．
　https://www.mhlw.go.jp/content/11200000/001116307.pdf
　＊2024年11月13日アクセス

2 健康をめぐる状況

1 健康診断結果

1 定期健康診断報告の年次推移[1]

労働安全衛生法第66条により、事業者は定期的な健康診断(定期健康診断)の実施が義務付けられている。また、健康診断を実施した後、事業者は、労働安全衛生規則第52条に基づいて、定期健康診断結果報告を所轄労働基準監督署長に提出しなければならない。その結果は集計され、「定期健康診断結果報告」として厚生労働省から公開されている。

定期健康診断結果報告の1995(平成7)年から2023(令和5)年までを集計したものを表1に示す。表1の右端に示される有所見率とは、健康診断項目のいずれかが有所見となった者等の比率であり、その年次推移は単調増加傾向を示し、2008(平成20)年には有所見率が50%を超えている。その後も増加傾向は続き、2023年には58.9%となっている。2023年を見ると、項目別では、血中脂質の有所見率が最も高く31.2%、次いで、血圧が18.3%、肝機能検査が15.9%、血糖検査が13.1%の順である。

主な項目の有所見率の推移を図に示す。高脂血症については、1990(平成2)年以降急速に有所見率は上昇しており、2009(平成21)年以降はほぼ32～33%で推移している。血圧、血糖検査も有所見率は漸増傾向にあり、その他の肝機能検査、貧血検査、心電図検査、胸部X線検査の有所見率は1990(平成2)年以降漸増していたが、2010年以降、増加は鈍化している。これらの結果から、労働者の健康診断結果の悪化が示唆される。

しかし、労働安全衛生規則に基づく定期健康診断結果報告制度では、有所見の定義はされておらず、健康診断実施機関の判断に任せられていること、健康診断対象者の年齢等は考慮されていないこと、この報告の義務は常時50人以上の労働者を使用する事業者のみに課せられていることに留意する必要がある。すなわち、各種学会等のガイドラインや診断基準等の改正によって有所見の判断基準は変更されることがあること、集計では年齢等を考慮していないことから労働者の平均年齢や高齢者の就業率の上昇は考慮されていないこと、さらに労働者数が50人未満の小規模事業場の労働者、短時間のパートタイム労働者や個人事業主などの実態は反映されていないことについては考慮が必要である。

2 定期健康診断の実施状況[1,2]

労働者の就業形態には、正社員、契約社員、パートタイム労働者、派遣労働者、その他(不明)があり、その割合は、それぞれ72.3%、7.3%、18.3%、1.4%、0.7%である。定期健康診断の実施状況を表2に示す。

定期健康診断は、正社員の対象者のいる全事業場の95.7%で実施されている。労働者数が1,000人以上の事業場では96.7%で実施されており、労働者数が10～49人の小規模事業場であっても95.1%で実施されている。正社員と同様に健康診断の実施が義務付け

Ⅲ 産業保健における健康問題／課題

表1　定期健康診断実施結果

	聴力（1000Hz）	聴力（4000Hz）	胸部X線検査	喀痰検査	血圧	貧血検査	肝機能検査	血中脂質	血糖検査	尿検査（糖）	尿検査（蛋白）	心電図	有所見率
1995	4.7	9.9	2.4	0.7	8.8	5.8	12.7	20.0	—	3.5	2.7	8.1	36.4
1996	4.5	9.8	2.6	0.9	9.2	5.8	12.6	20.9	—	3.4	2.8	8.3	38.0
1997	4.4	9.7	2.7	1.1	9.3	6.0	13.1	22.0	—	3.4	3.0	8.3	39.5
1998	4.4	9.4	2.9	1.9	9.7	6.2	13.7	23.0	—	3.5	3.3	8.5	41.2
1999	4.2	9.3	3.1	1.4	9.9	6.2	13.8	24.7	7.9	3.3	3.2	8.7	42.9
2000	4.1	9.1	3.2	1.5	10.4	6.3	14.4	26.5	8.1	3.3	3.4	8.8	44.5
2001	4.1	9.1	3.3	1.3	11.1	6.6	15.3	28.2	8.3	3.3	3.4	8.8	46.2
2002	3.9	8.7	3.3	1.4	11.5	6.6	15.5	28.4	8.3	3.2	3.5	8.8	46.7
2003	3.8	8.5	3.4	1.6	11.9	6.5	15.4	29.1	8.3	5.1	3.2	8.9	47.3
2004	3.7	8.4	3.6	1.5	12.0	6.6	15.3	28.7	8.3	3.1	3.5	8.9	47.6
2005	3.7	8.2	3.7	1.5	12.3	6.7	15.6	29.4	8.3	3.1	3.5	9.1	48.4
2006	3.6	8.2	3.9	1.8	12.5	6.9	15.1	30.1	8.4	2.9	3.7	9.1	49.1
2007	3.6	8.1	4.0	2.0	12.7	7.0	15.1	30.8	8.4	2.8	4.0	9.2	49.9
2008	3.6	7.9	4.1	2.0	13.8	7.4	15.3	31.7	9.5	2.7	4.1	9.3	51.3
2009	3.6	7.9	4.2	1.8	14.2	7.6	15.5	32.6	10.0	2.7	4.2	9.7	52.3
2010	3.6	7.6	4.4	2.0	14.3	7.6	15.4	32.1	10.3	2.6	4.4	9.7	52.5
2011	3.6	7.7	4.3	1.7	14.5	7.6	15.6	32.2	10.4	2.7	4.2	9.7	52.7
2012	3.6	7.7	4.3	2.2	14.5	7.4	15.1	32.4	10.2	2.5	4.2	9.6	52.7
2013	3.6	7.6	4.2	1.9	14.7	7.5	14.8	32.6	10.2	2.5	4.2	9.7	53.0
2014	3.6	7.5	4.2	1.9	15.1	7.4	14.6	32.7	10.4	2.5	4.2	9.7	53.2
2015	3.5	7.4	4.2	1.8	15.2	7.6	14.7	32.6	10.9	2.5	4.3	9.8	53.6
2016	3.4[※1]	7.0[※1]	4.3[※1]	1.6[※1]	15.2[※1]	7.8	15.2[※1]	32.1[※1]	11.1[※1]	2.6[※1]	4.4[※1]	9.9	54.1[※1]
2017	3.5[※1]	6.9[※1]	4.3[※1]	1.7[※1]	15.4[※1]	7.8	15.3[※1]	31.8[※1]	11.4	2.8	4.6[※1]	9.9	54.4[※1]
2018	3.5[※1]	6.9[※1]	4.5[※1]	1.8[※1]	15.7[※1]	7.7	15.7[※1]	31.7[※1]	11.7	2.8	4.4[※1]	9.9	55.8[※1]
2019	3.5	6.9	4.6	1.6	16.2	7.7	15.9	32.0	11.9	2.9	4.4	10.0	57.0
2020	3.9	7.4	4.5	2.1	17.9	7.7	17.0	33.3	12.1	3.2	4.0	10.3	58.5
2021	3.9	7.3	4.5	2.1	17.8	8.0	16.6	33.0	12.5	3.4	3.8	10.5	58.7
2022	3.9	7.4	4.5	1.9	18.2	8.3	15.8	31.6	12.7	3.5	3.8	10.7	58.3
2023	3.8	7.2	4.6	2.3	18.3	8.6	15.9	31.2	13.1	3.6	3.8	10.7	58.9

※1　公表値を修正している。
※2　2022年分については、2022年10月の労働安全衛生規則の改正前後の有所見率を各期間で加重平均した推計値である。
　　（2022年有所見率）＝（2022年1〜9月の有所見率）×0.75＋（2022年10〜12月の有所見率）×0.25

（厚生労働省「定期健康診断結果報告（年次別）」を基に作成）

2 健康をめぐる状況

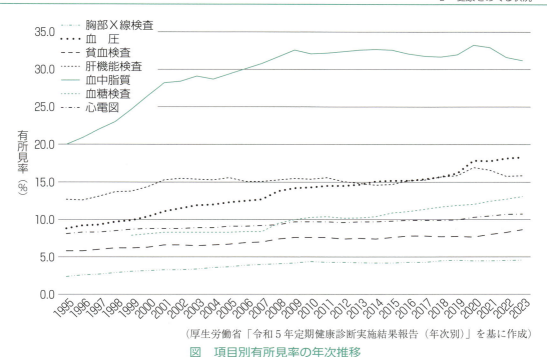

(厚生労働省「令和5年定期健康診断実施結果報告(年次別)」を基に作成)
図　項目別有所見率の年次推移

表2　事業場規模および雇用形態別過去1年間の一般健康診断を実施した事業場比率 (単位：%)

就業形態	1,000人以上	50〜999人	30〜499人	10〜299人	50〜99人	10〜49人	合計
正社員	96.7	97.1	98.1	99.5	98.7	95.1	95.7
契約社員	94.7	95.8	97.8	98.4	97.0	91.1	92.7
正社員の週所定労働時間の4分の3以上働くパートタイム労働者	95.0	96.6	97.6	97.6	95.7	88.6	90.1
正社員の週所定労働時間の2分の1以上4分の3未満働くパートタイム労働者	79.2	80.9	81.9	79.5	77.0	61.8	65.0
正社員の週所定労働時間の2分の1未満働くパートタイム労働者	53.3	59.3	60.1	62.6	61.6	40.5	44.6

(厚生労働省「令和3年労働安全衛生調査(実態調査)」を基に作成)

られている契約社員に対しては92.7%、正社員の週所定労働時間の4分の3以上働くパートタイム労働者に対しては90.1%と実施率は高いが、それ以下の労働時間のパートタイム労働者に対しては、65.0%および44.6%と実施率は低い。派遣労働者については、派遣元に定期健康診断実施が義務付けられている。

(大久保　靖司)

【文　献】
1) 厚生労働省：令和5年労働安全衛生調査(実態調査).
https://www.mhlw.go.jp/toukei/list/r05-46-50.html (2024年10月23日アクセス)

Ⅲ　産業保健における健康問題／課題

2　メンタルヘルスの状況

1　仕事や職業生活に関するストレス[1]

　仕事や職業生活に関するストレスの有無および内容の性・年齢階層別、就業形態別の労働者割合を表3に示す。「ストレスと感じる事柄あり」と回答した労働者は全体の82.2％であり、ストレスの内容としては、「仕事の量」が36.3％と最も多く、次いで「仕事の質」が27.1％、「対人関係」（ハラスメントを含む）は26.2％、「顧客、取引先等からのクレーム」は21.9％である。

　年齢階層別では、60歳以上で「ストレスと感じる事柄あり」との回答比率は男女とも低いことが特徴となっている。性別では、男性の方が「ストレスと感じる事柄あり」との回答の比率は高く、「仕事の量」「仕事の質」「顧客、取引先等からのクレーム」「役割・地位の変化等」「顧客等からのクレーム」や「会社の将来性」をストレスの内容として挙げる回答は多い。

　就業形態では、パートタイム労働者の「ストレスと感じる事柄あり」の回答比率が低い

表3　仕事や職業生活に関する強い不安、悩み、ストレスの有無
　　　および内容（主なもの3つ以内）別労働者割合　　　　　　　　（単位：％）

区　　分	ストレスと感じる事柄がある	ストレスの内容（主なもの3つ以内）							
		仕事の量	仕事の質	対人関係	役割・地位の変化等	顧客、取引先等からのクレーム	雇用の安定性	会社の将来性	その他の事柄
（年齢階級）									
20歳未満	21.1	14.9	5.1	33.3	7.3	11.8	2.9	7.1	30.8
20〜29歳	72.0	38.1	24.3	25.1	13.3	23.6	8.4	23.4	12.3
30〜39歳	86.0	34.7	28.4	31.8	22.4	24.3	6.7	26.8	10.6
40〜49歳	87.9	49.7	25.2	29.5	16.7	29.9	7.1	26.0	11.6
50〜59歳	86.2	31.9	27.2	26.4	13.4	29.8	12.7	17.7	16.7
60歳以上	64.8	38.3	37.0	41.4	6.5	10.7	17.6	9.4	14.6
（性）									
男	84.0	41.9	28.9	26.3	18.5	25.5	8.7	25.8	11.9
女	81.1	36.3	25.2	33.7	12.4	28.0	10.7	17.7	14.8
（就業形態）									
正社員	86.1	41.2	27.8	29.6	17.2	29.2	4.8	24.4	10.3
契約社員	79.8	32.7	21.8	32.2	15.3	14.1	38.2	14.6	22.1
パートタイム労働者	65.2	31.3	21.6	30.1	7.7	17.7	29.8	12.5	26.2
派遣労働者	83.5	25.7	35.1	26.8	9.9	6.6	31.7	2.9	33.8
令和4年　合計	**82.2**	**36.3**	**27.1**	**26.2**	**16.2**	**21.9**	**11.8**	**23.1**	**12.5**

（厚生労働省「令和5年労働安全衛生調査（実態調査）の概況」第17表を基に作成）

ことが特徴となっている。正社員と比較して、その他の就業形態では全般的にそれぞれの
ストレスの内容を挙げる回答の比率は低いが、「雇用の安定性」をストレスの内容とし
て挙げる回答の比率は高い。派遣労働者は、「ストレスと感じる事柄あり」の回答比率は
正社員に次いで高く、「仕事の量」の回答比率は低いが、「仕事の質」の回答比率は高く、
「顧客、取引先等からのクレーム」は正社員に次いで高く、「会社の将来性」等は低い等の
特徴が見られる。契約社員では、「対人関係」が高く、「雇用の安定性」が特徴的に高い。

2 メンタルヘルス不調による休業と退職[1]

　過去1年間におけるメンタルヘルス不調による連続1カ月以上の休業をした労働者の
割合は0.6％であり、退職者割合は0.2％である。事業場規模による大きな差異はなく前
者で0.3〜1.2％であり、後者で0.2〜0.3％である。事業場でみた場合、過去1年間にお
けるメンタルヘルス不調による連続1カ月以上の休業をした労働者がいた事業場は
10.4％、退職労働者がいた事業場は6.4％であり、事業場規模が大きいほど割合が高い。

3 ストレスチェック[1]

　ストレスチェックを実施した事業場は全体で63.1％であるが、事業場規模によってそ
の割合は異なり、労働者数30〜49人の58.1％から1,000人以上の99.9％と事業場規模が
大きくなるほどその割合は高くなっている。ストレスチェック結果の集団分析を実施し
た事業場は全体の72.2％であり、そのうちの80.2％が分析結果を活用している。
　集団分析結果の活用内容を表4に示す。最も多かったのは「残業時間削減、休暇取得に
向けた取組」の55.7％であり、以下「相談窓口の設置」38.9％、「上司・同僚に支援を求め
やすい環境の整備」37.1％、「衛生員会又は安全衛生委員会での審議」31.9％、である。

4 メンタルヘルス対策[1]

　メンタルヘルス対策に取り組む事業場割合は、63.8％であるが、事業場規模によって
その割合は異なり、労働者数10〜29人の56.6％から1,000人以上の100％と事業場規模が
大きくなるほどその割合は高くなっている。
　その取組内容（複数回答）で40％を超えるものは、「ストレスチェックの実施」65.0％、
「メンタル不調者に対する必要な配慮の実施」49.6％、「ストレスチェックの集団分析を含
めた職場環境の評価及び改善」48.7％、「メンタルヘルス相談体制の整備」50.7％である。
　ストレスの相談体制については、「ストレスを相談できる人がいる」と94.9％の労働
者が回答しており、その主な相談できる事業場内の相手（複数回答）は、「同僚」が64.9％、
「上司」が61.3％、「人事労務担当者」が9.9％、「産業医」が7.3％、「保健師又は看護師」
が2.7％である。しかし、実際に相談した相手（複数回答）は、「同僚」が60.0％、「上
司」が54.3％、「人事労務担当者」が6.1％、「産業医」が3.1％、「保健師又は看護師」
が1.3％であり、相談できる相手と実際に相談した相手には乖離がある。

（大久保　靖司）

Ⅲ 産業保健における健康問題／課題

表4 ストレスチェック結果の集団（部、課など）ごとの分析結果の活用の有無 および活用内容（複数回答）別事業所割合

（単位：%）

区　　分	分析結果の活用内容（複数回答）									
	業務配分の見直し	人員体制・組織の見直し	残業時間削減、休暇取得に向けた取組	職場の物理的環境の見直し	上司・同僚に支援を求めやすい環境の整備	相談窓口の設置	管理監督者向け又は労働者向け研修の実施	従業員参加型の職場環境改善、ワークショップの実施	衛生委員会又は安全衛生委員会での審議	その他
合　　計	34.1	30.2	55.7	18.8	37.1	38.9	23.9	6.0	31.9	3.7
1,000人以上	39.0	38.8	48.4	27.1	45.1	57.1	49.7	14.7	54.6	5.6
500～999人	32.5	35.6	49.1	23.8	35.9	43.7	29.9	6.0	46.9	5.2
300～499人	29.9	24.5	54.5	17.6	30.1	42.3	30.4	7.6	57.5	2.4
100～299人	29.6	27.3	50.1	16.9	29.3	46.8	25.0	7.8	49.7	3.8
50～ 99人	31.0	27.7	54.0	22.7	38.6	37.5	22.6	5.7	41.1	3.8
30～ 49人	28.9	29.1	56.3	19.0	36.6	47.6	29.2	7.1	30.1	2.4
10～ 29人	37.8	32.1	57.6	17.6	38.8	34.7	21.9	5.2	23.4	4.0

（厚生労働省「令和5年労働安全衛生調査（実態調査）の概況」第14表を基に作成）

【文　献】
1）厚生労働省：令和5年労働安全衛生調査（実態調査）.
https://www.mhlw.go.jp/toukei/list/r05-46-50.html（2024年10月22日アクセス）

3　生活習慣の状況

「国民健康・栄養調査」の結果[1,2]によれば、生活習慣の状況は以下の通りである。

1 食生活[1]の改善

　「関心はあるが改善するつもりはない」と回答した者の割合が最も高く、男性24.6%、女性25.0%である。BMIが普通および肥満の者でも、「関心はあるが改善するつもりはない」と回答した者の割合が最も高く、それぞれ男性26.8%、25.0%、女性25.0%、25.1%である。

　健康な食習慣の妨げとなる点は、「特にない」と回答した者の割合が35.3%と最も高く、次いで「仕事（家事・育児等）が忙しくて時間がないこと」と回答した者の割合が27.5%である。

食塩摂取量の平均値[2]は9.7gであり、男性10.5g、女性9.0gである。この10年間で減少傾向が認められる。

野菜摂取量の平均値[2]は270.3gであり、男性277.8g、女性263.9gであり、緩徐な減少傾向がみられる。

2 運動習慣[2]

1回30分以上の運動を週2回以上実施し、1年以上継続している運動習慣のある者の割合は、男性35.5%、女性31.5%である。年齢階級別にみると、その割合は、男性女性とも20歳代で最も低く、それぞれ18.9%、15.2%である。

3 睡　眠[2]

平均睡眠時間は6時間以上7時間未満の割合が最も高く、男性32.7%、女性36.2%である。6時間未満の者の割合は、男性37.0%、女性39.9%であり、性・年齢階級別にみると、男性の30～50歳代、女性の40～50歳代では40%を超えている。

4 飲酒および喫煙[2]

1日当たりの純アルコール摂取量が男性で40g以上、女性20g以上の者を生活習慣病のリスクを高める量を飲酒している者と定義しており、男性13.5%、女性9.0%が該当する。2010（平成22）年以降、男性で有意な増減はなく、女性では有意に増加している。年齢階級別にみると、その割合は男性で50歳代、女性では40歳代が最も高く、それぞれ20.0%、16.5%である。

現在習慣的に喫煙している者の割合は14.8%で、男性24.8%、女性6.2%であり、喫煙者のうちたばこをやめたいと思う者の割合は全体で25.0%、男性21.7%、女性36.1%である。

（大久保　靖司）

【文　献】

1）厚生労働省：令和元年「国民健康・栄養調査」の結果.
　　https://www.mhlw.go.jp/stf/newpage_14156.html
2）厚生労働省：令和4年「国民健康・栄養調査」の結果.
　　https://www.mhlw.go.jp/stf/newpage_42694.html
　　＊2024年10月22日アクセス

4　その他

1 糖尿病、高血圧、高脂血症の状況[1]

ヘモグロビンＡ１ｃが6.5%以上または糖尿病で治療中の者の割合は男性18.1%、女性9.1%であり、この10年間で有意な増減はみられない。年齢階層別では年齢が高い層でその割合が高い。

収縮期血圧が140mmHg 以上の者の割合は、男性28.9％、女性21.1％である。血清総コレステロール値が240mg/dL 以上の者の割合は、男性13.4％、女性24.8％であり、男性女性共に増加傾向にある。

2 治療と仕事の両立への取組み[2]

厚生労働省の「令和5年労働安全衛生調査」によれば、がん、精神障害等の私傷病を抱えた労働者が治療と仕事を両立できるような取組みを行っている事業場の割合は29.9％にとどまるが、事業場規模によって異なり、10～29人の事業場では27.6％であるが、1,000人以上の事業場では75.0％と、事業場の規模が大きいほどその割合は高い。

3 働き方改革と健康

2018（平成30）年に法整備がされた働き方改革は、多様で柔軟な働き方、公正な待遇確保を目的としたものであり、時間外労働の上限の設定、勤務間インターバル制度、産業保健活動の強化、不合理な待遇差の解消を柱としている。過重労働対策を強化する一方で、両立支援の強化、在宅勤務等の推進、セカンドキャリアや高齢者の活用、外国人労働者の受入れなどにより、労働力を確保することを推進するものである。

しかし、65歳を超える高齢者では持病のある労働者の比率が大きくなり、特にがん等の罹患リスクが高まること、認知症のリスクが高まること、健康状態の個体差が大きくなるため健康を評価するための健康診断項目の追加や個別対応が必要となることなどを考慮する必要がある。外国人労働者に対しては、過去の健康診断や健康教育等の受診状況が不明であること、輸入感染症等への対応が必要なこと等を考慮する必要がある。多様な働き方への対応では、健康診断、健康教育、健康管理をリモートで実施すること等が必要となる。

労働安全衛生法に基づく健康診断その他の健康管理は、いわゆる生産年齢（15歳以上65歳未満）の国民を対象として設計されたものであり、高年齢労働者、外国人労働者、病気を抱えた労働者等を対象とするには、不適合な点がある。対象となる労働者の集団の疾病構造、健康特性、文化・慣習等を考慮して健康管理業務を設計する必要があるため、これらの要因の把握に努めることが求められる。

（大久保　靖司）

【文　献】
1）厚生労働省：令和4年「国民健康・栄養調査」の結果.
　　https://www.mhlw.go.jp/stf/newpage_42694.html
2）厚生労働省：令和5年労働安全衛生調査（実態調査）結果の概要.
　　https://www.mhlw.go.jp/toukei/list/r05-46-50b.html
　　＊2024年10月22日アクセス

3 職業性疾病と作業関連疾患

1 職業性疾病と作業関連疾患

1 産業保健スタッフにとっての位置付け

　作業関連性の強い、職業性疾病と作業関連疾患は産業保健スタッフにとって優先的に取り組むべき疾患である。産業保健看護職を含め、産業保健スタッフは、各事業場で限られた人数で活動しており、医療の専門家として健康管理業務全般を幅広く担当する。そのような状況下では、優先順位をつけてより重要な事項から取り組む姿勢が大切である。

　図1に職場の安全健康衛生に関する職務優先順位を示す。これには、仕事との関連性の強さ（作業関連性）と危険度の2つの軸がある。過重労働対策と安全は職場に直結して命に関わる特に重要な項目である。有害作業管理は職場との関連性は強いが危険有害性の程度はさまざまである。メンタルヘルスは原因が職場からプライベートに至るものまであり幅が広い。産業保健スタッフは、これらのコアの業務を重視して取り組むべきである。健康診断は法律で決められているという点ではしっかりと行うべきである。生活習慣改善指導は本人がその気にならなければ難しく、取り組む価値はあるものの優先順位は低い。

2 職業性疾病

　業務上疾病とも言われる。特定の業務や職業に従事することで有害因子にばく露して発症する病気で、作業に伴う有害因子がその疾病の唯一の原因である。粉じん作業に伴うじん肺、重筋作業に起因した腰痛、印刷会社で多発した胆管がんなどが代表例で、労

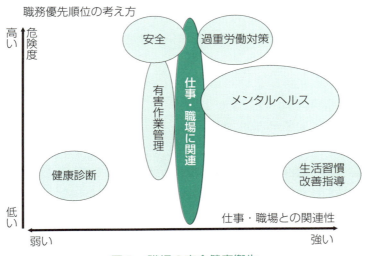

図1　職場の安全健康衛生

災保険給付の対象となる。有害要因と発症との因果関係が重要で、職業性疾病として認定される要件は、①労働の場に有害因子が存在していること、②健康障害を引き起こすほどに有害因子にばく露したこと、③発症の経過や病態において相応の因果関係が認められること、の3つである。業務中に発生することもあるが、じん肺や悪性腫瘍はその業務から離れてから発生することがあるので、退職後も健康管理手帳によるフォローが必要となる。職業性疾病は労働基準法施行規則では以下の9つに分類されている。

1）業務上の負傷に起因する疾病

2）物理的因子による疾病（潜水病、騒音による難聴など）

3）身体に過度の負担のかかる作業態様に起因する疾病（腰痛、腱鞘炎など）

4）化学物質等による疾病（化学物質に起因する呼吸器疾患・皮膚疾患、酸素欠乏症など）

5）粉じんを飛散する場所における業務によるじん肺症またはじん肺と合併した疾病

6）細菌、ウイルス等の病原体による疾病

7）がん原性物質もしくはがん原性因子またはがん原性工程における業務による疾病

8）長期間にわたる長時間労働など

9）心理的負荷のかかる労働

労働災害と職業性疾病との違いは、労働災害は突発的な事故によって起こるものである。健康障害は継続的な影響によるもので職業性疾病に当たり、継続的な刺激によって徐々に悪化・発症するため、気付かないうちに重症化していることもある。予防が大切であるが、発生した場合には、病気と仕事あるいは職場との関係を推察して、再発や拡大防止に努めなければならない。

3 作業関連疾患

世界保健機関（WHO）が1976年の総会で提唱した概念で、その後委員会が組織され、1985年に出された報告書には「高血圧、運動系障害、慢性非特異性呼吸器疾患、胃・十二指腸潰瘍、行動異常が疫学調査によって関連性が示され、作業関連と考えられる」とある。また「作業関連性は、多くの職業において労働者の健康の保持と増進に携わる保健担当者にとって基本的重要性を持つものである」と表記され、産業保健スタッフにとってはまず取り組むべき疾病と言える。関連性の強さから、以下の3つに分けられる。

1）作業時に疾病原因が作用して生じる

2）作業による有害因子が発症に関与する

3）作業に伴う因子によって増悪する

作業関連疾患は、事業者に課せられた安全配慮義務の対象で、職場や仕事が原因で労働者が健康障害を起こさないように事業者は配慮しなければならない。一方で、作業関連疾患以外は私傷病であり、こちらは自己保健義務の範疇で、本人が労働契約上の本旨履行（労務の提供）のために自身の健康を維持することが求められる。作業関連疾患は、職業性疾病ほど業務や職場との因果関係は強くないものの、多くの疾患が含まれる（図2）。

114

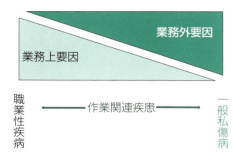

図2　職業性疾病、作業関連疾患、一般私傷病の位置付け

4 職場における有害要因

　職業性疾病あるいは作業関連疾患は、仕事や職場に関連した有害要因が人体に作用して発生する。それぞれの要因と引き起こされる健康障害等を表1にまとめた。実に多くの職場・仕事因子が健康障害の要因となる。特に重要と考えられる事項を以下に説明する。

❶ 化学物質

　産業現場で日常的に使用される化学物質は約7万種で、そのほとんどは有害性の評価が不十分である。化学物質は、これまでの個々の物質に対して管理方法や健康診断項目などが細かく定められた個別管理から、事業者がリスクを評価して対策を施す「自律的管理」への移行が進んでいる。2022（令和4）年から2024（令和6）年にかけて新たな化学物質規制項目が施行され、化学物質を取り扱う職場では、化学物質管理者や保護具着用管理責任者の選任が義務となった。自律的管理においては事業者がその責任を認識し、また労働者本人が自覚して自主的に取り組むことが求められる。これまで個別管理に慣れ親しんできた事業者や労働者にとって、なじみの薄い手法であり、職場に浸透して根付くまでに健康障害の発生が懸念される。産業保健スタッフはその点を意識して、自律的管理への取組みを支援する。

❷ 職業がん

　発がん性は、多くの物質で確認されている。石綿による中皮腫などの健康障害は、今後もなお発生が続くと予想されている。また印刷会社における胆管がんの多発はまだ記憶に新しい。命に関わるものは、最重要という位置付けである。発がん性のある物質の長期ばく露によって多くの種類のがんが誘発される。また最近では夜勤・交替制勤務によって、乳がんや前立腺がんのリスクが高まるという報告が出ている[1,2]。各種物質の発がん性にはアメリカの国際がん研究機関（IARC：International Agency for Research on Cancer）や公益社団法人日本産業衛生学会が評価勧告を行っている[3]。がんはその有害要因の作用から相当な時間が経過してから発症することが特徴である。

Ⅲ　産業保健における健康問題／課題

表1　職場における有害要因

分　類	具　体　例	症状、疾患、障害	備　考
物理的要因	温度、湿度、気圧、照度、赤紫外線、電離放射線、レーザー光線、騒音、振動	熱中症、熱傷、凍傷、潜水病、高山病、難聴、白蠟病、皮膚疾患、眼疾患、末梢神経障害、造血器疾患	因果関係が明確なケースが多く、特有の病態、症状を呈する。熱中症は職業性疾病の代表である
酸素欠乏	密閉空間（タンク内、船倉、マンホール）で酸素が消費され、あるいは別のガスに置換され起こる	呼吸数増加、頭痛、耳鳴り、頻脈、嘔気・嘔吐、チアノーゼ、幻覚、意識障害	高度の酸欠状態では瞬時に意識を失い、死に至る。1回の呼吸でも危険。助けに入って被災する二次災害防止も重要
粉じん・鉱物	各種粉じん、石綿、水銀、マンガン、カドミウム、ニッケル、鉛、コバルト、亜鉛	じん肺、神経障害、呼吸器障害、皮膚障害、貧血、骨折、悪性腫瘍	じん肺は粉じんの成分や大きさ、形状によって毒性が異なり、肺に不可逆的な繊維化が起こる。長期間のフォローが必要
化学的要因	有機溶剤をはじめとする各種化学物質、極めて多数	急性中毒、神経障害、呼吸器障害、造血器障害（貧血）、肝機能障害、悪性腫瘍、皮膚障害、眼疾患、催奇形性	日常使用される化学物質約7万種の多くは有害性が不明。化合物や複合的影響なども留意が必要。個別管理から自律管理へ移行する
生物学的要因	ウイルス、細菌、蚊、蜂	新型コロナウイルス感染症、新型インフルエンザ、ブルセラ症、ワイル病、結核、刺虫症	感染症パンデミックにおいては事業継続計画（BCP）に関わることが求められる
身体負荷	重筋労働、不自然な姿勢など肉体に過度な負担が持続的にかかる作業	腰痛、頸肩腕障害、その他筋肉・腱・骨・関節・神経の疾患、内臓脱	作業を人に合わせるという、人間工学的な評価と改善が大切。腰痛は業務上疾病の約7割を占める
情報機器作業	パソコン、スマートフォン、タブレット、監視業務	眼精疲労、ドライアイ、腰痛、頸肩腕障害、腱鞘炎、睡眠障害、慢性疲労	以前はVDT作業と言われた
シフト勤務	交代制勤務、深夜業	睡眠障害、胃腸障害、循環器疾患、乳がん、前立腺がん	体内の日内リズムの乱れから健康障害が発生
過重労働	長時間残業、出張、不規則な勤務、拘束時間の長い勤務	脳・心臓疾患、メンタルヘルス不調（うつ病など）、過労死・過労自殺	2001年過労死等の判定基準が示された。2019年の労働基準法の改正により残業時間の上限が定められた
心理的ストレス	人間関係、パワハラ、仕事の荷重負荷、突発的な事故	メンタルヘルス不調（うつ病など）、適応障害、脳・心臓疾患、ストレス関連疾患（胃腸障害、心身症）	精神障害の労災認定には判定基準が設けられている（1999年策定、2023年改訂）。仕事要因への対策、職場支援の充実が重要

❸　生物学的要因

　2020（令和2）年からの新型コロナウイルス感染症のパンデミックは産業現場に大きな影響をもたらし、産業保健スタッフの重要性が改めて認識された。感染症のパンデミックという非常事態においては従業員の安全健康を守りつつ、事業継続計画（BCP）を策定することが何よりも重要である。産業保健スタッフは医療の専門家としてここに参画

して、信頼できる情報を基に臨機応変に対応することが求められる。

❹ メンタルヘルス不調

仕事の効率化から労働負荷が増大してメンタルヘルス不調に陥る労働者が後を絶たない。職場のメンタルヘルス対策は事例対応と予防策が二本柱である。特に事例対応は医学的な知識や経験が大切で、作業関連疾患の中でも職場のニーズが高く、産業保健スタッフとして優先順位の高い業務の一つである。一方の予防策は、コミュニケーションのとれる働きやすい職場づくり（一次予防）、早期発見と適切な対処により休まないで働き続けられるようにする（二次予防）、休んでしまった場合も適切に復職支援して再発を防止する（三次予防）があり、教育などを計画的・継続的に行うことが大切である。

❺ 過労死・過労自殺

長時間労働あるいは心理的・肉体的過重負荷から脳出血や心筋梗塞などの疾病を発症し、永久に労務不能となった状態が過労死である。過労自殺は心理的要因等によって自殺に追い込まれた場合で、一般的には過労死等の中に含まれる。長時間労働の健康への影響は、残業が月40～50時間を超えると疾病リスクが高まる可能性があり、月に80時間を超えるとその危険性がより高くなる。2019（平成31）年の労働基準法の改正によって残業時間の上限設定がなされ、1カ月に100時間を超える残業は法律違反となった。

5 職業性疾病・作業関連疾患への対策

産業現場で取り組むのは予防である。職場環境や業務を、職業性疾病あるいは作業関連疾患を念頭に、評価（リスクアセスメント）して、できるだけリスクを下げるように努める。また新しく機械や作業、物質を導入するに当たっては、健康障害を事前に予測した上で予防策を立てることも忘れてはならない。対策の基本は、労働衛生の3管理の視点を持って、作業環境管理、作業管理、健康管理の順番で取り組む。作業環境管理が重要で、発生源対策を優先させる。職業性疾病も作業関連疾患も有害要因にばく露しなければ発生しない。作業管理としては、作業時間の短縮や作業場所の隔離でばく露を少なくする。最後が健康管理で、必要に応じて適切な保護具の着用や健康診断を実施する。また同じ職場で同種類の疾病（健康障害）が発生した場合は、作業関連疾患の可能性を視野に入れて原因を調査し、作業関連性があると判断された場合には予防策を立てる。以下に、職業性疾病・作業関連疾患対策に当たっての産業保健スタッフとして持っておくべき心構えを示す。

❶ 現場を重視する

産業現場あっての産業保健スタッフである。職場や仕事に関連した健康障害を防ぐことの重要性を理解した上で、職場や仕事内容を意識して労働者の健康支援を行う。定期的あるいは必要に応じて職場へ出向いて医療の専門家としての視点で観察し、リスクを評価する。また必要なアドバイスを行う。

Ⅲ 産業保健における健康問題／課題

❷ 事業者、労働者に自覚を持たせる

実際に有害因子にさらされて、職業性疾病あるいは作業関連疾患に罹患するのは現場で働く労働者である。よって作業あるいは物質の危険有害性を理解して対策を立てるべきは労働者本人である。またそれらを防止する義務を負い疾病が発生した場合、責任をとるのは事業者である。主役は労働者であり事業者であるという意識が大切で、産業保健スタッフはその取組みや活動を支援する立場にある。安全衛生委員会などの機会に自覚を持たせるように教育を行うことも大切である。

❸ 信頼関係を築く

職場の問題点などの情報が遅滞なく手元に届くことが重要である。同じ疾病が多数発生した場合には、職場要因の関与が推測されるが、それらの情報はプライバシー保護もあって表に出ないこともあり得る。また情報が速やかに産業保健スタッフへ伝わらないことも懸念される。何よりも信頼関係が大切で、何かあったら報告・相談してもらえるような身近な存在になるように心掛ける。そしてその職場に長く関わることで信頼が得られる。

❹ チームで機能する

産業保健看護職には、期待される業務が増えており、産業医、衛生管理者、人事労務担当者、労働組合などと役割分担し、連携・協力して取り組むようにする。特に産業医との連携は大切で、法律上、権限・責任があるのは産業医である。産業医にうまく働いてもらうようにするのも産業保健看護職の腕の見せどころである。

❺ 健康意識を高める

がんの予防には禁煙が大切であり、脳血管障害の予防には食習慣や運動習慣の改善が有意義である。さらにストレス対策として睡眠や運動なども重要である。作業関連疾患の中には、その発症に生活習慣が関与しているものもあり、日頃の健康管理活動が予防につながる。労働者一人一人に、自分の健康は自分で守るという心構えを持ってもらうように職場風土を醸成することも予防につながる。

6 最後に

産業保健スタッフは、労働者の健康の保持増進を通して企業経営に貢献する役割を持つ。健康経営がブームとなっているが、職業性疾病、作業関連疾患は安全配慮義務の対象でもあり、事業者にその防止義務が課せられている。産業保健看護職の本領は仕事、職場要因を十分に加味した上で労働者の健康支援を行うことである。職業性疾病、作業関連疾患に取り組む意義を認識して、日々の業務に当たることが大切である。

（斉藤　政彦）

3　職業性疾病と作業関連疾患

【文　献】
1 ）一般社団法人日本乳癌学会：乳癌診療ガイドライン2022年版．疫学・診断編．BQ 9　夜間勤務は乳癌発症リスクを増加させるか？．
　　https://jbcs.xsrv.jp/guideline/2022/e_index/（2024年 9 月25日アクセス）
2 ）久保達彦，小笹晃太郎，渡邊能行，鷲尾昌一，森満，玉腰暁子．交替性勤務と前立腺癌罹患リスクの大規模コホート研究：JACC Study．産衛誌．2005；47（臨増）：375．
3 ）日本産業衛生学会．許容濃度等の勧告（2023年度）．Ⅲ　発がん性分類．産衛誌．2023；65（5）：277-284．

2　物理的、化学的、生物学的要因による健康への影響

　人間を含めて生命は、環境との相互作用の中で生きている。環境には生物学的環境と非生物学的環境があり、非生物学的環境の中に、物理的環境と化学的環境がある。健康障害は、本人の持つ遺伝子によって規定される個体要因に、生活習慣や、職場、地域、家庭などの環境因子が影響してさまざまな疾病として現れる。人体には、生命維持のために体内の環境を一定に保とうとする恒常性維持機能（ホメオスタシス）が存在する。この能力を超えた環境要因にさらされることで健康障害が発生し、時に命の危険すら生じる。健康障害を予防するには有害要因へのばく露をできるだけ少なくすることが大切で、物理的、化学的、生物学的、それぞれの要因をリスク評価した上で健康障害の予防に努める。

1　物理的要因

　「有害な物理的エネルギーが労働者の健康に影響を与えるもの」と定義される。気温、湿度、気流、輻射熱、気圧、照度、騒音、超音波、振動、レーザー光線、電離放射線、赤外線、紫外線などがある。人間の感覚器で感知できるものと、できないものがある。
　感知可能な要因は、人体に悪影響を及ぼすレベルになると不快と感じて、人はそれを避ける行動に出る。また、不快という感覚は、ストレッサーとして健康障害の原因となる。快・不快には個人差がある。例えば音要因については、特定の人にとっては心地よい音楽でも、別の人にとっては不快、すなわち騒音と感じることもある。一方、感知できない要因は、気付かないうちにばく露し、健康障害が発生・進展してしまう危険性がある。物理的要因によって引き起こされる健康障害は多岐にわたり、多くの種類の臓器・組織障害が発生し得る。さらに、複合的に作用することで人体への影響を与えることもある。例えば熱中症は、気温が最も大きな因子であるが、湿度や気流、輻射熱などが総合的に作用することで発症する。物理的要因は、測定できる場合には測定し、その結果を労働者が知った上で対策を立てることが重要である。

2　化学的要因

　有害物質の化学的性質が、労働者の健康障害を引き起こす場合を言う。化学物質の中には、自然界に存在するものもあれば、人類が作り出したものもある。さらには、二酸化炭素やメタンなど、人類の活動によって増加するものもある。また、喫煙のように複

119

合的な物質が人体へ影響する場合もある。

　主な吸収経路には、経口、経気道、経皮がある。物質の特性、すなわち気体、液体、固体などの性状や、水溶性、脂溶性などの性質によって経路が異なる。また、毒性には臓器特異性があり、物質ごとで影響を強く受ける臓器・組織が存在する（標的臓器・組織）。さらに、その物質そのものによってもたらされる毒性と、体内で変化した代謝物による毒性、化合物や混合物が相互作用することによって引き起こされる健康障害もあって、複雑多岐で思わぬ障害が発生することもある。

　化学的要因は、濃度依存性に有害性が増す場合と、感作性物質のように少量でも免疫反応等を介して有害性を示す場合がある。日常産業現場で使用されている化学物質は約7万種で、その多くは有害性が特定されていない。よって化学物質は基本有害であるという認識の下、換気や保護具によって可能な限りばく露を避ける対策をとる。

3 生物学的要因

　広義には、エネルギー源や栄養源のほとんどが生物由来であることから食べ物も生物学的要因に含まれる。また直接有害性を示す要因としては、動物による襲撃や咬傷、爬虫類や魚類、昆虫などの毒素による健康障害、キノコや野草などによる食中毒などがある。

　狭義の生物学的要因として産業現場で問題となるのは、細菌やウイルスによる感染症である。病原体が体内に侵入することによって、あるいは病原体の出す毒素によって健康障害が引き起こされる。生物学的要因が健康障害を引き起こす病原体となるか、無害な形で共存するかは、寄生する側と宿主との関係性によって決まる。そこには直接的に障害する場合もあれば、免疫反応などを介して病原性を示すものもある。症状や障害は、病原体によってさまざまである。細菌やウイルスなどは目に見えず、対策が難しい。しかも感染による伝播のリスクから本人だけでなく、周囲への影響も考慮しなければならない。予防は、感染予防行動（マスク、手洗い、消毒など）とワクチン接種がある。

　2020（令和2）年からパンデミックを起こした新型コロナウイルス感染症は、日常生活だけでなく労働環境へも大きな影響をもたらした。感染症は、国際展開をしている企業では、たとえ流行が海外にとどまっている段階でも影響は免れず、対策が必要となる。さらにパンデミックが起これば、企業等の存続そのものに関わる。日頃から慌てないように、事業継続計画（BCP）を備えておく必要がある。

4 作業環境測定

　職場でばく露する健康障害要因に関して測定可能な因子は、測定してその危険性を認識し、低減策をとることが求められる。労働安全衛生法第65条第1項の測定義務が課せられている職場は、同法施行令第21条に示された10職場である（表2）。さらに、法律で定められていなくても、新規の設備や原材料を採用した場合や、健康診断の結果等から特定の労働者のばく露状況を検討する必要性が生じた場合なども、環境測定を実施す

表2　作業環境測定を行うべき作業場

① 土石、岩石、鉱物、金属または炭素の粉じんを著しく発散する屋内作業場
② 暑熱、寒冷または多湿の屋内作業場
③ 著しい騒音を発する屋内作業場
④ 坑内の作業場で一定のもの
⑤ 中央管理式の空気調和設備を設けている建築物の室で事務所の用に供されるもの
⑥ 放射線業務を行う作業場
⑦ 特定化学物質（第1類物質および第2類物質）を製造し、または取り扱う屋内作業場等および石綿等を取り扱い、または試験研究のために製造する屋内作業場
⑧ 一定の鉛業務を行う屋内作業場
⑨ 酸素欠乏危険作業場所において作業を行う場合の当該作業場
⑩ 有機溶剤（第1類有機溶剤等および第2類有機溶剤）を製造し、または取り扱う屋内作業場
　作業環境測定は、専門家である作業環境測定士がデザインして、A測定、B測定（場合によってはC測定、D測定）を行い、結果を統計処理して、管理濃度と比較して管理区分に分ける。管理区分2、3の場合は原因を究明して改善策をとることが求められる。

(労働安全衛生法施行令第21条を基に作成)

べきである。測定結果はそこで働く労働者がその結果を知ってリスクを回避し、低減に向けて自らが取り組むといった環境改善につなげることが大切である。改善した結果として再測定を行い、問題ないことを確認する。

　労働の場における健康障害要因は実に多く、引き起こされる健康障害は多岐にわたり、個人差も大きい。日頃から有害要因を認識して排除する姿勢が大切である。産業保健看護職は産業医と共に、職場における数少ない医療専門家として健康障害の予防に活躍することが期待される。ただし、実際に取り組むのは企業組織である点を理解して、正確で利用可能な情報提供を心がけ、企業や職場が取り組む際にアドバイザーとして関与する。

(斉藤　政彦)

3　各種労働環境により引き起こされる健康問題

　労働環境と一口に言っても幅広く、狭義には作業環境（職場環境）で、物理的・化学的・生物学的作業環境がある。一方で、広義には労働時間や通勤条件、人間関係、さらには作業通路や作業スペース、作業着、使用する機械や工具なども含まれる。

　労働環境は近年、テレワークの浸透に伴って多様化が急速に進行している。これまでの、会社や工場など特定の場所（職場）で机の前に座って仕事をする、あるいはラインに入って作業をするという概念が崩れ、自宅を含め、さまざまな環境で働く人が増えてきた。これによって、労働環境と個人の生活環境との区別が曖昧になりつつある。労働環境の多様化は今後、働き方の多様化と並行してさらに進み、人工知能（AI）やロボットの進歩によって複雑化が予測される。仮想空間（メタバース）内での労働、というのもフィクションでなくなりつつある[1]。健康問題も直接的な影響による障害から、環境がストレッサーとなって間接的に引き起こされる場合もある。同時に、発生した健康障

Ⅲ 産業保健における健康問題／課題

害が、労働環境によるものか、あるいはそれ以外の因子によるのかの区別が難しくなる。

　健康障害は人間の生命の適応能力を超えた場合に発生するが、生命には順応という機能がある。これには熱中症における熱順応のように健康障害が起こりにくくなる面もあれば、感覚鈍麻によって気付かないうちに健康障害が発生・進行するという面もある。特に騒音や臭気は慣れることにより異常との認識が薄れ、健康障害の危険が見過ごされてしまう。

1 物理的労働環境

　幅広い労働環境のうち、産業保健看護職にとって知っておいた方がよいと思われる代表的な物理的労働環境について解説する。

❶ 温度環境

　人間が生存可能な温度の範囲は限られ、快適な温度となると、さらに幅が狭い。人間は家屋という外界から隔離された空間で生活し、また冷暖房装置や衣類による調節によって快適な環境を得た。その結果、本来なら生きられないような温度の場所でも生存が可能となった。労働環境も快適性を目標に努力した結果、大きく改善されている。ただし、取り扱う物質や機械によっては、暑い・寒いなど過酷な環境下での作業を強いられる労働者もいる。さらに屋外での作業は、気温や天気などの気候に大きく左右される。

　温度による健康障害は、熱傷や凍傷など局所の組織障害から、熱中症、低体温症などの全身的な影響まである。さらにストレッサーとして、自律神経を介して循環器疾患などの原因となる。代表的な職業病である熱中症は、毎年、労働災害として報告されている。

　地球温暖化の影響から夏場の気温が上昇し、特に屋外作業での危険性が高まっている。リスク評価として湿度や輻射熱の影響を含めた湿球黒球温度指標（Wet Bulb Globe Temperature index）が測定される。測定してリスクを見える化し、休憩や水分補給など、労働条件に応じた対策をとる。

❷ 音環境

　強烈な騒音ばく露によって、一過性に聴力損失が起こる。それが繰り返されたり、持続的に高い騒音レベルにさらされたりすることで、内耳が変性して騒音性難聴が生じる。感音性難聴で聴力検査では c⁵dip と言われ、オージオグラム上で4000Hz を中心に聴力低下が起こる。聴力は一度障害されると回復は難しいため予防が大切である。ただし、生じた感音性難聴が、作業環境によるものか、個人的な騒音ばく露によるものか、加齢に伴うものかの判別は難しい。

❸ 照　度

　人は多くの情報を視覚を通して取得するため、視環境としての照度は重要である。事務所衛生基準規則には、一般的な事務作業は300ルクス以上、付随的な事務作業は150ル

クス以上とある。視力は個人差が大きく、特に年齢による衰えが課題である。照度は眼精疲労などの症状を引き起こす素因となると同時に、作業効率や安全にも関わる。快適かつ安全に仕事ができるように照明などを整備する。

❹ 気圧、水圧

潜水作業に際して発生する潜水病が代表例である。高圧による障害は高圧状態そのものによる障害と、減圧する際に発生する減圧症がある。高圧状態は、加圧による組織障害や、気体溶解度の増大に伴い溶解成分が高濃度となって中毒の危険性が増す。また減圧症は、ガス成分が溶解度の急激な減少に伴って体内で気化して血液の流れが障害されて発生する。特に窒素の血管内気泡化によって塞栓が起こり、脳卒中を発症して時に致命的となる。

❺ 電離放射線

エックス線、ガンマ線、粒子線などがある。自然界にも存在し、通常感知できず容易に体内へ浸透して各種の障害を起こす。放射線の種類や強さによって障害される臓器や組織が異なる。医療的には放射性同位元素による体内被ばくの問題もある。遺伝子にまでにダメージをもたらすことから、発がん性や生殖機能障害など問題は深刻である。対策としては、発生源を鉛を含んだ壁でできた部屋や容器で隔離して外部に漏れないようにすることが基本で、やむを得ずばく露する場合には、防護着や手袋、ゴーグルを着用する。また、フィルムバッジをつけて個人の被ばく量を測定することで、健康障害を防止する。

❻ 振　動

振動による健康影響は、局所振動によるものと、全身振動によるものに分けられる。局所振動では、チェーンソーや削岩機などの振動工具による手指振動が問題で、重篤な場合は、手指の血流障害からレイノー現象と呼ばれる境界明瞭な白化が寒冷刺激によって誘発される。全身振動は自動車、鉄道、飛行機、クレーンやフォークリフトなどの産業機械、ブルドーザーやショベルカーなどの建設機械に乗務することでさらされる。健康障害としては、腰痛や胃腸障害がある。

2 対　策

不適切な労働環境は人体への負荷が大きく、健康障害の原因となるばかりか、安全や作業効率にも大きく影響する。これは労働者の能力や意思とは関係なく作用する。よって、より働きやすい環境にすることは経営面でも価値が高い。まず、感覚器官によって感知できる環境要因は、自分にとって快適となるように調整・整備することが大切である。温度や照度、騒音などは容易に測定可能で、その結果を基に、年齢差や快・不快の個人差を考慮して関係者が話し合って改善を進めていく。法律に示されている数値は目安や最低限守るべき指標であり、より快適で安全な環境へ向けて労働者本人が取り組む。

企業等はそれを支援し、産業保健看護職は専門家としての立場からアドバイスをする。

　対策の順番であるが、作業環境に問題がなければ健康障害は発生しない。よって、まず作業環境管理に取り組む。発生源対策を心がけ、有害要因が発生しないようにする。リモート操作やロボットの導入などによって、労働者がばく露しないようにするのもよい。次に作業管理として作業時間を短縮したり、交代で担当して１人当たりのばく露時間を短くする。最後は健康管理で、定期の特殊健康診断、突発的な事故の際の臨時健康診断などを行い、適切な保護具を着用する。

　労働環境は、今後ますます多様化が進む。その中では自己管理がより重要となる。労働環境中に潜む健康障害因子を自ら発見して対策をとることで健康障害を防止し、健康で働きやすい環境を目指して努力することが大切である。

（斉藤　政彦）

【文　献】
１）公益社団法人産業衛生学会．新しい時代の働き方と産業保健—持続可能な社会を目指して—．第95回日本産業衛生学会 メインシンポジウム１．産衛誌．2022；64（臨増）：117-120.

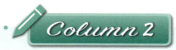

新型コロナウイルス感染症のパンデミックと生活習慣病対策（ヘルスリテラシーの重要性）

　2020（令和2）年から2023年まで足掛け4年にわたる新型コロナウイルス感染症のパンデミックは人々の暮らしにさまざまな影響をもたらした。労働環境もテレワークが急速に普及するなど、大きな変化が起こっている。

　テレワークは、働き方改革の一環として以前から推奨されてきたが、新型コロナウイルス感染症のパンデミックによって感染防止を目的にステイホームが強調されて、一気に普及が進んだ。また、仕事のやり方も、対面を避けて会議や打合せがオンラインによるリモートで行われるようになった。周りの目がなくなり、会社の管理が行き届かなくなったことで、仕事も健康も自己管理という側面が強くなった。これらの変化はパンデミック終了後、一部で揺り戻しがあるものの流れは変わらない。

　テレワークは良い面も多いが、出勤しないことで生活リズムを維持することが難しく、通勤がなくなったことで運動不足になるという課題がある。労働者にみられる健康面での変化としては、健康志向の高い人は自由になった時間を活用して運動したり、ジムに通ったりしてより健康となった。一方、健康意識の低い人は生活リズムが乱れ、睡眠、食事、飲酒などの生活習慣が悪化し、不健康になることが増えた。すなわち両極端化が進行した。

　また、コミュニケーションの機会が減ったことも大きな課題である。新型コロナウイルスに対する感染防御の観点から、人との距離を保ち、触れ合いを避け、マスクを装着して会話を控えるようになった。また出勤しないことで、直接顔を合わせる機会が大幅に減って人間関係が希薄になった。職場に居れば疑問点は即聞いて解決できたが、離れていてはいざという時に相談できない。上司もじかに顔を合わせれば体調や仕事ぶりの把握も可能だが、テレワークでは異常に気付きにくい。よって、これまで以上にコミュニケーションが重要である。

　産業保健スタッフの業務も変化した。健康教育や個人面接がオンラインで行われるようになって、直接会うことで気付く異常が見落とされる危険性が高まった。さらに職場で近くに居れば気軽に相談に乗れるが、遠く離れていては難しい。会えない分、よりきめ細かい対応が求められる。さらに個人の特性を把握した上で支援の仕方を工夫する必要がある。自律的な人に対しては、実践している健康行動を称賛し、それを維持継続するように励まし、一方で生活習慣が乱れそうな人へは丁寧に支援する。

　新型コロナウイルス感染症のパンデミックを機会に働き方や労働環境の多様化が急速に進んだ。今後もさらなる進展が予想される。そんな中で重要なのが自分の健康は自分で守る労働者自身の自己管理の姿勢である。健康を自己管理するに当たってのキーワードがヘルスリテラシーである。ヘルスリテラシーとは、健康や医療に関する情報を探したり、活用したりする能力、と定義される。産業保健看護職は、保健指導のみならず、ヘルスリテラシーの向上を目指して、職場全体の健康意識を高めることも大きな役割である。

（斉藤　政彦）

IV

産業保健を推進するための制度

1 労働安全衛生行政と関連法規

1 労働安全衛生行政の体系

1 労働安全衛生組織

　労働安全衛生を担当する行政組織は厚生労働省労働基準局である。全国に47の都道府県労働局と321の労働基準監督署が本省の直轄組織として設置され、全国一律で行政(全国斉一行政)が行われている。労働基準監督署では、事業場の臨検監督等を行う方面(監督課)のほか、安全衛生課、労災課等が設置されている。労働安全衛生行政は、本省では、計画課、労働衛生課、化学物質対策課が担当し、都道府県労働局では、健康課または健康安全課が担当している(図1)。

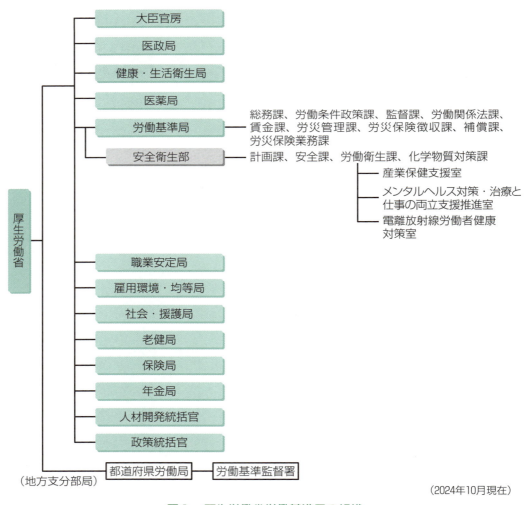

(2024年10月現在)

図1　厚生労働省労働基準局の組織

2 労働基準監督署

　労働基準監督署の職員は国家公務員である。労働基準監督官は、司法警察職員であり、労働法に関する捜査ができる。労災事故の発生時などに、現場保存と実況見分を行い、必要であれば、取調べ、証拠品押収、逮捕、検察官への身柄送致や書類送付（送検）等を行う権限がある。産業安全専門官と労働衛生専門官は、それぞれ安全と衛生に関する専門的知識を有し、事業場に立ち入り、質問や検査を行い、事業者や労働者に対して指導や援助を行う。また、都道府県労働局には労働衛生指導医が任命されており、事業場に立ち入り、作業環境測定や健康診断の実施等を指示できる。

3 臨　検

　臨検とは、労働基準監督署が事業場に出向いて行う監督のことである。定期監督、災害時監督のほか、労働者からの通報に基づく申告監督もある。重大または悪質な法律違反があれば送検される。検察が起訴し、刑事裁判で有罪判決が確定すると、事業者に刑罰が科される。罪刑が50万円以下の罰金であったとしても、法人は、認可取消しの行政処分、入札排除、契約解除などの不利益、民事裁判の賠償請求、報道による社会的信用の失墜などを招くので、甚大な損害を被る。労働基準監督官による臨検等の拒否、妨害、虚偽陳述等にも罰則がある。指摘内容は、是正勧告か指導票という文書で交付される。その後、事業場から報告された是正内容を吟味の上で必要であれば再監督と再度の文書指導が行われる（図2）。定期監督で約7割に法令違反が認められるが、送検される事案はそのうち約1％である。

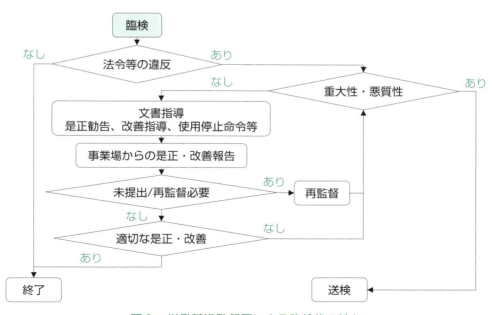

図2　労働基準監督署による臨検後の流れ

4 安全・衛生管理特別指導事業場

　重大な労働災害（死亡災害、3年以内の再発、有害作業環境による疾病等）が発生すると、安全管理特別指導事業場（安特）や衛生管理特別指導事業場（衛特）に指定されることがある。その場合は、安全または衛生に関する改善計画（特別安全衛生改善計画）を作成して提出する義務が生じる。この作成や変更は、通常、外部の労働安全衛生コンサルタントによる診断を受けて実施される。労働基準監督署は、改善計画の進捗状況を確認するために複数回にわたる臨検を行い、指定の解除や継続を判断する。

5 労災認定

　労働基準法は、使用者の指揮命令で従事していた業務に内在する危険有害要因が相対的に有力な原因となった外傷や疾病には、使用者が療養費と休業補償費（給付基礎日額の60％）等を負担する義務を規定している。その際、補償が速やかに行われるように、使用者と労働者の過失割合を問わない無過失責任制度となっている。

　労働者災害補償保険（労災保険）は、政府が保険者となり使用者が強制加入する保険制度であり、被災者の請求に基づいて、療養費と休業4日目からの休業補償費等を給付するもので、給付された範囲において使用者による補償の義務は免除される。職業性疾病（業務上疾病）は、労働基準法施行規則別表1の2に列挙されており、業務起因性の判断に疑義が生じやすい疾病については労働基準局長発（基発）の認定基準が示されている。事業者は、労働災害を労働者死傷病報告として労働基準監督署に提出する義務がある。その中で、休業4日以上の労働災害は遅滞なく報告する義務があるが、それ未満は四半期ごとの報告でよい。なお、業務上疾病の統計は、通常、休業4日以上のものしか公表されていない。

6 労働行政関連機関

　産業保健総合支援センターは、独立行政法人労働者健康安全機構（JOHAS：Japan Organization of Health and Safety）が都道府県ごとに設置し、都道府県医師会の協力を得て運営しており、産業保健に関する相談への対応、情報提供、研修等を行っている。その中の地域窓口（地域産業保健センター）は、労働基準監督署の圏域ごとに設置され、郡市区医師会の協力を得て、産業保健の経験のある医師、保健師を登録し、労働者数50人未満の事業場（小規模事業場）を対象に、個別訪問や健康相談などを行っている。

　中央労働災害防止協会は、労働災害防止団体法に基づいて設置された災害防止団体（災防団体）で、安全衛生に関する大会の開催、技術者の養成研修、情報提供、健康・快適職場づくり活動の推進等を行っている。建設業、陸上貨物輸送業など、業種別の災防団体もある。

（堀江　正知）

2　労働安全衛生法と関連法規

1　労働衛生関連法令

　わが国は、憲法に基づき、立法権（国会）、司法権（裁判所）、行政権（内閣）を分けた三権分立の体制をとっている。「法律」は国会で決議して制定され、「政令」は内閣の閣議で決定され、「省令」は各省から発出される。これらをまとめて法令と呼ぶ。また、各省から「告示」や「公示」という文書が示されることがある。以上の文書は、政府が発行する官報に掲載される。このことを「公布」と言い、文書に効力を持たせることを「施行」と言う。

　労働基準法は「使用者」の義務を規定するが、労働安全衛生法（以下、安衛法）では法人を指す「事業者」に義務を課すことで組織の責任を明確にしている。違反した行為者と共に事業者も罰する両罰規定の条文がある。安衛法の政令は労働安全衛生法施行令であり、同法の省令には労働安全衛生規則のほか有機溶剤中毒予防規則など危険有害要因ごとの省令（特別則）がある。

　なお、じん肺法は、じん肺の健康診断等について規定する独立の法律である。国家公務員には安衛法が適用されず、人事院規則10－4（職員の保健及び安全保持）が適用される。地方公務員は地方公務員法に基づき安衛法の多くの条文は適用される。ただし、非現業職員の監督機関が労働基準監督署ではなく地方公共団体の人事委員会となる。また、船員には、安衛法が適用されず、船員法に基づく船員労働安全衛生規則が適用される。

2　安衛法の目的

　安衛法は、「職場における労働者の安全と健康を確保するとともに、快適な職場環境の形成を促進すること」を目的として規定している。この目的を達成するために、国が労働災害防止計画や安全衛生基準を示すこと、事業者が危険有害物による危険や健康障害の発生を防止する義務があり作業環境測定や健康診断を実施すること、労働者が事業者の実施する対策に協力する義務があり保護具を着用することなどを具体的に規定している。

3　安全衛生管理体制

　安衛法は、事業場ごとに安全衛生管理の体制を構築するよう規定している。一定規模の事業場では、事業を統括管理する者の中から総括安全衛生管理者を選任し、安全管理者や衛生管理者を指揮させ、安全衛生計画の立案、安全委員会や衛生委員会の開催など労働者の健康障害を防止する措置を講じさせることを規定している。

　建設業や造船業では、同一の現場において異なる請負事業者が混在して作業を行うことから、元請の事業者を特定元方事業者と呼び、統括安全衛生責任者を選任し、請負事業者との協議組織の設置、請負事業者が選任する安全衛生責任者との連絡調整、作業場の巡視、請負事業者による安全衛生教育の指導などを行うよう規定している。製造業の

事業場においても同様の体制を構築するよう勧奨されているほか、構内にいる請負事業者が安衛法を遵守するよう指導する義務がある。

全ての業種で、常時使用する労働者数が50人以上の事業場は衛生委員会を設置し、総括安全衛生管理者または事業統括者が議長となり、衛生管理者、産業医を委員とし、議長以外の半数以上を労働者の過半数を代表する労働組合等が推薦した委員とするよう規定している。毎月1回、労働時間内に開催し、労働衛生に関する事項について労使で審議する。なお、労働衛生に関する責任は事業者が負うことから、衛生委員会では決議は行わない。議事概要は労働者が確認できるようにして、記録を3年間保存しなければならない。

4 産業保健職

❶ 衛生管理者

衛生管理者は、常時使用する労働者数（短時間労働者や派遣労働者を含む）が50人以上の事業場において、労働衛生、労働生理、関係法令の3分野から出題される試験に合格して都道府県労働局長の免許を受けた者または一定の資格を有する者（医師、歯科医師、保健師、薬剤師、保健科目の常勤講師等）から選任され、衛生に関する技術的事項を管理する。週1回以上は作業場等を巡視し、設備、作業方法、衛生状態などに必要な措置を講じる。

建設業、製造業、運送業、医療業等の有害要因のある事業場では第一種衛生管理者が必要で、それら以外では第二種衛生管理者でよい。労働者数に応じて最大6人が必要である。原則として専属である必要があるが、2人以上の場合に労働衛生コンサルタントであれば1人は非専属でよい。

労働者数1,000人超の事業場または500人以上で有害業務に30人以上が従事する事業場では、専任の衛生管理者と衛生工学衛生管理者が必要である。衛生工学衛生管理者は講習を受講して修了試験に合格した者で作業環境の改善などを助言する。また、10～40人の事業場では、衛生に関する技術的事項の担当者として、講習を受講した衛生推進者または安全衛生推進者を選任する。

❷ 作業主任者

作業主任者は、有機溶剤、特定化学物質等の有害業務で、その職場の作業者のうち講習を修了した有資格者から選任される。氏名と実施事項を掲示して労働者に周知し、作業方法の決定、局所排気装置等の点検、保護具使用状況の監視などの職務を行う。酸素欠乏危険作業の場合は、作業主任者が酸素濃度が18％以上と確認した上でなければ作業場に入ってはならない。

❸ 作業環境測定士

作業環境測定士は、有機溶剤、特定化学物質、放射性物質、鉱物性粉じんおよび金属の作業環境測定（デザイン、サンプリング、分析）を行うことができる国家資格の専門

職である。国家試験に合格し、登録講習を修了し、安全衛生技術試験協会に登録される必要がある。第一種と第二種があり、第二種では分析が簡易測定器によるものに限定される。通常、作業環境測定機関に所属する。

❹ 労働衛生コンサルタント

労働衛生コンサルタントは、事業場の衛生に関する診断や指導をする。保健衛生と労働衛生工学の分野に分かれている。他の資格や実務経験によって受験資格を得て国家試験に合格した者である。通常、個人で開業し、事業場を外部から指導する。

❺ 産業保健看護職

産業保健看護職は、労働者の健康管理に関するさまざまな職務を担う（資料編　資料1（p. 394）、資料2（p. 396）参照）。保健師は、衛生管理者の免許が取得可能で、衛生管理者や産業医の協力者としての活動が勧奨されているほか、産業保健総合支援センターの産業保健相談員、メンタルヘルス対策促進員、両立支援促進員、地域窓口（地域産業保健センター）の登録保健師として相談対応や個別訪問支援等を行う。また、一般健康診断の結果に基づく保健指導、長時間労働者の面接指導に準じる措置、心理的な負担の程度を把握するための検査（ストレスチェック）に関して事業場内外の立場から職務を行う。さらに、健康保持増進活動や健康保険組合の保健事業も担当することがある。

❻ 産業医

産業医は、常時使用する労働者数が50人以上の事業場において日本医師会認定産業医や産業医科大学産業医学基本講座修了者等の有資格者から選任され、労働者の健康管理等について指導や助言を行う。労働者数1,000人以上の事業場または500人以上が有害業務に従事する事業場では、専属である必要がある（資料3（p. 401）参照）。産業医は、月1回以上は作業場等を巡視し、作業方法や衛生状態に必要な措置を講じる。なお、2017（平成29）年の省令改正により、所定の情報が事業者から産業医に提供されることを条件に、産業医による巡視を2カ月に一度とすることができるようになった。また、事業者に勧告する権限があり、事業者はその内容や講じた措置、また、措置を講じない場合は講じないこととその理由を衛生委員会に報告する義務がある。そして、健康診断や面接指導の結果に基づき就業適性を判断し、事業者が実施すべき就業上の措置について意見を述べ、事業者は実施した措置に関する情報を産業医に提供する義務がある。

産業医の職務には、健康管理のほか、作業環境管理、作業管理、衛生教育、労働者の健康障害の原因の調査や再発防止のための措置も含まれる。遠隔での産業医の職務は、「情報通信機器を用いた産業医の職務の一部実施に関する留意事項等について」（令和3年3月31日付け基発0331第4号）に従うよう指導されている。

5 作業環境管理

有害業務を行う屋内作業場では、「作業環境測定基準」（昭和51年 4 月22日付け労働省告示第46号）に従った作業環境測定を実施する義務がある。粉じん、電離放射線、特定化学物質、鉛、有機溶剤を取り扱う作業場は「指定作業場」と呼ばれ、作業環境測定士が実施する必要がある。その結果は、「作業環境評価基準」（昭和63年 9 月 1 日付け労働省告示第79号）が示す管理濃度と比較され、第 1 管理区分（95％以上の場所で気中有害物質の濃度が管理濃度を超えない状態）から第 3 管理区分（平均気中濃度が管理濃度を超えて作業環境管理が適切でないと判断される状態）までの 3 段階で評価される。事業者は、必要に応じて、施設や設備の整備等の適切な措置を講じる。

特に、第 3 管理区分となった場所については、事業場に属さない外部の作業環境管理専門家から、作業環境の改善の可否、改善方法等の意見を聴取し、その意見に基づいて、直ちに、施設、設備、作業工程または作業方法の点検を行い、必要な改善を行い、第 1 管理区分または第 2 管理区分（作業場所の気中有害物質の濃度の平均が管理濃度を超えない状態）となるようにする。作業環境の改善が困難な場合は、個人サンプリング測定等により化学物質の濃度を測定する。

6 作業管理

作業の仕方によって生じるストレスおよび疲労を防止するために、作業方法、作業時間などを改善することや労働者に保護具を使用させることを作業管理と言う。評価者や評価方法を体系化した規定はないが、作業主任者の職務に作業管理が含まれている。保護具着用管理責任者は、適正な保護具の選択、着用、管理を行い、作業主任者を指導する。「事業者が講ずべき快適な職場環境の形成のための措置に関する指針」（平成 4 年 7 月 1 日付け労働省告示第59号、一部改正：平成 9 年 9 月25日付け労働省告示第104号）が作業方法の改善、疲労回復の施設の設置などについて示している。また、「情報機器作業における労働衛生管理のためのガイドラインについて」（令和元年 7 月12日付け基発0712第 3 号、一部改正：令和 3 年12月 1 日付け基発1201第 7 号）は、作業姿勢や作業量に関する措置などを示している。

7 健康管理

❶ 健康診断

法定の健康診断は、一般健康診断（安衛法第66条第 1 項）と特殊健康診断（安衛法第66条第 2・3 項、じん肺法等）に大別される。事業者には罰則付きの実施義務、労働者への通知義務、結果の保存義務があり、労働者には罰則のない受診義務がある。一般健康診断には、雇入れ時の健康診断、定期健康診断、特定業務従事者の健康診断（有害業務に従事する労働者を対象に 6 カ月ごとに行う定期健康診断）、海外派遣労働者の健康診断、給食の業務に従事する労働者の検便が含まれ、業務による健康影響や就業適性を評価する。特殊健康診断には、じん肺、鉛、高気圧作業、特定化学物質、石綿、有機溶

剤、電離放射線、歯科の健康診断が含まれ、それぞれ特別な検査項目について実施され、ばく露との関連を疑う所見があれば、二次健康診断の実施、作業環境の改善、療養などの措置を行う。発がん物質に関する健康診断結果は30年間の保存義務がある。発がん物質等を取り扱う業務歴があり離職した者には、都道府県労働局長が健康管理手帳を交付して国費で健康診断が実施される。

❷ 長時間労働者の面接指導

月80時間を超える時間外・休日労働に従事する労働者で疲労の蓄積が認められ面接を申し出た者に対して、勤務、疲労の蓄積、心身の状況を確認した上で、医師による面接指導を実施する。研究開発職で月100時間以上の時間外・休日労働に従事した者や高度プロフェッショナル制度の労働者で健康管理時間（在社時間と社外就業時間の合計）が月100時間以上の者に対しては、罰則付きの実施義務がある。医療法と労働基準法は、月100時間以上の時間外・休日労働への従事が見込まれる医師に対して、勤務、睡眠、疲労の蓄積、心身の状況を確認した上で、面接指導実施医師養成講習会を受講し修了した医師による面接指導を実施することを規定している。

❸ 心理的負担の程度を把握するための検査（ストレスチェック）

心理的負担の程度を把握するための検査（ストレスチェック）は、医師や保健師などが実施し、その結果は実施者から労働者に通知され、本人同意のない事業者への提供は禁じられている。高ストレス者と判定され、申し出た労働者を対象に、医師による面接指導を行う義務がある。また、10人以上の結果は集団ごとに分析して職場環境を改善するよう努める義務がある。

❹ 事後措置

健康診断や面接指導の結果に基づいて、産業医は事業者に対して就業上の措置について意見を述べる必要があり、事業者は必要に応じて就業上の措置を講じる義務がある。また、労働者に対して保健指導を行う努力義務がある。これらを事後措置と呼ぶことがある。

❺ 健康相談・健康教育・健康保持増進活動

事業者は、産業医が労働者からの健康相談に対応する体制を整備する義務がある。また、健康保持増進措置を講じる努力義務を規定しており、厚生労働省による「事業場における労働者の健康保持増進のための指針」（昭和63年9月1日付け公示第1号、最新改正：令和5年3月31日付け公示第11号）に基づいて、中央労働災害防止協会が中心となって「心とからだの健康づくり」（トータル・ヘルスプロモーション・プラン：THP）を推進している。

具体的措置として、①運動指導（労働者の生活状況、希望等を考慮して安全で楽しく

効果的に実践できる運動の指導)、②メンタルヘルスケア(ストレスの気付きへの援助、リラクセーションの指導)、③栄養指導（食習慣や食行動の改善指導）、④口腔保健指導（歯と口の健康づくり指導）、⑤保健指導(職場生活における睡眠、喫煙、飲酒等の指導)を勧奨している。

また、高齢者による労働災害防止や健康づくりのために事業者が取り組むべき対策を示した「高年齢労働者の安全と健康確保のためのガイドライン」（通称：エイジフレンドリーガイドライン。令和2年3月16日付け基安発0316第1号）が公表されている。

8 衛生教育

事業者は、労働者に対して、雇用時教育、作業変更時教育、特別教育を実施する義務がある。特別教育は、高気圧業務、酸素欠乏危険作業、特殊化学設備、エックス線・ガンマ線による透過写真撮影業務、特定粉じん作業等に従事する際に必須の教育で罰則付きの義務があり、その記録を3年間保存する義務がある。

9 リスクアセスメント

事業者は、化学物質管理者を選任して、リスクアセスメント対象物（約2,900種類を予定）を新規に採用または使用方法を変更などする際に、健康障害の発生確率と健康障害の程度を考慮する方法か、ばく露の程度と有害性の程度を考慮する方法かによって、危険性または有害性等の調査（リスクアセスメント）を実施させる義務がある。また、その結果等に基づき、代替物の使用、発散源の密閉化、局所排気装置や全体換気装置の設置、作業方法の改善、有効な呼吸用保護具の使用などの措置によって、労働者の体内に吸収される濃度を厚生労働大臣が定める基準以下とする義務がある。そして、基準を超えるばく露のおそれがある場合は、医師が必要と認める項目のリスクアセスメント対象物健康診断と事後措置を行う義務がある。

また、労働基準監督署長から化学物質の管理の状況についての改善指示を受けた事業場は、事業場に属さない外部の化学物質管理専門家から助言を受けなければならない。

10 心身の状態に関する情報の管理

医療職や健康診断の事務関係者には守秘義務がある。労働者の健康情報を取り扱う際には、目的外利用や本人同意のない第三者提供を行ってはならない。労働者の心身の状態に関する情報（健康情報）を職場で利用する際には医師、保健師等の産業保健業務従事者が医学的知識に基づき加工・判断等を行うことが望ましく、事業場ごとに制度化するよう勧奨されている。

11 安全配慮義務

使用者が業務を指揮命令する際には、安衛法に規定がなく、労働契約にも明示的な記載はなくても、使用者に労働者の生命や健康を守る義務(安全配慮義務、健康配慮義務)

がある。事前に危険を予知できる場合は、その危険を回避できるような措置を講じる義務がある。当初は、民法の債務不履行を根拠とする民事賠償訴訟を通じて司法で確立された概念であったが、その後、労働契約法第5条として規定された。労災保険は、将来予想された賃金上昇に伴う逸失利益や精神的損害（慰謝料）は支給に含まれないことから、業務上疾病と認定された循環器疾患や精神障害の事案であっても、使用者側の過失が大きいと考えられた場合は改めて民事賠償請求されることがある。

12 他の法令に基づく健康管理

　国土交通省の法令は、旅客等の安全確保を目的に、操縦士や運転士などの身体検査の実施を規定している。学校保健安全法は、学校の学生や職員の健康診断を規定している。健康増進法は、自治体などが実施するがん検診などを規定している。また、労働者の健康管理は、国民の疾病予防や医療費の適正化につながる。健康保険組合などの保険者が行う特定健康診査に関して、労働者については、「高齢者の医療の確保に関する法律」（高齢者医療確保法）や健康保険法に基づき安衛法の健康診断結果が保険者に提供されて利用されている。産業保健の専門職がこれらの法令に基づく健康管理に協力することもある。

（堀江　正知）

2 産業保健に関わる人材や組織、資源

1 安全衛生管理の原則—目的と効果—

　労働安全衛生法は、職場における労働者の安全と健康の確保や快適な職場環境の形成促進を目的とする法律であり、事業者の責務として安全衛生管理を進める上で実施しなければならない基本的な事項が定められている（表1）。労働災害の防止のための危害防止基準の確立や責任体制の明確化、自主的活動の促進などの総合的・計画的な推進により、目的の達成を図る。つまり、労働安全衛生管理の目的も同意で、労働者の安全と健康を確保することであり、事業者が安全衛生管理・活動を怠り労働災害が発生すると、さまざまな処罰・負担を負う可能性がある。

　安全衛生管理は労働安全衛生法をはじめとした関連法規が労働者保護法の性質を持つため、事業者にはその遵守が最低限求められるが、企業規模の拡大や成熟度により法遵守以上の活動を展開する企業も増えている。安全衛生活動の活発化により、労働者とのコミュニケーション向上やコスト削減の結果、生産性向上や人材確保につながることへ

表1　労働安全衛生法における安全衛生管理項目の内容

	項　目	概　要	労働安全衛生法
1	事業者による基本的責務	事業者は労働者の安全と健康を確保する	第1章 総則（第1条〜第5条）
2	労働者による遵守	労働者は労働災害を防止するため必要な事項を守る	
3	管理者・推進者等の選任	事業者は安全衛生の管理や推進の中心となる人を決める	第3章 安全衛生管理体制（第10条〜第19条の3）
4	委員会の設置	事業者は、安全衛生に関して審議を行い、意見を聞く場を設ける	
5	事業者による危険防止措置	事業者は、設備や作業などにより労働者が危険な目にあったり、ケガや病気をすることがないように、防止措置をとる	第4章 労働者の危険又は健康障害を防止するための措置（第20条〜第36条）
6	労働者の遵守	労働者は事業者の危険防止措置に応じて必要な事項を守る	
7	教育の実施	事業者は労働者に安全衛生教育を行う	第6章 労働者の就業に当たっての措置（第59条〜第63条）
8	健康の保持増進の措置	事業者は作業環境測定、作業の管理、健康診断等の実施により、労働者の健康保持・増進を行う	第7章 健康の保持増進のための措置（第64条〜第71条）

（厚生労働省委託事業 非正規労働者に係る安全衛生管理のあり方に関する検討の実施事業「製造事業者向け安全衛生管理のポイント」pp. 4-5 表1を引用、一部改変）

の理解が進み、企業の自律的活動へと発展している。

（住徳　松子）

【文　献】
1）厚生労働省委託事業 非正規労働者に係る安全衛生管理のあり方に関する検討の実施事業「製造事業者向け 安全衛生管理のポイント～パートタイマーや期間従業員などの安全衛生のために～」（平成23年3月）.
https://www.mhlw.go.jp/new-info/kobetu/roudou/gyousei/anzen/dl/110329-1a.pdf（2024年11月18日アクセス）

2 労働安全衛生法における安全衛生管理体制（産業保健体制）

1 事業場で選任すべき有資格者

労働安全衛生法では、事業場を1つの適用単位として、業種や規模等に応じて、総括安全衛生管理者、安全管理者、衛生管理者の選任を義務付けている（表2～表4）。安全管理者、衛生管理者の選任を要しない労働者数10～49人の事業場には、安全衛生推進者などの選任を義務付けている。

● 事業場における産業医の選任

労働安全衛生法第13条では、常時50人以上の労働者を使用する全ての事業場で、一定の医師のうちから産業医を選任し、専門家として労働者の健康管理等に当たらせることとなっている。ただし、常時3,000人を超える労働者を使用する事業場では、2人以上の

表2　安全管理者等の選任義務のある事業場要件

資　格	業　種	事業場の規模 （常時使用する労働者数）
総括安全 衛生管理者	林業、鉱業、建設業、運送業、清掃業	100人以上
	製造業（物の加工業を含む。）、電気業、ガス業、熱供給業、水道業、通信業、各種商品卸売業、家具・建具・じゅう器等卸売業、各種商品小売業、家具・建具・じゅう器等小売業、燃料小売業、旅館業、ゴルフ場業、自動車整備業および機械修理業	300人以上
	その他の業種	1,000人以上
安全管理者	林業、鉱業、建設業、運送業、清掃業、製造業（物の加工業を含む。）、電気業、ガス業、熱供給業、水道業、通信業、各種商品卸売業、家具・建具・じゅう器等卸売業、各種商品小売業、家具・建具・じゅう器等小売業、燃料小売業、旅館業、ゴルフ場業、自動車整備業および機械修理業	50人以上
安全管理者 （専任）	建設業、有機化学工業製品製造業、石油製品製造業	300人以上
	無機化学工業製品製造業、化学肥料製造業、道路貨物運送業、港湾運送業	500人以上
	紙・パルプ製造業、鉄鋼業、造船業	1,000人以上
	上記以外の業種	2,000人以上

（厚生労働省「職場のあんぜんサイト」を基に作成）

IV　産業保健を推進するための制度

表3　衛生管理者の必要人数

事業場の規模（常時使用する労働者数）	衛生管理者の数
50〜　200人	1人
201〜　500人	2人
501〜1,000人	3人
1,001〜2,000人	4人
2,001〜3,000人	5人
3,001人以上	6人

表4　衛生管理者のうち1人を専任の衛生管理者とする基準

事業場の規模 （常時使用する労働者数）	ア	業種にかかわらず常時1,000人を超える労働者を使用する事業場
	イ	常時500人を超える労働者を使用する事業場で、坑内労働又は一定の有害な業務[※1]に常時30人以上の労働者を従事させるもの

※1　専任衛生管理者の選任を要する一定の有害な業務
　1　多量の高熱物体を取り扱う業務及び著しく暑熱な場所における業務[※2]
　2　多量の低温物質を取り扱う業務及び著しく寒冷な場所における業務[※2]
　3　ラジウム放射線、エックス線その他の有害放射線にさらされる業務[※2]
　4　土石、獣毛等のじんあい又は粉末を著しく発散する場所における業務[※2]
　5　異常気象下における業務[※2]
　6　削岩機、鋲打機当の使用によって身体に著しい振動を与える業務
　7　重量物の取扱い等重激な業務
　8　ボイラー製造等強烈な騒音を発する場所における業務
　9　鉛、水銀、クロム、砒素、黄りん、弗素、塩素、塩酸、硝酸、亜硫酸、硫酸、一酸化炭素、二硫化炭素、青酸、ベンゼン、アニリン、その他これに準ずる有害物の粉じん、蒸気又はガスを発散する場所における業務
　10　前各号のほか、厚生労働大臣の指定する業務
※2　常時500人を超える労働者を使用する事業場で、上記1、3〜5の業務に常時30人以上の労働者を従事させる場合は、衛生管理者のうち1人を衛生工学衛生管理者免許を受けた者のうちから選任するように定められている。

産業医を選任する必要がある。また、表5に該当する事業場では、専属の産業医を選任しなくてはならない。なお、産業医の選任を要しない事業場にあっても、労働者の健康管理等を行う医師の選任、地域産業保健センター事業の利用等に努めるよう規定されている。

❷ 事業場で選任すべき作業主任者

　労働安全衛生法では、労働災害を防止するための管理を必要とする一定の作業について、各事業場の作業内容、規模等に応じて、作業主任者の選任を義務付けている（表6）。

② 安全委員会・衛生委員会等の組織

　労働安全衛生法では、事業場を1つの適用単位として、事業場の業種や規模等に応じて、安全委員会、衛生委員会の設置が義務付けられている（表7）。それぞれの委員会に代えて、安全衛生委員会を設置することもできる。また、安全衛生委員会の設置を要しない事業場にあっても、労働者の意見を聴く機会を設けるよう規定されている。

140

表5　専属産業医の選任基準

事業場の規模 （常時使用する労働者数）	ア　常時1,000人を超える労働者を使用する事業場
	イ　一定の有害な業務※に常時500人以上の労働者を従事させる事業場

※専属産業医の選任を要する一定の有害業務
- イ　多量の高熱物体を取り扱う業務及び著しく暑熱な場所における業務
- ロ　多量の低温物体を取り扱う業務及び著しく寒冷な場所における業務
- ハ　ラジウム放射線、エックス線その他の有害放射線にさらされる業務
- ニ　土石、獣毛等のじんあい又は粉末を著しく飛散する場所における業務
- ホ　異常気圧下における業務
- ヘ　削岩機、鋲打機等の使用によって、身体に著しい振動を与える業務
- ト　重量物の取扱い等重激な業務
- チ　ボイラー製造等強烈な騒音を発する場所における業務
- リ　坑内における業務
- ヌ　深夜業を含む業務
- ル　水銀、砒素、黄りん、弗化水素酸、塩酸、硝酸、硫酸、青酸、か性アルカリ、石炭酸その他これらに準ずる有害物を取り扱う業務
- ヲ　鉛、水銀、クロム、砒素、黄りん、弗化水素、塩素、塩酸、硝酸、亜硫酸、硫酸、一酸化炭素、二硫化炭素、青酸、ベンゼン、アニリンその他これらに準ずる有害物のガス、蒸気又は粉じんを発散する場所における業務
- ワ　病原体によって汚染のおそれが著しい業務
- カ　その他厚生労働大臣が定める業務

（表3～5は、厚生労働省「職場のあんぜんサイト」を基に作成）

表6　作業主任者の選任基準

名　称	作業の区分	資格要件
高圧室内 作業主任者	高圧室内作業（潜かん工法その他の圧気工法により、大気圧を超える気圧下の作業室又はシャフトの内部において行う作業に限る。）	高圧室内作業主任者免許を受けた者
ガス溶接 作業主任者	アセチレン溶接装置又はガス集合溶接装置を用いて行う金属の溶接、溶断又は加熱の作業	ガス溶接作業主任者免許を受けた者
林業架線 作業主任者	次のいずれかに該当する機械集材装置（集材機、架線、搬器、支柱及びこれらに附属する物により構成され、動力を用いて、原木又は薪炭材を巻き上げ、かつ、空中において運搬する設備をいう。）若しくは運材索道（架線、搬器、支柱及びこれらに附属する物により構成され、原木又は薪炭材を一定の区間空中において運搬する設備をいう。）の組立て、解体、変更若しくは修理の作業又はこれらの設備による集材若しくは運材の作業 　イ　原動機の定格出力が7.5kwをこえるもの 　ロ　支間の斜距離の合計が350m以上のもの 　ハ　最大使用荷重が200kg以上のもの	林業架線作業主任者免許を受けた者
木材加工用 機械作業 主任者	木材加工用機械（丸のこ盤、帯のこ盤、かんな盤、面取り盤及びルーターに限るものとし、携帯用のものを除く。）を5台以上（当該機械のうちに自動送材車式帯のこ盤が含まれている場合には、3台以上）有する事業場において行う当該機械による作業	木材加工用機械作業主任者技能講習を修了した者
プレス機械 作業主任者	動力により駆動されるプレス機械を5台以上有する事業場において行う当該機械による作業	プレス機械作業主任者技能講習を修了した者

名　　称	作業の区分		資格要件
ガンマ線透過写真撮影作業主任者	ガンマ線照射装置を用いて行う透過写真の撮影の作業		ガンマ線透過写真撮影作業主任者免許を受けた者
エックス線作業主任者	労働安全衛生法施行令別表第2第1号又は第3号に掲げる放射線業務に係る作業（医療用又は波高値による定格電圧が1000kV以上のエックス線を発生させる装置（エックス線装置）を除く。）		エックス線作業主任者免許を受けた者
ボイラー取扱作業主任者	ボイラー（小型ボイラーを除く。）取扱作業	伝熱面積合計500m²以上（貫流ボイラーのみを取り扱う場合を除く。）	特級ボイラー技士免許を受けた者
		伝熱面積合計25m²以上500m²未満（貫流ボイラーのみを取り扱う場合において、その伝熱面積の合計が500m²以上のときを含む。）	特級ボイラー技士免許又は一級ボイラー技士免許を受けた者
		伝熱面積の合計が25m²未満	特級ボイラー技士免許、一級ボイラー技士免許又は二級ボイラー技士免許を受けた者
		次のボイラーのみを取り扱う作業 イ　胴の内径が750mm以下で、かつ、その長さが1300mm以下の蒸気ボイラー ロ　伝熱面積が3m²以下の蒸気ボイラー ハ　伝熱面積が14m²以下の温水ボイラー ニ　伝熱面積が30m²以下の貫流ボイラー（気水分離器を有するものにあっては、当該気水分離器の内径が400mm以下で、かつその内容積が0.4m³以下のものに限る。）	特級ボイラー技士免許、一級ボイラー技士免許若しくは二級ボイラー技士免許を受けた者又はボイラー取扱技能講習を修了した者
乾燥設備作業主任者	次に掲げる設備による物の加熱乾燥の作業 イ　乾燥設備（熱源を用いて火薬類取締法第2条第1項に規定する火薬類以外の物を加熱乾燥する乾燥室及び乾燥器をいう。）のうち、危険物等（労働安全衛生法施行令別表第1に掲げる危険物及びこれらの危険物が発生する乾燥物をいう。）に係る設備で、内容積が1m³以上のもの ロ　乾燥設備のうち、イの危険物等以外の物に係る設備で、熱源として燃料を使用するもの（その最大消費量が、固体燃料にあっては毎時10kg以上、液体燃料にあっては毎時10L以上、気体燃料にあっては毎時1m³以上であるものに限る。）又は熱源として電力を使用するもの（定格消費電力が10kW以上のものに限る。）		乾燥設備作業主任者技能講習を修了した者
コンクリート破砕器作業主任者	コンクリート破砕器を用いて行う破砕の作業		コンクリート破砕器作業主任者技能講習を修了した者
地山の掘削作業主任者	掘削面の高さが2m以上となる地山の掘削（ずい道及びたて坑以外の坑の掘削を除く。）の作業		地山の掘削及び土止め支保工作業主任者技能講習を修了した者
土止め支保工作業主任者	土止め支保工の切りばり又は腹起しの取付け又は取り外しの作業		地山の掘削及び土止め支保工作業主任者技能講習を修了した者

名　　称	作業の区分	資格要件
ずい道等の掘削等作業主任者	ずい道等（ずい道及びたて坑以外の坑（採石法第2条に規定する岩石の採取のためのものを除く）をいう。）の掘削の作業（掘削用機械を用いて行う掘削の作業のうち労働者が切羽に接近することなく行うものを除く。）またはこれに伴うずり積み、ずい道支保工の組立て、ロックボルトの取付け若しくはコンクリート等の吹付けの作業	ずい道等の掘削等作業主任者技能講習を修了した者
ずい道等の覆工作業主任者	ずい道等の覆工（ずい道型枠支保工の組立て、移動若しくは解体又は当該組立て若しくは移動に伴うコンクリートの打設をいう。）の作業	ずい道等の覆工作業主任者技能講習を修了した者
採石のための掘削作業主任者	掘削面の高さが2m以上となる採石法第2条に規定する岩石の採取のための掘削の作業	採石のための掘削作業主任者技能講習を修了した者
はい作業主任者	高さが2m以上のはい（倉庫、上屋又は土場に積み重ねられた荷（小麦、大豆、鉱石等のばら物の荷を除く。）の集団をいう。）のはい付け又ははい崩しの作業（荷役機械の運転者のみによって行われるものを除く。）	はい作業主任者技能講習を修了した者
船内荷役作業主任者	船舶に荷を積み、船舶から荷を卸し、又は船舶において荷を移動させる作業（総トン数500t未満の船舶において揚貨装置を用いないで行うものを除く。）	船内荷役作業主任者技能講習を修了した者
型枠支保工の組立て等作業主任者	型枠支保工（支柱、はり、つなぎ、筋かい等の部材により構成され、建設物におけるスラブ、けた等のコンクリートの打設に用いる型枠を支持する仮設の設備をいう。以下同じ。）の組立て又は解体の作業	型枠支保工の組立て等作業主任者技能講習を修了した者
足場の組立て等作業主任者	つり足場（ゴンドラのつり足場を除く。以下同じ。）、張出し足場又は高さが5m以上の構造の足場の組立て、解体又は変更の作業	足場の組立て等作業主任者技能講習を修了した者
建築物等の鉄骨の組立て等作業主任者	建築物の骨組み又は塔であって、金属製の部材により構成されるもの（その高さが5m以上であるものに限る。）の組立て、解体又は変更の作業	建築物等の鉄骨の組立て等作業主任者技能講習を修了した者
鋼橋架設等作業主任者	橋梁の上部構造であって、金属製の部材により構成されるもの（その高さが5m以上であるもの又は当該上部構造のうち橋梁の支間が30m以上である部分に限る。）の架設、解体又は変更の作業	鋼橋架設等作業主任者技能講習を修了した者
木造建築物の組立て等作業主任者	建築基準法施行令第2条第1項第7号に規定する軒の高さが5m以上の木造建築物の構造部材の組立て又はこれに伴う屋根下地若しくは外壁下地の取付けの作業	木造建築物の組立て等作業主任者技能講習を修了した者
コンクリート造の工作物の解体等作業主任者	コンクリート造の工作物（その高さが5m以上であるものに限る。）の解体または破壊の作業	コンクリート造の工作物の解体等作業主任者技能講習を修了した者

名　　称	作業の区分		資格要件
コンクリート橋架設等作業主任者	橋梁の上部構造であって、コンクリート造のもの（その高さが5m以上であるもの又は当該上部構造のうち橋梁の支間が30m以上である部分に限る。）の架設又は変更の作業		コンクリート橋架設等作業主任者技能講習を修了した者
第一種圧力容器取扱作業主任者	第一種圧力容器（小型圧力容器及び次に掲げる容器を除く。）の取扱い作業 イ　労働安全衛生法施行令第1条第5号イに掲げる容器で、内容積が5m³以下のもの ロ　第1条第5号ロからニまでに掲げる容器で、内容積が1m³以下のもの	化学設備に係るもの	化学設備関係第一種圧力容器取扱作業主任者技能講習を修了した者
		化学設備以外	特級ボイラー技士免許、一級ボイラー技士免許、二級ボイラー技士免許を受けた者、化学設備関係第一種圧力容器取扱作業主任者技能講習、普通第一種圧力容器取扱作業主任者技能講習を修了した者
特定化学物質作業主任者	労働安全衛生法施行令別表第3に掲げる特定化学物質を製造し、又は取り扱う作業（試験研究のため取り扱う作業を除く。）		特定化学物質及び四アルキル鉛等作業主任者技能講習を修了した者
鉛作業主任者	労働安全衛生法施行令別表第4第1号から第10号までに掲げる鉛業務（遠隔操作によって行う隔離室におけるものを除く。）に係る作業		鉛作業主任者技能講習を修了した者
四アルキル鉛等作業主任者	労働安全衛生法施行令別表第5第1号から第6号まで又は第8号に掲げる四アルキル鉛等業務（遠隔操作によって行う隔離室におけるものを除くものとし、同表第6号に掲げる業務にあっては、ドラム缶その他の容器の積卸しの業務に限る。）に係る作業		特定化学物質及び四アルキル鉛等作業主任者技能講習を修了した者
酸素欠乏危険作業主任者	労働安全衛生法施行令別表第6に掲げる酸素欠乏危険場所における作業のうち、以下に掲げる作業以外の作業		酸素欠乏危険作業主任者技能講習又は酸素欠乏・硫化水素危険作業主任者技能講習を修了した者
	労働安全衛生法施行令別表第6に掲げる酸素欠乏危険場所における作業のうち、以下に掲げる酸素欠乏危険場所における作業 イ　海水が滞留、若しくは滞留したことのある「熱交換器等」の内部 ロ　し尿その他腐敗しやすい物質を入れ、又は入れたことのある「タンク等」の内部		酸素欠乏・硫化水素危険作業主任者技能講習を修了した者
有機溶剤作業主任者	屋内作業又はタンク、船倉若しくは坑の内部その他の厚生労働省令で定める場所において労働安全衛生法施行令別表第6の2に掲げる有機溶剤（当該有機溶剤と当該有機溶剤以外の物との混合物で、当該有機溶剤を当該混合物の質量の5%を超えて含有するものを含む。）を製造し、又は取り扱う業務で、厚生労働省令で定めるものに係る作業		有機溶剤作業主任者技能講習を修了した者
石綿作業主任者	石綿若しくは石綿をその重量の0.1%を超えて含有する製剤その他の物（以下「石綿等」という。）を取り扱う作業（試験研究のため取り扱う作業を除く。）又は石綿等を試験研究のため製造する作業		石綿作業主任者技能講習を修了したもの

（厚生労働省「職場のあんぜんサイト」を基に作成）

2　産業保健に関わる人材や組織、資源

表7　安全委員会・衛生委員会設置基準

名　称	業　種	事業場の規模 （常時使用する労働者数）
安全委員会	林業、鉱業、建設業、製造業のうち木材・木製品製造業、化学工業、鉄鋼業、金属製品製造業、輸送用機械器具製造業、運送業のうち道路貨物運送業、港湾運送業、自動車整備業、機械修理業、清掃業	50人以上
	製造業（上記を除く）、電気業、ガス業、水道業、熱供給業、運送業（上記を除く）、通信業、各種商品卸売業、家具・建具・じゅう器等卸売業、各種商品小売業、家具・建具・じゅう器等小売業、燃料小売業、旅館業、ゴルフ場業	100人以上
衛生委員会	全ての事業場	50人以上

③ 安全衛生管理体制（産業保健体制）の構築

　安全衛生管理を推進するためには、事業者が労働安全関連法規に定められた有資格者を選任し、安全委員会・衛生委員会等の会議体により、職場の安全と労働者の健康に関する事項を審議し、選任された資格者を中心に職場全体で活動を展開する。常時使用する労働者が50人以上の事業場では、選任された衛生管理者や産業医が協力し事業場の安全衛生活動を牽引する役割を持つ。常時1,000人（一定の有害な業務では常時500人）以上の労働者を使用する事業場では産業医が専属となるため、産業医を中心とした産業保健体制となることが多く、産業保健看護職等や心理職等による産業保健チームでの活動を展開する。常時使用する労働者が500人未満の事業場では、産業医が非常勤となるため産業保健看護職等を雇用する企業も増えている。その場合、産業保健看護職等が産業保健活動を牽引する役割を担い、事業者に選任された非常勤産業医や衛生管理者等の有資格者と協働して産業保健活動を展開することになる。

（住徳　松子）

【文　献】
1）厚生労働省委託事業 非正規労働者に係る安全衛生管理のあり方に関する検討の実施事業「製造事業者向け 安全衛生管理のポイント～パートタイマーや期間従業員などの安全衛生のために～」（平成23年3月）.
　https://www.mhlw.go.jp/new-info/kobetu/roudou/gyousei/anzen/dl/110329-1a.pdf
2）厚生労働省：職場のあんぜんサイト.
　https://anzeninfo.mhlw.go.jp/
　＊2024年11月18日アクセス

3　産業保健に関連する／携わる人材・組織

① 産業保健に携わる人材とそれぞれの職務

　安全衛生管理体制を構築するために選任される有資格者には、それぞれの職務が労働安全衛生法規に以下のように規定されている。

❶ 総括安全衛生管理者

安全管理者、衛生管理者などを指揮するとともに、次の業務を統括管理するよう定められている。

■ 職務内容

ア　労働者の危険または健康障害を防止するための措置に関すること

イ　労働者の安全または衛生のための教育の実施に関すること

ウ　健康診断の実施、その他健康の保持増進のための措置に関すること

エ　労働災害の原因の調査および再発防止対策に関すること

オ　その他労働災害を防止するために必要な業務

　ア）安全衛生に関する方針の表明に関すること

　イ）危険性または有害性等の調査およびその結果に基づき講ずる措置に関すること

　ウ）安全衛生計画の作成、実施、評価および改善に関すること

❷ 安全管理者

■ 職務内容

ア　建設物、設備、作業場所または作業方法に危険がある場合における応急措置または適当な防止の措置

イ　安全装置、保護具その他危険防止のための設備・器具の定期的点検および整備

ウ　作業の安全についての教育および訓練

エ　発生した災害原因の調査および対策の検討

オ　消防および避難の訓練

カ　作業主任者、その他安全に関する補助者の監督

キ　安全に関する資料の作成、収集および重要事項の記録

❸ 衛生管理者

■ 職務内容

ア　健康に異常のある者の発見および処置

イ　作業環境の衛生上の調査

ウ　作業条件、施設等の衛生上の改善

エ　労働衛生保護具、救急用具等の点検および整備

オ　衛生教育、健康相談、その他労働者の健康保持に必要な事項

カ　労働者の負傷および疾病、それによる死亡、欠勤および移動に関する統計の作成

キ　衛生日誌の記載等、職務上の記録の整備など

■ 定期巡視

少なくとも毎週1回作業場を巡視し、設備、作業方法または衛生状態に有害のおそれがあるときに、直ちに労働者の健康障害を防止するため必要な措置を講じなければならない。

2 産業保健に関わる人材や組織、資源

❹ 安全衛生推進者、衛生推進者

安全衛生推進者は、次の業務を行うよう定められている（衛生推進者は衛生に係る業務に限る）。

■ **職務内容**

ア　労働者の危険または健康障害を防止するための措置に関すること

イ　労働者の安全または衛生のための教育の実施に関すること

ウ　健康診断の実施、その他健康の保持増進のための措置に関すること

エ　労働災害の原因の調査および再発防止対策に関すること

オ　その他労働災害を防止するため必要な業務

❺ 産業医

■ **職務内容**

ア　健康診断、面接指導等の実施およびその結果に基づく労働者の健康を保持するための措置、作業環境の維持管理、作業の管理等、労働者の健康管理に関すること

イ　健康教育、健康相談、その他労働者の健康の保持増進を図るための措置に関すること

ウ　労働衛生教育に関すること

エ　労働者の健康障害の原因の調査および再発防止のための措置に関すること

■ **勧告等**

労働者の健康を確保するために必要があると認めるときは、事業者に対し、労働者の健康管理等について勧告をすることができる。また、労働者の健康障害の防止に関して、総括安全衛生管理者に対する勧告、または衛生管理者に対する指導、助言をすることができる。

■ **定期巡視**

少なくとも毎月1回（所定の条件を満たせば2カ月に1回）作業場を巡視し、作業方法または衛生状態に有害のおそれがあるときは、直ちに、労働者の健康障害を防止するための必要な措置を講じなければならない。

2 産業保健に携わる人材と活動の実際

労働安全衛生と産業保健は同義的に使用されることも多いが、産業保健は健康増進や疾病予防、治療と仕事の両立支援などを含み、労働者個人だけでなく事業場や企業を組織的に支援する活動と捉えることができる。労働安全衛生が法的に選任された有資格者による法遵守を基本とした活動であることに対し、産業保健活動は職場環境改善やメンタルヘルス対策など働きやすさや生産性の向上、労働者の将来の健康にも寄与できると考えられる。その活動は産業医や産業保健看護職等の産業保健専門職のみによるものではなく、事業者が整備した安全衛生管理体制を活用し、職場を巻き込み、安全と労働衛生（産業保健）を融合したものとして展開するとより効果的なものとなる。

147

◆方面（監督課）
臨検監督、申告処理、司法警察事務、許可・認定事務など

◆安全衛生課
機械・設備の設置等に関する届出審査、安全衛生指導など

◆労災課
労災補償事務、労働保険の適用・徴収など

◆業務課
庶務・経理事務など

図　労働基準行政の組織

③ 産業保健に関連する組織

❶ 労働局・労働基準監督署

　労働安全衛生を所管する省庁は厚生労働省で、その地方支分部局として各都道府県に労働局が設置されており、その下部機関として労働基準監督署がある（図）。労働衛生行政は、国の直轄機関である。

　労働基準監督署は労働安全衛生の第一線機関であり、全国に321署が設置されている。労働基準監督署の主な役割は、労働基準法などの関係法令に関する各種届出の受付や相談対応、監督指導、機械や設備の設置に係る届出の審査、職場の安全や健康の確保に関する技術的な指導、仕事に関する負傷などに対する労災保険給付など多岐にわたっている。

❷ 産業保健総合支援センター、地域産業保健センター

　独立行政法人労働者健康安全機構は、全国47の都道府県に産業保健総合支援センター（さんぽセンター）を設置している。産業医や産業保健看護職、衛生管理者等の産業保健関係者を支援するとともに、事業主等に対し職場の健康管理への啓発を行うことを目的としている。産業保健総合支援センターでは、主に次の業務を行っている。

　１）窓口相談・実施相談
　　　産業保健に関するさまざまな問題について、専門スタッフが相談に応じ解決方法を助言
　２）研　修
　　　産業保健関係者を対象に、産業保健に関する専門的かつ実践的な研修を実施
　３）情報の提供
　　　メールマガジン、ホームページ等による情報提供や、産業保健に関する図書・教材の管理等
　４）広報・啓発
　　　事業主、労務管理担当者等を対象として、職場の健康問題に関するセミナーを実施
　５）調査研究

地域の産業保健活動に役立つ調査研究を実施し、成果を公表・活用

6）地域窓口（地域産業保健センター）の運営

　おおむね監督署管轄区域ごとに設置されている地域産業保健センター（地さんぽ）では、常時使用する労働者が50人未満の小規模事業者やそこで働く方を対象として、労働安全衛生法で定められた保健指導などの産業保健サービスを無料で提供

❸ 医療保険者（健康保険組合・全国健康保険協会等）

　日本の医療保険制度は、働く場所や企業の規模等によって加入する制度が異なる。大別すると、農業や自営業を営む人たちが加入する「国民健康保険」と、企業等に雇用された労働者が加入する「健康保険」がある（表8）。

　労働者が加入する健康保険の主なものには、企業が単独あるいは共同で設立し保険者となる「組合健保」と、組合健保を設立しない企業の従業員を対象とし、全国健康保険協会が保険者として運営する「全国健康保険協会」（協会けんぽ）があり、業務外の病気・けが、出産、死亡に対し医療費や各種手当金を支給している（業務上の傷病は労働者災害補償保険により補償される）。医療保険者には加入者の健康保持増進のための事業として、生活習慣病健診や人間ドック、がん検診の実施や費用助成、健康増進施策等の保健事業を運営する機能がある。

表8　健康保険の種類

種類	制　度	被保険者		保険者	給付事由
医療保険	健康保険	一般	健康保険の適用事業所で働く労働者（民間会社の勤労者）	健康保険組合、全国健康保険協会	業務外の病気・けが、出産、死亡
		健康保険法第3条第2項の規定による被保険者	健康保険の適用事業所に臨時に使用される人や季節的事業に従事する人等（一定期間を超えて使用される人を除く）	全国健康保険協会	
	船員保険（疾病部門）	船員として船舶所有者に使用される人		全国健康保険協会	
	共済組合（短期給付）	国家公務員、地方公務員、私立学校の教職員		各種共済組合	病気・けが、出産、死亡
	国民健康保険	健康保険・船員保険・共済組合等に加入している勤労者以外の一般住民		市（区）町村	
退職者医療	国民健康保険	厚生年金保険など被用者年金に一定期間加入し、老齢年金給付を受けている65歳未満等の人		市（区）町村	病気・けが
高齢者医療	後期高齢者医療制度	75歳以上の人および65～74歳で一定の障害の状態にあることにつき後期高齢者医療広域連合の認定を受けた人		後期高齢者医療広域連合	

厚生労働省は、保険者と事業者が積極的に連携し明確な役割分担と良好な職場環境のもと、加入者の予防・健康づくりを効率的・効果的に実行するコラボヘルスを推奨している。また、経済産業省が推進している健康経営についても企業と医療保険者の協働が推奨されており、産業保健体制に医療保険者が参加し、効果的な産業保健活動を展開している企業等が増加している。

（住徳　松子）

【文　献】

1）厚生労働省：職場のあんぜんサイト.
　　https://anzeninfo.mhlw.go.jp/（2024年11月18日アクセス）

3 労働安全衛生マネジメントシステム（OHSMS）

ここでは労働安全衛生マネジメントシステム（OHSMS：Occupational Health and Safety Management System）に触れる前に、まずマネジメントシステムとは何かについて解説したのち、産業保健分野にマネジメントシステムが導入された背景について紹介する。その後、マネジメントシステムの特徴と構成概念である、「見える化」と「目的・目標による管理」に焦点を絞って解説する。また、産業保健看護職の実務に応用が可能な事項についても紹介する。なお、マネジメントシステムの「導入プロセス（導入方法）」や「システムの構造」、「ISO45001（労働安全衛生マネジメントシステム）の要求事項の解説と考え方」などのより専門的な内容は、成書を参照されたい。

1 マネジメントシステムとは

企業は「ヒト・モノ・金・情報」でできていると言われる。企業や事業場には、個性の異なるさまざまなヒトが集い、組織の目標や目的達成のためにそれぞれの専門性や強みを生かした活動が展開される。一定以上の人数を擁する組織においてさまざまなヒトの力を結集し、効率的かつ効果的に行動するには何らかの共通の枠組みやルール、運営の仕組みが必要となる。マネジメントシステムは、その一つと言える。

また企業の目的は、「存続・利益・成長」であるとも言われる。この目的を達成するためにはさまざまな課題を自律的・効率的に解決する必要があるが、自組織の特徴を加味して運用の仕組みを確立し、展開する際にもマネジメントシステムは利用される。

例えば、製造業やサービス業などでは品質マネジメントシステム（例：ISO9001※）や環境マネジメントシステム（例：ISO14001※）などが導入されているが、それらの導入の背景には、「より効率的に高品質の製品を製造するため」や「より環境に負荷をかけない事業運営を行うため」といった、企業活動を支える要素を自律的に管理する意図がある。その流れをくむと、労働安全衛生マネジメントシステム（例：ISO45001※）は、企業活動の一翼を担う「労働者の安全と健康の確保を行うため」に、企業が自律的に管理する仕組み（システム）であると言える。

※ISO：スイスのジュネーブに本部を置く非政府機関 International Organization for Standardization（国際標準化機構）の略称。ISO の主な活動は国際的に通用する規格を制定することであり、ISO が制定した規格をISO規格と言う。ISO 規格は、国際的な取引をスムーズにするために、何らかの製品やサービスに関して「世界中で同じ品質、同じレベルのものを提供できるようにする」という国際的な基準であり、制定や改訂は日本を含む世界172カ国（2024年11月時点）の参加国の投票によって決まる。組織の品質活動や環境活動を管理するための仕組み（マネジメントシステム）についてもISO規格が制定されており、これらは「マネジメントシステム規格」と呼ばれ、品質マネジメントシステム（ISO9001）や環境マネジメントシステム（ISO14001）、労働安全衛生マネジメントシステム（ISO45001）などの規格が存在する。

IV 産業保健を推進するための制度

2　なぜ産業保健にマネジメントシステムが必要なのか

　産業保健には、遵守すべき法律や法令が多数あり、またそれらは社会情勢などによって変化していく。さらに企業や事業場が抱える安全衛生上の課題は多岐に渡り、求められるサービスも多様（業種や業態、労働者数、地理的条件、扱う製品やサービス、業務内容など千差万別）で、通り一遍の産業保健活動では有効な取組みにはなりにくい。限られた人員体制で法令や企業内外からの要求に応え、当該組織の特徴に合わせた産業保健サービスを効率的に展開するには、自組織に適した運用ルールを制定（作成）し、それらに従って行動する人員（労働者）からなるマネジメントシステムが有用となる。

　以下は、OHSMS が導入されている企業の常勤産業保健看護職と人事労務担当者が産業保健活動について会話している様子の抜粋である。マネジメントシステムを利用した活動のイメージを持ってもらうための一助とされたい。

■ 人事労務担当者（HR）と産業保健看護職（OHN）との会話（某年1月末）

H　R：うちの工場、来年度の産業保健活動の重点目標や年間計画の立案はどんな手順で進めていくことになっているんだっけ？

OHN：事業場の重点項目と年間活動計画の作成は、社内 OHSMS に含まれている「労働安全衛生に関する重点目標と年間計画の作成手順（実施要領）」に従って、これから作成していくことになります。この手順に従い、まずは安全衛生委員会の構成メンバー（衛生管理者、産業医、労働者代表など）に意見を伺い、総括安全衛生管理者の了承をいただくステップとなっています。」

H　R：なるほど。まずは OHSMS の下位文書（実施要領）の手順に従って進めていくのか。

OHN：はい。毎年そのように実施しています。昨年もこの手順に従って現在の工場の労働衛生上の課題を関係者から抽出していただきました。うちはメンタルヘルス不調者が他の事業場よりも多いことが以前より指摘されており、労働組合や産業医の先生からも取組みの強化が必要と言われたため、今年の年度目標には「心の健康づくり計画」にのっとった取組みの強化が追加されていたことはご存じかと思います。」

H　R：そうか、そんなステップがあったから今年の年度目標に、「長期休職者の割合を前年比マイナス20％にする」という計画があったんだね。

OHN：その通りです。マネジメントシステムには社内の労働安全衛生に関するさまざまな手順が実施要領や規程などという名称で"見える化"されていて、私たち保健師もその手順に従うことで、事業場にとっても大切な年間計画や重点目標の策定に関われているわけです。

H　R：なるほど。マネジメントシステムってそんな機能も持ち合わせているんだ

ね。人事部門もこれからはもっと OHSMS の中身を読み込んで活用していくことにするよ。

OHN：はい。引き続き私たち産業保健スタッフも一緒になって、事業場の安全衛生活動を盛り上げていきますので、よろしくお願いします。

（梶木　繁之）

【文　献】

1）梶木繁之．公益社団法人日本産業衛生学会 産業保健看護専門家制度委員会認定基礎研修（A コース総論）「労働安全衛生マネジメントシステム」講義資料；2023.
2）梶木繁之，森晃爾．産業医科大学 産業医学実践研修「使える！労働安全衛生マネジメントシステムの知識と活用法」講義資料；2023.
3）梶木繁之．産業医科大学 首都圏プレミアムセミナー No. 8「健康経営につながる産業保健専門職を利活用した健康管理の進め方」講義資料；2021.
4）森　晃爾．産業保健スタッフのための ISO45001：中央労働災害防止協会；2019.
5）上原正道，梶木繁之．産業医ストラテジー，浜口伝博 監：バイオコミュニケーションズ；2013.
6）森　晃爾．自主的産業保健活動の標準プロセス：労働調査会；2008.

3　マネジメントシステムを活用した産業保健活動に必要なこと

　産業保健看護職が働く事業場の中で、何らかの産業保健活動（例／健康診断、職場巡視、ストレスチェックなど）が行われていれば、マネジメントシステムを活用することができる。マネジメントシステムは一般に、「ヒト（人）とルール（文章）」でできていると言われ、組織や企業内で何らかの産業保健サービスを提供しているということは、そこにヒト（産業保健看護職など）とルール（例／保健指導の実施手順書や職場巡視の要領など）が必ず存在する（明文化されていないものを含む）。これらがそろっていれば、マネジメントシステムによる産業保健活動の準備ができていると言える。

■1 マネジメントシステム（的）活動の最初の一歩は「見える化」

　前項の会話の例でも分かる通り、マネジメントシステム（的）な活動が展開されている事業場には「見える化（文書化、標準化）」が進んでいるという特徴がある。マネジメントシステムを活用する場合、その前提条件としてこの「見える化」が重要になってくる。

　ところで、組織や企業内で行っている産業保健活動がなぜ必要かを、自身の言葉で説明することができるだろうか。例えば「個人の健康保持・増進のため」とか、「事業者の安全配慮義務履行のため」などのように。組織や企業内で行われている産業保健活動は、何らかの「目的」のために実施されており、それぞれの取組みがどのような「目的」や「意図」を持って実施されているかを説明できること、すなわち「見える」ようにすること（＝見える化）は、組織や企業内で産業保健活動を進めていく上で極めて重要である。

2 マネジメントシステムの構成概念である「目的・目標による管理（MBO）」

マネジメントシステムは、個々の活動の「意図」や「目的」を説明するための考え方である「目的・目標による管理（MBO：Management by Objectives」という概念で構成されている。そのため、マネジメントシステムを上手に活用すると、<u>「見える化」</u>とともに自分たちの行っている活動が、<u>どのような「目的・目標」につながっているのかを説明できるようになる</u>。

図はある企業の活動を例に、組織全体の大目標である「安全衛生活動の活性化、重篤な労働災害・疾病の低減達成」には、どのような要素が必要かを「従業員の意識向上」と「労災対策の充実」に分類し、さらにそれらを「情報の周知・伝達」「意見交換や協議、話し合い」「有害作業・健康障害リスクの見積り」などに細分化して、普段行っている個別活動（安全衛生委員会、労働衛生教育、作業環境測定、リスクアセスメント、ストレスチェックなど）にまでつなげた（ひも付けした）ものである。

これを見ると、事業場内で行われている個別活動（安全衛生委員会、労働衛生教育など）には、その一つ上の「目的・目標」（小目標）を満たすような取組みが求められ、さらにその上の「目的・目標」（中目標）へとつながることで、「組織の方針」（大目標）の達成に貢献する、という構造になっていることが理解できると思う。このように組織の方針を個別の活動にまで分解するプロセスを「方針展開」と言ったりもする（図の上から下への流れ）。

3 産業保健活動の「見える化」とは

ほかにも、産業保健活動の「見える化」にはさまざまなものがある。以下は、労働安全衛生もしくは産業保健に関連する組織内でよく見られる「見える化」の例である。

1）組織が提示する方針

例／労働安全衛生に関する方針、健康に関する方針、健康経営方針、心の健康づ

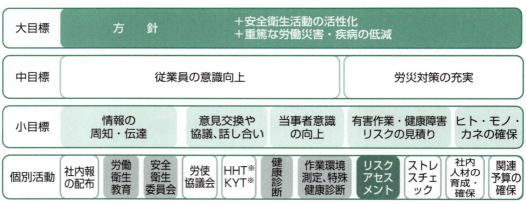

※HHT＝ヒヤリ・ハット　KYT＝危険予知トレーニング

（日本産業衛生学会　産業保健看護専門家制度委員会認定基礎研修（Aコース総論）労働マネジメントシステム講義資料を基に作成）

図　「目的・目標による管理」の視点で作成した組織方針（大目標）から個別活動への展開例

くりに関する方針等

2）方針を達成するために到達すべき組織の中期的・短期的目標

例／労働安全衛生に関する中期目標、年度目標等

3）組織全体の体制図

例／労働安全衛生に関する組織体制図・産業保健部門の組織図等

4）組織構成員の役割や責任と個々の構成員に求められる経験や資格・能力

例／産業保健看護職は事業場全体の健康管理活動を産業医と協力して専門的視点から推進する役割を持つ、産業保健看護職として3年以上の企業経験がある、学会などの専門家制度の有資格者である等

5）組織の目標を達成するために各部門が取り組む活動計画

例／事業場の年間活動計画、部門別の年間活動計画等

6）個々の活動の基準・手順

例／リスクアセスメント実施手順、健康診断実施手順、ストレスチェック実施手順、保健指導実施手順、職場巡視実施手順、安全衛生委員会運営手順、復職支援実施手順、法令遵守管理手順、力量・認識および安全衛生教育実施手順、OHSMS文書取扱基準、変更の管理実施手順、請負業者選定に関する労働安全衛生基準、外部業者委託管理手順、緊急事態対応実施手順、不適合および是正処置実施手順、マネジメントレビュー実施手順など

7）評価や監査に関わる基準・手順

例／年間目標の到達度を評価する手順、内部監査実施要領など

なお、産業保健看護職として関わりやすい（文書の作成がしやすい）のは、6）の項目のうち、日常の業務として取り組んでいるもの（例／健康診断実施手順、保健指導実施手順など）である。組織全体でマネジメントシステムを活用した労働安全衛生活動を展開する場合、その他の文書類も「見える化」しておくことが必要であるが、まずは身近な活動から文書化（見える化）に取り組み、関係者の協力を得ながら徐々に文書体系を整え、活動を組織全体へと展開していくことが推奨される。

4 「見える化」により展開される PDCA サイクル

マネジメントシステムはPDCA（Plan-Do-Check-Act）サイクルでも形成されており、そこには「Check＝評価」と「Act＝改善」が含まれている。組織や企業内で行っている産業保健活動を適切に評価し、改善するには、前述した「共通のルール（基準・手順）」と「結果（目に見えるもの）」が必要となる。産業保健活動をやりっ放しで終わらせず、個々の活動の充実を通じて組織目標の達成状況を常に俯瞰し、必要な改善に取り組んでいくこともマネジメントシステム的な考えに基づく活動と言える。

5 「見える化」と「目的・目標による管理」のメリット

マネジメントシステム（的）活動の特徴である、「見える化」と「目的・目標による管理」

をうまく活用して、社内外の関係者（主に産業保健スタッフであるが、人事・総務部門や安全・環境部門の人々、労働組合の代表、経営層、健康保険組合のスタッフなども含む）とも連携しながら産業保健活動ができるようになると、以下のようなメリットが得られる。もしマネジメントシステムを導入し、運用しているにもかかわらず、1）〜5）のような状況になっていないならば、システム自体がうまく機能していないか、システムそのものの構造に問題がある可能性がある。

1）関係者間でさまざまな活動目標や計画を共有できる
2）関係者に具体的なルール（基準・手順）や活動内容、結果を示せる
3）関係者間で到達すべきゴール設定が行える
4）関係者それぞれの役割・責任が明確になる
5）関係者間での業務調整が行える

上記のような状況になっていなければ、マネジメントシステムの内容や構造そのものを専門家（ISO の監査員や ISO の導入支援を行っている専門業者など）にチェックしてもらったり、労働安全衛生コンサルタントなどの国家資格を持つ外部の専門家の支援を検討してもよいと思われる。

4　まとめ

　企業活動の一環として行われる産業保健活動は、事業場内での活動を推進するさまざまな職種の人たち（総括安全衛生管理者、衛生管理者、作業環境測定士、産業医、公認心理師、臨床心理士、カウンセラー、労働者代表など）と連携しつつ、効率的に展開していく必要がある。これからの産業保健看護職には、さまざまな人々と協業しながら、組織や企業が行うべき個々の活動の「意図」や「目的」を伝え、社内の意思決定者や関係者の理解を引き出しながら、活動を展開していくことが求められる。そのためにも、今回紹介したマネジメントシステムの本質を理解し、システムの特徴と構成概念である「見える化」と「目的・目標による管理」という 2 つの要素を十分に理解し、それぞれの事業場の現状に合わせた活動を展開してほしい。

（梶木　繁之）

【文　献】

1）梶木繁之．公益社団法人日本産業衛生学会　産業保健看護専門家制度委員会認定基礎研修（A コース総論）「労働安全衛生マネジメントシステム」講義資料；2023.
2）梶木繁之，森晃爾．産業医科大学　産業医学実践研修「使える！労働安全衛生マネジメントシステムの知識と活用法」講義資料；2023.
3）梶木繁之．産業医科大学　首都圏プレミアムセミナー No.8「健康経営につながる産業保健専門職を利活用した健康管理の進め方」講義資料；2021.
4）森　晃爾．産業保健スタッフのための ISO45001：中央労働災害防止協会；2019.
5）上原正道，梶木繁之．産業医ストラテジー，浜口伝博　監：バイオコミュニケーションズ；2013.
6）森　晃爾．自主的産業保健活動の標準プロセス：労働調査会；2008.

方法論

V

産業保健看護活動の方法

3 管理 5 管理と産業保健看護職の役割

1 作業環境管理

1 作業環境管理とは（含作業環境測定）

❶ 作業環境管理

　労働安全衛生法第22条にて事業者は、原材料、ガス、蒸気、粉じん、酸素欠乏空気、病原体等による健康障害、放射線、高温、低温、超音波、騒音、振動、異常気圧等による健康障害、計器監視、精密工作等の作業による健康障害、排気、排液または残さい物による健康障害を防止するため必要な措置を講じなければならないとされている。

　したがって、作業場の環境中に存在する種々の有害な因子を工学的な改善手法を用いて除去、低減させ、作業環境を快適な状態に維持して労働者の健康を確保することが必要である。この目的のために作業場の環境を管理するのが作業環境管理である。有害因子には、化学的な因子、物理的な因子、生物学的な因子があるが、いずれも有害因子の特性、発生原因、作業環境中での挙動や量（レベル）を調べ、状況に応じた低減対策を実施することが重要である。環境中の有害因子の量を把握するためには、まず作業環境測定を実施して客観的なデータを得る必要がある。また、新しく生産設備や生産工程を導入する際には、工学的な技術により、始めからできる限り有害因子が作業環境に発生しないように計画することが必要である。

❷ 作業環境測定

　定期的に作業環境測定を実施しなければならない作業場は、労働安全衛生法第65条により定められている（表1）。作業環境測定を実施することで、有害要因を数量化して正しく把握することができ、その値により環境改善のために何らかの措置を講じる必要があるか否かが判断される。ただし、有機溶剤等では、作業場内への有害物発散量は季節やそのときの気象条件等の影響を受ける場合もあるため、測定時の状況を考慮して定期的に測定して評価することも重要である。

　作業環境測定は一般的にデザイン、サンプリング、分析、評価の順番で行われる。デザインでは、測定に当たって、まずどのような有害因子や物質がどのような状態で発生しているかを把握する。法令にて測定が義務化されている測定対象物質は、一定の含有率を超えた場合である（例えば、有機溶剤は5％）。また、塗料の有機溶剤などは測定が義務化されている物質とされていない物質が共存している場合が多くあるほか、義務化されていない物質でも有害性があるものもあるため、注意が必要である。さらに、その作業場で行われている主業務以外の付随的な業務において測定対象物質が使用されていることもある。

　作業環境測定を実施して、作業環境中の有害物濃度を把握する必要がある範囲は、作

1　3管理5管理と産業保健看護職の役割

表1　作業環境測定を行うべき作業場と測定の種類等

作業環境測定を行うべき作業場			測　　定			
作業場の種類 （労働安全衛生法施行令第21条）			関係規則	測定の対象	測定回数 （以内ごと に1回）	記録の 保存年数
①	土石、岩石、鉱物、金属または炭素の粉じんを著しく発散する屋内作業場		粉じん則 第26条	空気中の濃度および粉じん中の遊離けい酸含有率	6カ月	7
②	暑熱、寒冷または多湿屋内作業場		安衛則 第607条	気温、湿度、ふく射熱	半月	3
③	著しい騒音を発する屋内作業場		安衛則 第590、591条	等価騒音レベル	6カ月	3
④	坑内の 作業場	イ　炭酸ガスが停滞し、または停滞するおそれのある作業場	安衛則 第592条	炭酸ガスの濃度	1カ月	3
		ロ　28℃を超え、または超えるおそれのある作業場	安衛則 第612条	気温	半月	3
		ハ　通気設備のある作業場	安衛則 第603条	通気量	半月	3
⑤	中央管理方式の空気調和設備を設けている建築物の室で、事務所の用に供されるもの		事務所則 第7条	一酸化炭素および二酸化炭素の含有率、室温および外気温、相対湿度	2カ月	3
⑥	放射線 業務を 行う作 業場	イ　放射線業務を行う管理区域	電離則 第54条	外部放射線による線量当量率	2カ月	5
		ロ　放射性物質取扱作業室	電離則 第55条	空気中の放射性物質の濃度	1カ月	5
		ハ　事故由来廃棄物等取扱施設				
		ニ　坑内における核原料物質の掘採の業務を行う作業場				
⑦	特定化学物質（第1類物質または第2類物質）を製造し、または取り扱う屋内作業場等		特化則 第36条	第1類物質または第2類物質の空気中の濃度	6カ月	3
						(30)
	特定有機溶剤混合物を製造し、または取り扱う屋内作業場		特化則 第36条の5	空気中の特別有機溶剤および有機溶剤の濃度	6カ月	3
	石綿等を取り扱い、もしくは試験研究のため、または石綿分析用試料等を製造する屋内作業場		石綿則 第36条	石綿の空気中における濃度		40
⑧	一定の鉛業務を行う屋内作業場		鉛則 第52条	空気中の鉛の濃度	12カ月	3
⑨	酸素欠乏危険場所において作業を行う場合の当該作業場		酸欠則 第3条	第1種酸素欠乏危険作業に係る作業場にあっては、空気中の酸素の濃度	毎作業 開始前	3
				第2種酸素欠乏危険作業に係る作業場にあっては、空気中の酸素および硫化水素の濃度		
⑩	有機溶剤（第1種有機溶剤または第2種有機溶剤）を製造し、または取り扱う一定の業務を行う屋内作業場		有機則 第28条	当該有機溶剤の濃度	6カ月	3

①⑥ロ・ハ、⑦⑧⑩は指定作業場（作業環境測定士のみが実施）

粉じん則：粉じん障害防止規則、安衛則：労働安全衛生規則、事務所則：事務所衛生基準規則、電離則：電離放射線障害防止規則、特化則：特定化学物質障害予防規則、石綿則：石綿障害予防規則、鉛則：鉛中毒予防規則、酸欠則：酸素欠乏症等予防規則、有機則：有機溶剤中毒予防規則

（日本作業環境測定協会　作業環境測定の基礎知識 https://www.jawe.or.jp/
sokutei/sokuteikiso.html より引用、一部改変。2024年9月30日アクセス）

161

表2　作業環境測定における測定方法の種類

種　類	目　的	点　数	位　置	1点の測定時間
A測定	単位作業場所における気中有害物質の濃度の平均的な状態を把握するための定点の測定。	5点以上	等間隔系統抽出法（6ｍ以下の等間隔で引いた縦の線と横の線の交点の床上50〜150cmの位置）とする。	原則として10分間以上
B測定	有害物質への大きなばく露を把握し、A測定を補完する目的で行う定点の測定。	1点（複数点測定した場合は、最も高濃度を採用）	有害物質の発散源に近接する場所において、移動、間けつ、近接作業のうち、濃度が最も高いと判断される作業位置と時間における定点測定。	10分間
C測定	有害物取扱作業に従事する作業者の身体にサンプラーを装着して空気中の有害物を採取し、単位作業場所における気中有害物質の濃度の平均的な状態を把握するための測定。	5点以上	有害物を取り扱う作業を行う複数の作業者の身体にサンプラーを装着して原則全作業時間を通してサンプリング。	原則として全作業時間
D測定	発散源への近接作業等、高濃度のばく露が想定される作業を行う作業者の身体へサンプラーを装着して測定。	1点（複数点測定した場合は、最も高濃度を採用）	最もばく露濃度が高いと思われる有害物を取り扱う時間に身体へサンプラーを装着して行う測定。	15分間

業場のうち労働者の作業中の行動範囲で、かつ、有害物の分布がある領域である。しかし、この領域のうち、さらに著しい濃度変動がない範囲に分け（層別化）、測定範囲（単位作業場所）を決定する。したがって1つの領域に複数の単位作業場が存在する場合もある。測定方法にはA、B、またはC、D測定がある（表2）。A測定とC測定は母集団である作業環境空間の空気の一部を測定して、その母集団濃度を推定する方法である。この測定により作業環境中の有害物濃度の平均的な状態が把握できる。測定実施日は日間の変動を考慮して、連続した2日間が望ましい（1日のみの測定も可能）。

　表1の①⑦⑧⑩の作業場におけるA測定点のサンプリング間隔は等間隔とし、作業中の有害物濃度の時間的な濃度変動を考慮して評価する。そのため最初の測定から最後の測定までのサンプリングは1時間以上かけて行われる。

　なお、原則として環境状態が定常ではない始業後1時間程度の時間帯は測定時間に入れない。また、測定値より該当する管理区分が決定される。管理区分は作業環境管理の状態を示したもので、第1管理区分、第2管理区分、第3管理区分に分類され、表3に示した評価となる。事業者はこの評価に基づいた措置を行う必要がある。

表3　管理区分と講ずべき措置

管理区分	講ずべき措置
第 1	・当該単位作業場所の作業環境管理は適切と判断される。 ・現在の管理状態の継続的維持に努める。
第 2	・単位作業場所の作業環境管理に、なお改善の余地があると判断される。 ・施設、設備、作業工程または作業方法の点検を行い、その結果に基づき作業環境を改善するために必要な措置を講ずるように努める。 ・評価の記録、作業環境を改善するために講ずる措置および改善の効果を確認するための評価の結果を労働者に周知する。
第 3	・当該単位作業場所の作業環境管理が適切ではないと判断される。 ・以下の措置を講じ速やかに第1管理区分に移行するように努める。 　➤直ちに施設、設備、作業工程または作業方法の点検を行い、その結果に基づき、作業環境を改善する。 　➤有効な呼吸用保護具を使用させる。 　➤産業医が必要と認める場合には健康診断の実施、その他労働者の健康の保持を図るために必要な措置を講ずる。 　➤評価の記録、作業環境を改善するために講ずる措置および改善の効果を確認するための評価の結果を労働者に周知するために必要な措置を講ずる。

表4　有害物質に対する改善の方法

順　番	方　　法
1	排除（有害化学物質の使用中止）
2	代替（有害性の少ない化学物質への変更）
3	生産工程・作業方法の改良（発散の防止）
4	生産機械設備の隔離（自動化、遠隔操作による発散量の抑制）
5	局所排気装置、プッシュプル型換気装置の設置、稼働（汚染物質の拡散防止）
6	全体換気装置の設置、稼働（汚染物質の希釈換気）
7	保護具の着用

❸ 作業環境改善

　有害化学物質に対する作業環境を改善するための方法を表4に示した。表4には改善方法の順番も示したが、通常は複合して改善を行う場合が多い。

2 作業環境管理における産業保健看護職の役割

　作業環境測定では、測定結果によりその場所の作業環境管理の状態が客観的に評価される。定常的な作業を行っているときの環境状態を把握すれば、健康への影響を労働衛生学的に大きな誤りをせずに推測できるものと考えられる。しかし、産業保健看護職は労働者などとの普段からのコミュニケーションによって定常的でない作業についても知ることができる存在であり、必要に応じて定常的でない作業についても測定を実施し、予防対策をすることができる。

　作業環境測定の評価が悪くなった場合には、どのようなことが原因で評価を悪くして

いるのかを明確にする必要がある。その際に参考となるのが、作業環境測定報告書である。報告書の中にはどのような条件の下に測定されたかなどが記録されている。また、測定の際に行われていた作業や物質の種類、態様のほか、作業場の換気や有害物質の発散状況なども記録されている。事業所内で規定されていない作業方法や、機能していない排気設備はないか、実際の測定対象作業場を見に行き確認することが重要である。今後は有害物質の個人ばく露濃度の測定を取り入れた管理が主体になると思われるが、目的は労働者の健康障害防止であり、作業環境管理の一環と言える。

　一定の化学物質を取り扱う労働者に対して特殊健康診断の実施が義務付けられている。特殊健康診断項目において尿中の代謝産物濃度（生物学的モニタリング値）測定が指定されている場合、この値から実際に体に吸収された有害物量の推定がある程度可能と言える。この値が基準値の範囲を超えた作業者においては、超えた原因は種々考えられるものの、現状が続くと健康上に悪い影響が出る可能性もある。有害物のばく露状況を調べ、ばく露濃度が高いと推定される場合には、原因を突き止めて対策を立てることが重要である。有害物は経皮的に吸収されている場合もあるが、まずは作業環境測定の評価結果から、少なくとも作業環境管理に問題がないかを確認する必要がある。

　2020（令和2）年3月に特殊健康診断の項目が見直され、二次健康診断の項目として「作業条件の簡易な調査」[1]が追加された。この調査の中に「環境中の当該物質の濃度に関する情報」があり、当該労働者から聴取する方法のほか、事業者から健康診断を実施する医師が提供を受けるなどして情報を得る。これは労働者のばく露状況を適切に把握し、健康診断結果に基づく措置を行う際の判断の参考にすることを目的としたものである。

　一方、2024（令和6）年4月より、新たに化学物質の自律的な管理が本格的に開始された[2]。管理の主な内容は、化学物質を譲渡・提供する場合のラベル表示・安全データシート（SDS）交付対象を、危険性や有害性をもつ約2,900物質にまで拡充し、まずはリスクアセスメントを実施し、その結果に基づく措置を行うことである。また、ラベル表示等を義務付ける物質のうち、国がばく露限界値（濃度基準値）を定める物質は、その濃度基準値以下で管理することを義務付けられ（安衛則第577条の2第2項）、リスクアセスメントによりこの基準値の2分の1を超えていないことを推定する。しかし、超える可能性があると推定された場合は、その確認のために測定（確認測定）を行う。その結果を踏まえて、事業主は作業者の健康障害を確実に予防するため、必要なばく露低減措置を実施する。なお、濃度基準値は安衛法第22条に基づく健康障害を防止するための最低基準であり、濃度基準値が定められている物質では、全ての労働者について、ばく露濃度をその値以下にする必要がある。ばく露濃度が濃度基準値を超えている作業場については、超えないような改善をするとともに、少なくとも1年に1回、当該作業場の労働者の個人ばく露濃度測定等を実施し、呼吸用保護具等のばく露低減措置が適切であるかを確認する必要がある（安衛則第577条の2第1項、「化学物質による健康障害防止のための濃度の基準の適用等に関する技術上の指針」）。さらにばく露濃度が濃度基準値を超えていると判断された場合は、速やかに健康影響を確認するためのリスクアセスメン

ト対象物についての健康診断を実施する必要がある。発がん性や発がん性が疑われるため濃度基準値が定められていない物質でも、健康障害発生リスクが許容される範囲を超えると判断され必要があると認めるときには、健康影響を確認するための健康診断を実施する必要がある（安衛則第577条の2第3項）。

　化学物質は吸入以外に、皮膚から吸収されて健康障害を起こす320物質（皮膚吸収性物質）、および皮膚と接触することにより障害を起こす868物質（皮膚刺激性有害物質）については皮膚等障害化学物質と定義付けられ、これらを製造、取り扱う業務に従事する労働者へは、不浸透性の保護衣、保護手袋、履物または保護眼鏡等適切な保護具を使用させなければならなくなった（安衛則594条の2）。また、健康障害を起こすおそれがないことが明らか（現段階では無い）でない物質を製造し、または取り扱う業務に従事する労働者へは、保護衣、保護手袋、履物または保護眼鏡等適切な保護具を使用させることが努力義務となった（安衛則594条の3）。

　今後の産業保健看護職は、通常の健康管理のほか、化学物質による健康障害防止のための健康管理や作業環境管理、さらに皮膚や眼の障害防止についての作業管理の状況も十分に把握し、労働者の健康障害防止を図ることが重要と言える。そのために多職種の安全衛生スタッフや産業保健職と連携し、労働衛生教育等を含めた指導の充実を図っていくことが期待される。

（宮内　博幸）

【文　献】
1）厚生労働省：労働安全衛生規則等の一部を改正する省令の施行について（令和2年3月4日付け基発0304第3号）.
2）厚生労働省：労働安全衛生規則等の一部を改正する省令（令和4年5月31日付け厚生労働省令第91号）.

2　作業管理

1 作業管理とは

1 作業管理の目的

　作業管理は労働衛生管理視点の一つである。職場における労働者への有害要因へのばく露を減らして健康の保持増進を図るためには、①作業環境を良好な状態に維持管理すること（作業環境の管理／労働安全衛生法（以下、安衛法）第65条の2）、②作業を適切に管理すること（作業の管理／安衛法第65条の3）、③労働者の健康状態を的確に把握し必要な措置を講ずること（健康の管理／安衛法第66条等）を総合的に行うことが必要である。作業時間、作業手順や作業組織、有害物へのばく露リスクを下げるなど作業方法を適正に管理することにより、健康障害の発生や増悪を防ぎ、安全・健康で働きやすい職場にするための「働きやすい作業条件」づくりを支援できる。

　図1は作業関連性腰痛・上肢障害、過労・ストレス対策における作業管理の視点の例である。腰痛や筋骨格系障害、長時間労働等に関連した脳・心臓疾患や精神障害に代表

V 産業保健看護活動の方法

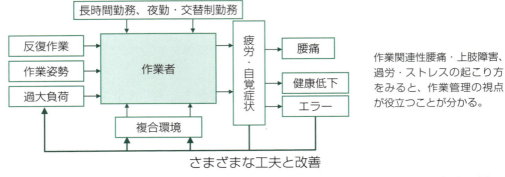

図1　作業関連性腰痛・上肢障害、過労・ストレス対策における作業管理の視点の例

表5　作業管理が必要な作業関連性健康障害の例

作業管理すべき健康障害の領域	作業管理によって予防できる健康障害の例
局所疲労による健康障害	携行型IT機器の利用や情報機器（旧VDT）作業による頸肩腕障害、上肢障害、バネ指、眼精疲労等
物理的・化学的要因による健康障害	中毒、皮膚・アレルギー疾患、じん肺、職業性がん、騒音・振動・放射線障害等
作業の心身への負担	夜勤・交替制勤務関連性障害、過重労働、腰痛、作業関連性疾患、労働災害等
勤務条件・労働条件・作業編成	ストレス関連疾患、心因性疾患、労働災害、高齢・若年・女性労働者特有の障害等

表6　作業管理の目標と利点

目標	安全・健康で働きやすい職場にするため、労働者の作業方法を適正にすることにより「働きやすい作業条件」づくりを目標にする。
作業管理の視点と利点	・作業現場を直接の対象とするため、働きやすさと安全・健康両面に目を向けた産業保健活動を進めるのに役立つ。 ・労働者の作業に注目するので、労働環境・労働条件等に関連した健康に影響を与える幅広い有害複合要因を取り上げやすい。 ・低コストですぐに取り組める改善策を提案できるので、安全保健管理の核となる段階的・継続的改善に自然に取り組みやすい。

される作業関連性健康障害の予防はそのよい例である。反復作業、作業姿勢、過大な負荷、長時間勤務などの側面は相互に関連している。作業負担対策が適切ならそれだけ安全になり、腰痛や上肢障害防止に役立ち、勤務時間を整えやすくなる。作業者の複合環境の快適職場化も、作業負担・ストレス対策、作業組織など総合的な改善に役立つ。また、ストレス対策を含む勤務生活条件の整備に作業管理の視点も積極的に応用できる。表5には作業管理が必要な作業関連性健康障害と作業管理によって予防できる健康障害の例を示した。表6には作業管理の目標、利点をまとめた。

表7　作業管理が関連した法令の抜粋（一部）

法令	安衛法	健康障害を防止するための必要な措置（第22条〜第24条）、作業の管理（第65条の3）、作業時間の制限（第65条の4）
	安衛則	第3編　衛生基準：有害な作業環境（第585条〜第586条）、温度および湿度（第609条）、第2章 保護具など（第593条〜第598条）、第6章 休養（第613条〜第618条）
	有機則、特化則、電離則、石綿則等	作業主任者の選任（有機則第119条、鉛則第33・34条、特化則第27・28条、石綿則第19・20条、酸欠則第11条、四鉛則第14条等）、保護具（各規則で規定）、タンク内作業（有機則第2条）、漏えいの防止（特化則）、管理区域および被ばく線量の限度・汚染防止等（電離則）等
通達		腰痛予防対策指針、情報機器作業（旧VDT作業）、過重労働による健康障害防止、労働者の心の健康保持増進、快適職場環境形成措置、高年齢労働者の安全と健康確保、引金付工具による作業、振動障害総合対策、チェーンソー取扱い業務、超音波溶着機などの行政通達
国際基準		国際労働機関（ILO）条約・勧告、国際標準化機構（ISO）規格、日本産業規格（JIS）で人間工学が使用者責任と労働者参加によるリスク対策の一部として作業管理に位置付けられる

❷ 作業管理に関連した法令

　作業管理を行う法的根拠は安衛法第65条の3（作業管理）、同条の4（作業時間の制限）が中心となるが、労働安全衛生規則（以下、安衛則）や有害化学物質管理のための諸規則にも、それぞれ行うべき作業の管理が記載されている（表7）。また、筋骨格系障害をはじめ多くの作業関連性健康障害予防のための通達は、主に作業の管理を通じてその発症を防止する目的で整理されている。実際には、それぞれの法令や通達を参照しながら、現場の作業に合わせて管理計画を立案する。

❸ 作業管理の取り組み方

　作業管理は、労働者の作業に注目するため、労働環境・労働条件等に関連した健康に影響を与える幅広い有害複合要因を取り上げやすい。また、比較的低予算ですぐに取り組める改善策を提案できるので、労働衛生管理の核となる段階的・継続的改善に自然に取り組みやすいことも特徴である。作業管理で取り上げることができる視点を表8に示した。「作業負担の軽減」「職場環境の快適化」「作業関連性健康障害防止」「勤務生活条件整備」などがある。例えば、運搬と移動のさまざまな工夫や、腰痛・肩こりを防ぐ作業台の高さやリーチしやすい材料・工具の配置などはどの職場にもみられ、識別しやすい表示、疲労回復に役立つリフレッシュ設備、チームワークなどを取り上げることができる。

　表9には具体的な作業管理の改善領域の例を示した。「人と物の流れ」「作業台、作業手順と姿勢」「情報の流れ、作業の文脈」「有害要因管理」「個人ばく露防止」「ゆとりある勤務、作業編成」の6つの視点で作業や職場をみると、改善方策を整理しやすい。こうした問題解決には国際労働機関（ILO）の「人間工学チェックポイント」が大いに役立つ[1]（詳細はp.252参照）。医療職場版も発行されている[2]。産業保健看護職は衛生管理者に選任され、週1回の職場巡視などを行っている場合も多いが、表8と表9に示す具

V 産業保健看護活動の方法

表8 作業管理の応用領域で取り上げる視点

作業管理の応用領域	主な効果	取り上げる対策の例
作業負担の軽減	生産的な作業、疲労軽減	取り扱いやすい機器、作業台・椅子、治具の利用、明瞭な表示・指示
職場環境の快適化	有害要因へのばく露防止、安全な作業	個人用保護具、環境の最適化、温湿度管理、ミス・災害防止
作業関連性健康障害防止	筋骨格・ストレス障害予防	偏らない負荷、チーム作業編成、暴力・ハラスメント防止
勤務生活条件整備	労働生活の質の向上	勤務時間、休養条件、ワーク・ライフ・バランスのための整備

表9 作業管理方法の領域と具体例

領　域	人と物の流れ	物品の移動と保管、通路区分、多段の保管棚、台車、自動化、遠隔化、助力装置
	作業台、作業手順と姿勢	リーチ内に資材・用具、肘高作業、治具・保持装置、調節できる椅子脚空間
	情報の流れ、作業の文脈	表示とインターフェイス（操作手順）、色分け、標識、手順に沿った作業動線
	有害要因管理	有害源を隔離ないし密閉、安全な電気配線、機械の安全策（挟まれ巻き込まれ防止等）
	個人ばく露防止	個人用保護具：防じん・防毒マスク、保護めがね、遮光めがね、保護衣、保護手袋、安全靴
	ゆとりある勤務、作業編成	労働時間管理、交替制勤務の改善、小休止・休憩時間管理、洗面所・衛生設備、休養設備と福利厚生施設
作業管理の段階		ステップ1 「リスク低減」作業により生じている健康障害リスクを評価し、低減する ステップ2 「予防促進」作業により生じる可能性のある健康障害リスクを評価し、対策を検討する ステップ3 「快適化」作業により安全・健康で働きやすい作業環境を目指して包括的な複合リスク対策を検討する
作業改善の手法		職場巡視、点検チェックリスト、作業改善チェックリスト、自覚症状しらべ、作業者によるグループワーク、参加型改善手法、良好事例の活用、人間工学チェックポイント（ILO）の活用

体的なこれらの作業管理の改善視点は、巡視ポイントの作成などにも利用できる。

2 個人用保護具の適正な使い方

　作業管理の一つに適正な個人用保護具（PPE：Personal Protective Equipment）の利用がある。PPE は労働者への危険有害要因、有害物質へのばく露リスクを減じる最後の手段とされている。図2にアメリカ国立労働安全衛生研究所（NIOSH：National Institute for Occupational Safety and Health）による労働衛生管理の制御の階層化例を示し

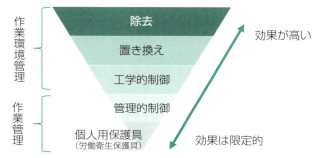

図2　労働衛生管理における制御の階層化（ヒエラルキー）

た。作業環境・作業方法などの諸条件が劣悪で、そこで働く労働者に業務に関わる疾病への罹患や作業関連疾患へのばく露リスクがある際は、作業環境の整備、作業方法の改善などの対策を講じ、有害な労働環境をなくすことが原則である。しかし、その対策が効果を発現するまでの間や環境改善が不可能な場合は「PPEの適切な使用が最優先」となる。特に、PPEはリスクに直面している状況から労働者の命を救う。効果的なPPEの利用は、緊急時においてはペースメーカーやAED（自動体外式除細動器）のような緊急医療装置と同じ役割を持つ。表10に主なPPEの種類を列挙した。具体的な取扱い等は解説書などに詳しい[3]。

　PPEの利用に当たっては、適正な選択、装着、教育と訓練、保守・管理が必要である。働く場所の危険要因、有害化学物質は何かを把握し、その程度を評価し、顕在・潜在を問わず発生源対策や作業環境・作業工程管理によるばく露の量と機会を減らすことが最も重要である。多くのPPEの見た目の単純さは、この評価段階を省こうとする強い誘惑となる。PPEをつけていれば、守られていると勘違いをしてしまうのである。PPEの選択に当たっては、PPEの種類と性能が十分にあるか検討し、人体への整合性（フィットネス）、すなわち寸法・サイズが作業者に合うように選ぶ。PPEは装着の手順やガイドラインに従って適正に使用し、特に呼吸用保護具は使用前のフィットテストの実施が必要である。また、保護具は使用に伴い損傷し磨耗する。経年変化による劣化など使用に限度があり、適切な保守管理が必要である。使用前の点検、清掃方法の手順の策定と保護具着用管理責任者の選任等が必要である。

　なお、2024（令和6）年4月から施行となった化学物質による労働災害防止のための新たな規制（化学物質の自律的な管理）では、事業場における化学物質の管理体制の強化に伴い、保護具の選択と適切な利用に関して、合理的な選択が求められるようになった。改正前の①限られた数の特定の化学物質に対して、②特定化学物質障害予防規則（特化則）で個別具体的な規制を行う方法から、全ての化学物質を対象として、そのばく露を最小にするために、ばく露の程度を濃度基準以下にすることとして、リスクアセスメントに基づいて事業者がばく露低減策を選択して管理する方向となった。そのため、個人用防護具も個別具体的な規制に基づく選択と利用から、ばく露低減措置の一つとして、包括的に選択、利用する必要がある。例えば大気中の化学物質の濃度が管理濃度より高

V 産業保健看護活動の方法

表10　個人用保護具の区分と種類

保護部位	保護具の区分	方式／目的	種類	JIS番号
頭	安全帽（ヘルメット）	頭部の外傷予防	産業用安全帽、乗車用安全帽、自動車用安全帽	JIS T 8131 JIS T 8133 JIS T 8134
		特殊な環境下での頭部保護	電気用安全帽、絶縁用保護帽など	
耳	聴覚保護具	耳栓	成形品、オーダーメイド型、形成可能型（スポンジ、フォーム）	JIS T 8161
		耳道カップ	半挿入型（外耳道の入り口に装置）	—
		耳覆い	耳覆い（イヤーマフ）、耳覆い付きヘルメット	JIS T 8161
眼と顔	眼、顔面用保護具	遮光保護具	遮光めがね、遮光面、溶接用保護面、レーザ用保護面	JIS T 8141
		溶接用保護面	遮光面、溶接用保護面、液晶溶接面	JIS T 8142
		レーザ保護フィルタ、レーザ保護めがね	溶接用保護面、レーザ使用時のレーザ保護めがね（医療用機器使用時、検査時）	JIS T 8143
		保護めがね	スペクタクル型（サイドシールド付き、なし）、ゴーグル（二眼）型、一眼シールド型	JIS T 8147
呼吸器	呼吸用保護具[*1]	ろ過式／酸素濃度18%以上のみに有効。着用者の自己肺力により、ろ過材を通して空気を吸引して有害な粉じん、ヒューム、有毒ガスを除去	防じんマスク（取替え式）	JIS T 8151[*2]
			防じんマスク（使い捨て式）	JIS T 8151[*2]
			防毒マスク	JIS T 8152[*2]
			粉じん機能を有する防毒マスク（防じん・防毒マスク）	—
			電動ファン付き呼吸用保護具（PAPR：Powered Air-Purifying Respirator）	JIS T 8157
		給気式／酸素濃度18%未満でも有効、空気を外部、ボンベ等から供給	ホースマスク、エアラインマスク	JIS T 8131
			自給式（空気呼吸器、酸素呼吸器）	JIS T 8155
手	手指・皮膚保護具	手袋	化学防護手袋	JIS T 8116
			電気用ゴム手袋	JIS T 8112
			防振手袋	JIS T 6114
足	足部・皮膚保護具	靴、長靴	安全靴、化学防護長靴等	JIS T 8101 JIS T 8117
体部	保護衣類	保護衣	化学防護服	JIS T 8115
		保護衣	静電気帯電防止作業服	JIS T 8118
		防熱面 防熱衣	金網製、アルミナイズドクロス製	—
その他	皮膚保護具	保護クリーム	水中油型親水性クリーム、油中水型疎水性クリーム、遮光性クリーム等	—
	感染対策	感染対策用マスク	医療用マスクおよび一般用マスク、感染対策医療用マスク	JIS T 9001 JIS T 9002
	放射線用保護具	呼吸用保護具	放射性粉じん用マスク	JIS T 8106
		皮膚・体部保護具	エックス線保護手袋、前掛け、ついたて	JIS Z 4802等

＊1　欧米では respirator（レスピレーター）と呼ぶ。
＊2　厚生労働省の国家検定規格「防じんマスクの規格（労働省告示第88号）」がある。

い場合にはより防護性能の高い呼吸用保護具、低い場合で濃度基準値を超えない場合には、有害化学物質を取り扱っていた場合でも呼吸用保護具を利用しなくてもよいという選択肢が可能となった。そのため、化学物質管理者の選任（安衛則第12条の5関係）、保護具着用管理責任者の選任（安衛則第12条の6関係）など各職場の状況に合わせて、必要な人材を充てる。また呼吸用保護具では年一回のフィットテストが義務化されるなど、保護具の適切な選択、使用等が必要となっている[5]。

③ 作業管理における産業保健看護職の役割

　作業改善は現場ごとの積極的な取組みに大いに関係する。産業保健看護職を含む産業保健チームは、助言役、支援役に徹することで実際的な改善を支える立場にある。また、産業保健看護職やチームだけで問題を指摘したり解決しようとしたりせずに、あくまで現場の労使当事者自身による問題解決が中心となると考える。産業保健看護職はその促進役としてとても良い位置にいる。労働者に最も近く、作業者の負担や仕事のやりにくさ、大変さをよく知る産業保健スタッフだからである。現在進行中の産業保健活動全体は、従来の「基準合わせ」の進め方から「自主対応」による進め方がより重視されてきている。自主対応の重視によって産業保健専門職が事業場内で取り上げるリスク要因が広がっており、作業管理に力点を置くことで産業保健看護職の役割がますます大きいものとなっている。

　例えば、2015（平成27）年から導入されたストレスチェック制度における職場環境改善は、表9で取り上げたような作業管理の視点が活用できる。職場環境改善では、職場環境改善ヒント集等を活用して[4]職場の課題点と実施可能策をグループワークで洗い出し、優先対策を選定して、低コスト策に力点を置きながらすぐに改善に取り組むことが期待されている。ヒント集等の活用と職場への助言、労使による職場改善の取組みに産業保健看護職が積極的に関わることで、働きにくさなどを改善していく。ヒント集で取り上げられている A)作業計画への参加と情報の共有、B)勤務時間と作業編成、C)円滑な作業手順、D)作業場環境、E)職場内の相互支援、F)安心できる職場の仕組みの6つの領域は、「人間工学チェックポイント」を参照した職場改善領域で、改善手順としては、(a)対象職場の実情、実績を踏まえた対話、(b)労使共通の優先領域の選定、(c)シンプルな対策からの導入などである。産業保健看護職には助言を中心として、職場ごとの労使のグループ討議を促進するなどの役割が期待される。

（吉川　徹）

【文　献】

1）国際労働機関（ILO）編，国際人間工学会（IEA）協力，小木和孝 訳．人間工学チェックポイント（第2版）：労働科学研究所；2014.

2）人類働態学会 編，国際人間工学会（IEA）協力，佐野友美，小木和孝，吉川悦子，吉川徹 訳：医療職場の人間工学チェックポイント：大原記念労働科学研究所；2021.

3）田中茂．化学物質ばく露防護のための労働衛生保護具．産業安全保健ハンドブック，小木和孝編集代表：労働科学研究所；2013：pp704-707.

4）吉川徹，川上憲人，小木和孝，堤明純，島津美由紀，長見まき子他．職場環境改善のためのメンタルヘルスアクションチェックリストの開発．産衛誌．2007；49（4）：127-142.
5）厚生労働省：防じんマスク、防毒マスク及び電動ファン付き呼吸用保護具の選択、使用等について（令和5年5月25日付け基発0525第3号）.

3 健康管理

1 健康管理とは

　健康管理は健康診断や健康相談等を通して把握した労働者の健康状態を、職場の作業環境や業務内容との関連から検討し、必要な対策を計画立案・実施するものである。対象は個人・集団・組織であり、これらの健康の保持・増進と労働との両立を目的とする。健康管理は単独ではなく、総括管理、作業環境管理、作業管理、労働衛生教育、を合わせた5管理の関わりを意識した活動が期待される。

2 健康管理における産業保健看護職の役割

　産業保健看護職の活動は、産業保健チームの一員として看護の専門性を基盤としながら、看護過程を展開し実践していく。法令にのっとった事業や企業等の特性に対応した事業を担当し、顕在または潜在している健康課題へ対応するとともに、社会的経済的要因を背景とした新たな健康課題の発生に対しても意識を向ける姿勢が求められる。産業保健看護職の役割は、労働者を取り巻く環境を理解し、また労働者から産業保健看護活動への理解と協力を得ながら健康リスクを発見・予防し、解決に向けた支援を提供することである。ここでは健康管理における主な産業保健看護職の活動と役割として、産業保健計画の策定、健康診断、事後措置、メンタルヘルスケア、高年齢労働者、女性労働者、妊産婦、障がい者、両立支援について述べる。

❶ 産業保健計画の策定

　産業保健計画は、事業場の安全衛生に関する方針に沿いながら、産業保健看護職を含む産業保健チームが立案および実施をする。健康増進や業務に起因する健康障害の予防とともに、事業場の目指す組織文化の醸成への寄与を含めて展望を描き、目指す目標に向けて長期的な計画（4〜5年間）を立てる。その実現に向けて中期的な計画（2〜3年間）では戦略的な目標を設定し、1年程度の短期的計画ではより具体的な保健事業を計画・実施し、評価を積み重ねて目標を達成していく。いずれもPDCAサイクルの一連の過程をたどる。適切な保健計画を定めるためには、的確に事業場の健康課題を把握することが求められる。対象についての科学的かつ系統的な情報収集を行い、疫学的な根拠などと関連付けたアセスメントを展開し、個人・集団・組織の視点を用いて重層的に捉える。抽出された健康課題は、対応の緊急性や妥当性、事業場の方針との整合性、マンパワーを含めた実現可能性等から優先度を検討していく。産業保健チームメンバーの専門性の相違により優先度が異なる場合もあり、産業保健チームメンバーの専門性および担

当事業と健康課題とを併せて検討し、保健計画の達成に寄与するよう決定していく。

❷ 健康診断

　健康診断と事後の保健指導は、健康管理を推進する上で、労働者個人、職場集団、企業等組織の現状を把握できる貴重な機会となる。産業保健における健康診断は法令で定められた一般健康診断と特殊健康診断、行政の通達で推奨されているものがある。各企業等の産業保健計画に基づいて実施され、産業保健看護職は各種健康診断の対象者の選定と実施回数の確認、実施場所を労働衛生機関への外部委託または内部の診療所とするかなどの企画の立案、健康診断当日に向けた準備と実施、診断結果の保存、結果の判定と事後措置、計画の評価に関わる。労働者が健康診断を受けるために職場を離れる時間を最小限にする配慮や、受診しやすい時期や期間などの調整も必要である。

❸ 健康診断の事後措置

　厚生労働省「定期健康診断結果報告」によると定期健康診断における有所見率[1]は2008（平成20）年に50％を超え、2023（令和5）年には58.9％まで増加している。産業保健看護職は健康診断の事後措置として、産業医と共に健康診断後の診断区分および就業上の措置の判定について確認し、個人情報保護の観点に基づきながら事業者へ「再検査」等の区分を報告する。

　また労働安全衛生法第66条の7では、健康診断後の保健指導を行う者として、医師と共に保健師が明記されている。全ての労働者と面談の機会を得て、労働者個人との関係性を構築しながら保健指導を実施することが望ましい。保健指導の目的は、健康診断結果から労働者自らが健康状態と生活習慣を把握し、健康的な生活と健康維持のために行動できるようにすることにある。個人の健康診断の結果は、経年的に積み重ねた健康管理データとして作業関連疾患との関わりを分析し、保健指導に活用することができる。このほか、有所見者への保健指導はもとより、健康診断結果に問題のない労働者に対しても問診の内容から支援が必要な場合があり、労働者の生活習慣や環境変化を把握することが求められる。集団・組織としての健康診断の結果は職場単位または企業等全体での健康状態の傾向、経年変化についても統計的に分析する。業務内容や作業環境と健康状態との関わりなどから検討し、保健事業あるいは産業保健計画の評価へ反映させていく。

❹ メンタルヘルスケア

　メンタルヘルスの不調は企業等の生産性やリスクマネジメントとも関わるため、労働者の精神的な不調をいち早く把握し、対応することが基本となる。2023（令和5）年の厚生労働省「労働安全衛生調査（実態調査）」[2]では、仕事や職業生活に強いストレスを感じる労働者は82.7％おり、2年前の2021年の同結果53.3％に比べて29.4ポイント上昇しており、その内容は「仕事の失敗、責任の発生等」「仕事の量」「対人関係（セクハラ・パワハラを含む。）」の順で多かった。8割以上の労働者が日々仕事の内容や環境からの

ストレスを抱えながら生活していることがうかがえる。産業保健看護職は健康相談窓口としてメンタルヘルスに不調のある労働者の相談を受けることが多く、必要に応じて産業医、心理カウンセラー、精神科医等につなげられるよう、健康状態を見極める技術も求められる。また、健康診断後の保健指導や職場巡視等の保健活動の際に、職場の環境や労働者の日常の姿を把握しておくことは、労働者の精神的な健康の変化に早期に気付くための手段となる。

メンタルヘルス対策の施策としては、厚生労働省から2006（平成18）年に「労働者の心の健康の保持増進のための指針」において、「セルフケア」「ラインによるケア」「事業場内産業保健スタッフ等によるケア」「事業場外資源によるケア」が示されている。産業保健看護職は、これら4つのラインを機能させるために、一般職、管理職、産業保健スタッフへのメンタルヘルスに関する教育の実施とともに、労働者と企業等の事情に合わせた内外のネットワークを活用したメンタルヘルスケア対策のシステム構築が求められる。

さらに2015（平成27）年12月より、労働者数50人以上の事業場にストレスチェック実施が義務化された。2024（令和6）年10月には、厚生労働省より労働者数50人未満の事業場にも拡大される方針が示された。保健師はストレスチェックの実施者として医師とともに明記されており、高ストレス判定者への受診勧奨や保健指導について、日々の保健活動から得ている労働者個人や職場の情報と組み合わせてアセスメントし、個別支援、職場への集団支援の両輪から支援することが望ましい。企業等全体がメンタルヘルスへの理解を深め、各部署とメンタルヘルス対策への共通理解および予防の取組みと連携体制の構築が重要である。

❺ 高年齢労働者への支援

総務省の2023（令和5）年「労働力調査」[3]によれば、高年齢者の就業率は55〜64歳では78.7％、65歳以上では25.2％であり、10年前に比べ顕著に増加している。社会的経済的な変化に対応して「高年齢者等の雇用の安定等に関する法律」（高年齢者雇用安定法）では70歳までの就労機会の確保を定め、今後も高年齢者の就業率の増加が予測される。高年齢者が持つ豊かな知識と経験は企業等に有益な影響をもたらすことが期待される一方で、加齢に伴う生理機能や感覚機能の低下により、転倒・転落や操作の誤認などのリスクがある。2022（令和4）年「国民生活基礎調査」[4]によれば、65歳以上の通院率（人口千対）は696.4であり、高年齢者の健康状態や体力を把握しながら、身体機能の低下を補填する設備の導入や負担を考慮した作業内容についての対策を講じる意義は大きい。さらに年代ごとの通院率（人口千対）では、50〜59歳は418.8、60〜69歳は589.8、70〜79歳は708.1と年代が上がるごとに上昇している。特に50〜59歳から60〜69歳での上昇の割合が大きく、壮年期の労働者が今後迎える心身機能の変化を見据えた働き方やキャリアの継続ができる支援も必要であろう。加えて、産業保健看護職は、若い世代の同僚に高年齢での労働の心身への影響についての理解を促し、多世代の労働者にとっての快適な職場環境の実現へつなげることにも貢献が期待される。

❻ 女性労働者への支援

2023（令和5）年「労働力調査」[3]によれば、15〜64歳の女性の就業率は73.3％、前年比で0.9ポイント増加であり、年代別でも減少した年代はみられない。女性労働者の健康と就労への影響では、月経随伴症状による1年間の労働損失は4,911億円と試算[5]されており、フルタイム勤務の女性労働者を対象とした、特定非営利活動法人日本医療政策機構「働く女性の健康増進に関する調査2018」[6]では、半数以上の66％が現在または過去に月経前症候群（PMS）の症状があったと回答している。これらのことからも、月経随伴症状への支援の必要性がうかがえる。そのほかに月経困難症、更年期障害等に関わる症状、不妊治療等への支援も重要である。特に、不妊治療においては、少子化社会対策大綱が2020（令和2）年に閣議決定されて以降、一般不妊治療と生殖補助医療の保険適応範囲が拡大され、今後、両治療を積極的に受ける労働者の増加が見込まれる。

これら月経や女性ホルモンの変動等に伴う症状や治療等は個別性が高く、個人の背景を踏まえたこまやかな配慮が必要である。産業保健看護職は年代別に現れる特徴的な健康リスクへの予防を基本とした健康支援とともに、女性特有の健康課題やライフサイクルと就労への影響を考慮していく。

❼ 妊産婦への支援

妊産婦への支援には、妊娠中、出産、出産後の各時期に「労働基準法」「雇用の分野における男女の均等な機会及び待遇の確保等に関する法律（以下、男女雇用機会均等法）」「育児休業、介護休業等育児又は家族介護を行う労働者の福祉に関する法律（育児・介護休業法）」のさまざまな制度を活用することができる。妊産婦等の就業制限の業務の範囲の確認とともに、妊娠中の労働と生活の両立では、母性健康管理措置としての健康診査受診や時差通勤等が行えるよう配慮する。産業保健看護職は、安心して妊娠・出産・育児のできる職場環境の整備とキャリア形成に寄与できる視点で関わることが求められる。主な制度について述べる。

① 母性健康管理推進者（昭和50年6月3日付け婦発第152号）

母性健康管理推進者は、特に妊娠から出産後までを含めた女性労働者の健康管理に関して必要な措置の実施と事業主等への進言等を担う。母性健康管理推進者の設置の推奨は、当時の労働省婦人少年局長より各婦人少年室長を宛先にした通達に基づくもので、事業主に対し、常時50人程度以上の女性労働者を雇用する事業所の衛生管理者のうち、少なくとも1人の設置が勧奨されている。

② 母性健康管理指導事項連絡カード（男女雇用機会均等法）

母性健康管理の措置は、男女雇用機会均等法の第9条、第12条、第13条、第15条〜第27条に定められており、妊娠中・出産後1年以内の女性労働者が保健指導・健康診査の際に主治医や助産師から指導を受けて事業主に申し出た場合は、その指導事項を守れる

ように必要な措置を講じることが事業主に義務付けられている。母性健康管理指導事項連絡カードは、妊産婦である女性労働者から事業主へと指導事項の内容を的確に伝達し、事業主が講ずるべき措置の内容を明確にするためのカードである。母性健康管理指導事項連絡カードの様式は「妊娠中及び出産後の女性労働者が保健指導又は健康診査に基づく指導事項を守ることができるようにするために事業主が講ずるべき措置に関する指針」（平成9年9月25日付け労働省告示第105号）に定められている。事業主が講ずるべき措置の具体的な例では、妊娠期間中の通勤緩和（時差通勤、勤務時間の短縮等）や、休憩に関する措置（休憩時間の延長、休憩回数の増加等）および妊娠期間中または出産後の症状等に対応する措置（作業の制限、休業等）がある。

③ 産前・産後休業（労働基準法第65条第1項および第2項）

産前・産後休業は労働基準法の母性保護規定である。産前休業は出産予定日の6週間前（多胎妊娠の場合は14週間前）から取得することができ、出産を予定している労働者が請求した場合に限られる。出産日は産前期間となる。産後休業は出産翌日からの8週間であり、使用者はこの期間の女性を就業させることはできない。ただし、産後6週間経過後に産後休業を受ける女性が就業の開始を請求し、かつ医師が支障ないと認めた業務については就業させることは差し支えない。

④ 育児休業制度（育児・介護休業法第5条～第10条）

育児休業は、日々雇用を除く労働者（有期雇用労働者は、申出時点において子が1歳6カ月を経過する日までに労働契約期間が満了し、更新されないことが明らかでない場合）において、子が1歳（一定の場合は、最長で2歳）に達するまで、申し出ることにより取得できる。子の父母共に育児休業を取得する場合は、子が1歳2カ月に達するまでの間のそれぞれ最大1年間となる（パパ・ママ育休プラス）。原則として、期間は子が1歳に達するまでの連続した期間となるが、配偶者が育児休業をしている等の場合は、子が1歳2カ月に達するまで出産日、産後休業期間、育児休業期間、産後パパ育休期間を合計して1年間以内の休業が可能である。取得方法は、労働者が事業主へ書面等の提出により申し出たのち、事業主が育児休業の開始予定日および終了予定日等を書面等で労働者に通知することにより手続きが開始される。

⑤ 育児時間（労働基準法第67条）

生後満1年に達しない子を育てる女性労働者の申出により、休憩時間（労働基準法第34条に規定）のほかに、少なくとも30分の育児時間を1日のうちに2回、合計1時間取得することができる。1日のうちでいつ育児時間を取得するかについては、女性労働者と事業主との間での決定に任されている。1日の所定労働時間が8時間を超える変形労働時間制の女性労働者が育児時間を申し出た場合、事業主は実際の勤務状況に応じて法定以上の育児時間を与えることが望ましい。

⑥ 所定労働時間の短縮措置等（育児・介護休業法第23条第１項）

　３歳に満たない子を養育する労働者（日々雇用や１日の所定労働時間が６時間以下である労働者等を除く）は、育児のために所定労働時間の短縮を申し出ることができる。育児・介護休業法の改正前は、事業主は短時間勤務制度、所定外労働（残業）免除制度、フレックスタイム制度、始業・終業時刻の繰上げまたは繰下げ、事業所内保育施設の設置等から１つを選択して制度を設けることが義務付けられていたが、改正により、短時間勤務制度の設置が義務付けられた。育児時間制度と育児短時間勤務制度は、それぞれの目的が異なることから併用して利用することができる。

　厚生労働省「平成30年度雇用均等基本調査」[7]によると、事業所の母性健康管理指導事項連絡カードの認知度について、「知っている」と回答した事業所は34.2％、「知らない」と回答した事業所は63.1％であった。事業所規模別での「知っている」割合は、労働者数30人未満の事業所は31.7％であるのに対して、規模が大きくなるほどその割合が上昇し、500人以上の事業所は82.2％であった。制度の認知度に関する格差の存在から、労働者が享受可能な制度において不利益が生じている可能性がうかがえる。産業保健看護職は、対象となる企業の仕事と育児の両立支援体制や制度の活用実績等を踏まえて、妊産婦や子のいる労働者への制度の活用を促進するとともに、組織内の制度の認知度を高める活動も求められる。

　出産後の職場復帰に関しては、内閣府の「仕事と生活の調査（ワーク・ライフ・バランス）レポート2019」[8]によると、夫が家事や育児に関わる時間が長いほど、妻が継続して就業する割合が高い傾向がみられる。一方、厚生労働省委託事業「仕事と育児等の両立支援に関するアンケート調査報告書」[9]によると、産後に仕事を続けたかったが、仕事と育児の両立の困難さを理由に離職した女性正社員は41.5％、女性非正社員は25.8％にのぼる。平日と休日に家事・育児に費やす時間数は、令和３年度の内閣府の調査[10]においても女性が長く、男性が短い結果となっている。

　このような現状に対して、女性のみならず男女ともが仕事と育児を両立できることを目指し、2021（令和３）年に「育児・介護休業法」が改正された。柔軟な育児休業制度の枠組みの創設、育児休業が分割して取得可能な産後パパ育休制度（出生時育児休業制度）等が盛り込まれている。厚生労働省「令和５年度雇用均等基本調査」によれば、2023（令和５）年の女性の育児休業取得率は84.1％（前年度80.2％）であるのに対して、配偶者が出産した男性の育児休業取得率は30.1％（前年度17.13％）である。女性の取得率に比して少ないものの前年度より13.0ポイント上昇しており、2022（令和４）年から過去５年間の取得率が1.02ポイントから5.17ポイントにとどまっていた状況と比べて高い上昇率である。また、女性の育児休業期間は「12か月〜18か月未満」の32.7％（令和３年度34.0％）が最も多いのに対して、男性では「１か月〜３か月未満」の28.0％（令和３年度24.5％）が最も多かった。令和３年度では、「５日〜２週間未満」の26.5％が最も多く、次いで「５日未満」の25.0％、その次に「１か月〜３か月未満」であった[11]。産業保健看護職は妊産婦の妊娠期から職場復帰後までの健康管理とともに、男性労働者が

希望する育児期間の休業を取得できるよう、職場環境の整備にも寄与することができる。

❽ 障がい者への支援

　障がい者の雇用促進、職業生活において自立するための措置を講じ、障がい者の職業の安定を図ることを目的として、1987（昭和62）年に「障害者の雇用の促進等に関する法律」（障害者雇用促進法。身体障害者雇用促進法が改称）が定められ、改正を重ねてきた。

　「平成30年版厚生労働白書」[12]では、65歳未満の障害者手帳所持者のうち雇用を希望する者は61.0％（複数回答。正社員希望32.5％、正社員以外希望28.5％）であるのに対して、実際に雇用されている者は27.6％（複数回答。正社員12.1％、正社員以外15.5％）にとどまっていた。障がい者の就業のニーズと、障がいの種類や程度に適した業務とのマッチングの困難さが推測される。

　障害者雇用は、障がいのある労働者を受け入れる体制づくりから始まる。障がい者の障がいの種類や程度に応じた採用方法の検討、入職後はその能力を適切に発揮できる配置と安全管理を含めた健康管理の方法を確立させ、雇用の継続に向けて教育訓練を実施しながら段階的なキャリア形成も視野に入れた支援が求められる。産業保健看護職はこれらの支援を、障がいのある労働者の健康と労働内容および職場環境のバランスを見極めつつ実施していくことにより、障がいのある労働者の職務への満足感やワーク・エンゲイジメントへの寄与とともに、他の労働者への波及効果も期待される。

❾ 治療と仕事の両立支援

　厚生労働省「治療と職業生活の両立等の支援に関する検討会報告書」[13]では、「『治療と職業生活の両立』とは、病気を抱えながらも、働く意欲・能力のある労働者が、仕事を理由として治療機会を逃すことなく、また、治療の必要性を理由として職業生活の継続を妨げられることなく、適切な治療を受けながら、生き生きと就労を続けられること」とある。

　2020（令和2）年のがんの全罹患者数（全部位）94万5,055人に対して、20〜64歳の罹患者数は22万6,013人であり、全体の23.9％を占めている[14]。がんのような継続した治療を必要とする疾患は、職業生活の維持に大きな影響を与える。

　厚生労働省は、2013（平成25）年に「がん患者の就労に関する総合支援事業」と「治療と職業生活の両立等支援対策事業」をはじめ、継続的な治療を必要とする労働者に対して、適切な就業上の対策を講じてきた。

　また、治療継続に配慮することにより治療と仕事の両立を支える取組みとして、2016（平成28）年に「事業場における治療と仕事の両立支援のためのガイドライン」を公表し、改訂を重ねてきた。ガイドラインの対象となる疾病は、がん、脳卒中、心疾患、糖尿病、肝炎、その他難病等の長期的に反復・継続治療を必要とする疾病である。ガイドラインでは、両立支援の意義や留意事項、環境整備、進め方に加え、活用可能な支援制度・機関の一覧とともに疾病ごとの留意事項が記載されている。企業等と医療機関との連携に関しては、ガイドラインの別冊「企業・医療機関連携マニュアル」の解説編と事

例編に考え方と各種様式の記載例が示されている[15]。

　両立支援では労働者本人・医療機関・企業等の連携と、労働者・職場・各関係部署・産業保健スタッフの連携を並行して行うことが重要である。産業保健看護職は、労働者の診断確定時や治療開始時、休業開始から休業中、復職準備から復職時まで等の各時期に、労働者と家族への相談対応や情報提供・意思決定の支援等を行うとともに、アピアランスケアなどの情報を活用しながら、労働者が安心して治療を受けられるよう環境を整えることが期待される。

（櫻井　繭子）

【文　献】

1）厚生労働省：令和 5 年 定期健康診断結果報告.
2）厚生労働省：令和 5 年労働安全衛生調査（実態調査）.
　　https://www.mhlw.go.jp/toukei/list/r05-46-50.html
3）総務省統計局：労働力調査（基本集計）2023年（令和 5 年）平均結果.
　　https://www.stat.go.jp/data/roudou/sokuhou/nen/ft/index.html
4）厚生労働省：2022（令和 4 ）年国民生活基礎調査の概況.
　　https://www.mhlw.go.jp/toukei/saikin/hw/k-tyosa/k-tyosa22/index.html
5）Tanaka E, Momoeda M, Osuga Y, et al：Burden of menstrual symptoms in Japanese women：results from a survey-based study. J Med Econ. 2013；16(11)：1255–1266.
6）特定非営利活動法人日本医療政策機構：働く女性の健康増進に関する調査2018（最終報告）.
　　https://hgpi.org/research/809.html
7）厚生労働省：「平成30年度雇用均等基本調査」の結果概要. 第32表 母性健康管理指導事項連絡カードの認知の状況別事業所割合.
　　https://www.mhlw.go.jp/toukei/list/dl/71-30r/07.pdf
8）内閣府 男女共同参画局 仕事と生活の調和推進室：仕事と生活の調和（ワーク・ライフ・バランス）レポート2019 ワーク・ライフ・バランスの希望を実現 〜多様な個人の選択が叶う社会へ〜.
　　https://wwwa.cao.go.jp/wlb/government/top/hyouka/report-19/zentai.html
9）厚生労働省：仕事と育児等の両立に関する実態把握のための調査研究事業 令和 2 年度厚生労働省委託事業 労働者調査報告書.
　　https://www.mhlw.go.jp/stf/seisakunitsuite/bunya/0000200711_00003.html
10）内閣府 男女共同参画局 仕事と生活の調和推進室：令和 3 年度仕事と生活の調和推進のための調査研究〜仕事と子育て等の両立を阻害する慣行等調査〜（令和 4 年 3 月）.
　　https://wwwa.cao.go.jp/wlb/research.html#r05
11）厚生労働省：プレスリリース「令和 5 年度雇用均等基本調査」結果を公表します（令和 6 年 7 月31日）.
　　https://www.mhlw.go.jp/toukei/list/dl/71-r05/07.pdf
12）厚生労働省：平成30年版厚生労働白書.
　　https://www.mhlw.go.jp/stf/wp/hakusyo/kousei/18/
13）厚生労働省：治療と職業生活の両立等の支援に関する検討会報告書（平成24年 8 月 8 日）.
　　https://www.mhlw.go.jp/stf/shingi/2r9852000002ecfl-att/2r9852000002ecj9.pdf
14）厚生労働省 健康・生活衛生局がん・疾病対策課：令和 2 年全国がん登録 罹患数・率 報告.
　　https://www.mhlw.go.jp/content/10900000/001231386.pdf
15）厚生労働省：事業場における治療と仕事の両立支援のためのガイドライン 令和 6 年 3 月版.
　　https://www.mhlw.go.jp/content/10900000/001179451.pdf
　　＊ 4 ）, 6 ）〜15）は2024年10月 7 日アクセス

4　総括管理

1　総括管理とは

　産業保健における具体的な活動方法の多くは、労働衛生の5管理の枠組みで説明される。労働衛生の5管理とは、作業環境管理、作業管理、健康管理、労働衛生教育、総括管理であり、産業保健看護職もこれらの活動に何らかの形で関与していく。

　総括管理とは、事業場内の他の4管理の産業保健活動（詳細は本章第1節「3管理5管理と産業保健看護職の役割」（p. 160～）を参照）が円滑で効果的に展開されるように基盤整備を行い、必要な活動について計画や予算を立て実施管理していく幅広い活動である（図3）。

　総括管理として位置付けられる主な活動としては、大きく①産業保健活動を推進する上での基盤整備、②産業保健活動の計画立案、実施、評価、③産業保健活動を円滑に運営するための活動、に分けられる。それぞれに該当する主な活動を表11に示す。

2　総括管理における活動の概要と産業保健看護職の役割

　総括管理は産業保健活動に関係する全てのスタッフが連携しながら推進し、産業保健看護職も積極的に関与していく。各活動の概要と産業保健看護職の役割のポイントを以下に示す。

❶ 産業保健活動を推進する上での基盤整備
① 労働衛生に関する基本方針の策定

　職場において労働災害防止対策や健康保持増進対策を推進するためには、企業等のトップの強いリーダーシップが必要である。企業等のトップが当該事業場の安全衛生管理の最高責任者として、労働者の安全と健康確保が最優先である旨の安全衛生方針を示すことが重要である（p.182 図4）。基本方針には、行動指針や当該年度の重点目標、重点施策なども含まれる。基本方針は事業者が作成するものであるが、産業保健スタッフが助言することも多く、産業保健看護職も積極的に参加する。

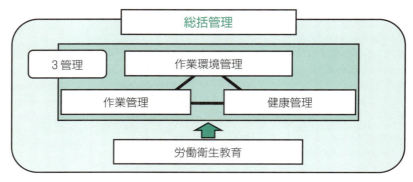

図3　労働衛生の5管理

表11　総括管理に位置付けられる主な活動

１．産業保健活動を推進する上での基盤整備

① 労働衛生に関する基本方針の策定
　　企業等のトップが当該事業場の安全衛生管理の最高責任者として、労働者の安全と健康確保が最優先である旨の安全衛生方針を示す

② 労働衛生に関する諸規程の整備
　　労働安全衛生法その他の法令に定めるもののほかに、当該事業場に勤務する労働者の安全と健康の保持増進および快適な職場環境の形成を図るために必要な事項を定める

③ 安全衛生管理体制の整備（Ⅳ章第2節（p.138）を参照）
　　労働安全衛生法では、安全衛生管理体制の整備（組織と人材）、安全衛生委員会等の開催が定められている。その他、当該事業場において必要な体制を整備する

④ 健康危機管理体制の整備（Ⅴ章第5節（p.234）を参照）
　　事業場内での事故や災害、自然災害、感染症などの体制整備や対応に主に関与する

２．産業保健活動の計画立案、実施、評価

① 産業保健活動を行うための情報の把握と整理
　▷ 職場巡視をはじめとする職場の状況把握（Ⅶ章第2節（p.266）参照）
　▷ リスクアセスメント（Ⅴ章第4節（p.228）参照）
　▷ 労働者の健康状態や職場のストレスの状況等の把握
　▷ 会社の諸制度、経営状況等の把握　　など

② 産業保健活動の計画と実施、評価、改善（Ⅶ章第1節（p.258）参照）
　　把握、整理した情報に基づき、労働衛生目標の設定とそれを達成するための産業保健計画の策定、計画の実施および実施状況の把握、目標の達成状況の評価等を行う

３．産業保健活動を円滑に運営するための活動

① 情報管理
　▷ 労働衛生に関する記録や資料の収集、管理（Ⅴ章第3節（p.213）参照）
　▷ 労働者の健康に関連する情報分析や評価、安全衛生委員会等への提供
　▷ 情報管理システム設計への協力や提言、適切な運用
　▷ 労働者の健康情報の適切な管理

② 外部諸機関との連携外部機関（健康診断機関、健康機器や教材の取扱い業者、測定機関、EAP（従業員支援プログラム）、その他医療機関や公的機関など）の選定への参画と連携

③ 予算管理
　▷ 活動に係る予算案策定への参画
　▷ 費用対効果（コストベネフィット）の分析
　▷ 予算管理の評価

④ 広　報
　▷ 事業場で実施する安全衛生の施策の周知
　▷ 産業保健活動を円滑に展開するために、産業保健専門職の役割と専門性が理解されるように事業者や労働者にPRする

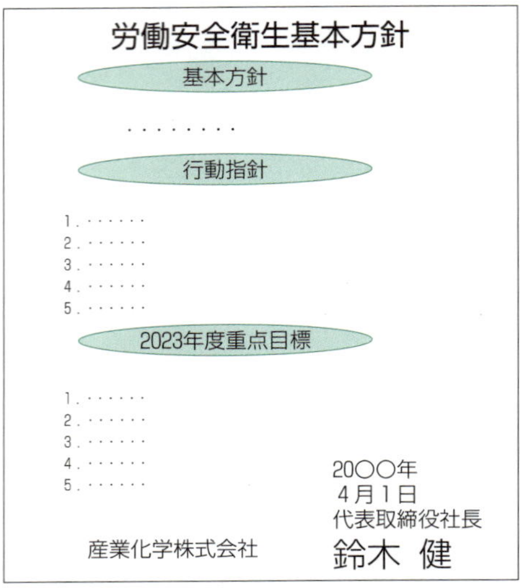

図4 労働安全衛生方針の例

② 労働衛生に関する諸規程の整備

　労働安全衛生法その他の法令に定めるもののほかに、当該事業場に勤務する労働者の安全と健康の保持増進および快適な職場環境の形成を図るために必要な事項を定める。産業保健看護職は、産業保健スタッフの一員として、随時改正される産業保健に関連する法規やガイドラインを把握して事業者に情報提供するとともに、ガイドライン等を当該事業場の作業や職場環境、組織の特徴に沿うように落とし込み、従業員にも周知する。

③ 安全衛生管理体制の整備

　事業場では、法に基づく安全衛生管理体制のほか、実際に産業保健活動に携わる人材として、人事・労務担当者や産業保健看護職などの専門職、場合によっては事業場外の労働衛生機関や種々サービス機関等にも業務委託を行い、体制を整備していく。産業保健看護職には、内外の人材や情報、専門機関などを調整してつないでいくコーディネート機能があるため、これらの人材について事業場内の誰がこの役割を担っているのか、その職務の内容についても理解しておくことが必要である。

④ 健康危機管理体制の整備

　企業等の危機には、大きく4つの枠組みがある。①従業員の身体、生命、心への危機、②経営に関する危機、③社会からの信頼を失う危機、④社会への人的・経済的被害を与える危機である。この中で特に産業保健看護職が関わるものが、事業場内での事故や災害の発生、自然災害、感染症のパンデミックなどを代表とする健康危機管理である。産業保健看護職は、①危機管理の体制や対応について把握する、②体制や対応の計画策定に参画し提言する、③発生時に対応するなどの役割がある。

❷ 産業保健活動の計画立案、実施、評価

① 産業保健活動を行うための情報の把握と整理

1）職場巡視による状況把握

　職場巡視は、安全と健康の確保と快適な作業環境・作業条件づくりを支援するために、職場を訪れ、作業場（現場／事務室）や休憩室、トイレ、更衣室などを回り必要な職場の情報を入手し、問題提起や改善の支援をする目的で行われる。職場巡視は、衛生管理者や産業医にその実施が義務付けられており、産業保健看護職に義務はない。

しかしながら、以下に挙げた目的などのために積極的に職場巡視に参加したり、その他の機会を使って職場を訪れ職場環境や作業の状況、従業員の様子を把握したりすることは必要である。

- 各職場の作業環境や作業状況、従業員の働く様子などを観察する
- 一人一人の従業員がどのような環境・作業条件で働いているかを知る
- 機会教育（OJT）の場あるいはコミュニケーションの場としても活用する
- 産業保健看護職としての視点で気付いた点をスタッフに報告、改善提案に参画する

2）リスクアセスメント

作業者の安全を確保し、事故災害を可能な限り低減するための安全確認方法で、事業者の自主的な安全衛生管理である。事業場に存在する危険性や有害性の特定、リスクの見積り、優先順位の設定、リスク低減措置の一連の手順である。事業者はその結果に基づいて適切な労働災害防止対策を講じる必要がある。産業保健看護職が、リスクアセスメントを実施する立場になることは少ないが、これら一連の過程を把握しておくことは、従業員がどのような環境で作業しているかを知るために必要であり、労働災害防止対策が適切に実施されているかの確認、評価に参画することも重要である。

3）労働者の健康状態やストレスの状況等の把握

健康診断等の客観的な結果はもちろん、生活習慣等の調査票の結果を分析し、職場全体の傾向や部門別、年代別、性別などの傾向を、経年的に、また拠点別に、公的なデータとの比較などを行う。さらに、ストレスチェックの結果や長時間労働者の把握なども必要である。これらを通して事業場の安全や健康に関わる課題を特定し、労働や生活などの状況に合った対応策を検討する。これらは産業保健看護職が特に主体的に行う活動になる。

4）会社の諸制度、経営状況等の把握

疾病予防や健康づくり活動、両立支援、復職支援など具体的な活動を進めていく上で、企業等の諸制度や、経営がどのような局面にあるのか、状況を把握しておくことが必要である。企業等の方針に沿った、また、企業等の発展に貢献するための活動であることを念頭に置き、専門職の独りよがりのようにならない提案をする。

3 産業保健活動を円滑に推進するための活動

❶ 情報管理

産業保健に関する活動の記録や資料の収集、管理を行う。その際、健康に関するさまざまな情報の分析や評価、結果を必要なタイミングで提供できるような管理とする。また、情報管理システムを取り入れている会社が多くあるため、その設計の段階で参画していく必要がある。従業員の健康情報の適切な管理も重要であり、公益社団法人日本産業衛生学会の「産業保健専門職の倫理指針」にも情報の管理について詳しく述べられている（https://www.sanei.or.jp/oh/guideline/index.html 2024年11月8日アクセス）。

V　産業保健看護活動の方法

❷ 外部諸機関との連携

本章第2節第4項「コーディネーションとマネジメント」（p.200）を参照されたい。

❸ 予算管理

産業保健活動を行うためには、必要な物品や情報収集のための書籍等の購入、外部委託が必要な場合の人件費やサービス料などさまざまな費用が発生する。良い活動を行ったとしても、費用に見合った十分な効果が得られなければ事業場の中では認められない。活動計画を立案する際は、かかる費用も見積もり、費用対効果を十分に考慮して予算案を策定する。また、計画通りに予算が執行されたか、費用に見合う十分な効果が得られたかについても評価する必要がある。このように、常にコスト意識を持つことが事業場で産業保健活動を行う上で大切である。

❹ 広報（事業場で実施する安全衛生の施策の周知）

さまざまな産業保健活動を円滑に行うためには、従業員の理解と協力が必要である。そのため、活動の目的や何を行っているのかを十分に周知する必要がある。また、産業保健専門職としての役割や専門性が理解されるよう、事業者や労働者に活動の結果を適宜報告し、周囲に分かるようにアピールしていくことも重要である。

以上、総括管理に含まれる活動の概論を述べたが、これらの活動は労働安全衛生マネジメントシステム（OHSMS）として包括的かつ継続的に行うことが推奨されている。詳細は、Ⅳ章第3節「労働安全衛生マネジメントシステム（OHSMS）」（p.151～）を参照されたい。

（中谷　淳子）

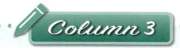

適正配置

適正配置とは

　適正配置とは、職場（作業環境や作業内容）と労働者（技能や健康状態）の最適な組合せを図ることであり、仕事を労働者に適応させること、労働者を仕事に適応させることという産業保健の目的を達するための重要な活動である。適正配置を行うためには、前提として、仕事が労働者の健康レベルを低下させないだけでなく向上させるものとなるように作業環境や作業内容を改善する必要があり、そして何らかの健康問題を抱える労働者に対しては業務による負担を考慮しつつ、健康状態の回復、維持、向上の支援を行う。適正配置はこのように、作業環境管理、作業管理、健康管理、労働衛生教育の全ての活動を網羅している総括管理的な活動であるとも言える。

適正配置の実際

　労働者の健康レベルは常に一定ではないため、適正配置はさまざまなタイミングで行われる。中でも最も一般的な機会が、定期健康診断の事後措置として行われるものであり、全ての労働者が対象となる。労働安全衛生法では、健康診断結果の有所見者に対する就業上の措置が求められ、事業者が適正配置を行わなければならない制度になっている。実際には健康診断の結果に基づき、産業医が就業区分（通常勤務、就業制限、要休業）を判定し、必要があれば労働者の意見を聞いた上で就業場所の変更や作業の転換、労働時間の短縮等を判断する。また、疾病等によって休業していた労働者が職場復帰をする際にも、復職後に悪化したり再発したりすることのないよう、労働者の労働能力と仕事の内容を十分に考慮する必要があり、適正配置が重要となる。

産業保健看護職の役割

　産業保健看護職をはじめとする産業保健専門職は、産業医による適正配置に関する判断が適切に行われるよう、関連情報を収集・整理して報告する。関連情報には、労働者の就業意欲や健康状態、職場環境や作業の実情、人事制度などの情報が含まれる。また、就業制限や配置転換となる場合、労働者にとって収入の減少やキャリア形成の中断、新しい仕事への適応、人間関係づくり、生活時間の変更などの新たな負担を強いる可能性もある。それが本人の健康を確保する上で必要な措置であることを説明して、十分な理解を得ることが必要であり、産業保健看護職がその役割の一翼を担うことも期待される。

（中谷　淳子）

【文　献】
1）厚生労働省：働く人のメンタルヘルス・ポータルサイト　こころの耳．用語解説　適正配置とは．
https://kokoro.mhlw.go.jp/glossaries/word-1654（2024年11月8日アクセス）
2）国際労働機関（ILO）/世界保健機関（WHO）合同委員会採択．1995.
3）神奈川芳行 他編．適正配置・両立支援ストラテジー　第2版．堀江正知 監：バイオコミュニケーションズ；2019.

5　労働衛生教育

　労働衛生教育は、労働衛生の3管理（作業環境管理、作業管理、健康管理）に、総括管理を加えた5管理における労働衛生の重要な対策である。産業保健の場では、「労働衛生教育」「労働安全教育」「労働安全衛生教育」「健康教育」の用語が用いられており、法令上の意図の違い等により名称が異なっているものの、全て労働者の安全および健康の保持・増進を図るための教育である。本項では、労働安全衛生法（以下、安衛法）に基づき法令で規定されている「安全衛生教育」について主に記述する。

1　安全衛生教育の種類・目的

　安衛法における安全衛生教育を俯瞰するために、その概要を図5に示した。安全衛生教育は「義務規定」と「努力義務規定」に大別される。「義務規定」の教育は4種類あり、このうち罰則がある教育は、「雇入れ時教育」「作業内容変更時教育」「特別教育」の3種類である。「職長教育」は、罰則はないものの「義務規定」に定められている。「努力義務規定」の教育には、「安全管理者等への能力向上教育」「危険有害業務従事者への教育」「健康教育」がある。厚生労働省の「平成28年労働安全衛生調査（実態調査）」によると、「雇入れ時教育」の実施状況は、正社員では68.4％であり、正社員以外や派遣労働者ではさらに低値であった。新たな職場では事故やけが、心身の不調等が出現しやすいため、100％の実施を目指すことが求められる。

　安全衛生教育の目的は、労働者の就業に必要な安全衛生に関する知識等を習得してもらうことであり、労働災害防止の観点からも極めて重要な欠かせない対策である。安衛法に基づく教育はもとより、法定外であっても企業等の自主的な取組みが求められる。

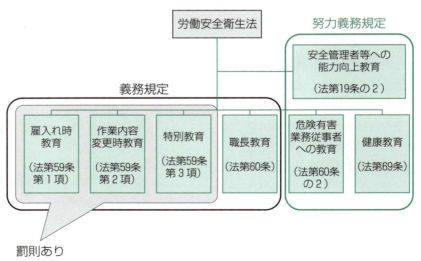

（中央労働災害防止協会ウェブサイト https://www.jisha.or.jp/campaign/kyoiku/kyoiku02.html より引用、一部改変。2024年10月2日アクセス）

図5　労働安全衛生法にみる安全衛生教育の概要等

表12　安全衛生教育の在り方、進め方

（1）各種の教育等は、相互に関連し総合的な観点から実施されることが効果的であることから、法定及び法定外の教育等全般について体系化を図る。
（2）労働者の生涯を通じた教育等、経営トップ等・安全衛生に係る管理者・労働者等企業内における各層に対するそれぞれの立場に応じた教育等に留意する。
（3）機械設備の安全化を促進するための設計技術者等に対する教育及び事業場の安全衛生水準の向上のための技術面での指導援助を担当する安全衛生専門家の研修を充実する。
（4）教育等の種類・内容等は、技術革新、労働者の高齢化、就業形態の多様化等近年の労働環境の変化に対応したものとする。
（5）教育等の内容の具体化、教材の整備、講師の養成、教育等の実施機関の育成等を通じ、教育等の水準の向上を図る。
（6）教育等の促進のため、企業、安全衛生団体等に対する指導・援助を行う。

（厚生労働省「安全衛生教育及び研修の推進について」別紙 安全衛生教育等推進要綱より引用）

それぞれの事業場の実態に即して、どのような対象者に何の教育が必要なのかを十分検討した上で実施計画を立て、これに基づき実施していくことが重要である。

　労働安全衛生教育の種類、実施時期や内容の詳細は、厚生労働省の通知「安全衛生教育及び研修の推進について」（最新改正：平成28年10月12日付け基発1012第1号）を参照してほしい。

2 労働安全衛生教育における産業保健看護職の役割

　前述の通知の別紙「安全衛生教育等推進要綱」では、教育の在り方、進め方について表12の6点が示されている。安全衛生教育は1回実施すれば終了ではなく、安全衛生教育の体系（図6）のように、労働者の退職後を見据え、生涯を通じた継続的な教育が必要となる。教育の推進に当たっては、中小企業、第3次産業、高年齢労働者、外国人および就業形態の多様化といった労働災害防止上の課題に適切に対応していくことが重要となる。産業保健看護職は、安全衛生教育の種類や内容を十分理解した上で、労働者に身近な専門職として、これらが適切に実施されるよう、内外と連携しながら企画・運営・実施に携わる役割が期待される。安全衛生教育の全てを従業員が講師となって実施するというわけではなく、その分野に精通した講師に依頼することも多い。その中で、健康教育は産業保健看護職が実践者としての役割が期待される教育である。詳細は、Ⅶ章第4節第3項「健康教育」（p. 296）を参照してほしい。また、雇入れ時教育は新入社員に産業保健看護職の存在を知ってもらう絶好の機会である。疾病の原因および予防に関すること等の教育を担うことが望ましい。

　教育の対象者には経営トップも含まれることから、職場の安全衛生の推進に積極的に関与できるよう支援・調整し、健康で安全な風土の醸成に努めることが必要である。さらに、教育の対象者には産業保健看護職自身も含まれている。労働者の健康保持増進のために、自らのスキルアップは欠かせないため、専門職としての継続的な教育が重要となる。

（千葉　敦子）

図6 安全衛生教育等の体系

教育等の対象者		就業資格	就業時教育等	就業中教育等
1. 作業者	一般業務に従事する者		雇入時教育	（作業内容変更時教育）
	危険有害業務に従事する者 ・就業制限業務に従事する危険 　有害業務に従事する者 ・特別教育を必要とする危険 　有害業務に従事する者 ・その他の危険有害業務に従事する者	免許試験・技能講習	特別教育 特別教育に準じた教育	危険有害業務従事者教育 （定期又は随時）及び危険再認識教育 高齢時教育
	一般業務に従事する者及び危険有害業務に従事する者			健康教育
2. 安全衛生に係る管理者	安全管理者	実務経験等	能力向上教育 （初任時）	能力向上教育（定期又は随時）
	衛生管理者	免許試験等		能力向上教育に準じた教育（定期又は随時）
	安全衛生推進者	実務経験・養成講習		能力向上教育に準じた教育（定期又は随時）
	衛生推進者	実務経験・養成講習		能力向上教育に準じた教育（定期又は随時）
	店社安全衛生管理者	実務経験		
	元方安全衛生管理者	研修		
	救護技術管理者			
	計画参画者	研修・研修		
	作業主任者	免許試験・技能講習	職長等教育	
	安全推進者	実務経験・技能講習	指名時教育	
	職長等		選任時教育	
	作業指揮者		指名時教育	
	交通労働災害防止担当管理者		指名時教育	
	荷役災害防止担当者			
	危険性又は有害性等の調査等担当者・労働安全マネ			原材料、作業方法等に大幅な変更があったとき（随時）
	ジメントシステム担当者			
	化学物質管理者			健康保持増進措置を実施するスタッフ養成専門研修
	健康保持増進措置を実施するスタッフ		退任時教育	メンタルヘルスケアを推進するための教育研修
	事業場内産業保健スタッフ			
3. 経営トップ等	事業者 総括安全衛生管理者 統括安全衛生責任者 安全衛生責任者 管理職		安全衛生セミナー	安全衛生セミナー
4. 安全衛生専門家	産業医	医師		
	労働安全コンサルタント	免許試験・登録	実務能力向上	実務能力向上
	労働衛生コンサルタント	免許試験・講習・登録		
	作業環境測定士	試験・講習・登録		
	安全管理士	実務経験等		
	衛生管理士	実務経験等		
5. 技術指導	特定自主検査に従事する者 定期自主検査に従事する者 生産技術管理者 設計技術者等	実務経験・研修	選任時教育	能力向上教育に準じた教育（定期又は随時） 技術者に対する機械安全教育（随時）
6. その他	就業予定の実業高校生		卒業前教育	

（厚生労働省「安全衛生教育及び研修の推進について」別図 安全衛生教育等の体系を引用）

2 産業保健におけるアプローチの方法

1 ハイリスクアプローチとポピュレーションアプローチ

　ある集団の中で、健康障害を起こす危険因子（リスク）を多く有する者（ハイリスク者）に発症予防・重症化予防を働きかける方法をハイリスクアプローチ（ハイリスク・ストラテジーとも言う）、集団全体に働きかけてリスクを軽減し健康障害の発生率を低減する方法をポピュレーションアプローチ（ポピュレーション・ストラテジーとも言う）と言う。イギリスの公衆衛生学者の Geoffrey Rose は、予防医学はこの2つの戦略を統合するものでなければならないと述べており[1,2]、ハイリスクアプローチとポピュレーションアプローチは、予防医学の両輪と言うことができる。

1 ハイリスクアプローチ

　ハイリスクアプローチは、リスクが高い人をスクリーニングし、彼らに適切かつ効率的に介入して個人の健康障害の予防を目指す方法を指す。例えば、企業従業員対象の定期健診などで、血圧、血糖値などの高値群を把握した後に、それらの高リスク者を対象として現在の生活習慣を続けることによる各種疾患の発症リスクや、それらを防ぐ方法などの情報を提供し、高リスク者が自らの意思で行動変容を始める機会を提供する保健指導や健康教育を行うことなどが、ハイリスクアプローチの一環となる。

　この方法は、対象者を明確に絞ることにより、産業保健看護職のマンパワーなどの限りある資源を集中的に投入することができ、費用対効果に優れている。対象となる個人にも高リスクの自覚があるため個人の行動変容への効果もかなり期待できる。さらには、高血糖、高血圧、肥満などの複数の所見があり、糖尿病や、脳・心疾患など重篤な病気を発症するリスクが高いと思われる人を発見し、確実に発症予防・重症化予防を行うには、ハイリスクアプローチは不可欠な方法であると言える。一方で、保健指導や健康教育による行動変容の効果は一時的、限定的であることが多く、集団全体の健康増進への貢献が小さいとも言われている。リスクが高くなってからアプローチするだけでは、集団の中の限られた人へだけのいわゆる後追いの支援にとどまり、根本的な集団全体の健康増進は達成できない。

2 ポピュレーションアプローチ

　ポピュレーションアプローチは、集団を構成する人の多くが少しずつリスク要因を軽減させることで、集団全体の発症予防に大きな好影響をもたらすことに注目した方法である。図1のように集団全体に働きかけて、集団全体のリスク分布を左方向（リスクを下げる方向）にシフトさせ、疾病発症数を低減させることを意図している。例えば、図1の実線が収縮期血圧の分布だったとしよう。脳卒中の発症率（破線‐‐‐）は高血圧域

V 産業保健看護活動の方法

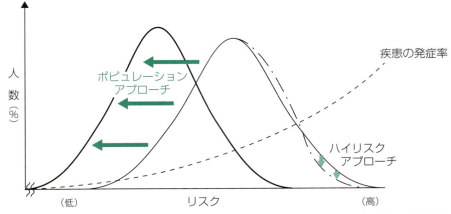

（日本看護協会『やってみよう‼ポピュレーションアプローチ』p.3 図1を引用、一部改変）

図1 ハイリスクアプローチとポピュレーションアプローチのイメージ

で高いが、高血圧域のもともとの人数が少ないため、発症率と人数を掛け合わせた域内の発症数自体は、分布している人数の多い正常域や境界域と比べて多いとは言えず、ハイリスクアプローチ（下向き矢印）により一点鎖線（－・－）で示すように高血圧域の人数を減らすことができたとしても、集団全体としての発症予防効果は小さい。一方、ポピュレーションアプローチ（左向き矢印 ⬅）では、集団そのものを左側の太実線の分布にシフトさせる（集団全体の血圧を下げる）ことにより、脳卒中の発症数を大きく低減できるため、集団としての発症予防効果は大きいと考えられる。

ポピュレーションアプローチの具体的な手法としては、健康的な行動（例えば、減塩、睡眠時間確保、運動などの励行）の意義や留意点などの情報を提供して、集団の構成員一人一人の健康リテラシーを向上させるほか、より広い視点から健康を保持増進できる施策づくりや環境づくりをしていくことなどが挙げられる。例えば、企業においては、社長が健康経営の方針を表明して残業を削減する、社員食堂にヘルシーメニューを導入する、社内の自動販売機で無糖・低糖の飲料や水、お茶を入手しやすくする、過剰なストレスなく健康的に働ける職場風土づくりに取り組む、社屋内の禁煙環境を強化する、運動継続者や禁煙成功者に健康グッズやボーナスを提供する、などの活動を進めることが望ましい。一人一人の努力では実現しにくいことも、これらのさまざまな施策・環境づくりが進むことにより、社員は健康的な行動を選択することが容易になると考えられる。その結果として、集団全体の健康状態は良好になり（左側の太実線の分布にシフト）、病気に罹患する人数が減ることで、職場全体が活性化することが期待される。

（錦戸　典子）

【文　献】

1) Rose G. Sick individuals and sick populations. Int J of Epidemiol. 2001 ; 30(3) : 427-432.
2) Rose G. The Strategy of Preventive Medicine : Oxford University Press ; 1993.
3) 社団法人日本看護協会：やってみよう‼ポピュレーションアプローチ（平成18年度先駆的保健活用交流推進事業）．

https：//www.nurse.or.jp/nursing/home/publication/pdf/hokenshido/2007/yattemiyo.pdf（2024年10月4日アクセス）

2　一次予防から三次予防まで

1　一次予防から三次予防まで

　アメリカの H. R. Leavell と E. G. Clark（1958）は、従来の単なる疾病を予防するだけの予防医学の概念を一新し、①健康増進（health promotion）、②特異的予防（specific protection）、③早期発見・早期治療（early diagnosis and prompt treatment）、④重症化予防・機能維持（disability limitation）、⑤機能回復（rehabilitation）の5つの段階に分類される広義の予防医学のモデルと、一次予防、二次予防に加えて、三次予防を含めた3つの段階からなる予防医学の新たな枠組みを提示した（表1）[1]。

　その後、1980年代に入ると、一次予防の前のより根本的な段階として、ゼロ次予防（primordial prevention）の考え方が世界保健機関（WHO）より提唱された。動物性脂肪の摂取量が少ないアジアでは欧米諸国より心血管疾患が少ないことや、たばこ税を上げることで喫煙率が低下するなど、主に循環器疾患の疫学の発展の中でその重要性が見いだされ、個人の努力だけではなく、より大きな社会環境や施策の重要性が示された。その後も、WHO は1998年に健康の社会的決定要因（SDH：Social Determinants of Health）として、「社会格差」「ストレス」「幼少期」「社会的排除」「労働」「失業」「社会的支援」

表1　Leavell と Clark による予防医学の段階と活動分類

予防段階	予防医学活動の分類	産業保健活動における例
一次予防 primary prevention	健康増進 health promotion	施策に基づく健康経営の推進、食生活・運動・メンタルヘルス等に関する情報提供、職場環境改善　等
	特異的予防 specific protection	ワクチン接種、マスクなどの防護具着用支援、情報機器作業者への情報提供　等
二次予防 secondary prevention	早期発見・早期治療 early diagnosis and prompt treatment	各種健診・検診による疾病のスクリーニング、早期治療の支援
三次予防 tertiary prevention	重症化予防・機能維持 disability limitation	仕事と治療の両立支援、就業制限・適正配置、治療状況確認（服薬・受診状況等）と生活指導
	機能回復 rehabilitation	職場復帰支援（職場調整、本人の体調・治療状況確認、仕事量の調整に関する助言　等）

※産業保健活動における例については筆者が追記

（Leavell HR, Clark EG. Preventive Medicine for the Doctor in His Community：an Epidemiologic Approach. 3 rd edition：McGraw-Hill；1965を基に筆者が再整理・作成）

191

「薬物依存」「食品」「交通」という健康を決定する10の社会的決定要因を公表[2]し、健康につながる社会的・環境的要因が注目されるようになった。2006年に発行した『WHOの標準疫学 第2版』[3]の中では、改めてゼロ次予防を一〜三次予防と合わせて予防医学の4段階として示しており、発症やリスクファクターにつながる社会的、経済的、文化的な環境要因を改善することで集団における病気の発生を大きく減らせるという考え方を示している。

　一方、1989年のオタワ憲章で示されたWHOのhealth promotionの概念[4]には、町づくりや環境・経済施策など、保健医療部門だけにとどまらない広範な社会的連携の下に健康を推進する環境づくりをしていく重要性が提示されていることは、広く知られている。これらのことから、もともと一次予防に位置付けられていたhealth promotionの考え方の中にゼロ次予防の内容を含めて語られることも多いため、本稿ではこの考え方に基づいて整理することとした。以下に、産業保健活動における具体的な展開を中心に、一次予防〜三次予防活動について解説する。

❶ 一次予防活動

　一次予防活動は、健康教育や各種健康情報の提供による個々人の健康リテラシー向上・生活習慣改善の支援とともに、より広い視点で健康的な行動がとりやすい環境づくり・施策づくりなどを包含する活動を指す。問題が起こる前から、さらなる健康増進と疾病予防ができるようにするための支援であり、前項で述べたポピュレーションアプローチと、活動内容はほぼ同様と考えられる。健康リテラシー向上・生活習慣改善支援としては、働く世代に急増しやすい生活習慣病予防対策や、さまざまな職業性ストレスに対応するメンタルヘルス対策、有害作業による健康障害を予防するための対策など、健康課題や目的別にさまざまな種類が展開されている。産業保健の対象である働く世代は、年齢幅も主に20〜60歳代と広く、対象者の職種や職位、職場環境も多岐にわたっており、必要な情報が異なる可能性があるため、対象者の背景やニーズを把握した上で、活動計画を立案し、きちんと評価してより効果的な活動を目指すことが大切である。

　また、妊娠・出産・育児や介護など、就労以外の生活が健康に影響することも少なくないため、対象者の家庭生活環境も含めた情報提供も検討することで、より充実した支援につながると考えられる。職場での健康的な行動がとりやすい環境づくり・施策づくりに関しても、近年は、「21世紀における国民健康づくり運動」（健康日本21）の企業版や、健康経営の導入など、企業全体として従業員の健康を支援することが重要という考え方が広がりつつあり、残業の削減などの働き方改革や、風通しがよく相互に支援できる職場風土づくり、ワーク・エンゲイジメントが高く生き生き働けて職務満足度の高い職場づくりなどが注目されており、中小企業等も含めたさらなる普及・推進が望まれる。

❷ 二次予防活動

　二次予防活動は、早期発見・早期治療に代表される活動であり、がん検診などのスク

リーニング検査などによりできるだけ軽い所見で病気を発見し、早期治療することにより治癒成績向上につながるという考え方に基づいている。従業員への一般定期健康診断や各種の特殊健康診断やがん検診など、および健康相談窓口を充実させることなどにより、病気の兆候を早期に把握して、早期に医療につなげることが可能となる。健診・検診受診率の向上とともに、有所見者の再検査・精密検査、および受診勧奨を強化することが必要であり、職場の上長等にも健診・検診の受診の大切さ、早期発見・早期治療の重要性を知ってもらうとともに、従業員にも日頃から健康情報を届けて、個々人の健康リテラシーを高めることにより、適切な受診行動を引き出すなどの働きかけが必要となる。つまりは、一次予防活動がしっかり展開されていることで、より効果的な二次予防活動につなげることができると考えられる。

❸ 三次予防活動

　三次予防活動は、がん、脳・心臓疾患、精神疾患などにより健康状態を大きく逸脱し、一定期間の治療が必要だった状態から、リハビリテーションや職場復帰支援など、本人の回復状況を適切にアセスメントしながら可能な範囲で円滑な機能回復を支援し、職場関係者と連携して職場環境を調整する支援を行いながら、できるだけ発病前に近い生活への再適応を支援する保健活動である。一例として、厚生労働省「改訂心の健康問題により休業した労働者の職場復帰支援の手引き～メンタルヘルス対策における職場復帰支援～」にも復職面談等を含む時系列のステップが示されているが（p.351図8参照）、本人、産業医をはじめとして、人事担当者や職場の管理監督者や同僚など、必要により家族とも連携しながら、手順を踏んで関係者と必要な情報を共有・確認し、本人と職場にとって適切な再適応を支援していくことが重要となる。

　なかには、再発する場合もあるので、職場復帰がゴールではなく、その後も定期的な見守りや継続支援が必要である。さらには、特に休業の必要がない場合でも、長期的に治療が必要な糖尿病などの慢性疾患や、各種の障がいなどを有している場合に、本人の症状・機能や治療状況を考慮しつつ、職場適応を支援する活動も、三次予防活動に含まれる。三次予防活動が必要となる状況では、本人だけでなく、人事担当者や職場の管理監督者・同僚なども、どのように対応したらよいのか困っている場合が少なくないため、それぞれから詳しく情報収集して、多角的にアセスメントし、産業医をはじめとする多職種と協働し、チーム力を高めて継続的に支援することが大切である。

❷ 一次予防活動～三次予防活動の連動

　産業保健においては、基本的には職場で働くことのできる労働者を対象にしていることもあり、日常的には主に一次予防活動を強化することが中心となる。それにより、個々の従業員の健康リテラシーを高め、職場全体として健康を重視する職場風土を醸成することとなり、二次予防活動や三次予防活動を円滑に行えることにもつながる。また、二次予防活動・三次予防活動において、一部の関係者と密接に関わることを通じて、それ

V　産業保健看護活動の方法

らの関係者が各職場での健康風土づくりや産業保健看護職等との情報共有のキーパーソンとなって、一次予防活動がさらに活性化することも期待できるため、これらの活動を効果的に連動させることが望ましい。

（錦戸　典子）

【文　献】
1 ）Leavell HR, Clark EG. Preventive Medicine for the Doctor in His Community : an Epidemiologic Approach. 3 rd edition : McGraw-Hill ; 1965.
2 ）Centre for Urban Health World Health Organization Regional Office for Europe : Social Determinants of Health. 1998.
3 ）Bonita R, Beaglehole R, Kjellström T. Basic Epidemiology, 2 nd edition : World Health Organization ; 2006.
4 ）World Health Organization : Ottawa Charter for Health Promotion. 1986.

3　個人支援・集団支援・組織支援

　産業保健看護学のベースは保健師教育の基盤となっている公衆衛生看護学である。産業保健看護職には、保健師と看護師が含まれるが、第一種衛生管理者の資格を有する看護師も保健師としての機能で活動することが求められていることは、Ⅰ章第 2 節（p. 7 ）でも述べた。公衆衛生看護学の対象は、個人・家族・集団・組織・地域であることが特徴であるが、最終的には、地域全体の健康度を上げることが求められる。公衆衛生看護活動の国際的モデルには、公衆衛生活動を車のホイールに見立てたミネソタ大学の「ミネソタホイールモデル」があり、このモデルにおいても、個人・集団・組織・地域が対象として位置付けられている。

　保健師が行う公衆衛生看護の定義は、一般社団法人日本公衆衛生看護学会が2014（平成26）年に作成している（表 2 ）。

　また、2010（平成22）年 4 月に厚生労働省保健師教育ワーキンググループが作成した報告書では、保健師に求められる役割と機能として次ページの 5 つが挙げられている[1]。

表 2　公衆衛生看護の定義

　公衆衛生看護の対象は、あらゆるライフステージにある、すべての健康レベルの個人と家族、及びその人々が生活し活動する集団、組織、地域などのコミュニティである。
　公衆衛生看護の目的は、自らの健康や QOL を維持・改善する能力の向上及び対象を取り巻く環境の改善を支援することにより、健康の保持増進、健康障害の予防と回復を促進し、もって人々の生命の延伸、社会の安寧に寄与することである。
　公衆衛生看護とは、これら目的を達成するために、社会的公正を活動の規範におき、系統的な情報収集と分析により明確化若しくは予測した、個人や家族の健康課題とコミュニティの健康課題を連動させながら、対象の生活に視点をおいた支援を行う。さらに、対象とするコミュニティや関係機関と協働し、社会資源の創造と組織化を行うことにより対象の健康を支えるシステムを創生する。

（日本公衆衛生看護学会「日本公衆衛生看護学会による公衆衛生看護関連の用語の定義」
https : //japhn.jp/wp/wp-content/uploads/2017/04/def_phn_ja_en.pdf より引用）

2 産業保健におけるアプローチの方法

1）地域アセスメント

「地域の顕在的・潜在的健康課題とそれに関連する健康の決定要因や健康の不平等を明確にするために、社会情勢を把握し、対象となる個人／家族や集団／組織／地域の状況、および特定の事象と地域全体の状況および環境を統合して、経年的・多角的・予測的に地域をアセスメントする」能力（地域とは、地域社会全体および地域を構成する人々を指す。また、産業保健と学校保健の領域を含む）。

2）地域健康課題解決

「地域の健康課題を解決・改善し、健康増進能力を強化する（ゼロ次[※]・一次・二次・三次予防）ためにア～オを実践する」能力。

ア　健康課題を持つさまざまな対象（個人／家族／集団／組織／地域）への、家庭訪問、保健事業（健康教育、健康相談他）による地域での継続的な支援。

イ　系統的・年次的に PDCA サイクルを展開。

ウ　ハイリスクアプローチとポピュレーションアプローチを連動した活動。

エ　住民・働く人・学生等／関係者・機関との協働と、地域組織づくりによる組織的アプローチ。

オ　地域の健康課題を解決するために活用する社会資源や関係者・機関と対象間の総合的な調整。

※ゼロ次予防は、地域という広い範囲で、病気や健康のことを考えなくても自然に健康的な行動や生活習慣ができるような地域・社会環境づくりのこと[2]。

3）地域健康危機管理

「健康危機に備えた平常時からの予防的・予測的地域介入活動および地域の新興・再興の健康課題を早期に発見し、迅速に対応する」能力。地域健康危機には、貧困・虐待・DV・健康格差・メンタルヘルス・自殺・感染症などがある。

4）施策化・システム化・社会資源開発

「地域の健康水準を経年的に高めるために、施策化、システム化および社会資源開発を行い、社会資源の公平な利用と分配を保証・管理する」能力。

5）専門的自律と継続的質保証

「保健・医療・福祉および社会に関する最新の知識・技術を主体的・継続的に学び、継続して職能としての実践の質を向上する」能力。

これを見ても分かるように、公衆衛生看護は最終的には地域全体の健康支援である。よって、公衆衛生看護同様、産業保健看護（職）は個人支援・集団支援・組織支援において、それらを常に連動しながら健康支援活動を実践していくことが必要である。

1 個人支援

産業保健看護学における個人とは、働く人一人一人を指す。健常な労働者から、疾患を抱えながら働いている労働者まで、すべてが対象である。産業保健看護活動の基本は個人支援である。まずは、健康診断結果を基に、事後措置を的確にできるようにしてい

くことが大切であり、健康診断のデータだけでなく、健康調査票も参考にしながら保健指導を行う優先度を検討していく。

疾患を有する労働者については合理的配慮なども検討しながら、健康支援を行っていく。一人一人の健康支援をこまやかにかつ丁寧に行うことで、産業保健看護職に対する信頼が生まれてくる。その結果、何かあれば、産業保健看護職に気軽に相談に行けるという企業風土ができ上がってくる。

働く人の健康支援には、どのような職場で、どのような環境で、そしてどのような仕事をしているのかを把握していくことが重要である。健康障害が労働と結び付いていることが多々あるからである。企業内の個人の健康支援では、個人のみならず、関係する上司や管理監督者との連携を図ることも多く、労働者の個人情報保護と安全配慮義務のバランスをとりながら、健康支援を行っていく必要がある。

2 集団支援

企業での集団とは、共通の特性を持った労働者の集まりを指す。通常、集団とは人の集まりを指すが、産業保健看護活動においての集団は、例えば、新入社員の集団、管理者の集団、特殊業務を行う集団、高血圧が認められる集団など、何らかの属性別の集まりを指すことが多い。このような集団に対しては、健康教育、健康づくり活動によって健康支援を行う。

3 組織支援

企業において、組織とは職場を指し、課や係などの部署や企業全体を指す。産業保健看護活動の最も特徴的なものが組織支援であると言える。公衆衛生看護活動にも"地区組織活動"といって、地域の自治会などが自ら健康づくりをしていけるように活性化する活動があるが、産業保健看護では、対象とするものが組織自体であると言える。産業保健看護職は、"職場診断"のような組織をアセスメントする能力が非常に求められている。

また、行政保健師にとって、"地域診断"は地域の健康課題を抽出するために求められる大切な能力であり、現在、基礎教育においては「Community as Partner Model」（p.199）を使用している。これを職場診断に応用できないわけではないが、そのままでは使いづらいことから、筆者ら（2018）は"職場診断モデル"を開発し、普及に当たっている[3]。

2013（平成25）年、厚生労働省は「地域における保健師の活動について」（平成25年4月19日付け健発0419第1号）の別紙として、「地域における保健師の保健活動に関する指針」を公表した。この指針の"地域"という表現を"職場"と置き換えると以下の1）〜10）のようになる。

1）職場診断に基づく PDCA サイクルの実施
2）個別課題から職場課題への視点及び活動の展開
3）予防的介入の重視
4）職場での産業保健活動に立脚した活動の強化

5）職場担当制の推進
6）職場特性に応じた健康な企業・職場環境づくりの推進
7）部署横断的な保健活動の連携及び協働
8）職場のケアシステムの構築
9）各種保健事業計画の策定及び実施
10）人材育成

　これを見ると、職場全体の健康を推進していることが分かる。組織アセスメントをするには、労働状況や安全衛生統計などの視点から多角的に分析していくことが重要であり、ストレスチェックの集団分析なども実施した上で、職場の健康問題を解決するために、施策や保健事業を計画し、PDCAサイクルを回していくことが求められる。

4 個人・集団・組織の連動

　保健師は「鳥の目・虫の目」「木を見て森を見る・森を見て木を見る」という視点が大切であると言われている。それが「個人・集団・組織の連動」である（図2）。個別の保健指導や健康相談をしていても、背景にある職場組織の問題を常に考えていくことが求められる。例えば、ある開発に取り組んでいる従業員からメンタルヘルス不調の相談があった場合、単に当該従業員個人にリフレッシュの方法などを提案したとしても、職場組織や働き方そのものに問題があれば、メンタルヘルス不調は解決しない。その原因が仕事にありそうであれば、所属している職場の他の従業員はどうなのか、または開発に関わっている他の従業員はどうなのか、問題の根幹はどこにあるのかを考えることが重要である。

　さらに重要なのは、職場組織のあり方に問題がある場合、それを管理監督者や人事労務部、産業医などと連携しながら解決にもっていくことである。場合によっては、経営部門とも連携しなければならないこともあるため、信頼関係の下、日ごろから連携をとって組織的に動けるような関係づくりが必要である。産業保健看護職が組織の問題を適切に捉える高い能力を備えるためには、組織や経営について学び（Ⅱ章「場と対象の理解」（p.21〜）参照）、研さんを積むことが大切である。

（五十嵐　千代）

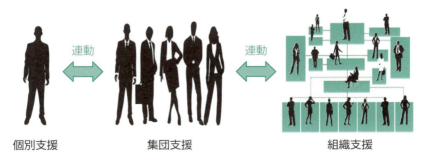

図2　個人・集団・組織の連動

Ⅴ 産業保健看護活動の方法

【文　献】
1）厚生労働省：保健師教育ワーキンググループ報告.
　　https://www.mhlw.go.jp/stf/shingi/2r9852000000teyj-att/2r9852000000tf0n.pdf
2）星良孝．0次予防．日経BP総合研究所 Beyond Health.
　　https://project.nikkeibp.co.jp/behealth/atcl/keyword/19/00076/
3）五十嵐千代他．健康支援のための職場診断モデルの開発．産衛誌．2018；60（臨増）：481.
　　＊1），2）は2024年11月21日アクセス

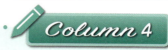

アセスメントツール "Community as Partner Model"

　産業保健看護領域における支援の全ての活動の出発点となるのがアセスメントである。支援の対象は個人、集団、組織などの属性に分かれるが、アセスメントはそれら個々に行うのではなく相互に関連させながら併せて行うことが重要である。

　その際に活用可能で有用なツールとして、Community as Partner Model（以下、CPM）がある。詳細は成書[1]に譲ることとして、このコラムではCPMの概要をお伝えしたい。

　CPMにより、①コアとなる集団・組織を構成する「人々」、②コアを取り巻く集団・組織内外の物理的・社会的環境、③個人・集団・組織に影響するストレッサーとストレッサーへの反応、についてアセスメントすることで、コアとなる集団・組織に見られる健康課題や、表面的には見えないが隠れている健康課題が明らかになる。

　課題が明らかになることで、その課題を解決するための計画－実施－評価－改善の一連の過程、すなわちPDCAサイクルを回すことが可能となる。まさに解決のための「初めの一歩」がアセスメントなのである。

　①の「人々」とは、例えば企業で言えば、生産活動により利潤を生むという共通の目標を持って働く集団なり組織なりの構成員であり、まずはその特性を明らかにする。構成員が属する集団・組織の基本的属性（従業員数や平均年齢、男女比、健康状態ほか）や成り立ちなどは既存情報・資料で明らかになるが、これに加えて構成員の中で暗黙のうちに共有されている文化、価値観、風土といった要素を把握することが大切で、各種面談、保健指導、職場巡視の際などあらゆる機会を捉えて観察、情報収集に努め、アセスメントを行うことが重要になる。

　②の「コアを取り巻く集団・組織内外の物理的・社会的環境」は、①のサブグループ的に位置付けられるもので、具体的には、作業環境管理や作業管理などの労働環境、人材育成体制、安全管理体制、運営方針やその実現のための施策、就業規則や勤務管理体制等、職場内のコミュニケーション、組織の経済状況、福利厚生といったものが該当する。これらはストレッサーからその集団・組織を防御しており、これらをアセスメントすることで集団・組織の強さを明らかにすることができるので、①と同様にしっかりと情報収集する必要がある。

　③で言う「ストレッサー」とは、個人・集団・組織に不均衡をもたらしたり、緊張を生み出したりする刺激のことである。具体的には、新型コロナウイルス感染症のような集団・組織の外側からもたらされるものと、作業環境中の物理的・化学的有害要因の使用、何らかの理由で増加した業務量など、集団・組織の内側から生じるものがある。個人で言えば、親の介護や花粉症の程度などさまざまな事象がある。

　これらのストレッサーに対する反応の程度は、有害物質の使用に起因する疾病罹患率の上昇、過重労働者の増加に起因する労災認定者数の増加、個人では病気休暇の増加やプレゼンティーイズム（presenteeism）などとして現れる。一方、こうしたストレッサーは必ずしもネガティブな結果のみをもたらすわけではなく、逆にスト

レッサーへの反応として、集団・組織が団結し、対応力が向上することで、集団・組織の強化が図られる、といったことも想定され、ひいては健康増進に資することも考えられる。

　上述の①〜③の視点で情報を収集し、分析を行う。その際、①の課題に対して②の諸要因がどのように影響しているのか、③のようにストレッサーとそれへの反応という視点も加味すると健康課題をどう捉えられるか、といったように、それぞれを連関させながらアセスメントを行うことが重要である。こうして多角的にアセスメントを行い個人・集団・組織の健康課題を明らかにすることが、「では、その健康課題に対してどのように対応するか」という次のステップ（アクション）につながっていくのである。

（掛本　知里）

【文　献】
1）エリザベス T. アンダーソン，ジュディス・マクファーレイン 編，金川克子，早川和生監訳．コミュニティ アズ パートナー 地域看護学の理論と実際（第2版）：医学書院；2007.

4　コーディネーションとマネジメント

1 概　論

1 コーディネーションとは

　「コーディネーション」とは、さまざまな社会資源を調整して全体をまとめることで、協調、連携を意味する。労働衛生の5管理（作業環境管理・作業管理・健康管理・総括管理・労働衛生教育）の全てにおいて必要となる技術である。産業保健活動を行う上で産業保健看護職は、調整役として関係する事業場内外の、「個人」「集団」「組織」等を理解し、つなげ、うまくまとめて支援していくスキルが求められる。そのスキルこそがコーディネーションである。コーディネーションを実践するためには、的確なニーズアセスメントが求められる。コーディネーションを必要としている個人、集団、組織に対してその置かれている状況を評価し、そのニーズを的確に把握して必要な支援を組織化し、実践することによりそのケースを健全なものにマネジメントしていくことができる[1]。

　産業保健看護におけるコーディネーションには、下記1）〜4）のような種類がある。

　1）仲介：双方の間に入って便宜を図る。
　2）連携：同じ目的のために連絡をとり協力し合う。
　3）紹介：情報を伝える。
　4）コンサルテーション：専門的な事柄についての相談対応や指導をする[2]。

　事業場における産業保健活動は常にチームで進めている。コーディネーションにおいてもさまざまな部門が関わりながら展開されるが、その中心的役割を産業保健看護職が担うことが多い。産業保健チームの中でも労働者の一番近くにいて多くの情報を持ち、中立的な立場でさまざまな部門と連携・調整でき、フットワークも軽いからと考えられる[3]。

❷ マネジメント（management）とは

"management" とは、そのまま訳すと「管理」や「経営」という意味を持つが、オーストリアの経営学者 P. F. ドラッカーは、「マネジメントとは組織に成果をあげさせるための道具、機能、機関」と定義している。言い換えると、組織に成果をあげさせるためのツールや仕組みのことである。マネジメントの目的は、「設定した目標に沿って組織を運営する」ことであり、その役割は、組織の「目標・案件・プロセス」を管理することで組織の目標を達成することである。産業保健看護活動では、看護の視点、公衆衛生の視点だけでなく、経営的視点も持ち、課題解決に必要な個人・集団・組織をうまくつなぎ、解決のために必要な「ヒト・モノ・カネ・時間」をどう集め、どう使うかを考え、最大の効果をあげられるように行動していかなければならない。これらを通して労働者と事業者双方への支援を行うことが、産業保健におけるマネジメントである。

2 必要な知識

産業保健看護職が行う産業保健活動の中で、コーディネーションスキルやマネジメントスキルを活用するために必要な「グループワーク」「コミュニケーション」「ファシリテーター」について説明する。

❶ グループワーク

グループワークとは、グループの力を活用してグループのメンバーである個人を援助する専門的な対人援助技術である。部分としての個人、全体としての集団は相互に影響を与え合うという集団の力学を利用した支援方法で、産業保健においては、共通の健康課題のある人々の問題や課題を解決するためのツールとしてグループワークを活用する（表3）。グループワークでは、一人一人が課題と対峙し、主体的に答えを出す過程が重要である。産業保健看護職が行うグループワークでは、参加者一人一人の言動を詳細に観察し、グループで何が起こっているのかを考え、グループに内在する感情を吟味して、結論を急がず流れを大切にしながら進めることが重要である[4]。ただし、グループワークの効果を十分に引き出すためには、ファシリテーターの高いスキルが求められる。

❷ コミュニケーション

コミュニケーションについてはさまざまな分野で研究され定義も多くあるが、言葉の意味として『大辞泉』（小学館）は、「社会生活を営む人間が互いに意思や感情、思考を

表3　産業保健看護職が関わるグループワーク例

- 生活習慣病の対象者に行う健康学習
- メンタルヘルス対策としての管理監督者向け研修／事例検討会
- 新入社員向け、社会人としての健康づくりについての研修
- 禁煙マラソン参加者同士の話し合い
- 安全衛生年間計画作成時のプログラム検討会

伝達し合うこと。言語・文字・身振りなどを媒介として行われる」としている。社会的スキルのほとんどがコミュニケーションスキルであるとも言われ、産業保健活動は基本的に対人支援となるため、コミュニケーションスキルは基盤としてなくてはならないスキルである。コミュニケーションの構成要素から類型化したものを**表4**に示す[5]。

① コミュニケーションに影響する要因

送られてきたメッセージは、「視覚」や「聴覚」などを通して受け手に取り入れられ、脳内で記号解読される。コミュニケーションでは、受け手がどのようにメッセージを「知覚」したのかにより記号解読が変わるので、知覚の仕方がコミュニケーションに影響を及ぼすことになる[6]。

表4　コミュニケーションの類型

類型	分類	内容
送り手の目的	道具的コミュニケーション	送り手が目標達成の手段とするもの 目標：情報伝達、説得、娯楽、欺まん、交渉、攻撃、支援など
	表出的コミュニケーション	感情の表出のように、表現すること自体が目的となるもの
メッセージを構成する記号	言語的コミュニケーション	音声言語と文字言語のメッセージによるもの
	非言語的コミュニケーション	非言語記号によるメッセージ • 身体動作（身ぶり手ぶりなどの仕草、姿勢、表情視線など） • 接触行動（なでる、たたく、抱くなど） • 身体特徴（全体的な容姿、においなど） • 準言語（声のトーン、リズム、沈黙、相づちなど） • 空間行動（座席の位置、相手との距離や向きなど） • 人工物（服装、持ち物、香りなど） • 環境要因（音楽、照明、色など）
メッセージの方向	一方的コミュニケーション	一方通行の伝達でフィードバックなしのもの （報告書、マス・コミュニケーション、流言など）
	双方向的コミュニケーション	当事者間でメッセージの交換が行われるもの（相談、会議など）
メディアの介在	直接的コミュニケーション	対面で行うもの
	間接的コミュニケーション	電話、手紙、テレビ、書物などを介するもの
チャンネルの種類	聴覚的コミュニケーション	言葉、音楽、モールス信号など、聴覚を通して行われるもの
	視覚的コミュニケーション	手話、文章、映像など、視覚を通して行われるもの
	触覚的コミュニケーション	なでる、たたく、抱くなど、触覚を通して行われるもの
受け手の人数の規模	パーソナル・コミュニケーション	個人内（思考、自問自答など）または個人間で行われるもの
	マス・コミュニケーション	テレビ、ラジオ、新聞、雑誌などのマスメディアを通して、大衆へ大量の情報を伝達するもの

（河野啓子 監『産業看護実践マニュアル 明日に生かせる活動のヒント』（メディカ出版）を基に作成）

② **重要なコミュニケーションスキル**

　産業保健看護職が現場で活動していく中でのコミュニケーションには、社会人としてのコミュニケーションスキルと、看護職としてのコミュニケーションスキルが求められる。看護職としては、対象者が問題を乗り越えて全人的な発達を遂げられるように支援することを目的とした支援的コミュニケーションスキルが必要である。自己開示、交流分析、マイクロカウンセリング、行動科学などの知識を学び、ロールプレイなどで演習を重ねる等を通してスキルアップしていくことが重要である。そのために必要な5つのコミュニケーションスキルを以下に示す。

　1）肯定的な自己概念

　　　自己概念とは、自分自身のことをどのように受け止めて、どのように思っているかという自己の特徴の捉え方で、対人コミュニケーションに影響を与える。肯定的な自己概念を持つためには、承認・愛情・尊敬などのような、相手から尊重される経験が必要となる。

　2）傾　聴

　　　耳を傾けて熱心に聴くことであり、相手の真意を理解するために、身体的・感情的・知的にもエネルギーを集中して行う積極的な行為である。

　3）表現の明確さ

　　　コミュニケーションでは、伝えたいことを明確に表現することが大切である。曖昧な表現や複雑な表現は、受け手の正確な解読をさまたげることになる。

　4）感情の取扱い

　　　自分の感情に正直になることは、相手に対する誠実さでもあり、健全なコミュニケーションを行うことにつながる。自分の感情に気付き、その感情を無視したり否定したりせず認め、対処していくことが大切である。

　5）自己開示

　　　特定の他者に対して意図的に自己の感情や考え、現況などの情報を言語的に伝達する行為である。自己開示には肯定的な自己概念が必要となるが、それを形成するためには相手から信頼されたりする経験が重要であり、自己開示はそれらを引き出すきっかけにもなる[7]。

❸ **ファシリテーター**

　ファシリテーターとは、グループや組織での集団活動がスムーズに進むように、中立的な立場から働きかける役割を担う人を指す。ビジネスシーンでは、主に会議やミーティング、研修といった場面で参加者の発言を平等に引き出し、会議をゴールに導く進行役のことをファシリテーターと呼び、段取りやプログラム通りに進める役割の司会進行役とは異なる。産業保健活動の中では、研修会、健康教育、事例検討会、企画会議、グループワークなど産業保健看護職がファシリテーターとして役割を担う機会が多々ある。

　ファシリテーターの役割は、①適切な場（会場のスペース・必要物品準備・雰囲気な

ど)づくり、②参加メンバーの意見を引き出す、③参加者主導で意見交換・意見の整理・合意形成できるようにサポートする、④結論をまとめ、合意の確認とそれぞれがその後の各自の行動を認識できるようにサポートすることである。

目指すところは全員が納得できる結論である。参加者の意見や考えが十分に出たタイミングでそれぞれの主張を整理し、議論の全体像や論点を明確にし、異なる意見の対立があった場合、対立点を明確にしながらも互いの利益を尊重するように誘導する。どちらかの意見だけを採用すると、結論に対し不満が残るため、対立する意見を融合させ、全員が納得できる形で会議を終わらせるような結論へ導くスキルが求められる。

③ 事業場内の部門間連携と外部機関との連携

産業保健活動はチームで行われ、事業場内で、より良い産業保健が展開されるかは、産業保健看護職がコーディネーションやマネジメントのスキルを最大限に活用し、事業場内の各部門や外部機関とどれだけうまく連携できるかに懸かる。

❶ 事業場内の各部門・外部機関との円滑な連携が必要な背景

以下の状況に対応するため産業保健活動において多職種によるチームづくり、専門職間の連携等、外部機関の活用の推進等が重要となってきた。

1）近年、産業医や事業者の産業保健活動に期待される法的必要事項やニーズが急速に広がっている（ストレスチェックとメンタルヘルス対策、働き方改革と過重労働対策、治療と仕事の両立支援等）。

2）事業場において労働者の健康に関して推進すべき課題は、より多様になっている。

❷ 事業場内での産業保健看護職の立ち位置と役割

産業保健看護職は事業場の産業保健チームの一員であり、産業保健看護の専門職としての役割を求められている。一方、企業は利益を追求する組織だが、現在ではそれだけではなく、社会貢献することも求められている。いわゆる ESG 経営である。活動するにあたり産業保健看護職は中立的な立場で経営的視点を持ち、産業保健看護職と事業場は直接的・間接的な関わりの中で企業にどのように貢献できるかを絶えず確認しておく必要がある。

❸ 事業場内の各部門との連携（事業場内資源の活用）

事業場により部門の名称や機能は異なるが、課題ごとに、どの部門との連携が必要か、連携するとスムーズに解決するかを判断するために、各部門とその役割を十分に把握しておく必要がある。規模が大きくなるに従い組織構造は複雑になる。対象とする組織がどのような組織構造で事業がどのように動いているか、会議体などの仕組みの理解と把握が必要となる。キーパーソンが組織内のどこに存在し、関連する業務に関してどのような考え方を持っているかを把握することも重要である（表 5）。

2　産業保健におけるアプローチの方法

表5　事業場内外の資源と産業保健職の具体的な関わり

	資　源　名	具体的な関わりなど
事業場内	産業保健スタッフ（産業医・産業保健看護職・衛生管理者・歯科医・精神科医・公認心理師・栄養士・その他専門職）	企業等の規模などによっても異なるが、自社に多くの医療専門職を雇用しているところもある。事業場内に多職種の産業保健専門職が雇用されている場合は、それぞれの専門性に応じて連携し、労働者、企業の健康度向上に貢献する。
	経営者・経営幹部	事業場内の安全衛生施策、総括管理、労働のあり方等、根本的な問題において連携する。労働者のメンタルヘルスや健康状態、産業保健施策の情報は、重要な経営情報。経営者・経営幹部にどのような情報を提供できるかが、産業保健部門の評価を左右し、産業保健活動の自由度にも影響を及ぼす。
	管理監督者（上司、リーダーなど）	対象とする個人・集団・組織に直接的に関わり、さまざまな情報の提供者であり、産業保健サービス提供のためのキーパーソンとなる。部下の心身の健康管理や業務配慮等の実施者でもある。労働者の健康管理で連携頻度が高い。
	人事・労務管理部門	個人情報の保護に十分配慮した上で産業保健部門と人事・労務管理部門とが連携を図り、有効な過重労働対策を講じる。メンタルヘルス対策や職場復帰・両立支援での職場配置、就労配慮など、人事・労務管理部門との連携が重要。
	安全衛生部門	事業場内の安全衛生活動を円滑に進めるため、連携する。
	総務部門	企業等により役割は異なるが、安全衛生に関する日常業務サポートや、衛生教育開催時の会場確保等で連携する。
	健康保険組合	単一健保の場合は内部となるが、それ以外は外部資源になる。健康診断の実施やデータ管理（コラボヘルス）、保健指導など、連携・協業する場面も多い。
	労働組合	労働者の健康に関わる問題等で連携する。
	その他（IT、広報、施設設備、セキュリティーなど）	情報管理、業務効率化、会議設営、救急車の手配、誘導など、多くの部門と連携する。
事業場外	産業保健総合支援センター地域産業保健センター	事業者に対しては、産業保健活動の啓発や個別訪問と支援、産業保健スタッフに対しては、専門的相談への対応・専門研修・実施等の支援、メンタルヘルス対策・治療と仕事の両立支援の導入支援・普及促進等さまざまなサービスを展開している。
	保健所、保健センター	地域における公衆衛生の中核組織で、地域・職域連携を行っている。感染症発生時などで連携する。
	労働衛生機関等	事業場外から健康診断、その後の指導、作業環境測定、作業環境の改善、ストレスチェックやメンタルヘルスサポート等の産業保健活動を行い、結果やフォローに関して連携する。
	医療機関	主に労働者の主治医と治療に関して連携（両立支援、復職支援など）する。
	大学・研究機関	医療系外部との共同研究、実習受入れ、専門知識の共有など。
	その他の公的サービス機関、相談機関（中央労働災害防止協会）	事業場や労働者の支援や産業保健スタッフ向けの教育研修、情報提供など、スキルアップ支援を行う。

V　産業保健看護活動の方法

❹ 外部機関との連携（事業場外資源の活用）

　勤労世代が抱える健康問題（生活習慣病、メンタルヘルス不調など）は、表面的に出てきているもので、その原因・要因など背景には職場調整だけで解決できるものだけではなく、子どもの問題（障がい、不登校、いじめなど）、夫婦の問題（DV、配偶者の抱える疾病、介護、離婚問題等）、親の介護（高齢、認知症など）等、大きな社会問題も加わり、産業保健領域だけでは解決が難しい事例も増えている。

　これらの問題解決のためには産業保健看護職をはじめとした産業保健スタッフが、外部の多職種、多機関と連携していくことが重要になってくる。事業場の実情に合わせて各種の外部機関を活用・連携することで産業保健チームの質の向上、効率化および適切な問題解決につなげることができる。多くの連携先情報を持っていることは労働者・事業者の選択肢を広げ、問題解決の支援につながる（表5）。

❺ 事業場内外の資源を活用した復職支援の例

　メンタルヘルス不調で長期間の休業から復職する場合どのように産業保健看護職が関わるのか、常勤産業医不在で、対象者から「そろそろ復職できそう」との連絡が産業保健看護職にあり、企業内で試験出社（試し出勤）を実施する場合のコーディネーション事例を以下に示す。なお、外部リワーク施設等を利用し出社シミュレーションを行う場合は、該当施設等とのコミュニケーションも必要になる。

　図3に対象者を中心に据えたコーディネーションの例を示した。この場合、事業場内・外を分けて考えると理解しやすい（事業場内の属性（名称）については、事業場の規模や業種等によっても変わってくると考えられるので、適切に読み替えるとよい）。情報の共有や連携は、「対象者を介する」「対象者の了解を得ておく」ことが原則である。その前提で、特に主治医との診療情報提供書や主治医意見書のやり取りは、通常主治医－産業医間の医療職同士で行われる。産業保健看護職にあっては、産業保健看護の専門性をベースとした支援を行うが、事業場内の諸調整および必要に応じて対象者の家族や主治医、外部支援機関との調整を行うことも期待される。時系列に即したコーディネーションの一例を、以下①〜⑮に示す。

　①　対象者に、体調・生活リズム・復帰の意欲等について確認するとともに、対象者経由で、主治医へ復職可能の診断書兼診療情報提供書の記載を依頼する（治療経過、投薬内容も含めた現在の治療状況、今後の治療計画、復職に向けての職場の配慮事項、その他主治医の意見など）。

　②　対象者自身に主治医の許可を確認してもらい、復職に向けた生活リズム表も記載してもらう（睡眠状況、食事、身支度、日中の過ごし方、人との関わり、仕事や通勤のシミュレーションなどを具体的に毎日自己チェック）。

　③　産業保健看護職は産業医、所属長（上司）、人事・労務と、復職の話が出たこと、対象者へ①②を依頼していることなどの情報を共有する。

　④　所属長（上司）、人事・労務は職場の受入れ準備（復職場所、業務内容、勤務時

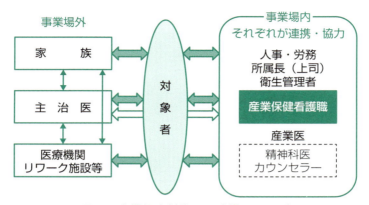

図3　事業場内外資源の連携イメージ

間、サポート体制、受入れ時期、試験出社についてなど）の検討を始める。
⑤　主治医からの診療情報提供書が届いたら、産業医に内容の確認を依頼し、復職についての意見も確認する（書類は主治医から本人経由、所属長（上司）経由、産業保健部門に直接届くなどいろいろなケースがある）。
⑥　産業医から復職に向けてのゴーサインが出たら、対象者に連絡し、産業医面談のスケジュール調整を行う（場合によっては家族が同席する場合もある）。
⑦　できるだけ同日に、対象者、産業医、所属長（上司）、人事・労務、産業保健看護職が試験出社前面談に出席できるようスケジュールを調整し、連絡する。
⑧　対象者には、面談当日に記録済みの生活リズム表を持参するよう依頼する。産業保健看護職は、産業医面談、試験出社前面談に同席し、議事録、試験出社計画書を作成する。社内精神科医やカウンセラーがいる場合（一部大手を除いて精神科医、カウンセラーを専属で配置している企業はそう多くはない）は、事前に対象者面談を行い、意見を確認しておくのも産業保健看護職の役割となる。
⑨　検討された試験出社計画書、議事録について参加者（対象者を除く）から内容確認をとり、試験出社をスタートする。衛生管理者にも併せて報告する。
⑩　対象者に試験出社計画を連絡・説明し、主治医にも対象者から報告してもらうよう依頼する。
⑪　試験出社前に所属長（上司）から職場のメンバーに、対象者の復職に向けての協力を依頼する。必要に応じて産業保健看護職もサポートをする。
⑫　試験出社中は所属長（上司）が出退勤管理、業務等のサポートを行い、体調に関し問題があれば、すぐに産業保健看護職に連絡するよう依頼する。
⑬　試験出社終了後に復職判定会議を開催し、復職の可否を判断する。
⑭　産業保健看護職は、⑦のメンバーのスケジュール調整を行って会議を開催し、復職判定協議の結果を記録する。復職判定の際も、社内精神科医やカウンセラーがいる場合は事前に対象者面談を行い、社内精神科医やカウンセラーの意見を確認しておくことも産業保健看護職の役割となる。

⑮ 復職後も定期的に体調確認と産業医面談を実施し、必要な就業上の措置を検討する。面談後は産業医の意見書を基に、所属長（上司）、人事・労務が就業上の措置を行い、産業保健看護職は必要に応じてアドバイスやサポートを担う。就業上の措置の内容は、対象者了解の上、上司から職場のメンバーにも伝えられる（業務配慮の観点から理解を得られやすい）。

4 まとめ

　事業場内部門・外部機関と連携をとる目的は、労働者・事業者それぞれの問題解決を支援し、労働者が元気で生き生き働ける職場をつくり、企業の発展と労働者の充実した生活を生み出すことである。産業保健看護職は事業場内・外の資源をうまくコーディネートし、課題解決のため知識やスキルを活用しマネジメントしていかなければならない。

（鈴木　純子）

【文　献】
1）五十嵐千代. 6章 コーディネーション技術. 産業看護実践マニュアル 明日に生かせる活動のヒント，河野啓子 監：メディカ出版；2008：p196.
2）前掲書1）p199.
3）前掲書1）p201.
4）式守晴子. 3章3）集団の構造，機能および集団の特性. 産業看護実践マニュアル 明日に生かせる活動のヒント，河野啓子 監：メディカ出版；2008：pp89-96.
5）畑中純子. 4章 コミュニケーション技術. 産業看護実践マニュアル 明日に生かせる活動のヒント，河野啓子 監：メディカ出版；2008：pp115-116.
6）前掲書5）p117.
7）前掲書5）p120.
8）河野啓子 監. 産業看護実践マニュアル 明日に生かせる活動のヒント：メディカ出版；2008.
9）佐伯和子他 編. 公衆衛生看護学テキスト2 公衆衛生看護の方法と技術 第2版：医歯薬出版；2022.
10）荒木田美香子他 編. 公衆衛生看護学テキスト4 公衆衛生看護活動Ⅱ 学校保健・産業保健：医歯薬出版；2022.
11）栗岡住子 著：産業看護マネジメント―経営学的視点による産業看護活動―，河野啓子 監：産業医学振興財団；2015.
12）井伊久美子他 編. 新版 保健師業務要覧 第3版：日本看護協会出版会；2013.

5 仕組みづくり

1 はじめに

　2022（令和4）年に、産業保健看護の定義が新しくなった。新定義の中には、「産業保健看護専門職は、系統的な情報収集およびアセスメントにより抽出された個人・集団・組織の健康課題を連動させながら、課題解決に向けて事業場内外と連携を図り、協働および仕組みづくりを行う」とある[1]。産業保健看護職は、現場で産業保健活動が円滑に動いていくための仕組み（体制）づくりのプロフェッショナルであることが求められる。そのためにはまず、自身が対象としている組織には、そもそもどのような仕組み

があり、どのような状態を目指していくのか、というような組織のアセスメントができ
ていることが、仕組みづくりをしていく上での大前提となる。トップメッセージが出さ
れ、それに基づいて活動を展開していくのと、現場から発信した取組みを広めていくの
とでは対応の方法も異なってくる。この項では、トップダウンとボトムアップの両面か
らの仕組みづくりの流れを、事例を交えて紹介する。

② トップダウンで進める

　法改正や緊急時、社長や事業場トップ等の方針により、一気にヘルスプロモーション
を進めるよう求められることがある。ストレスチェックや敷地内禁煙、新型コロナウイ
ルス感染症のパンデミックへの会社としての対応をどうするのか、というようなことで
ある。ここでは、2つの目的に対する仕組みづくりを示す。

❶ 新型コロナウイルス対策の仕組みづくり

　2020（令和2）年、新型コロナウイルス感染症の大流行を受け、働き方も産業保健活
動も大きく変動した。感染拡大防止は産業保健活動の最優先課題と言っても過言ではな
くなり、各社その仕組みづくりに奔走したことであろう。できるかぎり事業を止めずに
感染拡大を抑制するため、経営層、産業医等が話し合い、会社としての大きな方針を決
定した会社が多いのではないだろうか。一方、感染拡大防止を実行するのは、現場であ
る。会社が決めた方針が、現場で実際に受け入れられるものになっているか、どのよう
に現場に広めるか、そして、現状を把握・分析して状況に合わせて対応を変化させるか、
というところには、産業保健看護職の仕組みづくりへの関与が重要となってくる。

　また、産業保健看護職は、職場の管理者や労働者からの相談を最初に受けることが多
い。特にこのような緊急時には、現場側も不安になっており、専門職に判断を委ねたいと
いう気持ちにもなる。しかし、フェーズが安定してくると、産業保健活動の優先順位も
また変わってくるため、現場が正しい判断をして、現場で対応できるようにシフトしてい
く必要がある。ここでも、産業保健看護職の仕組みづくりの腕の見せどころである。

❷ ストレスチェックを利用した職場改善の仕組みづくり

　2015（平成27）年12月、ストレスチェック制度が施行された。既存の仕組みを見直し
たり、新たに始めたりして、現在では多くの事業場でストレスチェック自体は円滑に実
施できているであろう。一方、ストレスチェックの集団分析は行われているが（2020（令
和2）年度は84.3％）、その結果を用いた職場環境改善は、年々増えてはいるものの、集団
分析を行っている事業場の全てで取り組めているわけではない（2020年度は49.2％）[2]。
職場環境改善を行わない理由は、スタッフのマンパワー不足、事業場の風土、職場側が
忙しいこと、手法が分からないこと、効果が実感できないこと等、組織によってさまざ
まであり、理由によって対応方法も異なるが、事例を基に解決方法の一例を示す。

　この事業場ではストレスチェックは義務化前から行われており、集団分析や職場環境

改善にも取り組んではいたが、職場環境改善はハイリスク職場のみへの介入となっていた。そこで、既存の活動として行われていた安全に関する職場でのディスカッションの取組みの一環として、メンタルヘルスに関するディスカッションを各職場で行うことを、事業場の年間計画の中に組み込むこととした。既存の活動と絡めて多角的に進めたことで、やらされ感なくハードルを下げて、メンタルヘルスのディスカッションを職場で行う仕組みづくりにつなげた。

このように、職場の皆で取り組む風土をつくり、職場単位の活動も評価することで、徐々に、実際の職場の改善に結び付けていくことができる。組織全体に向けた取組みを行うことは、産業保健看護職への信頼度向上にもつながり、本人からの相談や、上司や同僚からの相談が上がってきやすくなることにもつながる。

３ ボトムアップで広げる

次に、とある健康づくりプログラムをどのように始め、そして広げていったのか、という事例を紹介する。ここで言うプログラムとは、運動や健康的な生活を送ることによって貯まるポイントにより景品が獲得できる、というものである。事業場の健康データの解析から、運動習慣のない者に重複した所見を持っている者が多かったこともあり、運動推進を中心とした健康づくりプログラムを再考する必要性を感じていた。もともと事業場で取り組んでいた健康づくりプログラムはあったが、参加者がごく一部の健康意識の高い者に限定されており、参加してほしい人には参加してもらえていないという状況であった。そこで、チームを組んで参加し、３カ月間継続して健康づくりに取り組むとインセンティブが与えられるという新たな取組みを行うこととした。継続希望の声が多かったことから、その後も継続することとなり、数年かけてブラッシュアップを続け、事業場だけでなく会社全体の大きな取組みへと発展していった。

新たな取組みを開始する際には、現状を分析し、今の取組みに何が足りていないのか、また、既存のプログラムや自社の強みを生かし、どのような工夫をすることでより目的に合った取組みとなるのか、ということを考える必要がある。ゼロからのスタートとなる場合は、まずは小さい規模でトライアルを行って前例をつくることにより、その後の展開がスムーズになる。また、取組みを継続していく際には、評価を行い、より良いプログラムとするためにブラッシュアップを繰り返していく。このような手順を丁寧に踏むことで、健康管理部門が計画した取組みを社内で実行していく際に、意思決定者や従業員からの協力も得られやすくなる。従業員参画型で進めてもらうことで、より対象者に寄り添う取組みとなり、参画した従業員のヘルスリテラシーの向上にも役立つ。また、担当者が変更になっても継続していけるような仕組みにするためには、運営が属人化し過ぎないことや、負担がかかり過ぎないようにすることも必要である。

4 おわりに

　仕組みづくりは、産業保健看護活動を円滑に進めるためには欠かせないものである。まずは組織のアセスメントを行い、自身の役割やできることを明確にした上で、取り組んでいくことが必要である。

（楠本　真理）

【文　献】

1）公益社団法人日本産業衛生学会　産業保健看護部会：産業保健看護の定義について.
　　http://sangyo-kango.org/wp/?page_id=23
2）厚生労働省：ストレスチェック制度の効果的な実施と活用に向けて（令和4年3月）.
　　https://www.mhlw.go.jp/content/000917251.pdf
　　＊2024年10月18日アクセス

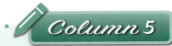

社会資源の活用

　産業保健看護職としての重要な活動の一つが、事案に応じた社会資源を適切なタイミングで適用することである。

　社会資源は、人々の生活のニーズの充足や問題解決の目的に使われる各種の施設、制度、機関、知識や技術などの物的、人的資源の総称とされ、フォーマルなものとインフォーマルなものに分類される。

　フォーマルなものには、行政や医療法人、社会福祉法人、非営利活動法人、企業等による公的なサポートが該当し、支援対象に介入して直接支援する資源や専門職を含む個人が情報を得るための資源（産業保健総合支援センター、中央労働災害防止協会、公益社団法人日本看護協会、情報ポータルサイト等）などがある（表）。

　一方、インフォーマルなものは、一般的には家族や親類による一時的なサポート、友人、知人、近隣の人、ボランティア、自治会等とされ、職場では同僚や上司、自主グループなどが該当すると考えられる。柔軟な支援が可能な反面、継続性や安定性を保つためには専門職によるサポートが必要な場合もある。

　産業保健看護職は、これらの資源と特徴を把握し、その事業場の文化や従業員の特性をよく理解した上で、利用するサービスが従業員や事業場にとって有用であるか判断することが重要である。

　例えば、ある従業員への禁煙支援において、①禁煙外来や健康保険組合のサポートプログラムの利用、②有用な情報が掲載されているウェブサイトの紹介、③禁煙に成功した職場の同僚による支援、④家族への協力要請、⑤産業保健看護職自身の情報収集など、多角的に資源を活用することで効果的な支援につなげることができる。

（中谷　淳子）

表　フォーマルな社会資源の例

施設	・地域障害者職業センター　・障害者職業総合センター ・民間のリワーク支援センター　・EAP（従業員支援プログラム） ・保健機関（保健所、保健センター、精神保健福祉センターなど） ・医療機関（各専門、両立支援、禁煙外来等の自由診療） ・産業保健総合支援センターおよび地域窓口（地域産業保健センター）、労働衛生機関	
人	・ジョブコーチ　・両立支援コーディネーター　・公認心理士 ・産業カウンセラー　・管理栄養士　・健康運動指導士	
ウェブサイト	厚生労働省	・こころの耳 ・働き方・休み方改善ポータルサイト ・あかるい職場応援団 ・治療と仕事の両立支援ナビ
	内閣府	・女性応援ポータルサイト

3 情報管理

1 産業保健看護活動に有用な情報管理のあり方

1 日本における職域健康情報保護の枠組み

　日本では、労働安全衛生法（以下、安衛法）に基づき、事業者が健康診断を実施し、労働者の健康情報を収集し、これに基づき就業上の配慮を実施するのが、基本的な枠組みである。しかし、世界的にみれば、安衛法の特殊健康診断を行うことはあるものの、一般健康診断を事業者に毎年行うことと労働者に受診することを義務付けている国は明らかに少数派と言える。一般健康診断の実施と受診を義務付けていたとしても、その結果を事業者が自由に閲覧できる国となると、さらに減少する。日本は世界的にみれば、職域健康情報の取扱いとしては、少数派の形態をとっており、就業に伴う健康障害を事業者がきちんと防止することは世界共通であるが、自分自身の健康と健康情報は個人が責任を持って管理するという世界のスタンダードとは異なる形態となる。したがって、以前より安衛法に基づく健康診断結果であっても、産業医・産業保健看護職等の医療職および衛生管理者などの産業保健専門職は、健康情報の取扱いに関して常に慎重になってきた。一方、事業者からみると、産業保健専門職は、労働者のプライバシー保護を理由に労働者の健康状態の一部を開示しないことがあり、適切な安全配慮義務が履行できないと感じることもあったと考える。このような状態の中で、産業保健専門職は、プライバシーの保護を優先させるのか、事業者の安全配慮義務を優先させるのかのバランスをとることを求められ、かつそのバランスをとることに悩んできたとも言える。

■ 簡単な事例を基に考えてみよう

> 　健康診断で、深夜勤務を行う労働者が心筋梗塞であることが、心電図や産業医の問診等で明らかになった。
> 　安全配慮義務上この労働者を深夜勤務から外す必要があると考えられた。しかし、その際、この労働者は、深夜勤務を外されると子供たちの学費や家のローンを払えなくなり生活が破綻するので、プライバシー保護を理由に事業者に自分が心筋梗塞であることを伝えないように強く要求してきた。悩ましい状況に陥ることになるが、どちらを優先すべきか（考え方・解説は p.216）。

2 職域健康情報における守秘義務と健康情報保護

　個人情報は基本的に保護されることが原則であり、本人の同意なく、第三者に開示されることがないのが原則である。「個人情報の保護に関する法律」（以下、個人情報保護法）により事業者における個人情報の取扱いが規定されている。この中で、本人の人種、

信条、社会的身分、病歴、犯罪の経歴、犯罪により害を被った事実、その他本人に対する不当な差別、偏見その他の不利益が生じないようその取扱いに特に配慮を要するものとして「要配慮個人情報」が定められている。心身の状態に関するものとしては、身体障害、知的障害、精神障害等の心身の機能の障害、健康診断その他の検査の結果、本人に対して医師等により行われた心身の状態の改善のための指導、診療、調剤などが挙げられている。したがって、安衛法等に基づき実施する健康診断の結果や、労働者の健康確保措置のための活動を通じて得られる労働者の心身の状態に関する情報、いわゆる「健康情報」は、基本的には「要配慮個人情報」に該当する。

　また、医療関係資格に係る個人の守秘義務に関しては、刑法第134条において、「医師、薬剤師、医薬品販売業者、助産師、弁護士、弁護人、公証人又はこれらの職にあった者が、正当な理由がないのに、その業務上取り扱ったことについて知り得た人の秘密を漏らしたときは、6月以下の懲役（2025（令和7）年6月1日からは拘禁刑）又は10万円以下の罰金に処する」として、守秘義務を課しており、保健師・看護師等においても保健師助産師看護師法において、守秘義務が明確に規定されている。衛生管理者等に関しては、安衛法第105条（健康診断等に関する秘密の保持）で、法令に基づく健康診断や面接指導等の「実施の事務に従事した者は、その実施に関して知り得た労働者の秘密を漏らしてはならない」として、守秘義務を課している。

　一方、ストレスチェック制度に基づく機微な健康情報の取扱いや両立支援に伴う法定外の健康情報の取扱いが増加するとともに、労働者の健康確保のためには、産業保健専門職がより一層その機能を果たすことが重要であるとの認識から、労働者が安心して産業保健専門職に相談でき、かつ、健康情報が保護される必要性が高まっている。これらを背景に、2018（平成30）年の安衛法の改正により、第104条が新設された（表1）。

　そして、同条第3項に基づき、「労働者の心身の状態に関する情報の適正な取扱いのために事業者が講ずべき措置に関する指針」（平成30年9月7日付け労働者の心身の状態に関する情報の適正な取扱い指針公示第1号。以下、指針）が出され、個人情報保護法・安衛法における健康情報保護等が整理された（図）。

表1　心身の状態に関する情報の取扱い（労働安全衛生法第104条）

第104条　事業者は、この法律又はこれに基づく命令の規定による措置の実施に関し、労働者の心身の状態に関する情報を収集し、保管し、又は使用するに当たつては、労働者の健康の確保に必要な範囲内で労働者の心身の状態に関する情報を収集し、並びに当該収集の目的の範囲内でこれを保管し、及び使用しなければならない。ただし、本人の同意がある場合その他正当な事由がある場合は、この限りでない。

2　事業者は、労働者の心身の状態に関する情報を適正に管理するために必要な措置を講じなければならない。

3　厚生労働大臣は、前2項の規定により事業者が講ずべき措置の適切かつ有効な実施を図るため必要な指針を公表するものとする。

4　厚生労働大臣は、前項の指針を公表した場合において必要があると認めるときは、事業者又はその団体に対し、当該指針に関し必要な指導等を行うことができる。

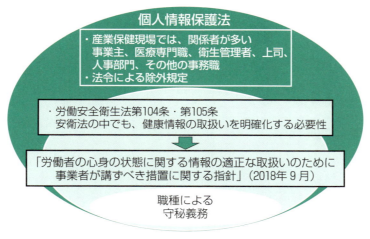

図　日本の産業保健における健康情報保護

3 健康情報取扱いの原則

　種々法改正がなされ、健康情報保護は整理されてきているが、産業保健現場における健康情報保護の原則やプロセスに大きな変化はないと筆者は考えている。

❶ 健康情報取扱いの柱

　産業保健現場における健康情報取扱いの大きな柱は、「健康情報取扱いのルール化」と「透明性の確保および産業医や産業保健看護職等による健康情報の一元管理」であると考える。まず、指針に基づき健康情報取扱規程が策定されたとしても、健康管理対象者に明示して、その取扱いの妥当性を説明できなければ、透明性が確保されているとは言えない。原則的には、健康情報取扱規程に関して個別同意を取得することが適切であろう。また、健康情報は専門家でないと適切な解釈を行えない情報が多数存在する。したがって、健康情報は専門家が解釈して説明して初めて健康管理対象者やその関係者に理解されるので、専門家以外が取り扱うと誤解や過剰または過小対応を来す場合がある。そこで、健康情報は専門家が管理すべきと考える。専門家がいない事業場においても、取扱いの具体的方法は専門家が決めるなどの対応が必要であろう。

❷ 安全配慮義務履行のための助言等へのプロセス

　上記の2つを柱として、全ての健康情報は保護されるべきと考える。そして、第三者への開示には、本人の同意が必要と判断するのが妥当であろう。たとえ安衛法に基づき、事業者へ就業上の配慮に関して意見を述べる場合でも、疾患名を述べるのではなく就業上の配慮のみを述べるなどの開示目的に合った情報の加工を行い、どのように事業者に意見を伝えるか、およびその内容に関して同意を得る努力をすべきであろう。さらに、もし同意が得られないとしても、事業者の安全配慮義務履行のために意見を述べることは、安衛法（法令）に基づく行為であることや、個人情報保護法において「人の生命、

身体又は財産の保護のために必要がある場合であって、本人の同意を得ることが困難であるとき」として第三者提供を行う場合、その趣旨や法令根拠を本人へ事前に説明することが適切であると考える。

■ 事例を基に考えてみよう・考え方と解説

　　健康診断で深夜勤務を行う労働者が心筋梗塞であることが分かり、安全配慮義務の履行のため事業者に対して、「深夜勤務から外すよう」に助言すべきだが、労働者がプライバシー保護を理由に事業者に自分が心筋梗塞であることを伝えないように強く要求してきた p.213の事例を、「健康情報取扱いの原則」に従って考えてみたい。
　　心筋梗塞の程度によるが、深夜勤務時に再度心筋梗塞を発症した際、対応できる人員が少ない、または一人作業であった場合、救命的な対応が不十分、あるいはできない可能性があり、深夜勤務を避けるべき状況と判断できる。不測の事態が起こったとき、本人の家族や職場の上司・同僚に大きな負担をかけることになるので、事業者へ事実を開示して適切な就業上の措置を受ける必要がある旨を説明し、同意を得る努力をするのが適切であろう。
　　本人が同意しない場合でも、再度本人とどのような対応の可能性があるかを十分に話し合い、適切な情報開示の方法について協議することになる。場合によっては、上司に状況を打ち明け、どのような対応ができるかを協議することもあり得る。この事例では、心筋梗塞の疾患名を明示してその状況を含め事業者（上司）に就業上の配慮を要請することが、事業者の過剰対応にはつながらないと考える。このような努力を行っても本人同意が得られない場合、事業者の安全配慮義務履行のために意見を述べることは安衛法（法令）に基づく行為であることや個人情報保護法における「人の生命、身体又は財産の保護のために必要がある場合であって、本人の同意を得ることが困難であるとき」として第三者提供を行う必要性を事前に説明して、事業者に助言を行うことになる。結論は変わらないが、丁寧な説明プロセスを経ることで事業者への助言の妥当性が高まり、本人の納得性も向上するものと考えられる。

4 「労働者の心身の状態に関する情報の適正な取扱いのために事業者が講ずべき措置に関する指針」について

　この指針に基づき、「事業場における労働者の健康情報等の取扱規程を策定するための手引き」（以下、手引き）が発行されている。指針・手引きを含め、産業保健現場における健康情報取扱規程の策定と運用のポイントを概説する。

❶ 趣旨・総論（指針より）

　事業者が、安衛法や任意で行う健康管理活動を通じて得た労働者の心身の状態に関する情報は、そのほとんどが個人情報保護法に規定する「要配慮個人情報」に該当する機

微な情報である。そのため、事業場において、「①労働者が不利益な取扱いを受けるという不安を抱くことなく、安心して産業医等による健康相談等を受けられるようにする」「②事業者が必要な心身の状態の情報を収集して、労働者の健康確保措置を十全に行えるようにする」には、関係法令にのっとった上で、心身の状態の情報が適切に取り扱われることが必要である。したがって、事業者が当該事業場における心身の状態の情報の適正な取扱いのための規程（以下、取扱規程）を策定することによる当該取扱いの明確化が必要である。

❷ 心身の状態の情報の取扱いに関する原則（指針より）

① 心身の状態の情報を取り扱う目的

事業者が心身の状態の情報を取り扱う目的は、「①労働者の健康確保措置の実施」や「②事業者が負う民事上の安全配慮義務の履行」であり、そのために必要な心身の状態の情報を適正に収集し、活用する必要がある。一方、労働者の個人情報を保護する観点から、現行制度においては、事業者が心身の状態の情報を取り扱えるのは、「①労働安全衛生法令及びその他の法令に基づく場合」や「②本人が同意している場合」のほか、「③労働者の生命、身体の保護のために必要がある場合であって、本人の同意を得ることが困難であるとき」等とされているので、上記の目的に即して、適正に取り扱われる必要がある。

② 取扱規程を定める目的

心身の状態の情報が、労働者の健康確保措置の実施や事業者が負う民事上の安全配慮義務の履行の目的の範囲内で適正に使用され、事業者による労働者の健康確保措置が十全に行われるよう、事業者は、当該事業場における取扱規程を定め、労使で共有することが必要である。

③ 取扱規程に定めるべき事項

取扱規程に定めるべき事項は、以下の1）〜9）が考えられる。なお、2）については、個々の事業場における心身の状態の情報を取り扱う目的や体制等に応じて部署や職種ごとに、その権限および取り扱う範囲等を定めることが適切である。

1）心身の状態の情報を取り扱う目的および取扱い方法
2）心身の状態の情報を取り扱う者およびその権限ならびに取り扱う心身の状態の情報の範囲
3）心身の状態の情報を取り扱う目的等の通知方法および本人同意の取得方法
4）心身の状態の情報の適正管理の方法
5）心身の状態の情報の開示、訂正等（追加および削除を含む。以下同じ）および使用停止等（消去および第三者への提供の停止を含む。以下同じ）の方法
6）心身の状態の情報の第三者提供の方法
7）事業承継、組織変更に伴う心身の状態の情報の引継ぎに関する事項

8）心身の状態の情報の取扱いに関する苦情の処理

9）取扱規程の労働者への周知の方法

5 取扱規程を策定する際のポイント

❶ 心身の状態の情報（健康情報等）を取り扱う目的

基本的な目的は前述の通り、①労働者の健康確保措置の実施や、②事業者が負う民事上の安全配慮義務の履行だが、労働者の健康増進や事故防止など職場の同僚や顧客の安全確保も目的の一つになる場合がある。また、情報を細かく分類してある情報群（例えば労働者が自主的に行った健康相談など）は、目的を労働者の健康増進に限定しておくと、安心して健康相談ができると考えられる。企業が費用を全額補助して実施しているがん検診などは、その目的に①と②を織り込んでおけば、両立支援がスムーズに進むことになる。

❷ 健康情報等の分類

私たちは健康情報を一塊として取り扱っているが、その中には、安衛法に基づく情報とそれ以外の情報がある。これらを適切に分類して取り扱う必要がある。指針では、表2のように3つに分類している。

ポイントは、3分類の①にある安衛法の範囲で行われた健康診断・長時間労働者への医師による面接指導・高ストレス者への医師による面接指導に基づく事後措置に関する医師の意見（就業措置に関する意見）等は、明確に事業者に伝える（共有される）ことが必要であるが、そこに付随する情報は、3分類の②に該当し、事業場内で情報の取扱いを適切に決めることができるとされている点である。また、健康診断の生データ（数値データ）や疾病関連情報もこれに該当する。3分類の③に該当する情報は、取り扱う目的や取扱い方法等について労働者に周知した上で労働者本人の同意を得て収集する必要がある情報であり、事業場内の誰が、どのように取り扱うかについて、あらかじめ取扱規程に定める必要がある。

❸ 健康情報等を取り扱う者およびその権限

① 取り扱う者

健康情報等の取扱いを担当する者は、人事に関して直接の権限を持つ監督的地位にある者、産業保健業務従事者、管理監督者および人事部門等の事務担当者等になる。具体的には、以下、ア）〜エ）が挙げられる。

ア）人事に関して直接の権限を持つ監督的地位にある者：社長、役員、人事部門の長

イ）産業保健業務従事者：産業医（専属・嘱託）、保健師・看護師、衛生管理者、衛生推進者（安全衛生推進者）

ウ）管理監督者：労働者本人の所属長

エ）人事部門の事務担当者：人事部門の長以外の事務担当者など

3　情報管理

表2　心身の状態の情報の性質による分類（3分類）

心身の状態の情報の分類	左欄の分類に該当する心身の状態の情報の例	心身の状態の情報の取扱いの原則
①　労働安全衛生法令に基づき事業者が直接取り扱うこととされており、労働安全衛生法令に定める義務を履行するために、事業者が必ず取り扱わなければならない心身の状態の情報	(a)　健康診断の受診・未受診の情報 (b)　長時間労働者による面接指導の申出の有無 (c)　ストレスチェックの結果、高ストレスと判定された者による面接指導の申出の有無 (d)　健康診断の事後措置について医師から聴取した意見 (e)　長時間労働者に対する面接指導の事後措置について医師から聴取した意見 (f)　ストレスチェックの結果、高ストレスと判定された者に対する面接指導の事後措置について医師から聴取した意見	全ての情報をその取扱いの目的の達成に必要な範囲を踏まえて、事業者等が取り扱う必要がある。 ただし、それらに付随する健康診断の結果等の心身の状態の情報については、②の取扱いの原則に従って取り扱う必要がある。
②　労働安全衛生法令に基づき事業者が労働者本人の同意を得ずに収集することが可能であるが、事業場ごとの取扱規程により事業者等の内部における適正な取扱いを定めて運用することが適当である心身の状態の情報	(a)　健康診断の結果（法定の項目） (b)　健康診断の再検査の結果（法定の項目と同一のものに限る。） (c)　長時間労働者に対する面接指導の結果 (d)　ストレスチェックの結果、高ストレスと判定された者に対する面接指導の結果	事業者等は、当該情報の取扱いの目的の達成に必要な範囲を踏まえて、取り扱うことが適切である。そのため、事業場の状況に応じて、 ・情報を取り扱う者を制限する ・情報を加工する 等、事業者等の内部における適切な取扱いを取扱規程に定め、また、当該取扱いの目的及び方法等について労働者が十分に認識できるよう、丁寧な説明を行う等の当該取扱いに対する労働者の納得性を高める措置を講じた上で、取扱規程を運用する必要がある。
③　労働安全衛生法令において事業者が直接取り扱うことについて規定されていないため、あらかじめ労働者本人の同意を得ることが必要であり、事業場ごとの取扱規程により事業者等の内部における適正な取扱いを定めて運用することが必要である心身の状態の情報	(a)　健康診断の結果（法定外項目） (b)　保健指導の結果 (c)　健康診断の再検査の結果（法定の項目と同一のものを除く。） (d)　健康診断の精密検査の結果 (e)　健康相談の結果 (f)　がん検診の結果 (g)　職場復帰のための面接指導の結果 (h)　治療と仕事の両立支援等のための医師の意見書 (i)　通院状況等疾病管理のための情報	個人情報の保護に関する法律に基づく適切な取扱いを確保するため、事業場ごとの取扱規程に則った対応を講じる必要がある。

※太字・下線は筆者

（厚生労働省「労働者の心身の状態に関する情報の適正な取扱いのために事業者が講ずべき措置に関する指針（令和4年3月31日改正）p.4-6より引用）

② 取扱いの方法（権限）

取扱い方法は、次のア）〜オ）のように分類される。

ア）収集：健康情報等を入手すること

イ）保管：入手した健康情報等を保管すること

ウ）使用：健康情報等を取り扱う権限を有する者が、健康情報等を（閲覧を含めて）活用すること、また第三者に提供すること（紙媒体で入手した健康情報等をデータ化する場合も「使用」に含まれる）

エ）加工：収集した健康情報等の他者への提供に当たり、当該健康情報等の取扱いの目的の達成に必要な範囲内で使用されるように変換すること

オ）消去：収集、保管、使用、加工した情報を削除する等して使えないようにすること

健康情報等を分類し、その分類ごとに、取扱いの目的と取り扱う者、取扱い方法を一覧表（表3、表4）にすることで、取扱規程の中心が決まる。

指針では3分類であるが、1つの分類をさらに細かく分類する手法もある。産業医や産業保健看護職が適切に取り扱うためには、心身の状態の情報の取扱いを再確認して具体的な取扱いを想定した分類の細分化を検討し、取り扱う目的の厳選や権限の設定を行うことが適切であり、その方が安定した取扱いになると考える。

一方、組織に属する者は意図せず健康情報を収集する可能性がある。そこで、「社員等および〇〇社の指揮命令を受けて業務に従事する者（以下、従業者）は、プライバシーの保護に十分な注意を払い、業務上知り得た健康情報を適切に取り扱う」等の記述を挿入して、大きな網をかけておく方法もあり得る。

❹ 健康情報等を取り扱う目的等の通知方法および本人の同意取得

事業者は、健康情報等を収集するに当たって、あらかじめその取り扱う目的を公表しておくか、情報を取得した際に、速やかにその利用目的を労働者本人に通知、または公表しなければならない。取り扱う目的等の通知または公表方法としては、事業場のイントラネットへの掲載のほか、パンフレットの配布、事業場の担当窓口の備付け、掲示板への掲示等があり、労働者本人に認識される合理的かつ適切な方法で行う必要がある。

さらに、健康情報等を取得する場合には、労働安全衛生法令等の法令に基づく場合や、人の生命、身体または財産の保護のために必要がある場合であって、本人の同意を得ることが困難であるとき等を除き、その利用目的や取扱い方法等について労働者に周知した上で労働者本人の同意を得る必要がある。表2の3分類の③の情報を取り扱う場合が、これに該当する。

なお、事業者が要配慮個人情報を書面または口頭により、労働者本人から適正に直接取得する場合は、本人が当該情報を提供したことをもって、当該事業者が当該情報を取得することについて同意があったものと考えることができるとされているが、3分類の③の情報を取り扱う場合を含め、基本的には健康情報等の取扱規程に対して記録に残る

3　情報管理

表3　健康情報種別と取扱い者、取扱い方法の関係（例示）

心身の状態の情報の分類	心身の状態の情報を取り扱う者			
	人事に関して直接の権限を持つ監督的地位にある者	産業保健業務従事者	管理監督者	人事部門担当者
①　労働安全衛生法令に基づき収集する必要があり、事業者が直接取り扱う情報	◎	○	○	○
②　労働安全衛生に基づき収集するが、事業者が直接把握する必要がなく、担当者を定めて取り扱う情報	△	○	△	△
③　労働者本人の同意を得て収集し、担当者を定めて取り扱う情報	△	○	△	△

◎：労働安全衛生法に基づき、直接取り扱う必要があるもの。
○：一般に取り扱うことが想定されるもの。
△：事業場や企業の状況に応じて、取り扱うことが想定されるもの。
※②③に関しては、利用目的や取扱い方法について本人の同意を得る、目的達成のために必要な範囲の情報を限られた担当者が取り扱う、情報は医療職種により適切に加工されたものを取り扱う、などの対応が望ましい。

表4　健康情報種別と取扱い者、取扱い方法の関係

利用目的Ａ：個人の健康の保持増進
利用目的Ｂ：安全配慮義務履行のための産業医による事業者への勧告・指導・助言

健康情報の種別	利用目的	産業保健業務従事者の権限												本人への開示
		産業医1	看護職1	カウンセラー1	衛生管理者1	健康管理室員1	産業医2	看護職2	カウンセラー2	衛生管理者2	健康管理室員2	職場管理者	その他の者	
①　安衛法および関連法規に実施義務が定められた健康診断結果等	ＡＢ	更新	更新	更新	更新	更新	閲覧1	閲覧2	閲覧2	保管	作業	閲覧2	収集	開示
②　上記を実施する際、XXXXが追加し行う健康診断の結果等（希望による項目を含む）	ＡＢ	更新	更新	更新	更新	更新	閲覧1	閲覧2	閲覧2	保管	作業	閲覧2	収集	開示
③　厚生労働省の労働衛生に関わる指針・通達・ガイドラインにより努力義務が定められた健康診断の結果等	ＡＢ	更新	更新	更新	更新	更新	閲覧1	閲覧2	閲覧2	保管	作業	閲覧2	収集	開示
④　①②③の健康診断および事後措置を実施するために必要な個人のばく露歴および個人と有害要因の関連を示す情報	ＡＢ	更新	更新	更新	更新	更新	閲覧1	閲覧1	閲覧2	保管	作業	閲覧2	収集	開示
⑤　①②③健康診断の事後措置として実施される保健指導等により得られた健康情報	ＡＢ	更新	更新	閲覧2	閲覧2	閲覧2	閲覧2	閲覧2	閲覧2	保管				開示

方法で同意を得ることが適切と考える。これらの手法としては、以下、ア）〜エ）などが考えられる。

　　ア）本人からの同意する旨の書面（電磁的記録を含む）の受領
　　イ）本人からの同意する旨のメール受信、本人による同意する旨の確認欄へのチェック
　　ウ）本人による同意する旨のホームページ上のボタンのクリック
　　エ）本人による同意する旨の音声入力、タッチパネルへのタッチ、ボタンやスイッチ等による入力

❺ 健康情報等の適正管理の方法

　適正管理とは、①個人データを必要な範囲において正確・最新に保ち、②漏えい・滅失・改ざん等がされないよう、権限を有しない者による当該データへのアクセスを防止する等の取扱いに関する組織的な体制等の適切な安全管理措置を講じ、③保存の必要がなくなった情報を適切に消去すること等を指す。これらを適切に実施するためには、健康情報等の管理者や最終的な責任者を明確にし、その責任も明確にすることが必要だと考えられる。

❻ 健康情報等の取扱い方法の詳細規定

　実際の運用において、健康情報等取扱規程の枠組みから若干外れたり、規定の枠内であってもより丁寧に取り扱うことが情報保護の信頼感につながることも考えられる。そこである企業事例では、以下、ア）〜ウ）のような規定を設けることで、運用の弾力性と丁寧な説明につながると考えられる。

　　ア）別表XXに定めた利用目的を超えて健康情報を取り扱う場合、健康情報取扱い者（想定は看護職）は、健康情報管理責任者（想定は健康管理室長・産業医）の許可を得て、本人の同意を得る。
　　イ）別表XXに定めた権限を超えて健康情報を取り扱う場合、健康情報取扱い者は、健康情報管理責任者の許可を得る。
　　ウ）「安全配慮義務履行のための産業医による事業者への勧告・指導・助言」の利用目的で健康情報を取り扱う場合（取扱規程内の取扱いでも）、健康情報取扱い者は、健康情報管理責任者の許可を得た上で、本人へ健康情報の利用方法と内容を十分に説明する。この場合、取扱いに関して可能な限り本人の同意を得ることを原則とする。

❼ 事業承継等に伴う健康情報の引継ぎ

　合併、事業譲渡等により他の事業者から事業を承継することに伴って健康情報を取得する場合、安衛法等に基づく情報は適正な管理の下、情報を引き継ぐ。一方、安衛法および関連法規によらず収集された健康情報等は、あらかじめ本人の同意を得て引き継ぐことが必要である。

❽ 取扱規程を策定する際のまとめ

健康情報取扱規程策定に当たり、以下、ア）～オ）に留意することが適切と考える。

ア）産業保健現場で健康情報が十分活用できるように、また、産業医・産業保健看護職等が利用しやすくなるように規程を作る（修正する）。

イ）事業者を区分し、適切な情報を利用してもらう（就業上の配慮等に不必要な情報は保護する）。

ウ）規程を作る際に、どのような職種（人・担当・役職者）が、健康情報を取り扱っているかを考え、本項❶❷に基づき、健康情報を分類して権限をつける。

エ）同意を取得すれば、個人情報保護法のほとんどがクリアできる。

オ）取扱い方法が複雑になる場合、利用目的を超えず、かつ第三者提供がなければ、例外規定を設けて産業医等が判断すると定めて同意を得ておくと運用の幅が出る。

なお、詳細は、手引き等を参照いただきたい。

（土肥　誠太郎）

2　プライバシーの保護、セキュリティーに関する考え方と技術

❶ 個人情報とプライバシー

個人情報は「本人を識別できる情報」であるのに対して、プライバシーとは「他人から干渉されない権利」のことを指す。個人情報は「この情報は個人情報」「この情報は個人情報ではない」といった識別をすることができるが、プライバシーは「これがプライバシー」と対象を特定することができない。あくまでもプライバシーとは“権利”のことで、人の主観によるものであるという点が特徴である。したがって、「個人情報の保護に関する法律」や法令に従って個人情報を取り扱っても、プライバシーの侵害を受けていると感じることがあると考えられる。

そこで、個人情報を取り扱う場合に、個人情報の内容と利用目的・使用方法・取扱い者などを十分に説明して、合理的に必要な範囲内（可能な限りプライバシーを守る範囲）で取り扱っていることの理解を対象者から得ておくことが適切である。

❷ セキュリティーに関する考え方と技術

筆者は、セキュリティーに関する専門的知識は非常に少ない。したがって、産業保健現場の実務として注意すべきと考える事項を記載する。

健康情報等を紙ベースで管理している場合、健康情報等取扱規程の下部要領等で、健康診断個人票や面談記録（紙ファイル）などへのアクセス方法（誰の許可を得て閲覧や持ち出しを行うのか）や、それらを保管するキャビネット等のカギの管理方法を決めておくことが必要であろう。また、定期的に、これらの情報リストとキャビネットの紙ファイルが一致していることを確認する作業も必要と考える。さらに、PC操作における基本として、健康管理システム等へのログイン時のID・パスワード管理の徹底や操作ロ

グの収集、電子メールで個人情報を送受信する場合のルールの徹底は、健康情報等に携わる者として十分な注意をすべきである。一方、PC やデータベースの情報セキュリティーは、年々厳しくなっていると感じている。それぞれの企業の情報システム統括部署の基準に従って、健康管理システム等のデータベースのセキュリティーを管理していくことが重要である。

（土肥　誠太郎）

3　産業保健看護活動への疫学、統計学の応用

　この分野も筆者は専門分野ではないので、実務的な側面から疫学・統計学を考えたい。われわれは集団（健康管理対象者）の健康を観察している。そして、計画を立て実行し、評価して改善を行う PDCA サイクル（Plan：計画、Do：実行、Check：評価、Act：改善）を活用して業務を進めている。このためには必ず評価が必要であり、ある施策を実施することによって、前年度と比べて集団にどのような変化が起こっているか観察する必要がある。また、①分母（対象とする人口集団）と、②分子（特定の特性を持った者の数。一般的には肥満者数や疾病者数）および、③時間（時間的にいつか）の情報が必要である。そして、一定期間内の分子／分母や分布を時系列や他の集団と比較することにより、健康に影響を与える要因を明らかにして、健康関連の諸問題に対する有効な対策を立てようとしている。このような考え方が、疫学の基本と考えている。

　具体的には、対象集団の肥満率、高血圧・脂質異常症・糖尿病の比率、喫煙率、疾患別疾病休業日数、メンタルヘルス不調の発症者、がん発症者、がん検診結果（要精密検査数、精密検査実施率、がん発見数）などを、把握することは、PDCA サイクルを回す上で大きな意義がある。対象集団の正しい統計をとれば、経時的変化の理由を考えるだけでも大きな意味があり、問題解決への手掛かりとなると考える。

　疫学は一般的に、「観察研究」と「介入研究」に大きく分けられ、観察研究は、「記述疫学」と「分析疫学」に分けられる。記述疫学は、集団における疾病等の分布の特徴（人、場所、時間）に関する正確な記述に基づき、疫学特性を解明し、発生要因に関する仮説の設定を行うことと考えられる。例えば、どの年齢階層で発症が多いかの比較、どの国で（どの業種で）高血圧が多いかの比較など、身近に考えることができる。われわれも、性・年齢別の統計をとることぐらいは必須であり、そうすると性・年齢を調整し集団を検討することができる。分析疫学は、記述疫学などから得られた関連があると疑われる要因（仮説要因）と疾病等との統計学的関連を確かめ、その要因の因果性の推定を行う方法であり、仮説の検証を主な目的とする。分析疫学には、症例対照研究（疾病の原因を過去にさかのぼって追究する方法）・コホート研究（将来に向かって問題とする疾病等の発生を観察する方法）、横断研究（疾病等と要因の保有状況を同時に調べる方法）・生態学的研究（疾病等と関連する要因を地域または集団単位で検討する方法）などの方法がある。横断研究と生態学的研究は仮説設定に用いられることが多い。われわれの健

康管理対象者は集団として小さい場合が多いが、多くの事業所が集まれば、コホート研究など仮説検証を行う研究も可能であり、多くの知見が得られる。ぜひ、労働者を対象とする疫学研究があれば、参加することを積極的に考えてほしい。

　介入研究は、分析疫学によって疾病等との因果関係の推定がなされた要因（危険因子／予防因子）について、これを慎重に除去／適応するなどの介入を行い一定期間観察し、疾病等の増減を実験的に確かめる研究方法である。工夫を行えば、産業保健現場でもランダム化比較試験（RCT：randomized controlled trial）が実行可能であり、疫学の専門家と共に、現場で仮説の検証が行えれば、新しい科学的知見を立証できる。ぜひ、チャレンジしてみてほしい。

（土肥　誠太郎）

4　レセプト・健診データ等、情報データベースの活用

　事業者と健康保険組合（以下、健保組合）は関係が深い。特に、いわゆる自社健保のように、事業者の従業員と健保組合の被保険者がほとんど重なる場合など、コラボヘルス等の推進が容易な反面、個人情報保護に十分な注意を要する。保険者と事業者は明らかに別法人であり、それぞれに守秘義務があり、基本的に個人の健康情報を共有することはできない。レセプトデータ（診療報酬明細書）を個人情報として事業者に開示するためには、個別同意が必要であり、安易にレセプトデータを共有すべきではない。医師や看護職は、企業と健保組合の両方に所属する場合もあり、十分な注意が必要である。

1　保険者等の守秘義務等

　健康保険法では「保険者の役員若しくは職員又はこれらの職にあった者は、健康保険事業に関して業務上知り得た秘密を正当な理由無く漏らしてはならない」としている。また、国民健康保険法第120条の２、船員保険法、国家公務員共済組合法、地方公務員共済組合法、私立学校教職員共済法でも同様の規定がある。さらに、特定健康診査等の実施の委託を受けた者に対しても、「高齢者の医療の確保に関する法律」第30条・第167条で守秘義務を課している。

2　個人情報の共有に関して

　安衛法の一般健診のうち、特定健康診査に関わるデータは、事業者が保険者に提供する義務を負っており、労働者の同意を得なくても法令の規定に基づき事業者は保険者に健康診断情報を提供することができる。しかし、このような場合においても、事業者として保険者へ情報が渡ることを労働者に周知しておくことが適切と考える。

　安衛法の健康診断の情報（40歳未満の者を含む）を健保組合と共同で利用して、従業員の健康増進を進めていくことも考えられる。このような場合、健康情報を共同利用することになるので、健保組合と事業者の間で共同利用者の条件を満たしておく必要があ

る。基本的には以下の事項をあらかじめ本人に通知、または本人が容易に知り得る状態（衛生委員会の審議や社内ホームページ等）にして、互いに十分に健康情報を保護する必要がある。なお、以下ア)～オ)のような共同利用の詳細については、個人情報保護法の専門家に確認をお願いする。

ア) 共同利用すること

イ) 共同して利用される個人情報の項目

ウ) 共同して利用する者の範囲

エ) 共同して利用する者の利用目的、共同して利用する個人情報の管理について責任を有する者の氏名または名称

オ) 取得の方法

（土肥　誠太郎）

4 リスクマネジメント

1 環境モニタリング

　放射線や化学物質など人体に有害なもの（有害因子）が発生する作業がある。それらの有害因子は人が直観的には把握しにくい上に、すぐには健康被害が生じず、長期間たってから疾病を発症するものも多いため、健康被害を防ぐ第一歩として、環境中の有害因子のモニタリングが必要である。本章第1節第1項（p.160）で紹介している作業環境測定もその一つである。作業環境中の有害因子の分布状態を測定し、統計計算から管理区分を決定して作業環境管理に活用する手法である。他にも、作業者に直接サンプラーを装着して、個人のばく露量を直接的に把握する「個人ばく露測定」という手法もある。いずれにしても、ばく露を防ぐためには、まずは環境中の有害因子を正確に把握することが第一歩である。なお、あくまで、健康を害さず長く働ける環境づくりのためのモニタリングであり、通常と同じ作業中に測定することが重要である。モニタリングの趣旨を「検出されたら基準値違反になる」などと現場作業者から取締まりのように誤解されて、測定時に故意に作業を中断したり、通常とは異なる作業を行ったりすることのないように理解してもらった上で協力してもらう必要がある。

　なお、有害因子を過剰に恐れて「有害因子はゼロにすべき」という極端な考え方に遭遇することがある。有害因子の有無を単純化すると「危険／安全」という二元論に行き着くが、そこには定量的な評価が抜け落ちている。直観的に分かりにくい有害因子だからこのようなことが起こるが、もし「墜落すれば、ほぼ死亡するから飛行機は危険」と言われれば、さすがにどこかおかしいことに気が付くだろう。また「安全」には国際的な定義がある。ISO の国際的な安全規格[1]では、"freedom from risk which is not tolerable" が "safety" とされている。直訳すれば「許容不可能なリスクがないこと」が「安全」である。言い換えると「安全」とは何らかのリスクを経由して定義されるものであり「許容可能なリスクを含んでいる状態」は折込み済みなのである。

　ところで、昨今では「リスク」という単語がさまざまな局面で用いられている。イメージだけで「危険性」や「危機」とほぼ同じ意味で使われることもあるため、曖昧で言葉のすれ違いを生みやすいが、これにも国際的な定義がある。前述の ISO によると "risk" とは "combination of the probability of occurrence of harm and the severity of that harm" とされている。直訳すると「被害の発生確率とそのひどさの組合せ」である。人はとかく「被害のひどさ」に目を奪われがちだが、その発生確率と掛け合わせて評価することで、初めて定量的なリスク評価ができる。アメリカ国家運輸安全委員会（NTSB：National Transportation Safety Board）の調査によれば、航空機事故で死亡する確率は約0.0009％だという。ざっと計算するとコイントスで連続17回の表が出る確率とほぼ同等であるため、「墜落すれば、ほぼ死亡する」という被害の大きさにもかかわらず過剰に恐れるも

のではなく「世界で最も安全な乗り物」という言い方までされるのである。

　さて、職場の有害因子の話に戻そう。有害因子にはさまざまなものがあるが、ここでは分かりやすく「有害な化学物質」を考えてみよう。毒性の発現は、そのばく露量によって変わるため、健康被害については「有害性」と「ばく露量」の掛け算を定量的なリスクと見なす。先のリスクの定義で言えば、この場合も「許容可能なリスクを含んでいる状態」が「安全」であるから、有害性の高い化学物質であっても、ばく露量が少なければ安全と見なせる領域があるし、有害性がさほど高くない物質でも、ばく露量が多ければ安全とは見なせない。水にも致死量があり、食塩でも摂取量しだいで健康被害が生じる、と言えばイメージできるだろうか。したがって、有害性の高い化学物質であっても、ばく露量が悪い影響を及ぼさない値まで、環境中の濃度をコントロールできれば基本的に健康被害は発生しない。細かくみていけば閾値（これ以下のばく露量では有毒な作用をしない値）のあるモデルと、閾値のないモデルとが存在するが、どちらの場合でも公益社団法人日本産業衛生学会の許容濃度や、アメリカ産業衛生専門家会議（ACGIH：American Conference of Governmental Industrial Hygienist）の許容限界値（TLVs）にて、その環境中で通常の作業を続けても健康上の悪い影響を受けないとみなせる気中濃度が設定されている。基本的にそのような環境下で作業している限り、健康被害発生の懸念は無視できる。そのような趣旨での環境モニタリングであることを、産業保健看護職も理解した上で、現場作業者への理解を促せるようにしていただければと思う。

（川上　貴教）

【文　献】
1 ）ISO, IEC：ISO/IEC Guide 51：2014, Safety aspects—Guidelines for their inclusion in standards：1 -16. 2014.

2　リスクアセスメント

　ところで「安全衛生管理は何のために行うのか」と尋ねられたらどう答えるだろうか。産業保健に携わる者であれば「人の安全と健康を守るため」という本質的な回答をお持ちだと期待する。ところが不思議なことに「化学物質の安全衛生管理」について尋ねると「各種法規制を守るため」という迷回答が出ることがある。もちろんこれは本質ではない。わが国が法治国家である以上、法律は守らなければならないが、法律を守ること自体が目的ではない。言うまでもないが、この場合も「人の安全と健康を守るため」である。

　厚生労働省によると現在、産業界では約7万種類もの化学物質が扱われているとされているが、厄介なことにこれらの化学物質はそれぞれ異なる性質を有している。前項では単純化して「有害性」と表現したが、健康被害一つとってもさまざまである。急性毒性や刺激性のように1回のばく露ですぐに影響が現れるものもあれば、発がん性や生殖毒性のように継続的なばく露による晩発性障害を起こすものもある。また特定の臓器に影響を及ぼすもの、特定のばく露経路で特に影響が大きくなるものもある。ここでは主

として健康被害を扱うが、化学物質には他にも可燃性や自然発火性など爆発や火災を引き起こす性質もあれば、環境汚染を引き起こす性質もある。このような化学物質の潜在的な危険性・有害性を総称して「ハザード」と呼ぶ。化学物質を扱う際には、取り扱う化学物質がどのようなハザードを有しているかを把握することが重要である。

なお、こうしたハザードを有する化学物質が、必ずしも全て法律で規制されているわけではない。特定化学物質障害予防規則や有機溶剤中毒予防規則などの労働安全衛生法の特別規則にて規制されたものが120種類余りあり、作業主任者の選任、局所排気装置の使用、作業環境測定、特殊健康診断等が義務付けられているが、それ以外の化学物質ならば健康に害を及ぼさないという意味ではない。まだ目立った被害が発生していないというだけであって、安全性が担保されているわけではないのである。

例として2012（平成24）年に大阪の印刷会社で発生した胆管がん問題[1]を紹介する。胆管がんは本来、50代以上の男性が罹患しやすい疾患だが、この会社では25〜45歳の労働者16人が発症しており、そのうち7人が死亡している。患者に共通するのは、この会社での色見本校正時のインクの洗浄・拭き取り作業で「1,2-ジクロロプロパン」という溶剤を用いていたことである。当時、この物質は特別規則での規制対象ではなかった。むしろ、規制対象でないという理由で好んで選択したことで被害が拡大した疑いがある。法規制対象でないことは無害であるという意味ではない。事件後、1,2-ジクロロプロパンも規制対象に追加されたが、このように「被害が発生したので再発防止のために規制追加」という方式では限界がある。なにぶん化学物質は無数に存在するのだから、規制対象を増やしたところで、未規制の化学物質はいくらでも見つけられる。化学物質を扱う者の意識を変えていかないと、このようないたちごっこは終わらない。

化学物質による被害を防ぐためには、法規制の有無だけではなく、化学物質のハザードを把握して、それに対する安全な取扱いを心がける必要がある。化学に関する専門知識がないと途方に暮れてしまいそうだが、現在だと化学物質のハザードを把握するためにGHS（化学品の分類および表示に関する世界調和システム：Globally Harmonized System of Classification and Labelling of Chemicals）[2]という仕組みがある。詳細は省略するが、専門知識がなくても容器や包装に炎やどくろなどで示される絵表示（シンボルマーク）により大まかなハザードを把握でき（p.364参照）、さらなる詳細は、安全データシート(SDS)[3]で確認できる。SDSは化学物質製品の製造元・販売元が作成するハザードに関する書類である。主だった化学物質製品であれば、製造元のウェブページで容易に入手できる。SDSには「危険有害性クラス（ハザードの種類）」と「危険有害性区分（相対的な重大性）」が記載されているため、初めて扱う化学物質であってもSDSを確認すればハザードの詳細が確認できる。

昨今、特に化学物質を中心に「リスクアセスメント」が話題になる機会が多いが、ここでもGHSが重要な役割を果たす。リスクアセスメントとは直訳すれば「危険性の事前評価」である。被害が発生してからの再発防止ではなく、未然防止の視点から、作業場における危険・有害要因（ハザード）をあらかじめ特定し、それによって起こり得る

健康被害の程度と発生確率を定量的に評価して、重大なものから優先して対策をたてて実施する一連の手法である。化学物質の健康被害については、把握すべきハザードが千差万別な上に、リスクの程度が直観的には分かりにくいことから、まずは GHS でハザードを特定し、さらに作業者のばく露量を見積もることでリスクを判定する。

呼吸によるばく露量を見積もる方法としては、先の環境モニタリングのような実測による方法がある。例えば、作業環境測定により第1管理区分と判定された作業場であれば、ほぼ全ての作業者への健康影響は許容できる。あるいは、個人ばく露測定の結果が許容濃度や TLVs 未満に収まっていることをもって許容範囲とする方法もある。そこまで大がかりな測定でなくても、使い捨ての検知管やポータブルセンサーを使う方法などもある[4]。

その一方で、実測なしでばく露量を推算する方法もある。例えば、厚生労働省の「職場のあんぜんサイト」（https://anzeninfo.mhlw.go.jp/user/anzen/kag/ankgc07.htm）では、厚生労働省版コントロール・バンディングや CREATE-SIMPLE などいくつかのツールが紹介されており、作業状況や取扱量その他から実測なしに大まかなばく露量を推算してリスク評価を行える。これらの推算法を扱う場合には、あくまで一種のスクリーニングであることを認識し、一定以上のリスクが判定された場合にはより精査するといった使い方が望ましい。

なお、狭義ではリスク評価を行うところまでをリスクアセスメントと呼ぶ場合があるが、高リスクを放置したのではそもそもの目的から逸脱するため、実際にはその改善までを含めて考える。一般論としては、①有害性が低い化学物質への代替、②運転条件の変更や取り扱う化学物質の形状等の変更、③密閉化や局所排気装置など衛生工学的対策、④作業手順の改善や立入禁止などの管理的対策、⑤有効な個人保護具の使用、といった優先順位でリスクを低減する。また、①については「法律で規制されていない化学物質」が「より有害性が低い化学物質」とは限らないことに注意していただきたい。先に紹介した胆管がんの事例のように、法規制対象でなくても無害とは限らない。むしろ十分に精査した上で規制された化学物質に比べると、規制されていない化学物質は「正体がよく分かっていない得体の知れないもの」と捉えて、法規制の有無を理由にむやみに代替を進めることのないように注意していただきたい。

（川上　貴教）

【文　献】

1）厚生労働省：「印刷事業場で発生した胆管がんの業務上外に関する検討会」報告書 化学物質ばく露と胆管がん発症との因果関係について〜大阪の印刷事業場の症例からの検討〜（平成25年3月）．
https://www.mhlw.go.jp/stf/houdou/2r9852000002x6at-att/2r9852000002x6zy.pdf
2）一般財団法人日本規格協会：JIS Z 7252：2019. GHS に基づく化学物質等の分類方法．
3）一般財団法人日本規格協会：JIS Z 7253：2019. GHS に基づく化学品の危険有害性情報の伝達方法—ラベル、作業場内の表示及び安全データシート（SDS）．
4）独立行政法人労働者健康安全機構 労働安全衛生総合研究所 化学物質情報管理研究センター：化学物質の自律的管理におけるリスクアセスメントのためのばく露モニタリングに関する検討会報告書（令和4年5月）．

https://www.mhlw.go.jp/content/11300000/000945998.pdf
＊１），４）は2024年11月１日アクセス

3 リスクコミュニケーション

　実際の現場でリスク評価とその改善を行っていく上では、現場作業者との円滑な意思疎通が重要である。ここで紹介したいのはリスクコミュニケーションという考え方である。日本には2000（平成12）年頃に入ってきた比較的新しい概念であり、経済産業省、厚生労働省、原子力規制庁ほか、いまだそれぞれの分野で少しずつ異なる使い方がされているが、おおむね「リスクの評価者、リスクの管理者、その他の利害関係者がリスクについて情報共有と意見交換、意思疎通をすること」を意味している。

　本項で扱う内容で言えば「化学物質等のリスクについて現場作業者や管理者等と情報共有と意見交換、意思疎通をすること」と言い換えられる。ここで注意してほしいのは「リスクに関する情報を持つ者が、情報のない者に教える」という一方通行ではなく、リスクの情報を聞いて、どう思うか、どうしたいか、といった話をそれぞれ聞き、必要に応じて誤解や不安も解消しつつ、皆が納得できる落としどころを見つけることが重要だということである。例えば、リスク評価の結果から局所排気装置を使用するようにと一方的に言われても、作業性が損なわれる提案だとして現場作業者が嫌がることがある。ここで上司から命令して力による解決を図っても作業者は納得できないだろう。しかし、どのような高リスクにさらされているのかを作業者自身が理解できれば、多少の作業性を犠牲にしてでも提案を受け入れる余地が生じる。また、作業者がどうしたいのか、何を優先するのか、といった話を聞ければ、他の物質に替えたり、運転条件や作業手順を変えたりといった解決方法も含めて、皆が納得する落としどころを探ることができるのではなかろうか。

　なお、このようなリスクコミュニケーションを行う上でも、日頃より現場作業者と円滑な意思疎通をとるように心掛けたい。こちらの話を聞いてもらう、相手の話を聞かせてもらうという当たり前のことができてこその、リスクについての情報共有である。

（川上　貴教）

V 産業保健看護活動の方法

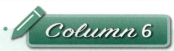

リスクアセスメントに役立つ知識

ハインリッヒの法則（1：29：300の法則）

ハインリッヒの法則とは、「1件の重大事故の裏には29件の軽微な事故と300件の無傷事故がある」というもの（図1）。つまり、重大な事故の裏にはヒヤリとしたり、ハッとしたりする危険な状態、いわゆるヒヤリ・ハットが隠されているという、労働災害の事例から導き出された法則である。ヒヤリ・ハットを見過ごさず、この段階でリスクアセスメントを行うことが労働者の安全と健康を守るためには必要である。

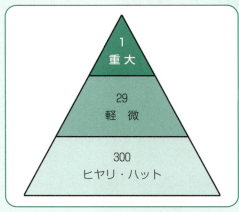

図1　ハインリッヒの法則

リスクを見積もる

① マトリクスを用いた方法

リスクの洗い出しをするために、「負傷または疾病の重大性」と、「負傷または疾病の発生可能性」をそれぞれ横軸と縦軸とした表（マトリクス）に、あらかじめ重大性と可能性の度合いに応じたリスクの程度を割り付けておき、リスクを見積もり、それに応じた低減措置を行う方法である（表）。

② 数値化による方法

「負傷または疾病の重篤度」「負傷または疾病の発生の可能性」「発生する頻度」を一定の尺度によりそれぞれ数値化し、それらを数値演算（足し算）してリスクを見積もる（図2）。

（千葉　敦子）

表　リスク見積りの方法（マトリクス法の例）

重大性 発生可能性	軽　度	中等度	重　大
ほとんどない	Ⅰ	Ⅱ	Ⅲ
あ　る	Ⅰ	Ⅲ	Ⅳ
高　い	Ⅱ	Ⅲ	Ⅳ

【リスクの程度と低減措置】
　Ⅰ　問題はほとんどない：費用対効果を考慮してリスク低減措置を行う
　Ⅱ　多少の問題あり：リスク低減措置を計画的に行う
　Ⅲ　問題あり：リスク低減措置を速やかに行う
　Ⅳ　重大な問題あり：リスク低減措置を直ちに行う

（中央労働災害防止協会「リスクアセスメントの進め方と効果」https://www.jisha.or.jp/oshms/ra/about03.html（2024年10月3日アクセス）を基に作成）

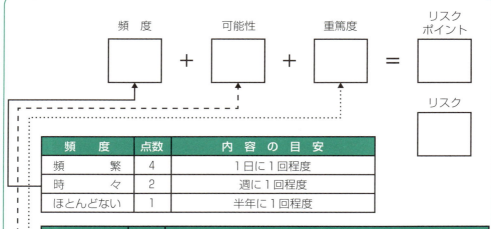

（厚生労働省「リスクアセスメント評価基準（例）—安全編—」https://www.mhlw.go.jp/bunya/roudoukijun/anzeneisei14/dl/080301d_0003.pdf（2024年10月3日アクセス）を基に作成）

図2　リスクの見積り方法（数値化による方法の例）

5 健康危機管理

1 健康危機管理の理念と目的

　健康危機管理の定義は、2001（平成13）年に策定された「厚生労働省健康危機管理基本指針」において、「医薬品、食中毒、感染症、飲料水その他何らかの原因により生じる国民の生命、健康の安全を脅かす事態に対して行われる健康被害の発生予防、拡大防止、治療等に関する業務であって、厚生労働省の所管に属するもの」と示されている[1]。つまり、健康危機とは「医薬品、食中毒、感染症、飲料水その他何らかの原因により生じる国民の生命、健康の安全を脅かす事態」であり、健康危機の管理には「健康被害の発生予防、拡大防止、治療等に関する業務」が含まれていること、厚生労働省が所管することが明確に説明されている。健康危機管理の定義に述べられている「その他何らかの原因」とは、厚生労働省「地域における健康危機管理について～地域健康危機管理ガイドライン～」によると、「阪神・淡路大震災や有珠山噴火のような自然災害」「和歌山市毒物混入カレー事件のような犯罪」「JCOによる東海村臨界事故のような放射線事故」「サリン事件のような化学兵器や毒劇物を使用した大量殺傷型テロ事件」等のように、「不特定多数の国民に健康被害が発生又は拡大する可能性がある場合」も全て健康危機に含めるとしており、公衆衛生の確保という観点から対応が求められる[2]。

　新型コロナウイルス感染症の対応経験を踏まえ、地域における健康危機管理の拠点としての保健所機能の強化、人材確保等を示した「地域保健対策の推進に関する基本的な指針」（平成6年厚生省告示第374号。最終改正：令和5年3月27日厚生労働省告示第86号）が改正され、2023（令和5）年改正の地域保健法においても保健所の健康危機管理体制の計画的な強化が示されている。

　産業保健の現場においては、地震や豪雨等の自然災害、工場爆発・火災や危険有害物質の不適切な取扱い、背徳行為といった犯罪、感染症パンデミックにおけるクラスター発生または集団感染、過去にはテロリズムの標的となった事業場などの事例もあり、健康危機により事業場・従業員に大きな被害がもたらされる場合と、事業場・従業員が健康危機の原因そのものとなる可能性があることに留意しておく必要がある。いずれにせよ、いつ発生するか予測することが難しい健康危機に備えて、従業員の生命と安全を守ること、そして危機発生時の事業継続の検討等、損失や被害を最小限にするための体制づくりが求められている。

2 健康危機管理事例の変遷と求められる対応姿勢

　近年の健康危機管理事例について表に示す。地震や豪雨といった自然災害、火災や爆発などを含む大規模産業災害、テロリズムや犯罪などの人為的災害、感染症など多様な

表　近年の主な健康危機管理事例

(年)			(年)		
1995	阪神・淡路大震災	自然災害	2011	東日本大震災	自然災害
	地下鉄サリン事件	犯罪		福島第一原発事故	放射線事故
1996	堺市 O-157食中毒	食中毒		和歌山県台風12号水害	自然災害
1998	和歌山毒物混入カレー事件	犯罪	2013	伊豆大島土石流災害	自然災害
1999	東海村臨界事故	放射線事故	2014	広島土石流災害	自然災害
2000	有珠山噴火土石流災害	自然災害		御嶽山噴火	自然災害
	雪印乳業製品食中毒	食中毒		デング熱	感染症
	三宅島噴火	自然災害	2015	ジカウイルス感染症	感染症
2003	重症急性呼吸器症候群（SARS）	感染症	2016	熊本地震	自然災害
2004	京都丹波町鳥インフルエンザ	感染症	2018	九州北部豪雨	自然災害
2005	JR 福知山線脱線事故	事故		７月豪雨（西日本豪雨）	自然災害
2007	新潟中越沖地震	自然災害		北海道胆振東部地震	自然災害
2008	中国製毒入り冷凍餃子事件	犯罪	2019	房総半島台風・東日本台風	自然災害
	秋葉原無差別殺傷事件	犯罪		新型コロナウイルス感染症	感染症
2009	新型インフルエンザ	感染症	2020	令和２年７月豪雨	自然災害
			2024	能登半島地震	自然災害

健康危機管理事例が発生していることが分かる。

　特に、近年は地球温暖化や気候変動による気象災害の激甚化・頻発化、そして新型コロナウイルス感染症等の世界規模の感染症伝播、またロシアによるウクライナ侵攻や中東パレスチナのガザ地区での紛争激化など世界情勢の変化等、広域的かつ中長期的な視点での対応を必要とする健康危機管理事例が増加していることが分かる。このような健康危機発生状況において、公衆衛生確保の観点からは、国民の生命・安全を守り、健康被害の拡大を防止し、予防対策を講じることが重要である。産業保健看護職の視点から健康危機を見てみると、国内外のリスクや脅威にアンテナを張り、支援対象である個・集団・組織への健康影響の有無とその深刻度、産業保健上の顕在的・潜在的なリスクを洗い出し、専門職として迅速かつ柔軟に対応することが求められる。

3　オールハザード・アプローチを基盤とした危機管理体制の枠組み

　2001年９月11日のアメリカ同時多発テロにおいて、初期対応や復旧・復興作業に当たった作業員、テロに巻き込まれた近隣住民や労働者等、多くの人々がさまざまな健康障害要因にばく露し、長期にわたる健康障害が発生したことを受けて、アメリカでは災害発生直後から産業保健の視点で対策を行う仕組みが強化された[3]。

　アメリカでは標準的な災害・危機対応の仕組みとして、国家危機管理体制（NIMS：National Incident Management System）が存在し[4]、政府関係機関は災害・危機対応に当たって NIMS の採用を義務付けており、一般企業にも導入を奨励している[5]。NIMSの根幹となる仕組みが現場指揮システム（ICS：Incident Command System）であり、あらゆる災害対応において組織の運用を標準化したマネジメント体系として、ICS を適

用することが定められている。NIMS や ICS の最大の特徴は、特定の災害や危機ごとではなく、自然災害、人為的災害、その他テロを含めた全ての危機（All-Hazard）への対応を基本[5]としていることであり、災害・危機別に法体系や体制が整備されている日本とは異なる仕組み「オールハザード・アプローチ」が確立されている。経済協力開発機構（OECD：Organization for Economic Co-operation and Development）の調査によると、健康危機に対して、オールハザード・アプローチによる国家戦略をとっていない国はごく少数であり[6]、今後日本の健康危機管理体制を考える上でも、オールハザード・アプローチに基づく体制整備ならびに危機や災害対応時の労働安全衛生機能について検討することは喫緊の課題である。

4 事業場内での危機管理体制構築における産業保健看護職の貢献

　国際基準としての危機管理体制はオールハザード・アプローチが標準となっている[6]。アメリカでは災害・危機対応の仕組みとして、ICS の適用を一般企業にも奨励しており[5]、国際基準に照らし合わせると日本でもオールハザード・アプローチや ICS の仕組みに基づき事業場内での危機管理体制構築を進めていくことが求められる。

　産業保健看護職は、従業員の生命と安全を守る「健康」の専門職として、危機管理に関する国内外の動向を幅広く情報収集し、併せて職場や個々の従業員にとって最も身近な産業保健専門職として、日頃の活動を通して収集した職場や従業員に関する情報を危機管理体制構築に活用する視点を持っておく必要がある。いつ発生するか予測困難な健康危機において、事業場の損失や被害を最小限にするためには、日頃からの備えが最も重要である。健康危機が発生してから何をするか決めるのではなく、健康危機が発生した際にスムーズに危機管理体制に切り替え、あらかじめ決められた手順に沿っておのおのの役割を遂行する必要がある。そのためには健康危機に備えた計画づくり（手順書や対処計画の作成）、手順通りに切り替えが行われるかを確認するための訓練等が欠かせない。産業保健看護職は、その専門性を発揮する上でこれらの計画づくりや訓練等へ参画していくことが重要である。

　産業保健看護職が事業場の健康危機発生時にその役割や機能を発揮するためには、まず前提として、災害時や健康危機発生時等に召集される危機管理本部（事業場によって名称は異なる）に産業保健部門や産業保健専門職の役割が位置付けられている必要がある。危機管理本部に位置付けられている場合は、従業員の安全と健康を確保し、かつ事業場の損失や被害を最小限にするために必要な機能や権限が明示されているかを確認しておく。危機管理本部に産業保健部門や産業保健専門職の役割が位置付けられていない場合は、前述した国際基準としてのオールハザード・アプローチや ICS の仕組みについて経営層に説明し、産業保健看護職が健康危機においてどのような貢献が可能であるかを具体的に示していくことが重要である。

（吉川　悦子）

【文　献】

1）厚生労働省：厚生労働省健康危機管理基本指針（最新改正：平成16年4月1日）.
　https://www.mhlw.go.jp/general/seido/kousei/kenkou/sisin/index.html

2）厚生労働省：地域における健康危機管理について～地域健康危機管理ガイドライン～（平成13年3月）.
　https://www.mhlw.go.jp/general/seido/kousei/kenkou/guideline/dl/211201.pdf

3）豊田裕之, 久保達彦, 森晃爾. 米国における危機対応に従事する労働者の安全衛生管理体制. 産衛誌. 2016；58（6）：260–270.

4）Federal Emergency Management Agency（アメリカ連邦緊急事態管理庁）：National Incident Management System.
　https://www.fema.gov/emergency-managers/nims

5）東田光裕, 小阪尚子, 前田裕二. 災害・危機対応における日米比較と国際規格 ISO23320. NTT技術ジャーナル. 2013；25（3）：48–52.

6）OECD iLibrary：Government at a Glance 2017.
　https://www.oecd-ilibrary.org/governance/government-at-a-glance-2017/governance-of-critical-risks_gov_glance-2017-74-en
　＊1）, 2）, 4）, 6）は2024年10月4日アクセス

6 職業倫理

1 産業保健における倫理

　産業保健活動では、さまざまな健康問題を職場の中で取り扱うため、健康問題がある労働者個人の利益だけでなく、職場の同僚や上司への影響、業務の円滑な遂行への影響なども考慮しながら問題を解決していく必要があり、判断が難しい場面が多く存在する。そのようなときに、判断の支えとなるものが倫理である。善悪を判断する客観的な基準として多くの法が存在するが、法とは「正しくない行為を示す」もので外的な強制力を持つものであり、倫理とは「正しい行為を示す」もので内的な自律から生じるものとされている。産業保健の実践の場で私たちが直面する倫理的課題は法律だけでは解決できないことが多く、「この場面では、どのような行為が最善であるか」という倫理観を持って解決していくことが重要になる。

　産業保健看護職が最低限理解しておくべき倫理として、①倫理原則、②看護職の倫理綱領（公益社団法人日本看護協会）、③産業保健専門職の倫理指針（公益社団法人日本産業衛生学会）がある。さらに、産業保健活動は企業活動の一部であることから、④企業倫理についても理解する必要がある（図1）。

1 看護倫理の土台となる倫理原則

　アメリカの研究者であるビーチャムとチルドレスによって提唱された生命倫理の4原則（自律性の尊重、無危害、善行、公正）が、医療だけでなく生命を扱うさまざまな分野における大原則となっている。加えて、医療専門職の義務・規則の基礎となる2つの原則としての「誠実」「忠誠」も看護倫理の土台となっている。

2 看護職の倫理綱領

　看護職の倫理は、①の倫理原則を土台とし、臨床倫理の4分類を取り入れた看護独自のものが、「看護職の倫理綱領」として公益社団法人日本看護協会により作成されてい

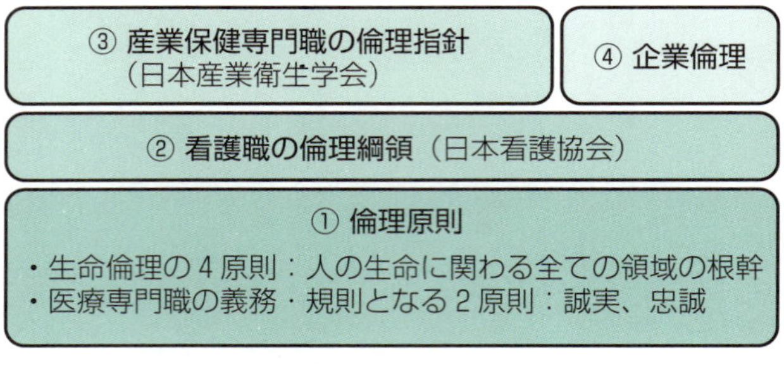

図1　産業保健看護職が理解しておくべき倫理原則

表 「産業保健専門職の倫理指針」の概要

① 産業保健専門職は、事業者と労働者が主体的に産業保健活動を行うように支援する立場であり、労使の活動に対して公平に、専門的立場から情報提供、評価、助言などの支援を行う。また、その責任を自覚し、常に専門能力の向上を目指す。

② 専門職であることと所属組織の一員であることを両立させ、労働者と事業者との間で常に中立的な立場をとる。労働者個人だけでなく、集団の健康や組織の健全な運営も考慮し、総合的な健康を追求する。

③ 労働者の健康情報を適切に管理し、プライバシーを保護する。本人の同意なく事業者や他職種と情報を共有しない。

④ 業務上知り得た企業等の秘密を漏らさない。しかしながら、正確な情報開示が不可欠な場合は、安全と健康を守る立場を優先する。

（日本産業衛生学会「産業保健専門職の倫理指針」を基に作成）

る。対象者の支援において倫理的に迷う場面が多々あるが、そのような場合に看護職として判断のよりどころとなるものである。前文および16項目から成る。全文は、公益社団法人日本看護協会ウェブサイトを参照されたい（https://www.nurse.or.jp/home/publication/pdf/rinri/code_of_ethics.pdf 2024年10月8日アクセス）。

3 産業保健専門職の倫理指針

産業保健看護職は当然のことながら、看護職の倫理綱領に基づいた行動が求められる。しかし産業保健活動においては、さまざまな利害関係の中での対応が求められることがあり、医や看護の倫理だけでは判断できない場面が多く存在する。そのため、公益社団法人日本産業衛生学会では、産業保健の特徴を踏まえた、産業保健専門職の倫理指針を策定している。前文および4つの章と20の項目から成り、主に表の事項を中心に産業保健専門職としてあるべき態度や行動が示されている。産業保健に携わる専門職全てに必要な指針である。幅広い内容であるため、公益社団法人日本産業衛生学会ウェブサイトより全文を参照されたい（https://www.sanei.or.jp/oh/guideline/index.html 2024年10月8日アクセス）。

4 企業倫理

企業では、営利を目的とするだけでなく、その活動が社会に及ぼす影響に責任を持つことが求められる。法令順守（コンプライアンス）のみならず、企業の社会的責任（CSR）として自然環境や社会環境への配慮、人権保護、適切な企業統治や情報開示など、誠実な活動を行うことが経営理念に取り入れられている。産業保健看護職も労働者の健康支援という側面から企業活動の一部を担う人材として企業倫理を理解する必要がある。

（中谷　淳子）

Ⅴ　産業保健看護活動の方法

2　産業保健看護職としての倫理観を持った行動の実際

　ここでは、多くの産業保健看護職が経験する、倫理的な判断や行動が求められる主な事項を取り上げる。

1　産業保健看護職の立場

　産業保健看護職は、多くが企業等の事業場に直接雇用され、その事業場の従業員の1人として勤務する。あるいは、産業保健看護職が所属する労働衛生機関等が事業場と契約を結び業務委託を受けて産業保健サービスを提供する。いずれにせよ事業者の求めに応じて労働者の健康支援をする立場にある。しかしながら、専門職として労働者の健康を最大限に考えた対応が事業場にとって利益につながるとは限らない場合がある。

　例えば、メンタルヘルス不調のため、従業員本人が現在の職務から完全に外してほしいと希望し、本人の心身の健康にとっては希望どおり職務変更をすることが最も望ましいと考えられる場合にあっても、事業者としては他の従業員への負担や業務の遂行などを考慮し希望どおりに応じられない場合がある。このような際、産業保健看護職は産業医とともに事業者と従業員との間で中立的な立場をとる。当該従業員の最終的な措置は職場の人事部門が決定することになるが、事業者と労働者双方にとって最適な措置になるように、産業保健専門職として倫理的判断を基に意見を述べることになる。

　上記の例であれば、従業員本人から主治医による診断書の提出を受け、心身の状態や同じ職務の中でもできることはないか、どの程度できるか等を丁寧に聴き取ると同時に、職場の関係者の意見も聞き、双方の負担が最小限になるよう調整を重ね妥協点を見つけていくことになる。また、このように労働者と事業者双方の利益を考えて意見を述べる際、どうしてそのように考えるのか、短期的、中長期的な影響を踏まえて説明できる必要がある。

2　産業保健看護職としての説明責任

　前述のように、職場で労働者の健康支援をする際には、当該労働者個人だけではなく、職場や企業等全体への影響を考える必要がある。例えば血圧値が高い労働者が、医療機関で服薬治療を受けてもなお高値血圧が続く場合、残業を制限するなど、産業医により何らかの就業制限がかかる場合がある。その際、判断の理由について労働者本人への説明はもちろん、職場の同僚や上司の理解を得ることも必要である。これらの判断において、産業医はその説明責任を果たす必要があるが、産業保健看護職においても、専門的な知識、看護職や産業保健専門職としての倫理、企業の倫理などから総合的に考えて公正な判断が行われたことを説明できることが重要である（図2）。

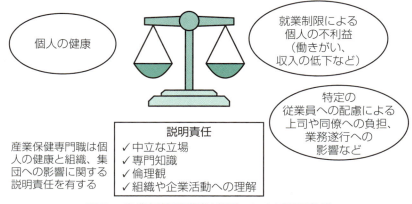

図2　産業保健看護職が果たすべき説明責任

3 情報管理と個人情報保護

　産業保健看護職は、労働者の健康診断に関連するデータや、労働者個人との保健指導、健康相談などで得た情報など、健康に関するさまざまな情報を有する。保健医療職の守秘義務として職務上知り得た健康情報を外部に漏らすことはできないが、産業保健においてはその限りでない場合がある。

　事業者は、労働契約法第5条において、労働者がその生命、身体等の安全を確保しつつ労働することができるよう必要な配慮を有するという「安全配慮義務」が課せられている。そして、事業者は安全配慮義務を果たすために健康診断の結果を把握する必要があるとされている。したがって、労働者の安全配慮義務上必要と判断される場合には、産業医を通して、または産業医の確認を得た上で必要な情報に限って提供することになる。しかし倫理上、あくまでも本人の同意を得ることが前提である。

　また、産業保健看護職として、健康診断に関するデータ以外にも、保健指導等でプライバシーに関わる個人情報を得る場合がある。その際、産業医による適正配置や就業制限などの判断材料として必要な情報と判断される場合は、本人の同意を得て共有する必要があるが、判断材料とならないプライベートな情報とは区別することが必要である。

　なお、詳細は本章第3節「情報管理」(p.213～)を参照のこと。

（中谷　淳子）

【文　献】
1) 森晃爾 編. 産業保健マニュアル 改訂8版：南山堂；2021.
2) 上原正道, 梶木繁之 編. 産業医ストラテジー, 浜口伝博 監, 産業医学推進研究会：バイオコミュニケーションズ；2013.

VI 産業保健看護活動に必要な知識

1 労働生理学

1 労働生理学の概要

1 労働生理学の定義

労働生理学は、「生物に特有な栄養、生殖、成長、運動、知覚などの生活現象を研究する生理学の一部門で、労働のときに現れる人間の身体の生理学的変化を調べ、労働能力を向上させる方法の研究」と定義されている[1]。「人体の組織および機能」については、基礎医学で学ぶ項目であるので、他の項目について概要を述べる[2]（表1）。

2 ライフサイクルによる人体の機能の変化

1 加 齢

加齢による握力、筋持久力（上体起こし）、柔軟性（長座体前屈）、全身持久力（持久走）の変化を図に示す。これらは30歳以降から筋力や心肺機能の低下に伴い低下していく。全身持久力は比較的保たれるものの、筋持久力、特に下肢の筋力と平衡感覚の低下が相まって転倒のリスクが高くなる。また、背筋、腹筋の低下から腰痛を起こしやすくなる。

眼の調節機能は25歳頃から低下し、40代以降に霧視や近距離視力の低下が起こってくる。視野や動体視力の低下、暗順応の遅延も生じる。運転業務や精密加工作業等に影響するので、照度や高所作業で配慮を要する。加齢性難聴は高周波数音域から発生し、会話域に拡大する。騒音性難聴との混合性難聴を来すこともあるので、聴覚保護対策に加え、警告音と視覚的な警告表示の併用といった安全対策をとることが望ましい。

表1　労働生理学の概要

項　目	内　容
人体の組織および機能	• 細胞、組織、器官（臓器）の構成 • 体液と血液の組成と働き • 各器官の仕組みと働き（循環器、呼吸器、消化器、感覚・神経系、筋骨格系、内分泌系、免疫系、泌尿器系、生殖器） • 栄養と代謝 • 体温調節 • 睡眠、サーカディアンリズム（概日リズム）
ライフサイクルによる人体の機能の変化	• 加齢 • 妊娠・出産
環境条件による人体機能の変化	• 恒常性（ホメオスタシス） • ストレス反応
疲労およびその予防	• 疲労の定義、分類、評価 • 産業疲労の経過と対応

（中央労働災害防止協会『衛生管理（上）─第1種用─』（2016年）を基に作成）

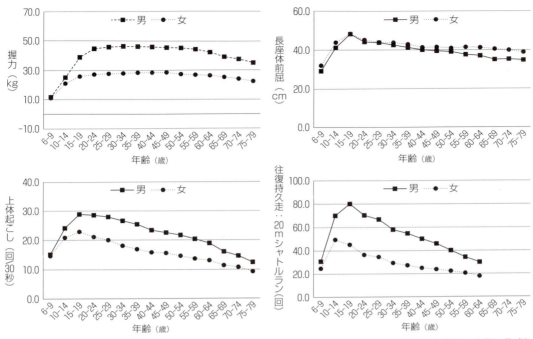

（スポーツ庁「令和4年度体力・運動能力調査」を基に作成）

図　年齢別体力テストの結果

❷ 妊娠・出産

　妊娠により女性ホルモン分泌の変化や胎児成長に伴う物理的影響が生じる。女性ホルモンの急激な変化から妊娠4～7週には悪阻が発生する。赤血球や血色素（ヘモグロビン）量が増大するが、それ以上に循環血漿量が増えるため、貧血傾向を呈する。胎児および付属物や脂肪、水分の貯留により体重が増加する。血液や体重の増加によって心負荷が増加し、息切れが起こり疲れやすくなる。子宮増大により横隔膜が挙上、胸式呼吸となるので呼吸数が増加する。子宮の消化器への圧迫により頻尿、膀胱炎、腎盂腎炎も起こりやすい。糖代謝機能低下や歯肉炎も発生しやすくなる。体重増加と子宮増大により腹部が前方に突出し、腰椎が湾曲すること、女性ホルモン分泌の変化により靱帯が弛緩することから、妊婦の半数に腰痛が生じる。出産3～10日後、ホルモンや環境の変化により一過性の抑うつ状態が発生することもあるが、多くが約2週間で消失する。これらの変化から女性労働者の産前産後休業の取得が認められているほか、時間外労働や重量物取扱業務についての配慮を要する。

3 環境条件による人体機能の変化

❶ 恒常性（ホメオスタシス）

　人体は外部環境や身体活動量が大きく変化しても体内の状態を調整し、安定させる機能を有しており、それを恒常性（ホメオスタシス）という。外部環境の変化や心身の活動が調整機能の範囲内で適度に反復・継続されると、目的に必要な機能が連鎖的に起こ

り、それ以外の不必要な機能が抑えられるようになる。これを適応といい、主に自律神経系と内分泌系によって生じる。

❷ ストレス反応

外部刺激（ストレッサー）が調整機能の範囲内であれば恒常性は維持されるが、刺激が範囲外であったり、急激に起こったりすると恒常性を維持できず、心身の障害を来す。これを防ぐには外部環境の調整や適応力の向上が必要となる（表2）。

4 疲労およびその予防

❶ 疲労の定義、分類、評価

疲労は主観的なものであり、その性質、発生部位、範囲、持続時間に個体差がある。そのため、総合的な評価は困難であり、自覚症状や生理的指標による部分的な評価が行われている（表3、表4）。

表2　職場におけるストレッサー

物理・化学的因子	騒音、温湿度、照度、化学物質、放射線、情報端末機器作業など
勤務体制	長時間労働、交替制勤務、単身赴任、新入職、昇進、降格、異動など
職場の人間関係	上司、同僚、部下、ハラスメントなど

表3　疲労の分類

発生原因による分類	身体的疲労と精神的疲労……活動内容による 動的疲労と静的疲労…………身体活動の内容による 産業疲労…………………………労働による
発生部位による分類	全身疲労と局所疲労
継続時間による分類	急性疲労と慢性（蓄積）疲労

表4　疲労の評価方法

自覚的指標	労働者の疲労蓄積度自己診断チェックリスト（厚生労働省、中央労働災害防止協会）[3] 自覚症しらべ（公益社団法人日本産業衛生学会）[4] POMS（Profile of Mood States）[5]
他覚的指標	作業能率（単位時間当たりの作業量、エラー発生率） 副次的行動（あくび、雑談等作業以外の行動の発生頻度） フリッカー（ちらつき）テスト（点滅光に対する断続光弁別閾値）
生理的指標	自律神経機能（心拍変動、血圧） 感覚神経機能（皮膚表面2点弁別閾検査） 大脳皮質機能（脳波） 内分泌系機能（コルチゾール、カテコールアミンなど）

表5　労働生理学に関する参考図書

目　的		書　名
労働生理学の基礎知識		『衛生管理（上）第1種／第2種用』
	専門知識	『労働生理学ノート』
	運動生理学	『入門運動生理学』
		『運動生理学の基礎と発展』
		『運動生理学―生理学の基礎から疾病予防まで』
作業条件に起因する健康障害の防止		『ILO産業安全保健エンサイクロペディア第1巻』第1-13章　器官系統別に見た職業性疾病の起こり方
労働者の最高度の身体的・精神的・社会的ウェルビーングの促進と維持		『メンタル・タフネス　成功と幸せのための4つのエネルギー管理術』
	栄養	『脳科学者が教える集中力と記憶力を上げる低GI食　脳にいい最強の食事術』
	睡眠	『スタンフォード式最高の睡眠』
	運動生理学	『脳を鍛えるには運動しかない！　―最新科学でわかった脳細胞の増やし方』

❷ 産業疲労の経過と対応

　適度な身体活動は脳の休息と快感をもたらすが、過度な場合は筋肉内の乳酸蓄積による筋肉痛や疲労感を生じる。近年は、デスクワークによる精神的疲労や同一姿勢を保持することによる静的疲労、眼精疲労、手指の局所疲労が増加しており、これらをいかに回復させるかが課題となっている。

2　労働生理学に関する専門書の紹介

　労働生理学は衛生管理者資格試験の一分野を占めるため、関連テキスト『衛生管理（上）第1種／第2種用』（中央労働災害防止協会）に基礎知識が分かりやすくまとめられている。表5に労働生理学に関する参考図書を示す。保健指導をはじめとする産業保健活動に役立つ情報が得られる。

（永野　千景）

【文　献】
1）労働省労働衛生課 編. 労働衛生用語辞典第2版：中央労働災害防止協会；1993：p211.
2）中央労働災害防止協会 編. 衛生管理（上）―第1種用―：中央労働災害防止協会；2024：pp418-421.
3）厚生労働省：「労働者の疲労蓄積度自己診断チェックリスト」等の周知について（令和5年4月4日基安労発0404第1号）.
　　https://www.mhlw.go.jp/content/001084302.pdf
4）公益社団法人日本産業衛生学会・産業疲労研究会：自覚症しらべ.
　　https://square.umin.ac.jp/of/service.html
5）Heauchert JP, McNair DM 著. POMS 2 日本語版 マニュアル, 横山和仁 監訳：金子書房；2015.

6）中央労働災害防止協会 編. 衛生管理（上）―第2種用―：中央労働災害防止協会；2024.

7）森岡三生. 労働生理学ノート：森岡三生遺稿集刊行会；1983.

8）勝田茂. 入門運動生理学 第4版：杏林書院；2015.

9）春日規克. 3訂版 運動生理学の基礎と発展：フリースペース；2018.

10）小山勝弘他. 運動生理学 第2版 生理学の基礎から疾病予防まで：三共出版；2021.

11）小木和孝 編. ILO産業安全保健エンサイクロペディア 第4版：第1巻, 財団法人労働科学研究所 監訳：労働調査会；2002.

12）ジム・レーヤー, トニー・シュワルツ 著, 青島淑子 訳. メンタル・タフネス 成功と幸せのための4つのエネルギー管理術：阪急コミュニケーションズ；2004.

13）西剛志. 脳科学者が教える集中力と記憶力を上げる低GI食 脳にいい最強の食事術：アスコム；2021.

14）西野精治. スタンフォード式 最高の睡眠：サンマーク出版；2017.

15）ジョンJ.レイティ, エリック・ヘイガーマン 著, 野中香方子 訳. 脳を鍛えるには運動しかない！ 最新科学でわかった脳細胞の増やし方：NHK出版；2009.

　＊3）, 4）は2024年10月8日アクセス

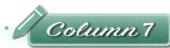

健康行動理論

産業保健看護職は対象である労働者の行動変容に関する支援の難しさに頭を悩ませることがしばしばある。人はなぜ健康に良いあるいは悪い行動をするのか、どのようなときに人は行動を起こすのか、産業保健看護職が実践の場で活用できるいくつかの健康行動理論を紹介する。なお、本稿では、健康行動理論の紹介にとどめるため、詳細については引用・参考文献を参照してほしい。

健康信念モデル（Health Belief Model）[1]

健康信念モデルは、アメリカの社会心理学者 I. M. Rosenstock や M. H. Becker らによって提唱されたモデルである。人が健康に良いとされる行動をとるようにするためには、2つの条件が必要であるとされる。

条件1は「健康についてこのままではまずい」という「危機感」を感じること、条件2は行動をとることのプラス面が、マイナス面よりも大きいと感じること、である。「危機感」には病気になりそうと感じる「罹患性」と、病気になるとその結果が重大であると感じる「重大性」が影響する。そして、この「危機感」に産業保健看護職の保健指導等の支援があると「行動のきっかけ」が加わり、良好な健康行動をとることにつながり得る。

自己効力感（self-efficacy）[2]

自己効力感はカナダの心理学者 A. Bandura によって提唱された社会的認知理論である。社会的認知理論では、人は、ある行動が望ましい結果をもたらすと思い、その行動をうまくやることができるという自信があるときに、その行動をとる可能性が高くなるとされる。逆に考えると、人は「自信がない」「やっても意味がない」と考えたときにはその行動はとらないということになる。

「自分は、その行動をうまくやることができるんだ」と思うことを「自己効力感」と言う。産業保健看護職は対象者の自己効力感にアプローチし、高めていくことが必要である。自己効力感が生じる源は4つある。

1) 過去に同じか、または似たような行動をうまくやることができた体験があること（自己の成功経験）
2) たとえ自分はその行動をやった経験はなくても、人がうまくやるのを見て自分でもやれそうだと思うこと（代理的経験）
3) 自分はその行動をうまくやる自信がなくても、人から「あなたならできる」と言われること（言語的説得）
4) その行動をすることで、生理的状態や感情面で変化が起こること（生理的・情動的状態）

行動変容ステージモデル（Transtheoretical Model）[3]

行動変容ステージモデルはアメリカの心理学者 J. O. Prochaska と C. C. DiClemente によって提唱されたモデルである。人の行動が変わり、それが維持・継続されるためには5つのステージを通るという考え方であり、特定保健指導の「標準的な健診・保健指導プログラム」で取り入れ

られている。5つの行動変容ステージは次の通りである。

1）無関心期：6カ月以内に行動を変える気がない時期
2）関心期：6カ月以内に行動を変える気がある時期
3）準備期：1カ月以内に行動を変える気がある時期
4）実行期：行動を変えて6カ月未満の時期
5）維持期：行動を変えて6カ月以上の時期

産業保健看護職は対象者の行動変容ステージをアセスメントした上で、ステージに応じた支援方法を検討する必要がある。

ソーシャル・キャピタル（Social Capital）[5]

ソーシャル・キャピタルとは、人々の協調行動を活発にすることによって社会の効率性を高めることのできる、「信頼」「規範」「ネットワーク」といった社会組織の特徴を言う。アメリカの政治学者である R. D. Putnam による定義がよく用いられている。健康や安全との関連が指摘されており、ソーシャル・キャピタルの高い組織ほど職場の人間関係が良好でさまざまなメリットがあることから、企業等においても注目されている。

ソーシャルサポート（Social Support）[6]

ソーシャルサポートとは、社会的な支援であり、心理的サポート（感情的支援、自己価値への支援、情報提供支援、気付きや評価の支援）と物質的サポート（直接的援助、物質的・金銭的支援）などがある。ソーシャルサポートは個人がストレスに対処することに役立つ支援である。

ヘルスリテラシー（Health Literacy）[7]

ヘルスリテラシーにはさまざまな定義があるが、一部を以下に紹介する。

- 個人が、健康問題に対して適切に判断を行うために、必要となる基本的な健康情報やサービスを獲得、処理、理解する能力（Healthy People 2020：アメリカ保健社会福祉局（HHS）による国民の健康10年指針）
- 良好な健康の増進または維持に必要な情報にアクセスし、理解し、利用していくための個人の意欲や能力を規定する、認知および社会生活上のスキル（世界保健機関（WHO））
- ヘルスリテラシーの領域：①基礎的・機能的ヘルスリテラシー、②伝達的・相互作用的ヘルスリテラシー、③批判的ヘルスリテラシー（Nutbeam D, 2000）

（千葉　敦子）

【文　献】

1）松本千明. 医療・保健スタッフのための健康行動理論の基礎 生活習慣病を中心に：医歯薬出版；2002：pp1-14.
2）前掲書1）pp15-18.
3）前掲書1）pp29-31.
4）厚生労働省：受診率向上施策ハンドブック 明日から使えるナッジ理論 第2版. https://www.mhlw.go.jp/content/10901000/000500406.pdf
5）イチロー・カワチ他 編. ソーシャル・キャピタルと健康政策 地域で活用するために，近藤克則他 監訳：日本評論社；2013：pp4-73.
6）畑栄一，土井由利子 編. 行動科学 健康づくりのための理論と応用：南江堂；2003：pp27-30.
7）中山和弘. Health Literacy 健康を決める力：1. 健康のためには情報に基づく意思決定を. http://www.healthliteracy.jp/
＊4），7）は2024年10月11日アクセス

2 人間工学

1 産業保健看護における人間工学の応用

　産業保健看護にとって、人間工学は重要な保健技術の一つである。今、産業保健看護を含む産業保健活動は、安全・健康で働きやすい職場にしていく労働安全衛生マネジメントの中で、総合的な予防策を労使に助言し推進していく重要な役割を担うとの認識が進んでいる。個別の有害要因について法基準を守るだけの消極的な姿勢ではなく、積極的に健康で生産的な職場形成に役立つ質の良い産業保健活動に力点が移っている。そうした良質な産業保健活動に大きく貢献するのが人間工学の応用であり、産業保健看護の基軸の一つとなっている。

　人間工学に基づく改善の利点は、視野を広げた予防に役立つ点にある。第一に、作業現場を直接対象とするので、働きやすさと安全・健康の両面に目を向けた予防活動スタイルにしていくのに役立つ。第二に、作業に関連した幅広い複合要因を取り上げやすくする。第三に、安全健康管理の核となる段階的改善に自然に取り組める点も利点になる。

　公益社団法人日本産業衛生学会産業保健看護部会のウェブサイトには、「産業保健看護専門職は、系統的な情報収集およびアセスメントにより抽出された個人・集団・組織の健康課題を連動させながら、課題解決に向けて事業場内外と連携を図り、協働および仕組みづくりを行う。これらを通して、労働に関連する健康障害の予防、労働者の生涯にわたる自律的な健康行動の確立、労働者が健康で安全に働き続けることができる職場環境づくり、さらには職場風土の醸成に寄与するものである」と解説されている[1]。この健康支援活動は、保健指導等の個人向けのアプローチだけでなく、組織や職場に働き掛けることを強調していることに注目したい。その際、組織へ働き掛ける産業保健看護活動は、人間工学のもつ利点を生かす良い立場にある。段階的な改善による予防計画を立てて実施していく上で、職場の労使の信頼を得た産業保健看護活動は良い接点として機能できるからである。職場巡視やグループワーク・面接・相談などの技法を生かして、人間工学を応用した労使の予防活動を"支援する"役割に大きな期待が掛かる。

2 作業管理における人間工学の役割

　人間工学は、仕事ぶりや生活行動が効率的で安全かつ快適に行えるようにする技術応用に当たる。人間工学は国際的には"ergonomics（エルゴノミクス）"、ギリシャ語のergon（仕事）とnomos（法則）に由来する用語が使われ、「人の行う仕事を人びとの特性に合わせていく」ことを目的にしている。人間工学に関する学術団体として一般社団法人日本人間工学会があり、人間工学の定義などを公開している（表）[2]。

　人間工学による改善事例をみると、安全対策や健康対策にも、生産性向上にも多様に

VI 産業保健看護活動に必要な知識

表　国際人間工学連合（IEA）による人間工学の定義

人間工学とは、システムにおける人間と他の要素とのインタラクションを理解するための科学的学問であり、ウェルビーイングとシステム全体のパフォーマンスとの最適化を図るため、理論・原則・データおよび手法を設計に適用する専門分野である。(2021. 9. 15. 国際協力委員会　試訳)

（日本人間工学会ウェブサイトより引用）

貢献できることが分かる。国際労働機関（ILO）条約・勧告でも、国際標準化機構（ISO）の規格や、日本産業規格（JIS）のなかでも、使用者の責任と労働者の参加によるリスク対策の重要な一部として、人間工学が挙げられている。2001年に採択された「ILO 労働安全衛生マネジメントシステムに関するガイドライン」(ILO-OSH2001) では、労使の自主責任で健康リスクを洗い出して継続的に改善する方向がとられ、人間工学は重要な手段とされている。わが国の厚生労働省の労働安全衛生マネジメントシステムのガイドライン、各種指針も同じ方向を採用している。産業保健看護活動の力点も、このマネジメントについて助言し支援することに置かれる。例えば、健康診断など健康面だけの評価で後追い対策になりがちだった産業保健看護の進め方を転換していくことが一層必要である。人間工学の応用をその産業保健看護活動の重要な軸にすれば、リスク評価にも現場改善にも大いに貢献できる。

国際産業保健学会（ICOH : International Commission on Occupational Health）や公益社団法人日本産業衛生学会の産業保健専門職の倫理指針では、共に健康リスク情報の労使への提供と迅速な予防策実施の支援がその倫理の基本にある。産業保健専門職が職責を果たす倫理として、「早期改善を進める適切な助言」がとりわけ重視されている。人間工学応用によるリスク対策と負担適正化は、その適切な助言の一環として位置付けることができる。

現在進行中の過重労働・メンタルヘルス対策重視や、化学物質の自律的管理など産業保健活動全体の転換は、「自主対応」による労働安全衛生の進め方が従来の「基準合わせ」の進め方に取って代わったことを背景にしている。自主対応の重視によって取り上げるリスク要因が広がり、人間工学に力点を置くことで、産業保健看護が大いに寄与できる。

3　複合人間工学による改善策の特徴と ILO 人間工学チェックポイント

職域での健康リスク対策には人間工学との接点が多くある。腰痛や筋骨格系障害、過労死等の長時間労働等に関連した脳・心臓疾患等に代表される作業関連健康障害防止は、その好例である。さらに、職場の安全・快適化、また、ストレス対策を含む勤務生活条件の整備に人間工学の積極的な応用がされている。例えば、生産現場における作業管理で考慮すべき事項として、以下1）〜4）が挙げられる。

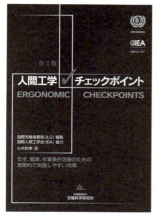

図　人間工学チェックポイント（第2版）

1）作業者の身体的・生理的・心理的な行動特性、労働適応能力
2）作業目的や課題に基づく作業時間や作業編成、作業組織
3）取り扱う物品等の特徴
4）作業台、温熱環境、照明など

上記の要因によって作業者の作業姿勢や作業スピードなどが決定付けられ、作業者への負荷の程度も変化する。

これらの側面は、相互に関連し合っている。作業負担対策が適切なら、それだけ安全になり、腰痛や上肢障害の防止に役立ち、勤務時間を整えやすくなる。快適職場形成も、作業負担・ストレス対策、作業組織など総合的な改善を必要とする。健康要因が複雑化しているため、具体的な改善効果を挙げるには複合対策が必要になる点に注目したい。

人間工学による改善は、現場ごとの積極的な取組みに依拠する。産業保健チームは、助言役、支援役に徹することで実際的な改善を支える立場にある。したがって、産業保健看護担当者やチームだけで問題を見つけたり、解決しようとせずに、あくまで現場の労使当事者自身による問題解決を重視する姿勢が良く、産業保健看護スタッフは、その促進役として良い位置にいる。

ILOの『人間工学チェックポイント』（労働科学研究所、2014年）は、こうした問題解決に大いに役立つ視点を整理したものである（図）[3]。職場改善には、参加型のステップをとるのが最適であり、最近の各国における産業保健分野の改善活動でも参加型のさまざまな活動が行われている。

（吉川　徹）

【文　献】
1）公益社団法人日本産業衛生学会産業保健看護部会：産業保健の定義について．
https://sangyo-kango.org/wp/?page_id=23
2）一般社団法人日本人間工学会：人間工学とは．
https://www.ergonomics.jp/
3）国際労働事務局（ILO）編，国際人間工学会（IEA）協力，小木和孝 訳．人間工学チェックポイント（第2版）：労働科学研究所；2014．
4）小木和孝 編集代表．第3章 人間工学と心理社会要因．産業安全保健ハンドブック：労働科学研究所；2013：pp414-549．
5）小木和孝 編集代表．29章 人間工学．ILO産業安全保健エンサイクロペディア 第1巻，労働科学研究所 監訳：労働調査会；2002．
＊1），2）は2024年10月24日アクセス

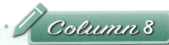

ナッジ（Nudge）

　イスラエルでは裁判官による仮釈放申請承認率が昼休み直前はほぼ０％だったが、昼休み直後は65％になった[1]。昼食後は柔軟な判断をしたようだ。この傾向がある人には健康指導を昼食後に行うことで、柔軟に受け入れられる可能性が高まる。このように系統的な心理傾向（＝認知バイアス）に沿って行動を促す設計を「ナッジ」と呼ぶ。

　厚生労働省「健康寿命延伸プラン」では、企業・団体にナッジ等を活用し自然に健康になれる環境づくりを推奨している[2]。ナッジは「選択を禁じることも経済的なインセンティブを大きく変えることもなく人々の行動を予測可能な形で変える選択的アーキテクチャのあらゆる要素」と定義される[3]。多くの人は正しい健康情報を得ても直ちに健康行動ができるわけではない。例えば、肥満者は現在バイアスが強いため、目の前の誘惑に衝動的に飛びつきやすく、ダイエットを先延ばしにする傾向がある[4]。ナッジは「行動の阻害要因となる認知バイアスの抑制」と「促進要因となる認知バイアスの刺激」により、望ましい行動へと促すことができる。

　がん検診受診を例に考えてみよう。多くの対象者は、乳がん検診の有用性を知った後も受診しなかった[5]。情報提供型の介入だけでは受診率向上には限界がある。これに対し、申込票を簡素化し（＝情報過剰負荷の抑制）、受診予定日時の記載欄を作った（＝実行意図の書き出しによる行動促進）ところ、受診率が３倍に向上した事例が報告されている[6]。

　ただし、ナッジも万能ではない。ナッジは最初の一歩を踏み出すには向いているが、長期的な行動定着への効果は未知数である[7]。ナッジは外的な刺激であり、行動定着には健康教育によるヘルスリテラシー向上のような内的動機が不可欠である。「ナッジで一歩踏み出し、ヘルスリテラシーで行動定着」という組合せは、課題解決への強力なツールになるだろう。産業保健のリソースが有限である中、最小の労力で最大の効果を上げることが求められる。ナッジは従来の産業保健で欠けていた要素であり、ナッジを用いることで介入の選択肢が広がる。

（竹林　正樹）

【文　献】
1) Danziger S, Levav J, Avnaim-Pesso L. Extraneous factors in judicial decisions. Proc Natl Acad Sci USA. 2011；108(17)：6889-6892.
2) 厚生労働省：健康寿命延伸プラン．
3) リチャード・セイラー，キャス・サンスティーン 著，遠藤真美 訳．実践行動経済学 健康、富、幸福への聡明な選択：日経BP；2009：pp17-18.
4) Lawless L, Drichoutis AC, Nayga RM. Time preferences and health behaviour：A review. Agricultural and Food Economics. 2013；1(1)：17.
5) ソーシャルマーケティングを活用したがん検診の普及プロジェクト：受診率を上げるための基礎知識．
　https：//rokproject.jp/kenshin/knowledge2.html（2024年10月11日アクセス）
6) 厚生労働省：受診率向上施策ハンドブック（第２版）明日から使える　ナッジ理論．
7) Ledderer L, Kjær M, Madsen EK, et al. Nudging in Public Health Lifestyle Interventions：A Systematic Literature Review and Metasynthesis. Health Educ Behav. 2020；47(5)：749-764.

活動論

VII

産業保健看護活動の実際

1 産業保健計画

　産業保健看護職にとって、大きな役割は産業保健計画の立案・実施・評価・改善である。この PDCA サイクルを適切に展開することができるかは、産業保健看護職の力量にかかると言っても過言ではない。産業保健計画をより具体的に展開するために、保健師活動では一般に保健事業計画と呼ばれる計画を立てる。保健事業計画は労働衛生（産業保健）の 5 管理である作業環境管理・作業管理・健康管理・総括管理・労働衛生教育、全てを総合しながら遂行されなければならない。保健事業計画は、企業としてのリスクマネジメントに関わると同時に、労働者の生き生きとした生活および労働生産性にも関与し、企業戦略の一つとも言える。ここでは、効果的な産業保健実践活動のための、計画の立て方と評価について述べることとする。

1 産業保健計画と評価の意義

　看護を展開する際の看護過程は、アセスメント→看護診断→計画→介入→評価に表される。これと同じように保健事業計画には PDCA サイクルがある。より質の高い支援をするためには、根拠に基づいたアセスメントから、適切な計画を立てることが重要であり、さらには実施したものを適正に評価することで、次の支援をより良いものにすることにつながる。この一連のプロセスを常にスパイラルアップしていくことが重要である（図 1）。

　看護過程が示すように、計画する前に現状をアセスメントし、診断（判断）するステップがあることが分かる。アセスメントとは、調べて結論を出すという意味であることから、産業保健活動において、ヘルスニーズをしっかりと見極めることが重要である。ヘルスアセスメントは PDCA サイクルの入り口であり、この入り口によって、その後の展開が変わってくる。良い展開とするためには職場診断を行っていくことが重要である。行政保健師はコミュニティ・アズ・パートナーモデルで地域診断を行っていくが、産業保健分野においては、これをそのままの形では使用しづらい。職場診断は、筆者ら（2018）の職場診断モデル[1]などを活用するとよい。

　この中でも、特に「安全衛生」に関わるデータは丁寧に分析する必要がある。今ある健康データを疫学的に分析し、事業場内のさまざまな部門からのニーズ

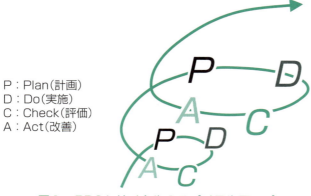

P：Plan（計画）
D：Do（実施）
C：Check（評価）
A：Act（改善）

図 1　PDCA サイクルのスパイラルアップ

表1　ヘルスニーズの種類

１．表出されたニーズ
- ① 現在の事業場の健康状態
  各種健康診断結果、健康相談内容、健康調査票診断書、職場巡視結果など
- ② 事業者、管理監督者、産業保健専門職、労働組合、健康保険組合のニーズ
- ③ 衛生管理状況（作業環境管理、作業管理、健康管理、総括管理、労働衛生教育）

２．専門家のニーズ
- ① 求められる調査・研究への取組み
- ② 法規制、行政の動向に合わせた取組み

３．比較ニーズ
- ① 他社の状況を参考にした取組み
- ② 研究論文を参考にした取組み

４．感覚的ニーズ
- ① 日々の業務から捉えた労働者のニーズへの取組み
- ② 日々の業務から捉えた家族のニーズへの取組み

に耳を傾けることも重要である（表1）。産業保健計画は、健康課題解決や健康増進のためにいくつもたてられていくものである。その際、優先度を明らかにしておくことも重要である。また、優先度と併せて、事業場の経営状況や産業保健計画を進めるための資源（ヒト・モノ・カネ）を考慮しながら、実現可能性も考えていくことが大切である。

（五十嵐　千代）

【文　献】
1）五十嵐千代他．職場診断モデル職場版を活用した職場診断の試み（第2報）．産衛誌．2018；60（臨増）：482.

2　産業保健計画の立て方と評価のあり方

1 産業保健計画の立て方

アセスメント・職場診断から、健康上の問題や強化したい点が明らかになったら、産業保健活動として何に取り組むべきか、何が実行可能なのか、どういう優先度で展開していくかを考えていくことになる。その際、産業保健チームのメンバーによって、取り組む内容や優先度が違ってくるので、まずは事業場として大きな計画を立て、次に担当部署ごとでの詳細な計画にブレイクダウンしていく。計画は以下①〜③のスパンで考え、将来的に目指す方向を指針のような形で示すことが必要である。

- ① 長期計画　4〜5年　目的
- ② 中期計画　2〜3年　目標
- ③ 短期計画　1年　　　サブ目標

特に長期計画である目的は"ありたい姿"であるので、事業場全体で健康に関して何を目指すのかを、関わる人や部署が皆で共有していることが大切である。その前提として、事業場として、健康方針を策定することも求められる。よって、経営層の理解も前

提として必要で、企業経営の中に戦略的に健康を位置付けていくことが重要である。その健康方針の下、産業保健計画の目的、目標、サブ目標、さらには、戦略目標がある。

目的、目標（サブ目標）は、対象とする集団でみたいと思う変化に関係しており、変化が起こるかどうかはプログラム評価の中心となる。戦略目標とは、産業保健活動の本当の目標を指している。

例えば、国の健康施策である「健康日本21」で考えてみたい。まず、長期計画（約10年）の目的は「健康寿命の延伸と健康格差の縮小」である。次にこの目的を達成するために中期計画（2〜3年）の目標が立てられ、第一次の時には"喫煙率""糖尿病予備軍の割合"など59項目にわたって数値目標が設定された。そして、これらの目標を達成するために、短期計画として1年ごとの保健事業が計画される。さらには、喫煙率を下げるための"禁煙教室"が開催され、このほか一つ一つの施策にも戦略目標が立てられる。国の施策は、長期計画は約10年、中期計画は5年で評価しているが、企業の場合はその半分で、長期計画4〜5年、中期計画は2〜3年と考えるのが妥当である。

また、目的、目標、サブ目標は健康問題の分析と関係している。目的は健康問題と対応しており、また、目標はリスクファクターと、サブ目標は寄与リスクファクターと対応している。

具体例で考えてみたい（図2）。例えば、事業場内の健康データを分析したところ、循環器疾患が多いという健康問題があったとする。なかには、心筋梗塞で入院する者も発生している。そこで、循環器疾患を減らすことが保健事業の「目的」になる。次に、循環器疾患者を分析すると、喫煙者が多いという実態があったとする。これが「リスクファクター」で、「目標」として喫煙者を何人まで減らすという数値を設定する。さらに、喫煙者が多い理由、つまり「寄与リスクファクター」を分析すると、従業員にたばこの健康障害の知識が少ない、職場が完全分煙になっていない、社内にたばこの自販機があるという背景が明らかとなる。よって、たばこの健康障害の知識を増やす、職場の

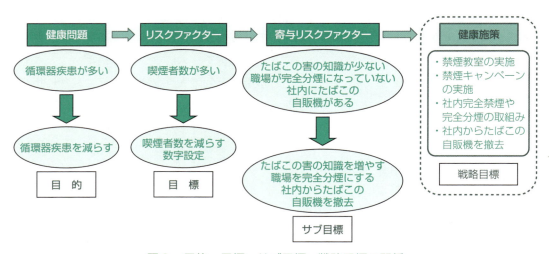

図2　目的・目標・サブ目標・戦略目標の関係

```
健康問題 ───── 循環器疾患が多い ───── 目的：循環器疾患を減らす
リスクファクター ── 喫煙者の数が多い ───── 目標：喫煙者の数を減らす
寄与リスクファクター ── たばこの知識が少ない ── サブ目標：たばこの健康障害の知識を増やす
              職場が完全分煙になっていない      社内の完全禁煙や完全分煙
              社内にたばこの自販機が多い        自販機の撤去
健康施策：戦略目標  ①禁煙教室  ②禁煙キャンペーン  ③禁煙に向けた環境整備
```

図3　健康問題のリスクファクター、寄与リスクファクター分析例

完全禁煙や完全分煙に取り組むといったことが「サブ目標」になる。

このように、健康問題からリスクファクター、寄与リスクファクターと分析を進めることで、健康施策と戦略目標が明らかになってくる（図3）。

保健事業計画を立てる際、例年の活動を単年度単位で繰り返しがちであるが、このように健康問題を明らかにし、長期・中期・短期計画をきちんと描き、その上で1年間の事業計画を立てていくことが重要である。健康問題に対しては、常にPDCAサイクルを回しながら必要に応じて実施する事業をスクラップ・アンド・ビルドすることも大切で、効果のない施策は見直すことも必要である。目標設定については、経年変化や他社の事例、経済効果などから、その後の評価にもつながる妥当な目標を設定する。

2　産業保健活動の評価

PDCAサイクルのどのプロセスも大切であるが、サイクル全体の評価も大変重要である。保健事業や施策をやりっ放しにしないことである。また、それぞれの施策についての評価だけではなく、企業や部署全体としての健康度が上がっていることを評価し、産業保健計画の見直しを図っていく。

評価には、プロセス評価、影響評価、結果評価（アウトカム評価）がある（図4）。

1）プロセス評価

　プログラムの活動・プログラムの質、誰に影響を及ぼしているかを測定する（プログラムは戦略目標を達成できたか）

2）影響評価

　プログラムの短期的な効果を測定する（プログラムは目標を達成できたか）

3）結果評価

　プログラムの長期的な効果を測定する（プログラムは目的を達成できたか）

①プロセス評価　　戦略目標
　プログラムの活動・プログラムの質、誰に影響を及ぼしているか

②影響評価　　目標
　プログラムの短期的な効果

③結果評価　　目的
　プログラムの長期的な効果

図4　評価の種類

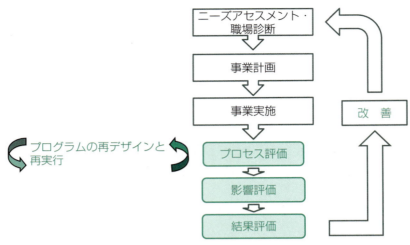

図5　産業保健計画と評価のサイクル

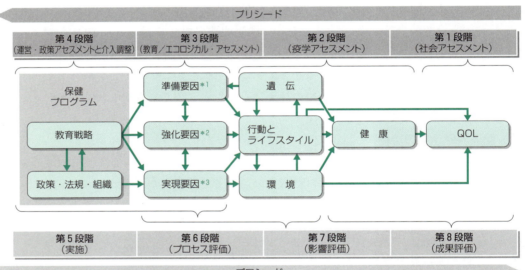

*1 準備要因：行動を起こすのに必要な知識・態度・価値観
*2 強化要因：行動に力を与える自己効力感や周囲からのサポート
*3 実現要因：行動を補助する技術・設備・受け皿

(医療情報科学研究所 編『公衆衛生が見える 2022-2023 第5版』
(メディックメディア、2022年) p.177より改変)

図6　プリシード・プロシードモデル

　評価には、他にどのくらいの人が参加したのかということを指標としたアウトプット評価や、施策全体の運営について評価をするストラクチャー評価といったものがある。これらの評価を行い、次の施策に向けて改善を行い、PDCAサイクルを回していく(図5)。保健事業全体の評価を行う場合、プリシード・プロシード(PRECEDE-PROCEED)モデルを活用するとよい(図6)。プリシード(PRECEDE)は"Predisposing, Reinforcing, and Enabling Constructs in Educational/Environmental Diagnosis and Evaluation"(教

育・環境の診断と評価のための前提、強化、実現要因）の略であり、計画の実行に入る前の過程を指す。プロシード（PROCEED）は "Policy, Regulatory, and Organizational Constructs in Educational and Environmental Development"（教育・環境の開発における政策的・法規的・組織的要因）を略した言葉であり、計画や政策を推進する意味を持つ[1]。プリシード・プロシードモデルは、グリーン（L.W.Green）とクルーター（M.W.Kreuter）によって開発された、ヘルスプロモーション活動を展開するためのモデルの一つである。このモデルは、「診断と計画」に関わるプリシードの部分と、「実施、評価」に関わるプロシードの部分から成り立っている。

　このモデルは、上下が対応している。例えば、産業保健計画が思うような成果評価を得られなかった場合、社会アセスメントが適切でなかったといえ、影響評価に対しては、疫学アセスメントに対応しており、PDCAサイクルの全てを評価できるものである。

（五十嵐　千代）

【文　献】

1）鳩野洋子．プリシード・プロシードモデル．保健婦雑誌．2000；56（12）：1002-1003．
　　https://doi.org/10.11477/mf.1662902304（2024年11月20日アクセス）

3　計画と評価の実際

　具体的な産業保健計画の例を示した（図7）。健康管理推進部門だけでなく、健康や安全に関係するそれぞれの部門と連携し、事業場としての産業保健計画を策定し共有する。その際には、前項の目的・目標・サブ目標を明確に示していくことが重要である。また、それらに対する各部門の評価指標も共有しながら、毎月の安全衛生委員会等で事業の進捗を確認する。

　評価指標には、「質的評価」と「量的評価」がある。「質的評価」とは、観察や面談、アンケート結果での主観的な評価を指す。例えば、前項で例に挙げた禁煙教室の実施後に行ったアンケートに寄せられた "参加して良かった" "他の人にも勧めたい" などの主観的な感想を、そのまままとめたものである。このような自由意見は、参加者の意見を具体的に評価できるが、保健事業の評価として企業側に提示するには分かりにくい。その場合は数値で表現できる「量的評価」が望ましい。量的評価とは標準化された測定方法を用いて測定値を数量化し、量的な解析に委ねることである。量的評価は数値と共に、分かりやすくグラフで作成すると、事業者に対してアプローチしやすく、効果的に使うことができる（表2）。

　それらの資料はぜひ、産業保健看護職が作成し提示したい。そうすることで、産業保健看護職の意図や取り組む姿勢が明確になり、事業場の中でも頼りになる存在となる。

　以上、産業保健計画と評価について述べてきたが、実施については、健康部門だけで企画するのではなく、従業員も巻き込んで策定するとよい。どのような実施方法であれば目的とする対象者が参加するのかなど、自主的な活動につながっていく。しかし、方

【A社 産業保健計画】
目的：社員一人一人が自分の健康を維持し、生き生きとした生活を送ることができるとともに、企業全体でヘルシーカンパニーおよびウェルビーイングを実現する

目標：① 病休・休職を減らし、プレゼンティーイズムを低下させる　② 定期健康診断の二次検査受診率を100%にする　③ 職場における健康づくりを進め、心身ともに快適な職場環境をつくる

活動部署	4月	5月	6月	7月	8月	9月	10月	11月	12月	1月	2月	3月
健康管理推進部門	新人教育	禁煙プログラム	熱中症予防教育				快適職場チェック	体力チェック	婦人科検診	健康づくりキャンペーン		キャンペーン総括
	管理者向けメンタルヘルス教育	禁煙キャンペーン	新入社員メンタルヘルス面談					歩こう会				
		定期健康診断・ストレスチェック（5月～11月）										
	過重労働対策 →											
		特殊健診						特殊健診				
	「健康づくりサイト」運営 →											
	職場巡視・快適職場づくり →											
人事総務部門	新人教育・管理者教育		全社安全衛生会議			健康経営申請	新人教育・管理者教育				全社安全衛生会議	
	安全衛生委員会・職場巡視・過重労働対策 →											
健康保険組合		特定健診・特定保健指導					ファミリー健康づくり				データヘルス計画策定	
労働組合			ボーリング大会				運動会					
行事	入社式	世界禁煙デー		全国安全週間			全国労働衛生週間					

図7　1年の産業保健計画例

表2 量的評価指標例

健康指標	休業率、長期休業者数、医療率・異常率、医療費、死亡率、ストレスチェックの集団分析スコア、喫煙率などの生活習慣状況、体力測定結果、メンタルヘルス相談件数、メンタルヘルス不調発生件数、長時間労働者面談数など
安全指標	災害数、ヒヤリ・ハット数、作業改善率、作業環境への訴え件数、環境測定結果など

向性がぶれないように産業保健看護職がかじ取りをすることが大切である。効果的な産業保健計画により従業員の健康度を確実に上げていくことが重要で、それができてこそ、産業保健看護職の存在意義が評価される。

（五十嵐　千代）

【文　献】

1）五十嵐千代. 最新　公衆衛生看護学　第3版　2023年版　各論2，宮﨑美砂子他　編：日本看護協会出版会；2023.

2 職場巡視

1 職場巡視の意義と実際

1 職場巡視の目的

　職場巡視は法規則の中で明文化されている重要な活動である（表1）。職場巡視の目的は、作業方法または衛生状態に有害のおそれがないかを見いだし、必要な改善措置を講じることとされている。また、現場で顕在化している問題を把握することにとどまらず、潜むリスクをも抽出し必要な措置を講じることが求められる。職場巡視は労働衛生5管理の総括管理に位置付けられており、事業場の状況を把握するために必要な情報を得ることができる有効な活動である。定期的な職場巡視により事業場そのものの理解が深まり、他の労働衛生管理活動と有機的に結び付けることが可能となる。そのため事業場内の労働安全衛生マネジメントシステムを効果的に運用する上でも、職場巡視は欠かせない取組みである。

2 産業保健看護職が職場巡視を行う意義

　職場巡視に関する法規定で、産業保健看護職の名称は明示されていない。しかしながら、産業保健看護職が所属する事業場の衛生管理者として選任されていれば、労働安全衛生規則（以下、安衛則）第11条に基づいた職場巡視を行わなければならない立場となる。では、衛生管理者に選任されなければ産業保健看護職は職場巡視をする必要はないのか？　それは明確に否である。前述したように、職場巡視は事業場におけるさまざまな情報を得るための有効な活動であり、事業場そのものの理解が深まることによって、労働衛生の5管理に係る諸活動との有機的な連携も可能となる。職場巡視は作業環境改善や作業管理の向上のために行う印象が強いかもしれないが、健康管理対象者が実際に働いている現場での働きぶりや様子を見て、つぶさにその状況を把握・確認できることは、健康管理上の評価やアセスメントにつながる貴重な機会である。

　また、産業医が産業保健活動において判定し意見を述べるには、多くの判断材料（根

表1　職場巡視に関連した法規則（労働安全衛生規則）

（衛生管理者の定期巡視及び権限の付与）
第11条　衛生管理者は、少なくとも毎週1回作業場等を巡視し、設備、作業方法又は衛生状態に有害のおそれがあるときは、直ちに、労働者の健康障害を防止するため必要な措置を講じなければならない。
（産業医の定期巡視）
第15条　産業医は、少なくとも毎月1回※（中略）作業場等を巡視し、作業方法又は衛生状態に有害のおそれがあるときは、直ちに、労働者の健康障害を防止するため必要な措置を講じなければならない。

※2017（平成29）年規則改正あり

拠となる情報）が必要となる。産業保健看護職が専門職としての視点で職場巡視を行い、獲得した情報とアセスメント内容を産業医に提供することで、産業医による判定や意見内容の精度向上に寄与すると考える。特に2017（平成29）年の安衛則改正で、事業者から産業医に所定の情報が毎月提供され、事業者の同意が得られれば、産業医による職場巡視を2カ月に1回の頻度とすることが可能となった。この規則改正によって、産業保健看護職が獲得した情報やアセスメント内容を産業医に提供する役割はさらに重要視され、これまで以上に職場巡視に積極的に取り組むことが求められるようになった。

3 職場巡視の実際

職場巡視を実施するに当たり、計画段階では5W1H（どのような目的でどこに何を見に行くか、いつ誰と、問題点が生じた際どのように事後対応を進めるか）を意識して段取りを整える。職場巡視では巡視先の担当者や管理者に案内や説明を求めることが多い。法規則に基づく活動とはいえ、相手の貴重な時間を割いて対応をしてもらうことへの感謝や配慮の姿勢を忘れてはならない。そのため、計画段階で入念な準備を行いたい。中でも情報収集は欠かせない取組みである。漠然と職場に出向いても、自然発生的に問題点や良好点・工夫をしている過程等に気付くことは難しい。その事業場の業種や業態における特性や傾向を把握していればこそ、巡視での気付きは得られやすくなる。

過去の労災事故やヒヤリ・ハット事例、原因と対策事例などを業種別に確認するには、厚生労働省「職場のあんぜんサイト」（https://anzeninfo.mhlw.go.jp/）や、中央労働災害防止協会発行の『安全の指標』『労働衛生のしおり』が有用である。

（江口　美和）

2　職場巡視における産業保健看護職の役割（演習）

1 事前準備

❶ 今回の職場巡視の目的・テーマを決める

職場巡視は、年間計画に沿って実施する場合と、突発的に何らかの事象（労災事故等）が起こり明確な目的をもって臨時的に行う場合がある（表2）。いずれの場合も目的やテーマを明確に設定して臨むことで、巡視先担当者との共通認識を持ちやすくなり、限られた時間を有効に使うことが可能となる。

❷ 巡視の目的に沿って情報収集する

- 作業工程表、作業内容リスト、現場見取り図（配置図）等
- 有害作業、有害物質取扱いの有無（安全データシート（SDS）、リスクアセスメント結果）
- 法定保守点検を要する機器の有無等
- 作業環境測定結果、特殊健康診断結果、特定業務従事者の健康診断結果等

VII 産業保健看護活動の実際

表2 巡視目的やテーマの一例

① 有害物質の取扱い状況を確認する（安全データシート（SDS）の有無と活用状況等）
② リスクアセスメントに基づいた取組みにおける遂行状況の確認
③ 局所排気装置や保護具などの適正稼働および使用状況の確認
④ 事務所衛生基準規則や各種ガイドラインに基づいた管理状況の確認
⑤ ５Ｓ（整理・整頓・清掃・清潔・しつけ）や法定掲示物、地震対策、非常時の避難通路の確保状況等の確認
⑥ 労災事故やヒヤリ・ハット発生現場の状況確認と改善対策の進捗確認
⑦ 健康診断結果で腰痛の訴えが多い職場での要因を把握
⑧ ストレスチェックの集団分析結果を参考に職場の雰囲気等を確認
⑨ 過重労働傾向にある職場の作業状況や様子を確認
⑩ 健康管理対象者や要就労配慮者の業務遂行状況や適正配置状況を確認

- 前回までの巡視記録やその結果をもって衛生委員会で審議された内容の確認、改善報告が出ていればその確認
- 過去の労働災害やヒヤリ・ハット事例の有無、同業種などの労働災害事例等
- 日頃の健康管理活動でのフォロー者、過重労働者、高ストレス者の有無
- ストレスチェックの集団分析結果等

❸ 巡視先・同行者と日程調整する

　巡視目的を達成し得る日時とするが、巡視先担当者の都合も考慮した慎重かつ柔軟な調整姿勢が大事である。強行な調整は厳に慎み、常に次につなげるコミュニケーションを意識する。日程調整は巡視先との良好なコミュニケーション構築の第一歩であり、今後の取組みの奏功を左右する。

　また、巡視先担当者にどこを見たいのか、何が知りたいのかを事前に伝えておきたい。そうしないと担当者もどう準備（心構え）をしてよいか分からず、巡視時に十分な情報が得られないばかりか担当者を困惑させてしまうこともある。巡視の目的はもちろんであるが、巡視で得ようとする大まかな内容をあらかじめ担当者に告知し、足りない情報が生じた場合は、どのような把握方法があるか確認できるとなおよい。産業医、衛生管理者、衛生工学衛生管理者、工場長、総括安全衛生管理者など、その目的や課題に合わせた同行者への依頼と調整が必要である。事業場のトップ層や産業医に同行してもらうことが効果的な場合もあれば、産業保健看護職単独の方が、より状況を把握しやすい場合もある。巡視の目的が最も効果的に達成されることを考慮した調整を行う。

❹ 必要な物品を準備する

- 巡視先に応じた服装：製造業であれば作業着、安全靴、ヘルメット、各種保護具。
  - ▷ 靴に関しては、業種にかかわらず歩きやすく音のしないものを選ぶ。
- 職場巡視チェックリスト、筆記用具、筆記ボード。
- デジタルカメラやビデオカメラ

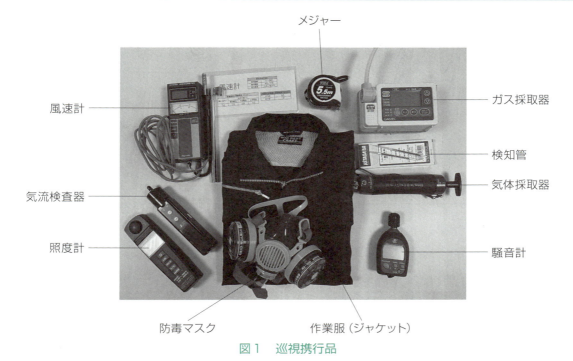

図1　巡視携行品

> 機密事項のある現場が多いため、事前の撮影許可が必須。
- 目的に応じて照度計、風速計、騒音計、各種濃度測定のための検知管等（図1）。

2 職場巡視の実施：礼に始まり礼に終わること！

❶ 目的に沿った視点で職場巡視を実施する

巡視先担当者に主だった説明を求めるが、現場作業者の声を聞くことがより参考となり、課題が浮き彫りになることも多い。ただしその際には作業の妨げや安全を損ねることがないよう、特段の配慮をする。

❷ 目的達成ばかりにこだわりすぎず、職場の雰囲気や風土などにも意識を向ける

労働者の表情や職場の整理整頓状況、掲示物の様子などから伝わってくるものをつぶさに感じとる（表3）。その印象はストレスチェックの集団分析結果などと呼応している場合が少なくない。また、問題点ばかりに注目するのではなく、工夫されている点や改善への進捗が確認された点などを意識的に抽出する。

❸ 巡視後にディスカッションの機会を設ける

気になった点や問題点を共有し、改善に向けての取組み事項の優先順位などを話し合う。対策の提案をする場合は実現可能なものとする。高額な設備投資や大幅な作業工程の変更などの意見は慎む。また、良好な点はこの場でも必ず盛り込むこと、褒めることを心掛ける。改善の急を要するケースでなければ、1回の巡視で全てを把握しようとし

表3　職場巡視時の主な視点

環 境 条 件	温湿度・気流・換気状況・照度・まぶしさ(グレア)・気積・におい・騒音・振動・粉じん等
有 害 物	化学物質取扱い状況 安全データシート（SDS）の有無と活用状況 作業主任者の選任と役割状況・法定掲示物の有無等
機械・機器類	正常稼働しているか・安全装置の有無と正常に機能するか・保守管理状況・使いやすさ等
作 業 方 法	作業手順・作業姿勢・連続作業時間・休憩時間・作業強度・反復性・交替制勤務・重量物の取扱い状況等
職場の雰囲気	労働者の表情や同僚同士の会話の様子 5S（整理、整頓、清掃、清潔、しつけ）の状況掲示物・休憩室や食堂などの共有スペースの様子・禁煙推進状況
健康管理での フォロー者	復職者や就労配慮を要する者や要注意者の就労状況の確認
緊 急 対 応	AED（自動体外式除細動器）・救命用具・避難経路・防災備品・消火器・担架設備・シャワーなど洗浄設備

たり、解決を急ぎ過ぎない。職場巡視を重ねる中で現場との関係性が醸成され、より良い解決方法が導かれ、改善の取組みが大きく進むこともある。

3 事後の対応

❶ 職場巡視報告書を作成する

　報告書の様式は事業場内で決められたものがあればそれを使用するが、特になければ以下の要件を備えたものが望ましい（図2）。

- 事業場の上層関係者に周知し、巡視内容が共有できる（回覧確認欄を設ける）。
- 巡視先の管理者に内容を確認してもらい、それに対するコメントや対策案などを記入してもらう欄を設ける。
- 産業医への報告や次回巡視時の参考となるように分かりやすい様式（画像添付など）とする。
  - ▷ 産業医による報告書と産業保健看護職（衛生管理者）の報告書様式を分けて作成することで、段階を踏まえた活動の流れが視覚化されやすくなる。
  - ▷ 問題点や改善事項は産業医へ確実に報告し、産業医巡視へとつなげ、職場巡視の効果向上に努める（一人で抱え込まない）。

❷ 安全衛生委員会で報告する

　毎月行われる安全衛生委員会において、定例で職場巡視報告をする。巡視先のあらを探す印象にならないよう、改善に向けてのアプローチを審議することに主眼を置いた報告を心掛ける。

産業保健看護職（衛生管理者）職場巡視報告書

日　時		天　候	
巡視場所			
巡視者			
巡視案内・同行者			
巡視目的			

巡視状況	画　像　① コメント①	画　像　② コメント②
	画　像　③ コメント③	画　像　④ コメント④

＊写真撮影許可が出ない場合は、現場状況の事実を列記する

法定掲示物	有　・　不足 （　　　　　　　　　　）
SDS	有　・　無
５S状況	× 1--2--3--4--5--6--7--8--9--10 ◎

所　見	＊指摘事項も含めて記入するが、産業医への報告を経て産業医巡視につなげることを念頭に置く。
巡視先コメント欄	
産業医コメント欄	産業医巡視　□　至急　　　□　要　　　□　今後検討

回　覧	総括安全衛生管理者	工場長	部長	産業医	巡視先担当者	産業保健師

図2　産業保健看護職（衛生管理者）職場巡視報告書の例

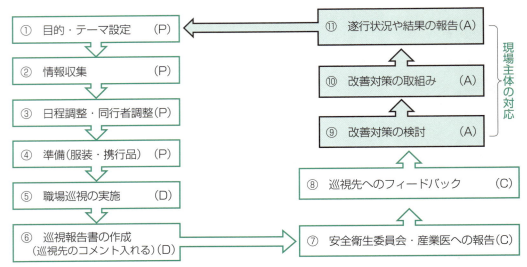

※P：Plan（計画）、D：Do（実行）、C：Check（評価）、A：Act（改善）
図3　職場巡視の実践（PDCA サイクル）

❸ 改善に向けての PDCA サイクルを回す（図3）

　職場巡視によって見いだした問題は難しいものほど、ヒト・モノ・カネの面で改善への道のりが難渋することが少なくない。そうした場合、産業保健看護職（衛生管理者）は現場により近い存在として、問題解決に向けて共に悩む時間と現場へ足を運ぶ巡視の回数はおのずと増えるだろう。しかしその結果得られるものは、問題解決によってもたらされる安全確保や健康障害の防止だけではない。現場との苦労の過程や成功体験の共有によって醸成される確固とした現場との信頼関係も生まれる。それこそが日常的に展開するもろもろの産業保健活動への理解や協力につながり、相乗効果として事業場全体の労働衛生管理レベルが向上する大きな要素となる。

　職場巡視は、一見地道な作業環境改善活動と捉えられがちだが、巡視を通して現場と共に問題解決や改善対策に取り組むことによってもたらされるダイナミックな効果は、産業保健看護職の醍醐味として必ず実感できるものと確信する。

（江口　美和）

【文　献】
1）森晃爾 編．産業保健ハンドブック3 改訂 写真で見る職場巡視のポイント：労働調査会；2010．
2）菊池昭．リスク発見のための職場巡視―見る巡視から考える巡思へ―：中央労働災害防止協会；2008．
3）加部勇 編．How to 産業保健① まるわかり職場巡視 工場編―現場写真でたどる巡視の視どころ・勘どころ―：産業医学振興財団；2023．
4）竹田透．How to 産業保健⑤ まるわかり職場巡視 事務所編―現場写真でたどる巡視の視どころ・勘どころ―：産業医学振興財団；2022．

3 快適職場づくり

1 快適職場づくりの意義と実際

① 快適職場づくりの背景と意義

　近年の技術革新の目覚ましい進展は、職場環境を大きく変えつつあり、また、経済の
ソフト化、サービス化や企業活動の国際化の進展等は、個々の労働者に就業態様の変化
や就業地域の拡大等をもたらしている。最近、こうした職場をめぐる環境の変化の中で、
労働者の就業に伴う疲労やストレスの問題が新たに生じている。また、労働面において
も、労働時間の短縮を求めるとともに、健康に対する関心の高まりから、心身への負担
の大きい作業についてはその軽減を求める等、職場における働きやすさが重視されるよ
うになってきている。さらに、労働力人口の高齢化に伴い事業場における中高年齢者の
割合が高まるとともに、女性や障がい者等の労働者比率の高まりがみられる。このため、
このような就業構造の変化に対応し、作業方法等の改善された職場環境の形成を図る必
要が生じている。職場の快適性が高いと職場のモラルの向上、労働災害の防止、健康障
害の防止が期待できるだけでなく、生産性の向上や離職率に対しても良い影響を及ぼす
とされている。

❶ 快適な職場環境を形成するに当たっての考え方[1]

　労働安全衛生法令等の事業場における作業環境、作業方法、休憩室、食堂等について
の安全衛生に関する基準は、労働者の危険または健康障害を防止するために事業者が最
低限講ずべき措置を定めたものである。一方、快適な職場環境形成への取組みは、事業
者の自主的な努力により進めていくべきものである。その際、事業者は労働安全衛生法
令に定める措置を講じた上で、「事業者が講ずべき快適な職場環境の形成のための措置
に関する指針」（平成４年７月１日付け労働省告示第59号、改正：平成９年９月25日付
け同第告示104号。以下、快適職場指針）に定めるところにより、労働者が疲労やスト
レスを感じることの少ない、快適職場環境を形成していくことが重要である。

② 快適職場指針

　快適な職場環境の形成については労働安全衛生法第71条の２と第71条の３において、
「事業者は快適な職場環境を形成するように努めなければならない」とされ、その具体
的な措置として以下の４つの視点から快適職場指針が示されている。

❶ 作業環境の管理

　空気の汚れ、臭気、温度、湿度等の作業環境を適切に維持管理することである。

1) 空気環境では、浮遊粉じんや臭気等について視覚や嗅覚等が不快でないよう、維持管理する。

2) 温熱環境では、作業の態様、季節等に応じて冷暖房などを用いて適切に保つ。また屋外作業場では夏季は日よけなどを、冬季は暖をとれる設備を用いて外気温等の影響を緩和する。

3) 視環境では、手元照明の設置等を用いて作業に適した照度を確保するとともに視野内に不快なグレア（まぶしさ）が生じないよう、ルーバー（羽板）など必要な措置を講ずる。

4) 音環境では、騒音を遮音材、吸音材、防音カバーなどを使用し、有効に遮蔽する措置を講ずるとともにOA機器等については、低騒音機器の採用等を図る。

5) 作業空間では、作業空間の快適性や通路などの適切な確保を図る。

❷ 作業方法の改善

心身の負担を軽減するため、相当の筋力を要する作業等について作業方法を改善する。

1) 腰部、頸部等身体の一部または全身に大きな負担のかかる不自然な姿勢での作業については、可変作業台の設置、足場の安定化等の措置、機械設備の改善等を図る。

2) 荷物の持ち運びなどを常態的に行う作業や機械設備の取扱い・操作等の作業で相当の筋力を要するものについては、助力装置の導入により負担の軽減を図る。

3) 高温、多湿や騒音等の場所における作業については、防熱や遮音壁の設置、操作の遠隔化等により負担の軽減を図る。

4) コントロール室における計器監視作業や一定の姿勢を長時間持続する作業については、緊張を緩和するための音楽機器の導入等により負担の軽減を図る。

5) 日常用いる機械設備、事務機器等については適切な表示を行い、作業内容と身体特性に合わせて調整可能なものとし作業しやすいよう配慮する。

❸ 労働者の心身の疲労を回復するための施設、設備の設置または整備

疲労やストレスを効果的に癒やすことができるよう、休憩室等を確保する。

1) 臥床できる設備を備えた休憩室を確保すること。ストレスは作業環境、作業方法のほか、職場における人間関係、職場組織など種々の要因がある。したがって、休憩室は休憩する労働者数に応じた広さであること、必要に応じて音楽を流したり、観葉植物を配置したりすること。

2) 多量の発汗や身体の汚れを伴う作業がある場合には、風呂やシャワー室などの洗身施設を確保するとともに、常時これを清潔にし、使いやすくしておくこと。

3) 疲労やストレスなどに関し、専門家に相談できるよう相談室などを確保すること。

4) 運動施設（体育館、プール、テニスコート、フィットネス施設など）を設置するとともに、敷地内に緑地を設ける等の環境整備を行うことが望ましい。

❹ 職場生活を支援する施設の整備と維持管理

洗面所等、労働者の就業に際し必要となる設備を常時清潔で使いやすくしておく。
1）洗面所、更衣室、トイレ、ロッカーなどの設備を常時使いやすくしておくこと。
2）食堂等の食事をとることのできるスペースを確保し、これを清潔に管理しておくこと。
3）給湯設備や喫茶コーナー、音楽鑑賞室、談話室などを確保することが望ましい。

以上のような快適職場指針による取組みは、職場全般と安全衛生の両方で効果がある。

3 快適な職場環境形成の実際（ストレスチェック制度における職場環境改善）

国際労働機関（ILO）は1992年の報告書で19の事業所のストレス対策事例から、職場レイアウトの改善、人間工学的改善、チームワークや小グループ活動の活性化、作業のローテーション化が効果的であったとしている。また、ストレスチェック制度ではストレスチェックの結果から「仕事のストレス判定図」を作成し、職場の健康リスクが高いと判断された場合に職場環境の改善が必要となる。

職場環境改善に当たってはステップ1から5まで（図の左側の囲み）、職場を働きやすくするために実効性の高い改善計画を職場のメンバーで話し合いながら立てていく[2]。

ステップ3の改善計画立案では、独立行政法人労働者健康安全機構・厚生労働省から公表されている「これからはじめる職場環境改善〜スタートのための手引〜」を参考にできる。また、職場環境改善ツールとして、①職場改善のためのヒント集（メンタルヘルスアクションチェックリスト）、②いきいき職場づくりのための参加型職場環境改善

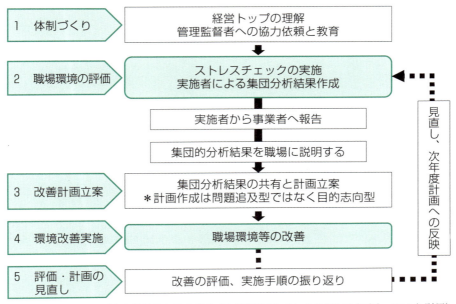

（中央労働災害防止協会 編『労働衛生のしおり令和6年度』p.89より引用）

図　職場環境改善実施のステップ

Ⅶ　産業保健看護活動の実際

の手引き（仕事のストレスを改善する職場環境改善のすすめ方）、③メンタルヘルス改善意識調査票（MIRROR)[3]、④職場の快適度チェック（快適職場調査　ソフト面)[4]などがある。前述の手引き内に特徴が詳述されているので、事業場に合わせて選択して活用するとよい。

（巽　あさみ）

【文　献】

1）厚生労働省事業者が講ずべき快適な職場環境の形成のための措置に関する指針．通達．実務体系産業保健ガイドライン——1冊でわかる法令・通達・指針・ガイドライン第9版：産業医学振興財団；2009：pp316-326.
2）中央労働災害防止協会 編．ストレスチェック制度における職場環境改善，労働衛生のしおり令和6年度：中央労働災害防止協会；2024：pp86-89.
3）産業医科大学産業生態科学研究所 産業精神保健学研究室：メンタルヘルス改善意識調査票（MIRROR）．2008.
　　https：//www.uoeh-u.ac.jp/medical/support/db/024.html
4）中央労働災害防止協会 安全衛生情報センター：働きやすい職場づくりのための快適職場調査（ソフト面）チェックシート1（事業所用）．
　　https：//www.jaish.gr.jp/user/anzen/sho/sho_07_p16s.pdf
　　＊3），4）は2024年10月1日アクセス

2　職場環境改善の事例紹介[1]

1　概　要

　対象は従業員1,500人の総合化学メーカー。会社全体のストレスチェックの結果、総合健康リスクは90以下を保っているが、ハイリスク部署もある。職場改善活動の実施希望があった2部署（A、B）でメンタルヘルス意識調査票 MIRROR[2]を用いた活動を実施した。

❶ タイムスケジュール

- 1月／MIRROR を用いた検討会、計画
- 2・4・7月／活動状況のフォローアップ
- 8月／ストレスチェックで改善状況確認

❷ 職場改善活動とその結果

　具体的な職場環境改善の取組みは、装置メンテナンスの輪番制導入、ミーティング頻度の調整、報告様式の簡略化、管理職の情報伝達の強化など。介入後の組織診断は、それぞれ総合健康リスクで、部署 A は106→96、部署 B は108→95と改善した（表）。

❸ 実施後アンケート

　参加型職場環境改善の方法に業務上の困難点を拾い上げる手法の MIRROR を活用することで、職場環境について細かく議論するきっかけを持つことができたという意見が

表　職場環境改善の結果

	（年度）	平均点数				健康リスク		
		量的負荷	コントロール	上司の支援	同僚の支援	量-コントロール	職場の支援	総合健康リスク
部署A	2016	7.9	7.8	6.7	7.3	96	116	106
	2017	7.3	7.9	7.5	7.6	92	104	96
部署B	2016	8.4	7.9	7.8	6.8	98	110	108
	2017	8.2	8.6	7.6	7.6	91	104	95

多数。「上司が話を聴いてくれる頻度が増えた」「皆で職場環境を話し合うきっかけができた」「今まで抱えていた悩みを伝えることができた」等のコメントがあった。小集団活動として進めることによって職場全体の参加が可能になり、従業員の主体的、自主的活動として展開することができ、職場環境改善を行うツールとして効果が認められた。

　改善策については、衛生委員会などの場で十分に労使間の調整を図る必要がある。衛生委員会（安全衛生委員会）での承認を経て、従業員へのフィードバックを実施する必要がある。

2 職場環境改善に当たって留意すべき事項

　継続的かつ計画的な取組みとし、労働者の意見の反映をすること、また個人差への配慮とともに職場に潤いを持たせ、リラックスさせることへの配慮をすることが重要である。

（巽　あさみ）

【文　献】
1）尾土井悠，川上智恵，稲葉未来，臼井理恵，巽あさみ他．MIRRORによる職場改善活動と実施後アンケートの報告．産衛誌．2018；60：485．
2）産業医科大学産業生態科学研究所　産業精神保健学研究室：メンタルヘルス改善意識調査票（MIRROR）．
　　https：//www.uoeh-u.ac.jp/medical/support/db/024.html（2024年10月1日アクセス）

4 健康管理

1 健康診断

1 健康診断の目的と種類

❶ 健康診断の目的と基本的事項

　職域の健康診断は、労働者の職業性疾病を予防し、健康で生き生きと仕事ができるように健康状態を把握し、的確な事後措置を行うために実施される。わが国では職場における労働者の安全と健康確保のため、健康診断に関係する法令が整備されており、労働安全衛生法（以下、安衛法）第66条では健康診断の実施から面接指導までが定められている。健康診断の目的と意義については以下のように記述されている[1]。

　　1）　就業前、就業中の健康状態の把握
　　2）　有害業務（有害物質等により、健康障害を引き起こすおそれのある業務）の健康影響の評価
　　3）　事後措置（作業環境・作業方法の改善、保健指導）による労働者の健康障害の予防

　法令では、事業者は健康診断結果を通じて「安全配慮義務」を果たすことが求められ、労働者は健康診断結果を利用して「自己保健義務」を果たしていくことが義務付けられている。また、最近は働き方や働く場が多様化し、健康管理も労働者が自主的に自身の健康を保持・増進していくことが望まれている。このことから、産業保健看護職は労働者の労働環境を踏まえた上で、一人一人が健康診断結果を有効に活用し、ヘルスリテラシーの向上を図るための支援を行う必要がある。そして、健康診断で得られた情報を集団・組織の健康課題につなげ、関係者と連携して課題解決を図っていくことが重要である。

　続けて、安衛法等で事業者に実施が義務付けられている健康診断の基本事項を4つ示す。

　　1）　健康診断の実施は事業者の責任であること
　　2）　健康診断は判定を含め医師が行うこと
　　3）　健康診断項目など実施方法は厚生労働省令の定めによること
　　4）　健康診断は事後措置等が行われることに意義があること

　法令では特に、単に健康診断を実施するだけでなく、事後措置等が行われることを事業者に義務付けていることに注意すべきである。

❷ 健康診断の種類

　上記目的を果たすために事業場に義務付けられている健康診断の種類を表1に示す。

4 健康管理

表1 職域で実施されている健康診断の種類

1．一般健康診断	2．特殊健康診断		3．会社の判断で実施
	法令で義務付けられているもの	通達で示されているもの	
• 雇入れ時健康診断 • 定期健康診断 • 特定業務従事者健康診断 • 海外派遣労働者健康診断 • 給食従事者の検便 • 自発的健康診断	• じん肺健康診断 • 有機溶剤健康診断 • 鉛健康診断 • 電離放射線健康診断 • 除染等電離放射線健康診断 • 特定化学物質健康診断 • 高気圧業務健康診断 • 四アルキル鉛健康診断 • 歯科健康診断 • 石綿健康診断	• 情報機器作業 • 騒音 • 紫外線・赤外線 • 塩基性酸化マンガン • 黄リン • 有機リン剤 • 亜硫酸ガス • 二硫化炭素 • ベンゼンのニトロアミド化合物 • レーザー光線 • キーパンチ作業 • 重量物　など29種類の業務	• がん検診 • 婦人科検診 • 歯科検診 • 脳ドックなど

（森晃爾　総編集『産業保健マニュアル 改訂8版』（南山堂）p.169より引用）

① 一般健康診断

　一般健康診断は6種類に分かれ、対象者は下記の通りである。検査項目の詳細を表2〜表7に示す。

1) 雇入れ時の健康診断は、常時使用する労働者を雇い入れるときに実施し、年齢による検査項目の省略はできない（表2）。

2) 定期健康診断は、常時使用する労働者に1年以内ごとに1回実施し、年齢による検査項目の省略事項がある（表2、表3）。

3) 特定業務従事者健康診断は、深夜業など特定業務に従事する労働者に対して、当該業務への配置換えの際、および6カ月以内ごとに1回、定期的に定期健康診断と同じ項目の健康診断を行うことが義務付けられており、該当する業務は14種類である（表4）。

4) 海外派遣労働者の健康診断では、6カ月以上海外に派遣させる際、および6カ月以上海外に派遣した労働者を帰国させ国内業務に就かせる際に実施義務がある。派遣前の健診は派遣予定日まで日程の余裕がない場合、事後措置としての再検査、精密検査、あるいは　治療開始などの対応をしないまま現地に赴くなどにより、健康に影響が出るおそれがあるため、本来必要である健診の事後措置やその後の受診行動が制約されることのないように、早めの健診実施や受診対応などの配慮が必要である（表5）。

5) 給食従業員の検便では、給食センターなど、食品の提供に携わる方へ「腸内細菌検査（検便検査）」を受けることが定められている。学校給食従事者は、「学校給食衛生管理基準」により「検便は、赤痢菌、サルモネラ属菌、腸管出血性大腸菌血清型O157その他必要な細菌等について、毎月2回以上実施すること」と定め

279

Ⅶ　産業保健看護活動の実際

表2　雇入れ時の健康診断と定期健康診断の項目

	雇入れ時の健康診断（安衛則第43条）※1	定期健康診断（安衛則第44条）
対象となる労働者	常時使用する労働者	常時使用する労働者（次項の特定業務従事者を除く）
実施時期	雇入れの際	雇入れの際
項目	① 既往歴及び業務歴の調査	① 既往歴及び業務歴の調査
	② 自覚症状及び他覚症状の有無の検査	② 自覚症状及び他覚症状の有無の検査
	③ 身長、体重、腹囲、視力及び聴力の検査	③ 身長※2、体重、腹囲※2、視力及び聴力の検査
	④ 胸部エックス線検査	④ 胸部エックス線検査※2及び喀痰検査※2
	⑤ 血圧の測定	⑤ 血圧の測定
	⑥ 貧血検査（血色素量及び赤血球数）	⑥ 貧血検査（血色素量及び赤血球数）※2
	⑦ 肝機能検査（GOT、GPT、γ-GTP）	⑦ 肝機能検査（GOT、GPT、γ-GTP）※2
	⑧ 血中脂質検査（LDL コレステロール、HDL コレステロール、血清トリグリセライド）	⑧ 血中脂質検査（LDL コレステロール、HDL コレステロール、血清トリグリセライド）※2
	⑨ 血糖検査	⑨ 血糖検査※2
	⑩ 尿検査（尿中の糖及び蛋白の有無の検査）	⑩ 尿検査（尿中の糖及び蛋白の有無の検査）
	⑪ 心電図検査	⑪ 心電図検査※2

※1　雇入れ時の健康診断では、検査項目の省略はなし
※2　定期健康診断における健康診断の項目の省略基準：定期健康診断の健康診断項目については、表3の基準に基づき、医師が必要でないと認めるときは省略することができる。なお、「医師が必要でないと認める」とは、自覚症状及び他覚症状、既往歴等を勘案し、医師が総合的に判断することをいう。したがって、省略基準については、年齢等により機械的に決定されるものではないことに留意すること。

（厚生労働省・都道府県労働局・労働基準監督署「労働安全衛生法に基づく健康診断を実施しましょう ～労働者の健康確保のために～」を基に作成）

られている（表6）。

6）　自発的健康診断は、常時使用される労働者で、過去6カ月を平均して1カ月当たり4回以上深夜業に従事した者が、通常の定期健康診断とは別に自ら健康診断を受けて、その診断結果を事業者に提出できるものである。深夜業は、昼間に働く労働に比べて、生活のリズムが異なり、労働者の負担は重くなるため、健康に不安を感じたときなど自ら受けた健康診断結果を事業所に提出し、事業者は定期健康診断と同様にその結果に基づき適切な事後措置を講じる必要がある。検査項目は、定期健康診断と同じ11項目で、医師が必要と判断した項目も追加される（表7）。

4　健康管理

表3　定期健康診断で医師が必要ないと認める時に省略できる項目

項目	医師が必要でないと認める時に先の健康診断項目を省略できる者
身長	20歳以上の者
腹囲	1．40歳未満（35歳を除く）の者 2．妊娠中の女性その他の者であって、その腹囲が内臓脂肪の蓄積を反映していないと診断された者 3．BMIが20未満である者（BMI（Body Mass Index）＝体重（kg）／身長（m）^{2}） 4．BMIが22未満であって、自ら腹囲を測定し、その値を申告した者
胸部エックス線検査	40歳未満のうち、次のいずれにも該当しない者 1．5歳ごとの節目年齢（20歳、25歳、30歳および35歳）の者 2．感染症法で結核に係る定期の健康診断の対象とされている施設等で働いている 3．じん肺法で3年に1回のじん肺健康診断の対象とされている者
喀痰検査	1．胸部エックス線検査を省略された者 2．胸部エックス線検査によって病変の発見されない者または胸部エックス線検査によって結核発病のおそれがないと診断された者
貧血検査 肝機能検査 血中脂質検査 血糖検査 心電図検査	35歳未満の者および36〜39歳の者

（厚生労働省・都道府県労働局・労働基準監督署「労働安全衛生法に基づく健康診断を実施しましょう
〜労働者の健康確保のために〜」を基に作成）

② 特殊健康診断

　有害要因による健康影響を防ぐため、法令や通達で定められた有害な業務に常時従事する労働者等に対し、それぞれ特別の健康診断を実施しなければならない。法令で義務付けられている特殊健康診断は原則として、雇入れ時、配置替えの際および6カ月以内ごとに1回（じん肺健診は管理区分に応じて1〜3年以内ごとに1回）、健康診断を実施する義務がある。また、騒音作業や重量物取扱い作業等の身体に著しい振動を与える特定の業務では、それぞれ特定の項目について、健康診断を実施するよう指針・通達等が発出されている。産業保健看護職は、前述した健康診断の目的を果たすために、有害要因の健康障害発生メカニズムに関する知識を持ち、有害要因に関する情報などさまざまな専門的知識を身に付けた上で健康診断に参画する必要がある。特に健康診断時の問診では、労働者の健康状態や現場での作業環境を踏まえ、作業内容やばく露状況等を聞き取り、医師等の行う事後措置判定に役立つ情報を提供することが望まれる。また事後措置での介入では、状況に応じて作業環境の改善等の対応につなげていくことが必要である。

③ 企業等の判断で実施している健康診断

　それぞれの企業等のニーズや健康保険組合（労働者・扶養家族の医療保険事業を担う

VII 産業保健看護活動の実際

表4　特定業務従事者の健康診断の項目

特定業務従事者健康診断（安衛則第45条）		安衛則第13条第1項第2号に掲げる業務
対象となる労働者	労働安全衛生規則（安衛則）第13条第1項第2号に掲げる業務に常時従事する労働者	イ　多量の高熱物体を取り扱う業務及び著しく暑熱な場所における業務 ロ　多量の低温物体を取り扱う業務及び著しく寒冷な場所における業務 ハ　ラジウム放射線、エックス線その他の有害放射線にさらされる業務 ニ　土石、獣毛等のじんあい又は粉末を著しく飛散する場所における業務 ホ　異常気圧下における業務 ヘ　さく岩機、鋲打機等の使用によつて、身体に著しい振動を与える業務 ト　重量物の取扱い等重激な業務 チ　ボイラー製造等強烈な騒音を発する場所における業務 リ　坑内における業務 ヌ　深夜業を含む業務 ル　水銀、砒素、黄りん、弗化水素酸、塩酸、硝酸、硫酸、青酸、苛性アルカリ、石炭酸その他これらに準ずる有害物を取り扱う業務 ヲ　鉛、水銀、クロム、砒素、黄りん、弗化水素、塩素、塩酸、硝酸、亜硫酸、硫酸、一酸化炭素、二硫化炭素、青酸、ベンゼン、アニリンその他これらに準ずる有害物のガス、蒸気又は粉じんを発散する場所における業務 ワ　病原体によつて汚染のおそれが著しい業務 カ　その他厚生労働大臣が定める業務
実施時期	当該業務への配置替えの際及び6カ月以内ごとに1回、定期	
項目	定期健康診断と同一項目 ①胸部エックス線検査及び喀痰（かくたん）検査は1年以内ごとに1回の定期実施で可能。 ②前回の健康診断において、貧血検査、肝機能検査、血中脂質検査、血糖検査及び心電図検査を受け、かつ、医師が必要でないと認めるときは、当該項目のみ省略可能。また、聴力の検査は、省略できないが、前回の健康診断において、オージオメーターを使用して、検査を実施した場合は、医師が適当と認める方法に代えることが可能。 ③その他の省略基準等については、定期健康診断と同じ。	

（厚生労働省・都道府県労働局・労働基準監督署「労働安全衛生法に基づく健康診断を実施しましょう〜労働者の健康確保のために〜」を基に作成）

組織）の施策を基に実施する健康診断で、特定健康診査・特定保健指導、人間ドック、単身赴任者健康診断、婦人科検診や歯科検診などがある。その中の特定健康診査・特定保健指導は、2008（平成20）年「高齢者の医療の確保に関する法律」（高齢者医療確保法）に基づく健康診断で、医療保険者である健康保険組合が事業主に委託し実施している。その主な目的は、生活習慣病の予防で、対象者（40〜74歳）のメタボリックシンドロームに着目した健康診断を行うことである。企業等で働く産業保健看護職は健康保険組合と連携して参画し、メタボリックシンドローム該当者の割合や特定保健指導実施率の推移などを経年で評価し、健康施策につなげることが求められる。

4　健康管理

表5　海外派遣労働者の健康診断の項目

海外派遣動労者の健康診断（安衛則第45条の2）	
対象となる労働者	海外に6カ月以上派遣する労働者
実施時期	派遣前及び帰国後
項目	①定期健康診断と同じ項目の検査（身長及び喀痰検査については、医師の判断により、定期健康診断と同じ基準で省略可） ②腹部画像検査 ③血液中の尿酸の量の検査 ④B型肝炎ウイルス抗体検査 ⑤ABO式及びRh式の血液型検査（海外派遣時に限る） ⑥糞便塗抹検査（帰国時に限る）

海外派遣時の健康診断に限り、雇入れ時の健康診断、定期健康診断、特定業務従事者の健康診断及び特殊健康診断を受けた者については、当該健康診断の実施の日から6カ月間に限り、重複する項目を省略できる。

表6　給食の業務に従事する労働者の検便

給食の業務に従事する労働者の検便（安衛則第47条）	
対象となる労働者	事業に附属する食堂又は炊事場における給食の業務に従事する労働者
実施時期	雇入れの際又は当該業務への配置替えの際
項目	検便による健康診断（伝染病保菌者発見のための細菌学的検査）

「学校給食衛生管理基準」では、学校給食の調理に従事する労働者は毎月2回以上の検査が義務付けられている。

表7　深夜業に従事する労働者の自発的健康診断

深夜業に従事する労働者の自発的健康診断（安衛法第66条の2）	
対象となる労働者	深夜業に従事する労働者であって、一定の要件に該当するもの[3]
実施時期	深夜業は、昼間に働く労働に比べて、生活のリズムが異なり、労働者の負担は重くなるため、健康に不安を感じたときなど ①自ら受けた健康診断（自発的健康診断）の結果を事業者に提出できる ②事業者は、提出された健康診断の結果により、定期健康診断と同様に事後措置等を講じる必要がある
項目	定期健康診断と同一項目。医師が必要と判断した項目も追加される

※3　深夜業に従事する労働者で一定の要件
　常時使用される労働者であって、当該健康診断を受けた日前6カ月間を平均して1カ月4回以上の深夜業に従事した人（安衛則第50条の2）。深夜業とは、午後10時から翌朝午前5時までの業務を言う。

（表5～7は、労働安全衛生法・労働安全衛生規則、
労働者健康安全機構東京産業保健総合支援センター
『令和4年度版労働衛生のハンドブック』を基に作成）

2 健康診断における産業保健看護職の役割

　健康診断にどう産業保健看護職が介入していくかは、企業等や事業場の特性により大きく異なるが、冒頭で述べた健康診断の目的を果たすためには、事業場や労働者の特性を理解している産業保健看護職が、可能な限り企画から参画していくことが求められる。産業保健看護職は事業場や労働者のニーズに合った健康診断が提供できるよう産業保健チームの中でコーディネーターの役割を担い、人事労務・総務部門や外部健康診断機関と連携しなければならない。また、労働者一人一人が健康診断結果を有効に活用し、自律的に自らの健康状態を維持・増進するためのヘルスリテラシーの向上を支援していくことが重要な役割となる。表8に産業保健看護職が関わる一般健康診断業務の流れについて示す。

❶ 企　画

　企業等の健康管理方針に基づき、人事・労務等の内部関連部門や外部健康診断機関（健康診断を委託する場合）と連携し策定する。例えば、健康診断を会社内で実施するか、外部健康診断機関を利用するか、また、実施期間を集中させるか分散させるか、対象者の選定では労働者の就業形態（正社員、パートタイム労働者など）を配慮して計画を立てる必要がある。さらに、前年の健康課題を振り返って運用を検討し、健康診断実施から事後措置対応までの課程でマンパワーや予算を確保していけるよう企画し、必要に応じて運用を変更していく。健康課題から運用変更につなげた例を紹介すると、前年度、若年層の婦人科検診受診率が低いことから、定期健康診断に合わせて婦人科検診を同日開催できるよう関係部署と検討を行い、マンパワーや予算を調整して同日開催を実施した結果、受診率の向上につながった事業場がある。

❷ 実施計画の立案

　健康診断の精度管理や受診率の向上、受診のしやすさ、待ち時間の短縮等が図れるように、関係者と検討し計画を立てる。具体的には、予約方法の工夫や1日の予約数の調整、健康診断スペースの配置など動線の検討が必要となる。また、未受診者への対応として予備日を設定することも必須だが、受診率を向上させるためには、受診者本人だけではなく、所属先の上長を巻き込み、職場の協力を得ていくための計画を立案することが重要である。

❸ 準　備

　健康診断当日の運営が円滑に進むよう、受診者への案内通知の作成・送付、検査キット配布の調整、当日に実働するスタッフと必要な機材や書類の確認をしておく。また、健康診断を外部健康診断機関に委託する場合には、健康診断時の緊急時対応や異常値の連絡の方法、事後措置までの段取りなど、外部健康診断機関と産業保健看護職の連携について確認することが重要となる。さらに、健康診断に必要なスペースや設備環境が整っ

4　健康管理

表8　産業保健看護職が関わる一般健康診断業務

業務の流れ	内　容
1．企　画	健康管理方針に基づき、実施方法、時期、対象者の選定、健康診断項目（追加や省略）、マンパワーの配置、予算立てなどを検討し策定する • 人事、労務等の関連部門や外部健康診断機関等と連携し策定 • 過去の課題を踏まえ健康診断当日〜事後措置対応までを見据えて企画
2．実施計画の立案	健康診断の精度管理や受診率の向上、受診のしやすさや待ち時間の短縮等が図れるよう立案 • 予約方法や予約枠数の検討、健康診断スペースの確保や配置、未受診者管理等
3．準　備	受診者への概要の周知、スタッフの打合せ、健康診断に必要な機材や設備の確認、関連書類の確認、緊急時対応や異常値連絡の方法、健康情報提供資料の準備等
4．実　施	会場・機器の設営、スタッフの配置、社員向け健康情報の提供、緊急時・相談対応 • プライバシーが確保できる会場設営
5．結果の管理	受診者への通知と保管 • タイムリーな通知、結果通知を自身の健康に活用してもらう工夫 • 個人情報の管理
6．判定と事後措置	診断区分と就業区分（産業医）、保健指導区分の判定を行う • 判定結果に基づき事後措置対応 • 有所見者の就業配慮の有無を産業医に確認し連携して対応
7．評価とフィードバック	健康診断の流れや発生した問題、健康動態をまとめ、次回に生かす • 本人に対する保健指導のほか、集団としての特性や変化に着目しまとめ、関係者や安全衛生委員会でフィードバックし、健康教育や作業環境改善などに役立てる

（森晃爾 編『看護職のための産業保健入門』（保健文化社）pp.74-77を基に作成）

ているか、オフィスビルで実施する場合は、レントゲン車の駐車場所やプライバシーの確保が十分守られるかなど、事前に外部健康診断機関と現場を見ながらの打合せが必要となる。

❹ 実　施

　会場設営や機器の搬入、スタッフの配置、動線など健康診断が円滑に運営できるよう確認する必要がある。外部健康診断機関へ委託する場合でも、全てを業者に任せるのではなく、待ち時間が少ない動線か、室温管理やプライバシーの確保に配慮した会場設営になっているか等、産業保健看護職が一緒に確認していくことが望ましい。

　また、企業等によっては産業保健看護職が健康診断会場に相談窓口を設置し、問診者と連携しながら当日のデータ異常者や健康相談の希望者に対し、タイムリーに面談対応を行う場合もある。健康診断時に血圧が高値の人やメンタルヘルス不調者に対して、早期に介入していくことは安全配慮義務の観点からも重要な支援である。

❺ 結果の管理

　まず、労働者への健康診断結果通知が遅延することがないように運用を調整する必要

がある。安衛法第66条の6「健康診断結果を労働者に通知する義務」では、事業者は労働者が自らの健康状態を把握し、自主的に健康管理が行えるよう、健康診断を受けた労働者に対して、異常の有無にかかわらず、遅滞なくその結果を通知しなければならないとされている。「遅滞なく」の期間に法的な定めはないが、2015（平成27）年の判例では、健康診断結果通知の遅れが肺がんによる死亡につながったとして、遺族がある法人を訴えた判決として、法人側は遅くとも1カ月後までに受診者に健康診断結果を通知する義務があったとし、遺族に対する330万円の慰謝料支払い命令が出た[6]。

　産業保健看護職は業務が多忙な状況でも、活動の中で優先度を考え、介入が必要な健康診断結果は速やかに通知していく必要がある。また、健康診断受診後に労働者の健康への関心が高いタイミングを逃さず、タイムリーに結果を通知し、健康情報を自身の健康管理に活用してもらうために支援することが重要である。さらに、結果の通知と管理に際しては、個人情報管理の取扱いに十分留意する必要があり、健康診断結果の保存は、安衛法に基づき期限が定められている。事業者は一般健康診断結果を5年間保存、特殊健康診断結果では最長30年間保存が義務付けられた健康診断もあるため、注意が必要である。

❻ 判定と事後措置

　医師等が診断区分と就業区分、保健指導区分の判定を行う。産業保健看護職は「要精査」「要治療」の判定内容から、有所見者の就業配慮の有無を産業医に確認し、事後措置対応を行う（詳細は本節 **3** (p.288～)参照）。

❼ 評価とフィードバック

　健康診断の評価を大きく2つに分けて説明する。1つ目に次年度の健康診断運営を検討するために行うもの（事業者、管理監督者、労働者、労働組合、健康保険組合の対応評価）、2つ目に健康診断結果から得られた情報を集団の特性や変化に着目しながら分析し、健康施策に役立てるために実施するもの（作業状況や作業環境の様子、労働者・事業場の健康動態の過去データの比較分析など。有所見率、肥満率、喫煙率、特定保健指導の階層化判定、生活習慣など）が挙げられる。得られたデータや評価内容を安全衛生委員会などでフィードバックし、審議された課題や意見を来年度に活用していくことが重要である。

　以上、産業保健看護職が関わる健康診断の流れについて説明したが、労働者が自ら健康診断を活用し、健康意識の向上を目指す支援を図るためには、健康診断当日から事後措置までの関わりを戦略的に計画することが重要である。以下に、健康診断の場や結果通知を有効に活用してもらうために工夫している実践例を紹介する（表9）。

　ある事業場では労働者が健康診断当日に会場に足を運んだ時から健康への意識向上を図り、健康への興味関心が残る間に健康診断結果を確認する行動につなげ、後日も労働

4　健康管理

表9　健康診断を有効活用してもらうための工夫（外部健康診断機関受診時の実施例）

支援の タイミング	内　容	具体例
健康診断 当日	健康情報の提供 （リーフレット、パワーポイント投影、健康機器の設置など）	• 健診結果の確認の方法や活用について • 歯科予防について • がん予防について • 頭痛の対処方法について • 快適な在宅勤務の過ごし方の工夫（食事・飲酒・運動・睡眠・メンタルヘルスなど） • フレイル予防について（握力測定） • 社内健康情報ポータルサイトの紹介
	健康相談窓口の設定	• メンタルヘルス不調や血圧高値などの個別相談対応（健診問診担当者と連携） • 後日、職場担当の産業保健看護職へつなげ継続支援
健康診断 事後	• 健康診断結果の見方・活用情報の提供（全対象者へメール・社内ポータルサイトへの掲載） • 相談窓口の案内	• 健診判定の見方や結果の活用について • 生活習慣予防等の健康情報の提供 • 職場担当の産業保健看護職の連絡先
	• 要治療・要精密検査判定者へ通知・面接 • その他判定者へ通知・面接や双方向のやりとり	• 健康支援部門から健診判定の見方・今後の対応について・健康情報の提供 • 職場担当の産業保健看護職が事後措置面談の連絡や健康情報の提供
	産業保健職メンバーで事後措置対応の共有	• 定期的に健康リスクのある受診者を抽出、ミーティングで対応状況を共有 • 重症化予防・困難事例をメンバーで検討し対応

　者自身の健康管理に活用してもらうために、健康診断当日は受診者全員に健康診断結果の確認と結果の活用方法を周知し、フードモデルや測定機器等を設置して健康情報を提供している。また、会場内に相談窓口を設置し、産業保健看護職が当日対応の必要な受診者へ個別相談を実施することで早期介入を図り、後日継続支援が必要な場合は、担当産業保健看護職へ情報共有して連携をしている。

　さらに健康診断後日の対応として、健康管理区分判定で「要治療」「要精密検査」指示が出た場合には、早めに結果が通知できるよう、個人情報に配慮した上で健康支援部門からメールを配信し、その後、職場担当の産業保健看護職が個別に連絡をとり保健指導につなげている。また、複数の産業保健スタッフがいる事業場では、産業保健看護職が定期的に健康リスクのある受診者データを抽出し、産業医や産業保健看護メンバー皆で事後措置対応状況を共有する場を設けている。事後措置の対応が困難な事例を産業保健看護職が一人で抱えるのではなく、複数の産業保健スタッフメンバーで共有・検討し、対応していけるよう工夫する重要な取組みである。

Ⅶ　産業保健看護活動の実際

3　健康診断の事後措置のあり方

　先に、健康診断の基本的事項で、健康診断は事後措置等が行われることに意義があると述べた。法令で定められている事後措置を以下の３つに分けて述べる。

1） 健康管理区分の判定：有所見であるかどうかを判定（医師等が判定）
2） 就業区分の判定：労働者に対する就業上の措置が必要かどうかを医師等へ意見聴取（医師等が判定）
3） 保健指導の実施：健康診断の結果、特に健康の保持に努める必要がある労働者に対して実施（医師、保健師等が実施）

健康診断の実施から保健指導までの流れは図１を参照。

❶ 健康管理区分の判定

　医師等が健康診断結果に基づき「要治療」「要経過観察」「所見なし」の診断を行う。産業保健看護職が専属スタッフの場合は、要治療判定者が受診勧奨に応じたか、再検査・精密検査結果について確認するなど、こまやかな支援が必要である。専属スタッフでない場合は、事業場の衛生管理者や職場上長と連携し、該当者が受診行動をとれているかを確認することが望ましい。

❷ 就業区分の判定

　事業者は、異常の所見があると診断された労働者の健康を保持するために、必要な措置に関する意見を医師等から聴くことが規定されている。医師等は、労働者の職務遂行能力や希望に適合し、十分な能力を発揮でき、かつ働きやすい状態であるかを評価して、「通常勤務」「就業制限」「要休業」の可否判定を行う。例として、健康診断の結果、血糖値が高く「要治療」判定の労働者に対する対応を挙げる。残業が続き不規則な生活が続いた場合に糖尿病の悪化リスクが高まるため、速やかに治療を勧奨し、血糖値が安定するまで就業制限等の措置を講ずる。就業区分の判定で就業上の措置が必要と判断した場合、労働者の事情を考慮して、関係者と協議を行い、就業場所の変更や作業の転換、労働時間の短縮、深夜業の回数の減少等の措置を講じていかなければならない（適正配置）。

　適正配置を検討する上で大切なことは、「合理的配慮」の提供である。合理的配慮とは、障がいの有無は関係なく全ての人が平等であるということを基本とし、人権と基本的な自由を当たり前に行使できるように環境の変更や調整といった配慮をすることで、2016（平成28）年４月１日より施行された「障害を理由とする差別の解消の推進に関する法律」（障害者差別解消法）により、行政機関や学校、企業などの事業者に、①障がいを理由とする不当な差別的取扱い禁止、②合理的配慮の提供義務が課せられている。合理的配慮を行う際は、事業者側が障がい者の申出に耳を傾け、障がい者が抱える仕事上の課題解決のために、最適な配慮をすることが大切となる。産業保健看護職も、労働者の仕事の捉え方や健康観、人生や生活の価値観などをくみ取り、事業場や職場ニーズを考慮して、労働者、職場メンバーが共に気持ち良く働ける環境づくりを意識し、合理

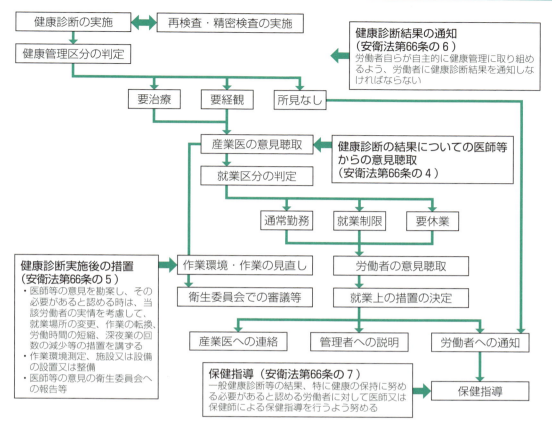

図1 健康診断後に行われる事後措置の流れ

的配慮を踏まえた支援を行うことが大切である。さらに、安全配慮義務として所属長や人事担当者に健康情報を開示する場合は、「個人情報の保護に関する法律」（個人情報保護法）で健康情報は機微な情報とされていることを十分に踏まえ、事前に本人の同意を得なければならない。状況により、本人の同意が得にくい場合は、健康情報を加工して伝えたり、就労措置のみを伝えたりするなどの配慮を行い、対応していくことが重要である[8]。

❸ 保健指導の実施

安衛法第66条の7では、健康診断の結果、特に健康の保持に努める必要があると認める労働者に対して、医師または保健師による保健指導を行うよう努めなければならず、また労働者は、健康診断結果および保健指導を利用して、その健康の保持に努めるものと定められている。特に健康診断の判定で、業務を継続することで病状を悪化させるおそれがある場合は、速やかに医療機関受診や精密検査を指示する必要がある。例えば、血圧が高値の労働者が未治療のまま長時間残業を続け、脳梗塞を発症し片麻痺が残った場合などは、労働災害の事案となり企業等としてリスクを負うだけでなく、労働者本人や家族にとっても不幸な状況となってしまう。保健指導では、ただ結果を通知するだけ

でなく、労働者の労働状況を踏まえた上で、病気の重症化予防が図れるよう支援をしていくことが重要である。また、保健指導は産業保健看護職にとって労働者と信頼関係を構築できる大切な支援であり、関わりの中でやりがいが得られる業務である。保健指導を通じて健康診断結果を自身の健康管理に役立ててもらい、健康の保持・増進が図れるよう保健指導内容を工夫しながら展開していくことが重要である。

（下山　満理）

【文　献】
1) 森晃爾 総編集. 産業保健マニュアル 改訂8版：南山堂；2021：p169.
2) 厚生労働省・都道府県労働局・労働基準監督署：労働安全衛生法に基づく健康診断を実施しましょう～労働者の健康確保のために～（リーフレット）.
　　https：//www.mhlw.go.jp/file/06-Seisakujouhou-11200000-Roudoukijunkyoku/0000103900.pdf
3) 中央労働災害防止協会安全衛生情報センター：労働安全衛生規則 第一編 第二章 安全衛生管理体制（第二条—第二十四条の二）.
　　https：//www.jaish.gr.jp/anzen/hor/hombun/hor1-2/hor1-2-1-1h2-0.htm
4) 独立行政法人労働者健康安全機構東京産業保健総合支援センター：令和4年度版 労働衛生のハンドブック.
　　https：//www.tokyos.johas.go.jp/pdf/handbook/R04handbook.pdf
5) 森晃爾 編. 第3章 ポイントを押さえよう！—基本プログラムと産業看護職の役割. 看護職のための産業保健入門：保健文化社；2010：pp74-77.
6) 中谷淳子. 第4章 健康診断結果の返却. イラストでまるわかり！ 健康診断・保健指導パーフェクトBOOK 産業保健と看護 2019年春季増刊. 畑中純子 監：メディカ出版；2019：pp113-114.
7) 松井春彦. 1章3節 適正配置の実際. 適正配置・両立支援ストラテジー 第2版. 神奈川芳行，河津雄一郎 編，堀江正知 監，産業医学推進研究会：バイオコミュニケーションズ；2019：pp13-14.
8) 宮﨑美砂子他. 第1章 活動場所の特性に応じた活動論. 最新 公衆衛生看護学 第3版 2020年版 各論2：日本看護協会出版会；2021：p79.
9) 坂本史彦. 4章 特殊健康診断. 健康診断ストラテジー，森口次郎，山瀧一 編，森晃爾 監，産業医学推進研究会：バイオコミュニケーションズ；2014：p52.
10) 松為信雄 監：職場での合理的配慮ガイドブック 一人ひとりに合った働き方に向けて 拡大・音声読み上げ版 第5版：LITALICO ワークス.
　　https：//works.litalico.jp/assets/doc/interview/consideration/guide_book_reading.pdf
11) S-POOL PLUS＋：合理的配慮とは？ 職場での具体例を分かりやすく解説します.
　　https：//plus.spool.co.jp/article/reasonable-accommodation.html
12) 厚生労働省：雇用の分野における障害者への差別禁止・合理的配慮の提供義務.
　　https：//www.mhlw.go.jp/stf/seisakunitsuite/bunya/koyou_roudou/koyou/shougaishakoyou/shougaisha_h25/index.html
13) 荒木田美香子. 従業員のヘルスリテラシーを高める教育. 安全と健康. 2022；23(8)：23-27.
　　＊2)～4)，10)～12) は2024年10月22日アクセス

2　保健指導、健康相談

1 保健指導、健康相談を行う上での基本姿勢

　面談をする上での心構えとして、以下の3点の基本姿勢を持つことが大切である。
　1)　労働者自身に健康課題を解決する力があるという人間観を持つ。
　2)　どのような面談であっても、まずはしっかりと話を聴くことに徹し、労働者と

の信頼関係を築くことを大切にする。

3） 労働者の立場で理解することに努め、労働者自身が意思決定できるよう支援する。

保健指導をする際には、面談前に確認した健康診断結果や勤務形態、労働時間、職場環境などの事前アセスメント結果は頭の片隅に置いておき、産業保健看護職が一方的に健康診断結果を説明したり、産業保健看護職の価値観で健康問題を指摘したりするような面談にならないよう注意する。労働者との信頼関係を築き、労働者自身が健康について考え、意思決定をしていくためには、面談の主役は労働者であることを常に意識しておくことが重要である。

産業保健看護職は退職までの長期にわたり労働者の身近な専門職として関わることができる。たとえ初回面談が呼出し型の保健指導であっても、労働者が自身の思いや考えを十分に話し、健康行動を自己決定することができた面談なら行動変容できるであろう。そして、必要なときに相談に来室し、支援を受けるなど、自律的な健康管理ができるようになっていく（ヒント／積極的傾聴法）。

2 産業保健看護職が行う保健指導、健康相談の特徴
❶ 安全配慮義務

健康診断結果や病気のコントロール不良などで産業医の就業判定が「就業制限」「休業」となった場合には、直ちに治療による改善と就労制限の措置を実施しなければならない。

産業保健看護職は対象者へ、病気の予防のために直ちに治療を受けて改善する必要があること、健康を守るために産業医の意見に基づき夜勤・出張・残業の制限などの措置を会社が決定すること、就業制限は健康状態が改善すれば解除されることを丁寧に説明する。その上で産業医の意見書等により所属長、部門長、総括安全衛生管理者等の安全衛生管理の関係者へ産業医の意見を伝え、事後措置の実行により会社の安全配慮義務を履行できるようにする。また、措置実施後には治療状況を確認し、産業医の意見を適宜聴きながら適切なタイミングで制限の解除ができるようにする。

「就業制限が必要となるほど健康障害が起こる危険性が高く、とても心配していること、すぐに治療が必要であること」「職場には健康障害を予防するために、就業制限をかける義務があること」を分かりやすく伝えて納得してもらうことが重要である。

❷ 健康と労働との調和

面談で産業保健看護職が常に意識するのは健康と労働との関連である。1日の大半を過ごす職場の健康への影響は大きい。今の労働環境の中でどんなことならできそうか、仕事の繁忙期やゆとりができそうな時期を見通して実行可能なことを決めてもらうようにする。

❸ 労働環境の変化やライフイベントの生活習慣への影響

労働生活の中では、業務内容の変化、人事異動、転勤、昇進、上司・同僚の異動など多くの変化がある。また、就労期には結婚、出産、育児、介護などの多くのライフイベントがある。労働者の生活習慣は環境要因との相互作用があることを念頭に置いて、労働者の生活習慣や行動に変化があったときには、労働環境やライフイベントで影響したことがあるのではないかということを意識して話を聴く。たとえ環境変化があった場合でも、労働者自身が変化に応じて調整し健康管理が維持できるようにすることを目指して支援する。

③ 保健指導、健康相談の実際

❶ 事前の情報収集とアセスメント

保健指導の対象者であれば、事前に時間外労働実績、ストレスチェック結果、所属部署の業務内容や上司の名前を確認しておく。健康診断結果は検査項目を単体でみるのではなく、年齢や性別、体重や喫煙、アルコール習慣などを、総合的にアセスメントする。

例えば、男性で貧血があれば、消化管出血も疑いがん検診の結果も確認する。若い女性で貧血があれば婦人科の疾病の可能性も考える。BMI、脂質、肝機能を関連させてみていくことや、高年齢労働者では低タンパク血症がないか、がんのリスクが高い年代ではがん検診についても確認する。健康診断結果の見方については、産業医から学ぶ機会をつくるとよい。業務内容を初任期から産業保健看護職が把握することは難しく、面談を通じて労働者から話を聴くことで徐々に把握できるようになる。有害業務の従事者であれば、作業環境についても情報を得ておくとよい。衛生管理者は担当職場の作業環境を把握しやすい強みがあるので、作業環境について情報を聞いておくとよい。また、作業環境測定の結果で管理区分が2以上の職場を確認しておき、産業医や衛生管理者と一緒に巡視に行くことや、事業場の安全パトロールに積極的に同行するなど、職場の実際の環境や作業内容を見ておくことが大切である。

❷ 産業保健看護職の態度

産業保健看護職は、日常的に労働者と接している。あいさつや電話対応、メール文章の書き方など社会人として相手を尊重した対応に努めることは基本である。例えば、電話に出る際の応答は、ゆっくりと穏やかな声のトーンにすれば相手が話しやすくなる。日常的にお互いに心地の良いコミュニケーションを心掛ける。

❸ 保健指導・健康相談の実践演習

① 導　入

保健指導に呼ばれた労働者は「健診結果が悪かったからいろいろ言われるのだろう」「怒られるかもしれない」「忙しいのに面倒だな」など、不安や緊張、呼び出されたことに対する否定的な感情を持っている場合もあるだろう。また、初めての自主的な相談で

4　健康管理

あれば「こんなこと相談してもよいのかな」「相談したらどう思われるだろう」「相談したことが上司に分かってしまうのではないか」などの不安を抱えての来室であると想定できる。そのため導入では、労働者の緊張を和らげる場づくりが大切である。

■ 声掛けの具体例

1）あいさつと自己紹介：立って、にこやかに、目を合わせて
「こんにちは、保健師の〇〇です。□□課の△△さんですね。よろしくお願いします。どうぞこちらにお掛けください」
「こんにちは、保健師の〇〇です。どうされましたか？　よろしければ、どうぞこちらにお掛けください」

2）来室してくれたことへのお礼
「お忙しい中、来室してくださり、ありがとうございます」

3）守秘義務について伝える
「今日うかがう内容は、△△さんの許可を得ずに他の人に報告することはありません」
　→　開示が必要なケースでは、どこまでの情報を誰に報告するのかを具体的に伝えて同意を得る。

4）　目的と予定時間
「今日は健康診断の結果について、△△さんのお話を聞かせていただくために、お越しいただきました」
「時間は20分程度を予定しています。よろしくお願いします」
　→　自主的に来室してくれるが保健師の都合で時間がとれないときには、事情を伝え、改めて来室してもらうことをお願いする。
「これから予定が入っていて今お話を聴くことができず、申し訳ありません。ゆっくりとお話をうかがいたいので、別の日程で聴かせていただきたいのですがよろしいですか？」

② 保健指導

■ 手順と会話の具体例

1）労働者自身が健康診断結果をどう捉えているのかを確認する

　健診結果の捉え方は人によって異なる。保健師の価値観で問題を提示するのではなく、まずは労働者自身が健診結果をどう捉えているのかを知り、面談のスタート地点を把握することが大切である。

2）対象者の思いや考えを聴く、受け止める

保健師：△△さんは今回の健診結果を見てどのように思いましたか？

労働者：体重がまた増えちゃったなと、まずいなと思っていました。運動ができなくなってしまったのでそれが良くないと思っています。

3）労働生活の変化、生活習慣への影響がないかを聴く

保健師：体重を減らしたいけれども、運動ができなくなってしまったのですね。何かお仕事などの変化がありましたか？

労働者：そうですね、以前は帰宅後に自宅の近くを歩いていたのですが、1年前に新しいプロジェクトが立ち上がり、帰るのが遅くなることが多くて、帰宅後に歩くのをやめてしまいました。遅くに夕食を食べて、すぐに寝る生活をしているので、それもだめですね。

保健師：プロジェクトが始まり、毎日帰宅が遅くなったことで、運動や食事のリズムが変わってしまったのですね。今の忙しさはいつ頃まで続く予定ですか？

労働者：計画では6カ月後にプロジェクトの終了です。それまでは、歩くのはちょっと難しいです。休日も運動する気力が出ません。

保健師：あと2カ月間は仕事が忙しく、すぐに運動を再開するのは難しいのですね。

4）　良い点に着目して、既に実践していること、考えていることを聴く

保健師：仕事が忙しい中でも、やっていることはありますか？　または、やれそうなことはありますか？

労働者：そうですね。会社ではなるべく歩くようにしています。ずっと座っていると疲れてしまいますし、定期的に席を立って離れた場所にあるトイレを使うとか、少し遠回りして席に戻っています。

保健師：日中なるべく歩くようにしているのですね。忙しい中でもできる良い工夫ですね。ぜひ続けてください。先ほど、帰宅が遅くなり夕食が遅くなっているとうかがいましたが、1日の生活について教えていただけますか？

労働者：朝は食欲がなくて微糖の缶コーヒー1本で済ませています。昼は会社の食堂でラーメンやそばなどの簡単に食べられるものを選んでいます。間食はせず、夕食はだいたい22時頃です。子どもが小学生なので、焼き肉やハンバーグ、揚げ物が多いですね。350mLの缶ビールを1本飲んでいます。それから入浴して寝るのが0時頃、起きるのは6時です。

5） 専門職としてアドバイス、具体的な行動を自己決定できるよう支援

保健師：忙しい中でも睡眠時間を6時間確保できているのですね。プロジェクトが終了するまでは、運動を再開するのは難しいので、体重を減らすために、食事のとり方を工夫するのはいかがでしょうか？ 何かできそうなことはありますか？

労働者：そうですね。夜のビールは気分転換に欠かせないので、夕食を食べ過ぎないようにすればいのかなと思います。空腹でつい食べ過ぎてしまいます。

保健師：気分転換のビールをやめることは避けたいのですね。残業時間に軽くおにぎり1個程度を食べると夕食のご飯の量を減らしやすいです。または、昼食は定食を選んでしっかりと食べることもお勧めです。今の生活の中で、できそうなことはありますか？

労働者：そうですね、夕食の量を減らしてみます。そのために、昼食を簡単に済ませず定食を食べるようにしてみます。あとは、すごく遅くなる日は夕方に軽く何か食べるようにしてみます。

保健師：いつから実行できそうですか？

労働者：そうですね、食事ならすぐにできそうなので今日から試してみます。

保健師：やってみてうまくいかないときや、仕事の状況が変わって生活に変化があったときには、またいつでもご連絡ください。こちらは参考資料です。お時間のあるときにお読みください（間食のとり方に関するリーフレット等を渡す）。

6） 終了のあいさつ

笑顔でお礼と応援メッセージを伝えて終了する。

「今日はお話を聴かせてくださり、ありがとうございました。今日決めた行動をやってみてどうだったかなど、うまくいかなかったということでもよいので、また聴かせていただけるとうれしいです。応援しています」

7） 面談の評価

面談終了後には必ず記録をつける。記録をしながら、対象者が自分の考えを話し、自分で行動目標を決めることができた面談だったかどうか振り返る。

VII 産業保健看護活動の実際

❹ 個別事例を仕組みづくりへつなげる

　産業保健看護職はさまざまな相談を受ける。個別の相談事例から組織・会社の課題を捉えて、所属長、人事労務、労働組合、健康保険組合などの関係者と協力して改善につなげていく役割もある。

■ 個別事例を仕組みづくりへつなげた例

> 　長期休職後の復帰困難、再休職者の事例から、人事と協力して短時間勤務制度を導入。けがのリハビリや病気の治療継続中の従業員から、休暇がとりにくいとの相談があり、人事と課題を共有し、短時間勤務制度を拡充して柔軟な働き方ができるようにした。

４ 産業保健看護職が知っておきたい「ヘルスリテラシー」

　ヘルスリテラシーは、健康情報を入手し、理解し、活用する能力で、労働者の疾病管理、疾病予防、健康づくりによる生涯の健康を維持増進するための重要な能力である[1]。日本は、法令で一般の定期健康診断が事業者・労働者双方に義務付けられている唯一の国であり、労働者は健康診断というパーソナルな健康情報を当たり前に手にすることができる。健康診断後の保健指導は、ヘルスリテラシーを高める場として有益である。

　また、労働者のヘルスリテラシー向上のためには、対象者に合った分かりやすい情報提供も重要である。産業保健専門職は普通に使っていても、労働者にとっては専門用語で理解しにくいものもあるので、一般的な言葉に置き換えて説明することを心掛ける。近年は外国人労働者も増え、多言語や、「やさしい日本語」を使用することにも取り組みたい。

（帆苅　なおみ）

【文　献】
1）中山和弘．ヘルスリテラシーの定義．ヘルスリテラシー　健康教育の新しいキーワード，福田洋，江口泰正　編：大修館書店；2016：pp4-9.

3　健康教育

１ 産業保健における健康教育の意義と目的

　健康教育は、労働安全衛生法第69条により事業者が労働者に対して実施することが義務付けられている。生活習慣病やメンタルヘルス対策等、職場にはさまざまな健康課題があるが、これらを予防し、健康で生き生きと働き続けられるようにするためには、健康教育が重要な対策の一つとなる。産業保健看護職は、健康教育の実践者となることもあれば、テーマや対象を決める企画・運営者になることもある。産業保健看護職の強みは、働く人の近くにいる専門職であること、一人一人の従業員を理解することができること、組織の健康課題をアセスメントできること、職場の風土を把握していること、さ

らに医学的知識があること、である。健康教育を公衆衛生看護の根幹をなす重要な活動として位置付け、個々人のみならず、その周囲や背後にいる同僚、家族をも視野に入れた集団・組織にアプローチできる健康教育が期待される。

健康教育には多様な定義がある。世界保健機関（WHO）では、「健康教育は、健康に関する信念、態度、行動に影響する個人、グループ、コミュニティーのすべての経験、努力、過程を言う」と定義されている[1]。一般社団法人日本健康教育学会では、「健康教育とは、一人一人の人間が、自分自身や周りの人々の健康を管理し向上していけるように、その知識や価値観、スキルなどの資質や能力に対して、計画的に影響を及ぼす営みです」と定義している[2]。健康教育の歴史的な発展過程は、1940年代の知識普及の時代、1950～60年代の知識・態度・習慣の時代、1970年代では Health Belief Model に代表される社会心理学の時代、1980年代の PRECEDE Framework 等の教育診断・教育介入の時代、1990年代は健康学習・Empowerment の学習援助の時代と変遷してきた[3]。近年では、ヘルスリテラシー、ヘルスプロモーション、インストラクショナルデザイン等の概念が提唱されている。

中国の老子の格言に、「飢えている人に一匹の魚を与えると一日、魚の釣り方を教えると一生飢えから救われる」という内容があるが、この考え方は健康教育のあり方を示していると言える。健康教育の目的は健康を保持し増進することであり、産業保健においては働き続けることができるよう、健康問題が起こらないように予防する、健康問題を早期に発見し対応する、治療する、職場復帰を行うことが必要となる。産業保健看護職としては、対象者が自ら良好な生活習慣を確立できるよう、環境整備を行い、行動変容への動機付けや、必要な知識・技術の習得を促すことを、健康教育を通して支援することが求められる。健康教育の実践に活用可能な主な理論については、Column 7 (p. 249)を参照されたい。

2 効果的な健康教育の進め方

健康教育を効果的に展開するためには、「対象者」「テーマ・目的」「方法」「機会」を十分に吟味し検討する必要がある。これらの項目に沿って健康教育の展開方法を次に示す。

❶ 健康教育の展開方法

① 対象者

まずは、健康教育の対象者を十分に把握し理解することが必要である。対象者の特徴や人数、年齢層、性別、職位、労働状況をしっかり押さえる。そして、対象者がどのような価値観・健康観を有しているのか、自己管理能力はどの程度なのかを把握する。このことにより、本人の主体性を重視するアプローチが可能となり、Empowerment につながる。そのため、産業保健看護職には共感的理解で相手を知ること、聞き上手であることが求められる。対象者を十分に理解した上で、その対象に応じた健康教育のテーマを考え、目的・方法を決定する。適切な対象者の理解が、相手の心に届く行動変容を促す教育につながる。

② テーマ・目的

　テーマ・目的は、企業等の健康課題を分析した上で決定する。具体的には健康課題の現状や特徴を、健康診断データ、健康相談、保健指導等の日頃の産業保健活動を通して得られた情報からアセスメントし、教育の意義を考慮してテーマと目的を決定する。この過程では、事業場のニーズと医療職としての意見をすり合わせていくことが大切である。なぜなら、産業保健看護職が必要であると捉えている予防的・潜在的なテーマと事業場側の優先度が異なる場合がしばしばあるからである。

　目的の設定は、健康教育の方向性を定め、計画を立案する上で重要となる。目的を達成するために、目指すべき行動やその道しるべを示す目標を設定する。目標は具体的であること、現実的であること、測定可能であることに留意する。目標には指導者が持つ教育目標と対象者が持つ学習目標があるが、教育指導案には、主語を対象者とし、教育を受けることで対象者がどのようなことができるようになるかを記すようにする。例えば、「対象者が……の知識を得る」「対象者が……の意欲を持つことができる」等である。

③ 方　法

　対象者別の教育的働き掛けの方法は、個別教育、集団教育、啓発教育に大別される（表10）。個別教育の実践例としては、特定保健指導、ストレスチェック後の面接指導等がある。集団教育は、同じ健康課題や特徴を有する複数の人を同時に集めて対象とする方法であり、実践例としては、新入社員研修、管理職研修、肥満予防教室等がある。啓発教育は不特定多数の人を対象とした方法であり、社内報、リーフレット、ポスター、放送等により行われる。

　学習の形態別の方法は、講義、実習、グループワーク等があり、近年ではオンラインやeラーニング等の方法も用いられている。教育者が大勢の聴講者に講義をする講義形式が多用されているが、講義形式は多くの対象者に実施可能であり、時間調整がしやすく取り組みやすいという利点がある一方、対象者が受け身で消極的にならないための工夫が必要である。アメリカ国立訓練研究所（NTL：National Training Laboratories）が発表した「ラーニングピラミッド」と呼ばれる学習定着率の調査では、「講義」の形式が最も低く、学習定着率はわずか5％という結果であった。このことから、受動的に講義を受けているだけでは学習定着率が低いことが分かる。学習効果が高い方法は、「グループ討議（学習定着率50％）」「自ら体験する（同75％）」「他の人に教える（同90％）」という方法であり、能動的な参加に効果がある。したがって、双方向・多方向型の教育になるような工

表10　対象者別健康教育の方法と実践例

方　法	主な実践例
個別教育	特定保健指導、ストレスチェック後の面接指導
集団教育	新入社員研修、管理職研修、肥満予防教室
啓発教育	社内報、リーフレット、ポスター

夫や、共に学び合い共感できるグループ討議を取り入れることも効果的である。グループ討議の利点として、課題が身近に考えられる、自主的な集団活動への導入に活用できる等の利点があるが、学習者間の認識のズレに対する配慮や消極的な学習者への配慮および個々の問題にフィードバックさせる工夫が必要である。また、グループ内の意見を整理・集約する能力や時間調整が求められるため、熟練した技術を身に付ける必要がある。

④ 機　会

　健康教育の機会を適切に設定することは対象者のモチベーションと成果に影響する。どの時期にどのような教育を行うのか、対象者のニーズや関心の状況を把握してタイミングよく教育を行うようにする。例えば、定期健康診断の前にウオーキング教室を開催する、忘年会シーズン前にお酒の飲み方、組織内に健康課題が生じたときにはその予防法、というように、機運を逃さずに実施することが効果的である。そのためには、年間の実施計画と共に、必要に応じて教育できる対策を日頃から準備しておくことも大切である。

3 「健康教育指導案」の書き方

　教育実践者として健康教育をする場合には、「健康教育指導案」を作成するとよい。健康教育指導案は、目的を明確にし、参加者が流れに乗って学習し、意欲を高められるような内容や手順を具体的に考え、練り上げていくための設計図である。指導案があることでその教育を計画的・効果的に進めることができるだけではなく、実施後の振り返りや課題の見いだしに役立つことから、教育の発展にも生かすことが可能となる。また、具体的に記載された指導案を作成することで、誰が見ても同じような健康教育を実施することが可能になり、複数の産業保健看護職が各支部等で実施する場合の共有ツールとして重要な役割を果たす。指導案のフォーマットは各種あるので、使用しやすい様式を選ぶとよい。

4 健康教育の評価

　評価とはあるものの価値や有用性を判断するためのプロセスである。このプロセスには、測定、観察、ある基準との比較などが不可欠である。健康教育の評価は、あらかじめ設定した目標について測定する。設定した目標が妥当であったか、企画や実施内容がどうであったかを評価する。そのためには、企画立案の段階で具体的な目標に対する効果判定の内容を指標化し、客観的に測定することが重要である。

❶ 健康教育の評価指標

① 企画評価

　適切に計画されているかどうか、企画そのものを評価する。1）目標設定の評価、2）プログラムの評価、3）評価計画の評価の3つの視点がある。

1）目標設定の評価

目的・目標の適切性を評価する。健康課題やニーズに対応しているか、課題の優先順位は高いか、など。

2）プログラムの評価

実施方法の適切性を評価する。対象者に対する方法は適切か、内容や構成は適切か、会場の設定、予算はどうか、実施可能かなどを評価する。

3）評価計画の評価

評価計画の適切性を評価する。評価項目や方法が具体的にされているか、評価指標や数値目標は適切かなどを評価する。

② 実施評価

健康教育が適切に実施されているか、運営方法や実施方法の適切性について評価する。参加者数、周知方法、内容や用いた教材は適切であったか、スタッフの役割や予算は適切であったか、参加者の満足度などを評価する。

③ 結果評価

実施した結果、期待された効果が得られたか、目的・目標の達成度や参加者の変化などについて評価する。参加者の意欲の向上、生活習慣の改善に変化はみられたか、客観的健康度（健診結果など）や主観的健康感の変化はどうか、同僚・家族への波及効果がみられたか、健康資源の開発につながっているかなどを評価する。

❷ 健康教育の評価時期

評価時期は健康教育の目的に応じて設定する。1回ごと、プログラム終了時、数カ月、数年にわたることもある。

（千葉　敦子）

【文　献】

1）WHO：Research in health education：Report of a WHO scientific group. World Health Organization Technical Report Series no. 4321969：5．

2）一般社団法人日本健康教育学会：日本健康教育学会が考える健康教育とは．
https：//nkkg.eiyo.ac.jp/hehp.html（2024年10月24日アクセス）

3）石井敏弘．健康教育理論の歴史的考察．新・新健康教育テキスト 効果をあげる健康教育、成果のあがる健康づくり―健診データを活用した健康教育と健康づくりへの包括的アプローチ，日野原重明他 編：ライフ・サイエンス・センター；1998：pp95-101．

4）千葉敦子他．青森県立保健大学健康科学部看護学科：実践健康教育論 つくってみよう・やってみよう．2022．

4 健康づくり

1 健康づくり活動の現状と産業保健看護職の役割

　近年、「高年齢者等の雇用の安定等に関する法律」（高年齢者雇用安定法）の改正やリモートワークの急激な普及など産業保健を取り巻く情勢は大きく変化している。また、労働者のメンタルヘルス不調やメタボリックシンドロームなどの健康課題が増加傾向である。このような現状において、労働者が健康を保ちながら、生き生きとやりがいを持って働くことを支えるためには、産業保健に関する法令遵守は当然のこととして、そこからさらに健康づくり活動を上乗せすることが求められる。この健康づくり活動は各職場の実態に即した活動であることが肝要であり、業種や職場環境などの特性に応じた体制と内容で展開する必要がある。言い換えれば、健康づくり活動は自由かつ柔軟な発想で実施可能な、独創性のあるより戦略的な健康づくりの取組みであると言える。次項の「トータル・ヘルスプロモーション・プラン（THP）」は取組みの指針として参考になる。

　このような健康づくり活動は保健師の専門性がより発揮できる活動であるため、産業保健師は積極的に参画する。保健師の基礎教育課程においては、2020（令和2）年の「保健師助産師看護師学校養成所指定規則の一部を改正する省令の公布について」（指定規則改正。令和2年10月30日付け／2文科高第666号／医政発1030第15号）により、健康課題の明確化および解決・改善策を計画・立案・実施・評価する能力が重視され、これらの単位数が増えるとともに、政策形成過程については事例演習による学習が明記された。したがって、産業保健看護職にはこれらの知識を生かしながら、自社の健康課題をアセスメントした上で活動内容を検討し、PDCAサイクル（図2）を回すことが期待される。産業保健チームの一員として、従業員の健康保持・増進のために、健康づくり活動に積極的に取り組むことが産業保健看護職の役割である。

2 トータル・ヘルスプロモーション・プラン

　厚生労働省公示「事業場における労働者の健康保持増進のための指針」（通称：THP指針。最新改正：令和5年3月31日付健康保持増進のための指針公示第11号）は、若年者を含む全ての労働者を対象として、心身両面の総合的な健康の保持増進を図ることを定めた指針であり、1988（昭和63）年に策定された。この指針に沿って事業場で実施する健康教育などの健康づくり活動が「トータル・ヘルスプロモーション・プラン」（THP：Total Health promotion Plan）である。この指針は、2020（令和2）年、21年と続けて改正され、23年にも最新の改正が行われた。改正のポイントは表11の通りである。

　改正後のTHP指針では、健康問題の有無にかかわらず、より幅広い労働者を対象に、顕在化・潜在化した課題への取組みを推進している。また、個人の「ハイリスクアプローチ」に限らず、集団として捉える「ポピュレーションアプローチ」の視点を強化していることがポイントである。さらに、業種や労働者の年齢構成、健康課題などの特性に応じて、柔軟に内容を検討し、実施できるように見直されている。つまり、これまでの「内

VII 産業保健看護活動の実際

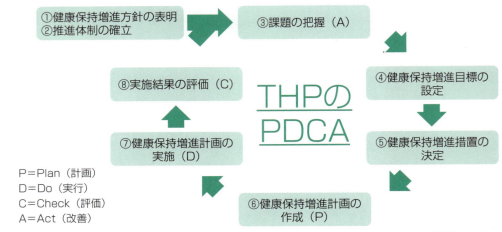

(厚生労働省「職場における心と体の健康づくりのための手引き～事業場における労働者の健康保持増進のための指針～」(2021年3月) p.10より引用、一部改変)

図2 健康保持増進対策の各項目（PDCA サイクル）

表11 「事業場における労働者の健康保持増進のための指針」改正ポイント

◆2020年度改正ポイント
- 従来の労働者「個人」から「集団」への健康保持増進措置の視点を強化
- 事業場の特性等に合った健康保持増進措置への見直し
- 健康保持増進措置の内容を規定する指針から、取組方法を規定する指針への見直し

◆2021年度改正ポイント
- 医療保険者と連携した健康保持増進対策

◆2023年度改正ポイント
- フレイルやロコモティブシンドロームの予防が明確化
- 「高年齢労働者の安全と健康確保のためのガイドライン（エイジフレンドリーガイドライン）」に基づいた対応

(厚生労働省「職場における心とからだの健康づくりのための手引き～事業場における労働者の健康保持増進のための指針～」(2021年3月) p.2より一部引用、一部改変)

容」を規定していたものからPDCAサイクルを回す「取組み方法」、すなわち進め方を規定する指針に改正された。これについては図2の通りである。

① 健康保持増進対策のPDCAサイクルの回し方

まず、事業者は①健康保持増進方針を表明し、②推進体制を確立する。次に、③事業場における労働者の健康保持増進に関する課題などを把握する。健康課題は、健康診断データや問診結果等を通した客観的情報のほか、保健指導等で得られた主観的な情報も活用する。

そして、課題を改善すべく、④健康保持増進目標の設定を行う。目標には、短期的なものと中長期的なものの双方を掲げることが望ましい。

目標を設定したら、⑤健康保持増進措置の決定に進む。健康保持増進措置とは、健康指

導、健康教育、健康相談、健康保持増進に関する啓発活動や職場の環境づくりなどの取組みを言う。目標に応じてどのような取組みを行うか、その事業内容を決定するものである。

事業内容（措置）が決まったら、⑥健康保持増進計画の作成を行う。計画には、実施事項、実施時期、期間、評価など具体的な内容を定める。計画ができたら、いよいよ、⑦健康保持増進計画を実施する。実施後には、⑧実施結果の評価を行い、改善・見直しにつなげ、健康保持増進対策を、継続的・計画的に推進していく。

3 コラボヘルス

コラボヘルス（Collaboration in Health Care）とは、健康保険組合等の保険者と事業主が積極的に連携し、明確な役割分担と良好な職場環境の下、加入者（従業員・家族）の病気等の予防・健康づくりを効果的・効率的に実行すること[1]である。事業主と保険者が連携することで、図3のように、保健事業の基盤が強化でき、それは、従業員の生産性の向上、保健事業の円滑な実施につながり、双方にとってメリットが得られる。さらに、社会的には医療費の適正化につながることを目指している。

コラボヘルスにおける産業保健看護職の役割については、連携・協働をいかに実現させるかが鍵となる。例えば、産業保健看護職が事業場側と保険者側双方に配属されている場合、対象者の健康増進を意図して行う保健指導をそれぞれが実施するということが起こり得る。このようなことが生じると、人的資源やコストの損失ばかりではなく、対象者を混乱させてしまうことで効果的な支援につながらないことが危惧される。また、目指す目標が同じであっても、それぞれの機能の違いからアプローチの方法が異なることも考えられる。さらに、コラボヘルスの推進には、産業保健看護職のみならず産業医や事務職等、多職種連携が欠かせない。そのためには、自らの役割を全うするだけでは不十分であり、意見や情報の交換を行い、多職種の機能の違いが異なることを理解した

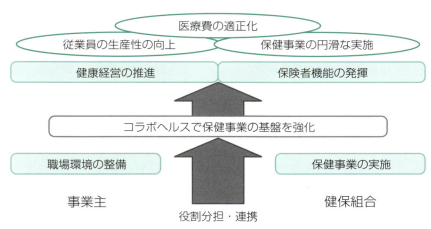

(厚生労働省保健局「データヘルス・健康経営を推進するためのコラボヘルスガイドライン」p.13から引用、一部改変)

図3　コラボヘルスの意義

上で、チームを形成しながら、役割を調整・分担していく連携・協働のためのサイクルを意図的に回す必要がある。コラボヘルスの効果的な実践例は次の Column 9 を参考にしてほしい。

（千葉　敦子）

【文　献】
1）厚生労働省保健局：データヘルス・健康経営を推進するためのコラボヘルスガイドライン（平成29年7月）.
https://www.mhlw.go.jp/content/12401000/000412467.pdf（2024年10月24日アクセス）

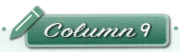

コラボヘルスの実践

協和キリングループの Wellness Action と推進体制

　従業員一人一人が健康であることが世界の病気と向き合う人々に笑顔をもたらし Life-changing な価値の創造につながるという考えの下、従業員の心身の健康リスクの低減、豊かな人生の実現を目的とした Wellness Action の策定をしている。全12事業場にコラボヘルス推進担当者を配置し、健康保険組合とコラボヘルス推進により各健康施策のガバナンスや推進の統一を図っている。

Wellness Action における禁煙及び運動施策の成功

　禁煙施策は、患者さんの笑顔に貢献する製薬会社として喫煙率5％以下を目標として掲げた。トップコミットメント「喫煙者全員が禁煙に挑戦すること」が浸透したことにより、2017（平成29）年喫煙率約21％から約3年間で5％以下まで低下させることに成功した。運動施策である「ウォーキングキャンペーン」では、コロナ禍明けの運動不足脱却への関心の高まりや、歩数実績を寄付金額に換算してNPO団体に寄付する「SmileWalk」も、参加の原動力となっている。役員が率先して参加し会社の本気度を示したこと、遊び心を持たせた「すごろく」を通じて進捗状況をタイムリーに可視化したこと、歩数を競うチーム制の導入などこれまでのさまざまな工夫点が現在の参加率80％以上維持につながっている。

Wellness Action「食事施策」 KPI達成へのチャレンジ

　食事は人生において幸福度が高いものであるため行動変容を促すことはとても難しいことを理解した上で、従業員の将来の生活習慣病予防のために、「全従業員が1年のうち14日間の食事記録を行う」という目標を掲げて果敢に取り組んでいる。初めに全従業員の社用スマートフォンに食事記録アプリを標準設定して、記録しやすい環境を整備した。目標達成に向けて、2024（令和6）年度は働く人にとって重要な食事や栄養素を4つ（朝食、たんぱく質、野菜、脂質）取り上げ、2カ月ごとに4つのテーマを取り上げたオンラインセミナーやイベントを企画展開している。アプリ上では、協和キリン独自の5つのチャレンジ目標を設定し、各テーマの目標をクリアすると全体目標達成につながるような仕掛けをつ

くっている（目標は図参照）。

シーズン3の野菜記録チャレンジでは、本社を中心として「ベジチェック測定会」を実施し、野菜摂取量過不足を確認してアプリ上での食事記録に挑戦するよう仕掛けた。

また、協和キリンには「卓球部」（実業団）があり、アスリート選手が身体づくりのためにアプリを使って食事記録をした体験談を配信したことも社内での盛り上がりを加速させている。

その他には、定期健康診断後の就労判定で産業医が「要保健指導」の指示を出した場合もこの食事記録アプリ活用を推進している。このように多角的な取り組み推進によって、2023（令和5）年度8.6%だった参加率は、2024（令和6）年度（9月末時点）には42.3%に向上し、さらなる参加率の向上を目指している。

おわりに

協和キリンのWellness Actionのコンセプトは「仲間とともに楽しみながら取り組む"健康づくり"が"より良い社会づくり"にもつながる」である。禁煙、運動（ウオーキング）、食事の各種取組みを通じて、従業員自身が、わくわく感を持ってWellness Actionに参加することでWell Beingに気付き、日々の業務が世界の人々の健康と豊かさに貢献できる会社となるように各種の取組みを継続していく。

（瀬戸　亜矢子）

食活！食事記録チャレンジ2024

シーズン1	シーズン2	シーズン3	シーズン4
朝食	たんぱく質	野菜	脂質
4月〜5月	6月〜7月	8月〜9月	10月〜11月
①朝食を3日記録しましょう	②1日のたんぱく質摂取量を3日適正にしましょう	③1日の野菜摂取量を3日適正にしましょう	④1日の脂質摂取量を3日適正にしましょう

2024年度KPI
⑤4月〜11月の期間中に合計14日食事を記録しましょう

図　食事施策2024　4つのテーマと目標

Ⅶ 産業保健看護活動の実際

5 作業関連疾患対策における産業保健看護職の役割

1 作業関連疾患対策の意義

　作業関連疾患対策における産業保健看護職の役割について考えるためには、まずは作業関連疾患についての理解を深めておく必要がある。厚生労働省の用語解説に従えば、作業関連疾患とは「職業病が特定の作業によって出現する特有な病気であるのに対して、一般の人が誰でもかかる日常的な病気のうち、特に、職場の環境、労働時間、作業による負荷などの影響によって、進行や発症の危険性が高くなる病気」とされていて、具体的には高血圧、虚血性心疾患、脳血管疾患、脂質異常症、肝疾患、慢性非特異性呼吸器疾患（慢性気管支炎、肺気腫、気管支ぜんそくなど）、糖尿病、胃十二指腸潰瘍、ストレス関連疾患、筋骨格系疾患などが挙げられる。これらの中には、作業態様や作業環境のみならず、生活習慣をはじめ個人要因が大きく影響する健康障害が含まれている。

　また、例えば、高血圧や糖尿病があり、それに過重労働が加わったことによる脳・心血管障害、あるいは過剰なストレスによるメンタルヘルス不調など労災認定される可能性のある健康障害や安全配慮義務が問われる可能性のある疾患も含まれている。さらに、不適切な情報機器（旧 VDT）作業による手のしびれや痛み、腰痛、ストレスによる不眠や集中力低下、コントロール不良の喘息などプレゼンティーイズム（presenteeism：働いてはいるものの、何らかの健康問題により業務効率が低下している状態）の原因となり得る症状を有し、事業活動そのものにマイナスの影響を及ぼす疾患も含まれている。

　したがって、作業関連疾患対策を適切に行うことは、個人の健康障害防止（疾病予防）にとどまらず、事業者にとってのリスクマネジメントにつながることにもなる。また、作業関連疾患対策を講じることが、それ自体、健康増進施策や快適職場づくり活動につながり、生産性の向上を通して個人や事業者にとってプラスの効果をもたらすことにもなる。つまり、作業関連疾患対策の意義は、個人と事業者双方にとってのリスクマネジメントにとどまらず、より発展的な個人や事業者の活動の礎を築くことにあると言える。

2 産業保健看護職に求められる役割

　前項からも分かるように、一言で作業関連疾患対策と言っても、産業保健看護職に求められる役割は非常に多岐にわたるものとなることは想像に難くない。たとえ同じ作業であったとしても事業場ごとに環境が異なるなど、職場の特性に応じた作業関連疾患対策が必要となることから、その役割を果たすためには、産業保健に関しての専門的知識が欠かせない。

　作業関連疾患対策において重要なことは、常に労働者の立場に立って、人と仕事の調和を考えることである。そのためには日頃から、労働者の業務内容や具体的な作業をよく把握し、職場巡視や健康相談などからも情報を収集しておくことが大切である。産業保健看護職に求められる役割の基本は、個人や組織への支援、提言であり、作業関連疾患対策の主体は、あくまで労働者個人や職場の管理監督者（上司、安全管理者、衛生管

306

4　健康管理

表12　健康課題抽出、リスク予見と対策につながる情報

- 労働者等からの聴き取り（個人の状況、業務プロセス、職場環境など）
- 作業環境測定結果
- 職場巡視結果
- 使用する化学物質や環境中の有害因子に関する最新情報
- 健診結果
- ストレスチェック結果
- 残業時間数
- 傷病欠勤者統計データ
- エンゲイジメントサーベイ※など社内意識調査結果

※従業員の組織に対する信頼や愛着などから組織へのつながりの程度を指標化する調査。

表13　高血圧、糖尿病コントロールに影響を及ぼす可能性のある職場要因

- 長時間勤務、不規則勤務、頻回の出張、交替制勤務などの過重労働（共通）
- 過度のストレス（共通）
- 寒冷、温度差がある場所への出入りなどの物理的環境（高血圧）
- 重筋作業（高血圧）
- 営業接待、調理業務（糖尿病）
- 在宅勤務（糖尿病）

表14　作業関連疾患対策としての保健指導のポイント

- 健診を活用して、生活習慣改善や適切な受療についてのアドバイスをする。
- 業務内容を理解した上で、職場で可能な実践的行動変容のためのアドバイスをする。
- 健康に影響を及ぼす職場要因の抽出と対策へのアドバイスをする。
- 病態や治療薬副作用などから予見される職場でのリスク抽出と対策へのアドバイスをする。
- 治療と仕事の両立を目指したアドバイスをする。
  〈例〉
  ア　高血糖、SGLT2阻害薬内服＋暑熱作業→脱水や熱中症のリスク
  　　➤水分補給や環境整備等の指導
  イ　不安定な血糖コントロール＋高所作業、単独作業、危険を伴う機械操作（車の運転など）
  　　→低血糖発作による事故
  　　➤食事時間や低血糖対策の指導、就労制限など

理者、作業主任者など）、事業者であることを忘れてはならない。また、PDCAサイクルを回しながらそれぞれに自主的な取組みと管理を促すことも重要な役割となる。

　具体的な役割としては、主に「健康課題の抽出（リスクの予見）」「対策の提言」「ネットワーキングとコーディネーション」がある。「健康課題の抽出」のためには、さまざまな作業態様、就業形態、生活習慣と関連する潜在的な健康障害についての知識が欠かせない。例えば、重筋作業での潜在的な健康障害は筋骨格系障害・関節障害・循環器疾患であり、重量物取扱い作業では腰痛、情報機器作業による反復入力作業では頸肩腕症候群、過重労働ではメンタルヘルス不調・循環器疾患、有害業務では中毒・感覚器障害・

307

皮膚障害、不規則な食生活では代謝異常、飲酒習慣ではメンタルヘルス不調などである。

「対策の提言」には、職場改善として作業環境管理、作業管理、労働衛生教育に関する内容から、いわゆる生活習慣病に対しての保健指導のような個人要因に対しての提言（指導）までが含まれる。そしてこれらの役割を実践するためには、表12に示すような多くの情報を効果的に収集し、総合的に活用することが必要となる。

一例として高血圧と糖尿病について、それぞれコントロールに影響を及ぼす可能性のある職場要因を表13にまとめた。また、産業保健領域にいるからこそ可能な作業関連疾患対策としての保健指導のポイントを表14に示しているので参考にされたい。

「ネットワーキングとコーディネーション」の役割は、労働者個人や社内関連部署との間に限られたことではなく、社外資源との連携でも求められる。特に産業保健／健康管理に特化した担当部署のない中小事業場では、普段から社外にもネットワークを広げておくことがその役割を果たす上で欠かせない要素となる。産業保健看護職が衛生管理者としてあるいは、委員会承認の下、オブザーバーとして参加することで、衛生委員会等をうまく活用することも考えられる。

③ 役割に求められるスキル

作業関連疾患対策において産業保健看護職が十分にその役割を果たすためには、医学に関する基礎知識や技術に加えて、特に次のようなスキルを十分に身に付けておくことが必要であり、最善の支援を提供するために研さんに努めることが望まれる。

❶ コミュニケーションスキル

作業関連疾患対策におけるコーディネーションの役割においても欠かせないスキルとなる。社内関連部署、特に作業責任者、上司、人事、さらには社外資源とのコミュニケーション能力が問われる。非医療従事者である労働者や担当者とのコミュニケーションが主となるので、健康上の課題や対策について分かりやすく説明できる力が求められる。同時にビジネス上の慣例や業種特有の専門用語についてもある程度理解しておくことが必要となる。課題の抽出や提言のためには、労働者からさまざまな意見を聞くことが重要であるが、そもそも産業保健看護職の耳に声が届かない状況では話にならない。オープンで、さまざまな部署、労働者からアクセスしやすい環境や雰囲気づくりを心掛けることも重要である。

また、大規模な事業場では、産業保健看護職のほか、産業医、安全衛生の専門職、あるいは精神科医やカウンセラーなど多様な職種の産業保健スタッフが存在する。いかにチームとして力を最大限発揮できるようにするかといったスキルも要求される。

❷ 情報収集スキル

情報収集のために前述のコミュニケーションスキルが欠かせないことは言うまでもない。いかに効率的に情報収集し、それらを統合してアセスメントしやすいように整理す

ることができるかがポイントとなる。収集すべき情報の種類とタイミング、フォーマット、収集プロセスなどを作業特性や事業場の状況に応じて最適なものにするためのスキルが求められる。

❸ 情報管理スキル

さまざまな立場の非医療従事者、あるいは守秘義務を負わない担当者が存在することに注意しながら情報を取り扱う必要がある。情報管理がおろそかになることは、産業保健看護職個人や産業保健／健康管理担当部署そのものの信頼に関わる。いったん信頼が損なわれれば、そのときの関係者のみならず広くコミュニケーションが成り立たなくなる危険性があり、適切な提言や対策に対しても周囲が懐疑的になることで、効果的な対応を円滑に進めることができなくなってしまうおそれがある。したがって、情報の取扱いには十分すぎるほどの注意が必要である。なお、情報管理についての詳細は、Ⅴ章第3節「情報管理」(p.213〜) を参照されたい。

❹ 情報統合、評価スキル＆バランス感覚

健康関連情報や作業環境にかかる情報はもちろん、対策コスト、事業や作業に与えるインパクト、労働者個人のワーク・ライフ・バランスや事業方針などの情報を統合して状況を評価し、対策を提言する能力が求められる。どれほど内容的に良い提言であっても、現実離れしていたり、偏りがあったりするようでは、労働者や事業者にとって受け入れ難い対策となってしまう。多数の因子を考慮すればするほど立場の違いで選択肢の優先順位は変化することから、ときに産業保健看護職自身が考えるベストな選択肢をとれないこともあるかもしれないが、いくつか選択肢を示せるようにしておきつつ柔軟に対応するとともに、最終的な決定権は労働者と事業者にあることを心がけておくことが必要である。

4 産業保健看護職の役割への期待

働き方の多様化や多様な人材が働く機会の増加により、働くことによる健康への影響は変化、拡大していく傾向にある。また、労働と健康障害との因果関係の推定は、より複雑になりつつある。その結果、予期せぬ健康障害の発生など、労働者個人にとってもまた事業者にとってもリスクが増してきており、作業関連疾患対策を確実に実施することの意義も増している。そして、適切な作業関連疾患対策はリスクを最小化するだけではなく、快適職場づくりを通じて生産性の向上などビジネスにも貢献し得る可能性がある。それゆえ、医学的な知識のみならず、労働や職業生活におけるさまざまな見識を有する専門職として、労働者からも事業者からも身近な存在である産業保健看護職には、従来の産業保健活動の枠を超えた大きな期待が寄せられる。

（大橋　力）

Ⅶ　産業保健看護活動の実際

6　疾病管理

1　疾病管理とは

　産業保健分野における「疾病管理」とは、既に疾病がある労働者の、治療状況を確認し、適切な医療が継続されているかを管理することだけではない。疾病によっては就業上の措置を講じる必要や、適正配置を検討する際の重要な情報となるため、労働者の背景と疾病との関連を丁寧に把握することが、産業保健分野の本質的な「疾病管理」と言える。具体的には、労働者の業務内容、職種（職種上の特徴を含む）、勤務形態、時間管理、残業の有無などの就業上の特徴や、労働者本人の生活習慣・生活背景、家族歴、健康に関する価値観など、多岐にわたる労働者の情報を把握し、疾病の悪化や治療のコントロール不良による就業への影響を最小限にすることである。また、産業保健看護職は疾病のある労働者だけではなく、産業医と協議をしながら、主治医や家族、上司、職場の同僚、人事、必要であれば地域とも連携し、疾病を抱えながらも就労する労働者の支援を実施する。この項では、産業保健分野における疾病管理をする上での特に重要なポイントと、産業保健看護職が介入・連携をした具体的な事例を述べる。

2　疾病管理をする上での大事なポイント〜最新の医療情報を把握する

　産業保健分野において、定期健康診断等でハイリスクを指摘された労働者へのアプローチや事後措置は、多くの産業保健看護職が経験をし、主たる業務として専門職の役割を果たしている。こうした対応により、病気の早期発見や、速やかな治療や就業上の措置につながる事例は多くあり、職場における医療専門職として大きな役割を果たしている。その際、適切な対応をするためにも、産業保健看護職は最新の医療情報を学び、正しい疾病への知識を持っておく必要がある。主治医や産業医と連携し、労働者が罹患している疾病を把握し、その疾病が、労働にどう影響するのか、疾病の背景とリスクも把握した上で疾病管理をすることが重要である。昨今は、治療方法や医学技術の進歩により、従来は入院や長期の休職が必要であった疾病の外来通院なども可能になり、病気を抱えていても、働くことができる医療体制が整っている。これは、メンタルヘルス不調でも同様である。特に、産業保健の現場で遭遇する頻度の高い所見や発生する可能性がある疾病の知識は常にアップデートし、最新の医療情報を把握しておく必要がある。しかしながら、実際、産業保健分野は臨床からは離れているため、最新の医療情報を把握することは簡単ではない。また、新卒で産業保健看護職になった場合は、この点について、より不安に思うこともあると想像する。従来の治療や医学的知識のみで判断や介入を進めないよう学会等での自己研さんを続け、また、最新の医療情報を把握するためには、以下のような対策が有効である。

　まず、労働者本人から入念に治療状況をヒアリングするとともに、主治医からも情報を得ることは必須である。特に主治医からの情報は、最新の医療情報を得る上でも有益である。また、正確な医療情報を把握することで、就業上の措置などの対応をする際の

4 健康管理

判断材料にもなる。さらに、同じ疾病のある労働者に対応する際にも、こうした情報の積み重ねが非常に役に立つ。

次に産業医との連携である。非常勤の産業医は各分野の専門家であることが多く、この疾病についてはこの産業医に相談するなどのワークフローを構築し、産業医の専門分野を把握して、しっかり連携をとっておくことが大事である。また、産業医も、専門外の事例については、対応に苦慮することがある。この際、産業保健看護職が中心となって、その疾病の専門分野の産業医へ連携をとり、産業医と産業医をつなぐ役割を果たすこともある。職場と労働者の状況を把握している産業保健看護職ならではのコーディネーションスキルであり、その中で最新の医療知識を学ぶこともできる。

3 産業保健看護職が介入・連携する際のポイント

❶ 生活習慣病の有所見者に介入する場合

入社時は特に健康診断結果に所見がなかったが、30歳代に入ると徐々に、血圧・糖尿・脂質に所見が目立つようになるケースを担当することがある。保健師はこうした所見の変化を見て、早期から本人へ疾病に対する正しい医療情報を提供し、生活や家族背景、勤務状況、職場の環境、人間関係を丁寧に把握し、きめ細かい保健指導をし、その社員が長く、健康で働き続けられるよう、継続的に支援する必要がある。定期受診があれば、受診状況を把握し、健康状態が悪化していないか、注意深く支援を続けることが重要である。

さらに、産業保健看護職が行う保健指導では、会社・組織を丁寧かつ十分に把握し、個人の置かれた職務上の環境の変化にも気を配って対応する。具体的には、会社全体での人事異動等や組織再編成、さらに対象者個人の転勤や単身赴任、昇進などのライフスタイルや役割の変化についても、十分に把握することが重要である。こうして綿密に背景を把握した上で、個人の状況に合わせた保健指導プランを作成することが、疾病の悪化を未然に防ぐことにつながる。特に、転勤時などは保健指導を実施し、注意深く生活習慣や受診状況の確認をする必要がある。対象者が抱える健康課題については、異動によってその情報が途切れないように異動先の上司とも連携し、本人の様子に変化があればすぐに保健師に連絡をするように伝え、どこに異動になっても保健師へつながるセーフティーネットワーク体制を作っておく必要もある。また、定期的に職場巡視し、実際、本人の働いている様子を客観的に見ておき、上司と様子を共有しておくことも保健師が実施すべき疾病管理の一つと言える。

例えば転勤先で、医療機関が見つからず、継続して治療ができていない場合は、すぐに医療機関を紹介し、治療が途切れることがないよう、常に細心の注意を払う。なお、主治医へつなげれば、産業保健看護職の介入は終了ではない。上司から職場での様子の変化についての情報があれば、内容を精査した上で、産業保健看護職が主治医へ情報提供し、適切な医療が継続されるよう支援を続けることも必要である。

丁寧な保健指導や主治医との連携を重ねていたとしても、産業保健の分野では、往々にして脳血管障害などの急な発症に対峙することもある。こうした事態が起こらないよ

311

うに、日常的な保健指導等により、重症化リスクの芽を早期に摘んでおく意識を常に持っておかなければならない。また、重症化事例に対峙すると、早期に介入していればこのような結果にはならなかったという後悔から「後ろ向きに考える疾病管理」の視点だけにフォーカスをしてしまう傾向があるが、重要なのは「前向きな視点を持った疾病管理」である。発症時点での治療状況や労働者の背景を丁寧に把握し、本人と本人を取り巻く主治医、家族、上司、職場の同僚、人事等を、保健師が中心になって連携させることにより、就業への影響を最小限にする。これ以上悪化させないという、前向きな視点を持った疾病管理が重要である。

❷ メンタルヘルス不調のある労働者に介入する場合

　メンタルヘルス不調は、治療を継続している場合でも、時折、職場での様子から症状の悪化等が疑われ、上司や本人、職場、人事等から相談を受けることがある。また、パフォーマンスが上がらない場合、本人は業務に支障を来していないと捉えていても、上司や周囲からは、業務に支障を来しているという情報がある場合など、それぞれの情報が乖離することもある。この場合、職場での様子について、産業保健看護職は本人や職場から集まった情報を冷静にアセスメントし、主治医に情報を提供して、適切な治療の継続を図り、業務への影響を防ぐ必要がある。

■ 職場での様子からメンタルヘルス不調の再燃が疑われ、保健師が介入した事例

　双極性障害で過去に休職歴があり、通院治療中の入社5年目の企画職Aさん。受診状況と健康状態の確認のため、保健師が定期的に面談をし、本人との信頼関係を築いていた。保健師は疾病の特徴などを上司と共有し、Aさんの業務内容を把握した上で、職場でよく観察していてほしい項目を具体的に提示し、様子に変化があれば、すぐに保健師へ連絡するよう依頼をしていた。

　そうした中で、上司から保健師へ、Aさんについて相談があった。「Aさんが会議で積極的にアイデアを出すので、頼もしいと思い業務を任せていたが、残業が多くなっている。パソコンのログを見ても、どうも持ち帰って夜中まで業務をしている様子である。また、周囲に対して高圧的な態度で接したり、指示をしていない業務にまで手を出してしまったりして、安定した業務依頼ができない状態である。本人と面談し、体調が思わしくないのではないかと話をしても、体調は悪くないと主張し、反対に仕事を制限しないでほしいと言われ、どう介入すべきか困っている。周囲もAさんの態度に気を遣ってしまい、疲れ果てている。業務上の指導もできず、周囲が体調不良になりそうだ。また、Aさんのそのような様子に職場のメンバーから不平や不満も出ており、マネジメントする上でも困っている」とのことだった。

　保健師は、疾病の特徴を理解した上で上司と面談し、さらに詳細に職場環境をヒアリングした。まずは、Aさんの現在の業務内容、職場での役割、出張や外出の有無と頻度、長時間労働等の勤怠状況、周囲の社員との人間関係、Aさんの周囲の社員でメンタルヘルス

不調者が発生していないかなど、Aさん個人と、周囲の状況について詳細なヒアリングを実施した。さらに企画職全体の業務内容や業務量と人員配置、職場の特徴（裁量度や業務に必要なスキル、業務が担当性なのかチームで動いているのか、テレワーク等の職場環境、上司との面談の頻度など）や、組織全体の情報も上司からヒアリングした。そして、上司からの情報だけではなく、企画職に所属する個人と企画職全体のストレスチェックや健康診断結果などの客観的データを把握した上で、Aさん本人との面談を設定した。

　保健師は、本人との信頼関係を損なわないように慎重に面談を進め、Aさんが定期面談時に比べると多弁であり、夜まで業務をして、睡眠時間が少なくなっている状況を把握した。一方で、Aさん自身は、職場での様子を自覚しておらず、「仕事が楽しく、現時点で何も困っていることはない、通院し服薬もしているので大丈夫。休職だけは嫌だ」と繰り返し話すのみであった。睡眠時間の変化や夜まで業務をしていることを主治医に伝えているかを本人に確認し、特に伝えていないこと、今までは1カ月に一度だった受診間隔が、調子がいいので現在は2カ月に一度になっている状況を把握した。

　こうした状況から、保健師は職場での様子や把握した情報を主治医に提供する必要があると判断し、本人に再度、疾病の特徴を伝え、休職をしたくない本人の意向も尊重し、保健師から主治医に情報を提供することに同意を得た。保健師は早急に主治医に連絡をとり、Aさんの業務の内容や特徴も書面に記載して情報提供し、就業上の配慮等について主治医の意見を求めた。その後、主治医からは、保健師からの情報を基に服薬を調整し、受診間隔を2週間に一度に変更したこと、また就業上の配慮として、服薬調整中は業務量を軽減し、睡眠状態に影響が出ないように残業を制限することが望ましい等の返信が届いた。保健師は主治医からの情報を把握した上で本人と面談を実施し、上司とも連携して業務量の調整について依頼をした。この際、保健師が中心となって、本人と上司の間で齟齬がないよう、そして業務量を軽減するに当たって上司が周囲へどう伝達するか等も含めて、丁寧に話し合いを重ね、休職せずに疾病のコントロールをすることにつながった。

　このようにメンタルヘルス不調がありながら就業している労働者に対しては、本人の様子に変化が出現した際、スムーズに保健師に情報が入るような仕組みを作っておくことが重要である。定期的な面談やメールを通じて、日常的に信頼関係を構築しておくことや、マネジメント職から情報が入るような綿密な連携が重要である。そして必要と判断した場合は、積極的に主治医と連携をして、疾病悪化のリスクを防ぎ、本人が長く健康で就労を続けられるように支援を続ける。

4　まとめ

　産業現場での疾病管理は、業務に支障を来しているかという視点で介入をしなければならない。疾病のコントロールができていると判断する視点は、主治医の立場と企業等の立場で違うことも多い。治療が継続していたとしても、業務に支障が出そうか、あるいは支障が出ている場合、産業保健看護職は職場をよく理解した上で、介入をする。安

Ⅶ　産業保健看護活動の実際

全配慮や合理的配慮の視点を持ち、主治医、産業医、家族、上司、職場の同僚、人事等と常に連携を密にする。産業保健看護職の対応一つで、個人の疾病の重症化や治療のコントロールに影響し、組織の生産性を大きく左右することを常に意識しておきたい。そして何より病気により、今まで通りの生活が送れなくなる労働者が発生することがないよう、使命感を持って活動をしていくことが重要である。

（髙木　智子）

7　救急処置（熱中症を含む）

1 職域での救急─概論─

　職域での救急事例は一定の割合で発生している。その対応に産業保健看護職の果たす役割は大きい。職場で救急事例が発生するのは、心筋梗塞、脳出血などの内因性の症例と、外傷、熱中症などの外因性の症例に大別することができる。また、心筋梗塞、外傷などの孤発例と事故、災害などの多発例の2種類が考えられる。職場では事故、災害などにより多くの傷病者が発生する多発例より、内因性、外因性の両事例でも孤発例の救急事例が多い。

　内因性の孤発例の救急においては、急性心筋梗塞やくも膜下出血などが考えられるが、救急隊が到着するまでの対応や最悪の場合は心肺停止もあり得るので、それに対するBLS（一時救命処置：Basic Life Support）が重要と考えられる。

❶ 産業保健看護職が職域の救急に果たす役割

　職域の救急で産業医、産業保健看護職が行わなければいけないことは、以下の4つに分けられる。

　1）救急隊が到着するまでの傷病者の処置（内因性の症例・外因性の症例への対応）
　2）救急隊への情報の伝達
　3）救急蘇生法の教育
　4）集団災害時の対応

　内因性の症例への対応で重要なのは、心筋梗塞などの特発性な心停止に対する蘇生である。蘇生に関して一般社団法人日本蘇生協議会の「JRC蘇生ガイドライン」は、救急蘇生の基本となるもので、5年ごとに更新される。産業保健看護職は常にその内容をアップデートしなければならない。また、職場での救急蘇生（救急処置）に関しては従業員、つまりバイスタンダー（けがや急病人が発生した場合、その場に居合わせた人）の教育も担わなければならない（公益社団法人日本産業衛生学会職域救急研究会が毎年、産業衛生学会等で救命講習を開催し、研修機会を提供している）。さらに、傷病者を救急隊に引き渡す際の情報伝達や、トリアージなど集団災害への対応も求められる。

❷ 救急事例への対応の流れ

　職域で救急事例が発生したときの流れを大まかに説明する。

314

① 救急隊が到着するまでの傷病者の処置

通報を受けることから始まるが、緊急性を判断するためにその傷病が心筋梗塞などの内因性なのか外傷などの外因なのかをまず把握しなければならない。

② 状況の聴き取り、観察

産業保健スタッフのほとんどは救急外来などの勤務経験がない場合が多く、情報を簡潔に聞き取ることに慣れていないと考えられるが、以下の要領で聞き取りを行えばよい。

③ 現場での救急処置

産業医が常駐している場合は産業医が行うことが望ましいが、ここでは産業保健看護職単独で行わなければならない場合を想定して述べる（図4）。

1 ）傷病者の初期観察

意識レベル、呼吸パターン、顔色の確認を行い緊急度、重症度などを判断する。

2 ）状況の聞き取り

本人が会話できる場合は、具合が悪くなったときの状況や既往歴を確認する。職域での発生事例の場合は健康診断の結果などから、一般の傷病者より情報が得られやすいことが多いので、必要最小限にした方がよい場合もある。本人が会話できないときは、関係者（居合わせた同僚など）・目撃者からの傷病者の情報を確認する。

3 ）全身観察

傷病者の容態把握をできる限りでよいので行う。血圧測定・脈拍測定・体温測定・血中酸素飽和度測定（機器があれば）など。必要に応じて瞳孔観察・呼吸音の測定・心音の聴診・四肢の麻痺確認など。これらは傷病者を搬送する適切な病院選定と医師に引き継ぐ際の大事な情報となる。

4 ）応急処置の実施

基本的な体位管理や保温を実施する。傷病者に適合した応急処置としては、頸椎保護、酸素投与、止血、被覆、固定などであるが、可能な限りでよい。

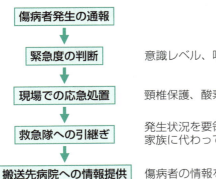

図4　産業保健看護職の救急事例対応の流れ

5）心肺停止の傷病者への対応

疾患によっては救急隊が到着する前に、傷病者が心肺機能停止状態になることもある。心肺停止の傷病者への対応は、一般社団法人日本蘇生協議会の「JRC蘇生ガイドライン」に沿って行う。現場で意識がなく普段通りの呼吸をしていなければ直ちに胸骨圧迫を行う。同ガイドライン2020では、「呼吸の確認に迷ったらすぐに胸骨圧迫をする」という点も重視されている。傷病者を発見したら正常な呼吸かどうか、意識があるかないのかを確認して、このとき不自然だと感じた場合や心停止かどうか迷った場合には、すぐにCPR（心肺蘇生法）を開始する。

6）救急隊への引継ぎと搬送先病院への情報提供

救急隊に必要な情報を伝達し、病院への搬送が行われたら、次に、その傷病者の情報を医療サイドに迅速に提供することが望ましい。企業では定期的に健康診断が行われており、既往歴、家族歴などの情報が保存されている。救急外来などでは、それらの情報は患者の状態を把握する上でも有益である。特に、意識障害が存在する場合は、それらの情報のみが頼りになることも多い。

2 外傷への対応―各論―

職域ではさまざまな外傷が発生する。それぞれの外傷により対応の方法があるが、今

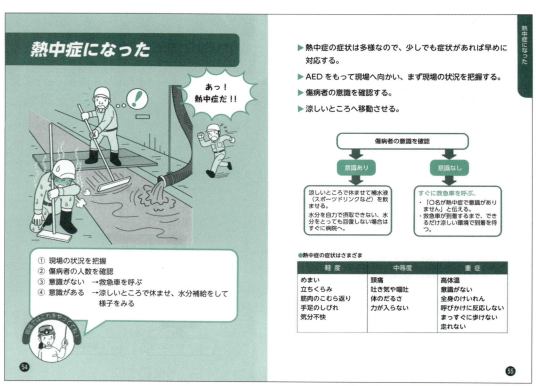

（南浩一郎『災害事例別 救命・応急手当のキホン』（清文社、2022年）より転載）

図5　熱中症への対応

回は熱中症への対応を例として挙げる（図5）。

　熱中症の症状は多様なので、少しでも症状があれば早めに対応する。熱中症の疑われる患者が発生したという連絡を受けた場合はAED（自動体外式除細動器）を持っていき、最初に現場の状況を把握する。現場ではまず、傷病者の意識を確認する。意識があれば、涼しい環境へ傷病者を移動させる。意識がなければすぐに救急車を呼び、「1名が、熱中症で意識がありません」などと伝える。救急車が到着するまで、できるだけ涼しい環境で待機する。意識があれば、涼しいところで休ませて補水液（スポーツドリンクなど）を飲ませ、回復後病院へ向かう[1]。このほか、さまざまな症例のファーストエイドに関しては拙著『災害事例別　救急・応急手当のキホン』（清文社、2022年）を参考にしてほしい。

3　まとめ

　産業保健看護職が職域での救急に果たす役割は大きい。しかし、専門的にトレーニングする時間等は少ない。救急隊が到着するまでのファーストレスポンダーとしての役割を果たすことを常に心がけておくことが大事である。

（南　浩一郎）

【文　献】
1）南浩一郎．熱中症になった．災害事例別 救命・応急手当のキホン：清文社；2022：pp54-55.

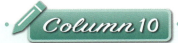

集団災害時の対応（トリアージなど）

　災害時において、限られた医療資源を最大限に活用して、救助可能な傷病者を確実に救い、可能な限り多数の傷病者の治療を行うためには、傷病者の緊急性や重症度に応じて治療の優先順位を決定し、この優先順位に従って患者搬送、病院選定、治療の実施を行うことが大切である。これは企業内で災害が発生した時も同様である。将来、起こることが予想される南海トラフ地震や首都直下地震などが発生した場合は、地域の医療資源も同様に被災してしまうために、企業内で治療を完結せねばならないことになる。

　また、救急隊が到着した場合でも、搬送することができる傷病者は限られている。その傷病者の選定をしなければならないときに誰かがトリアージを行わなければならない。企業内の産業保健看護職は、そのトリアージを担わなければならない。

（南　浩一郎）

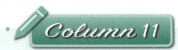

救急蘇生法の教育

　BLS（一次救命処置）は、職場での心肺停止傷病者の社会復帰に重要な役割を果たす。特に、職場ではたとえ産業保健スタッフがBLSを習得していたとしても、現場に居合わせることは少なく、バイスタンダーにBLSを期待せざるを得ない。心肺停止傷病者の社会復帰率を上げるためには社内でのBLSトレーニングを産業保健看護職がどう行うかが問われている。職場内でBLSトレーニングを行うには、機材やインストラクターなどの問題があり、容易に開催できない、また、時間も確保しにくいなどの問題点がある。

　職域での講習会が行われる場合に最も問題となるのは、胸骨圧迫のトレーニングにおいて質の担保がなされるかである。この点においては、さまざまな機器が開発されており、その有効性が示されている。一般社団法人日本蘇生協議会「JRC蘇生ガイドライン2020」ではトレーニングの間、圧迫のテンポ、圧迫の深さ、圧迫の解除、手の位置に関する直接的なフィードバック器具を提案するとなっている。

　現に、公益社団法人日本産業衛生学会職域救急研究会が開催する救命講習では直接的なフィードバック器具を用いた講習を行い、指導効果を得ている[1-3]。特に、胸壁に接する手の小指球を胸骨下半分に当てて胸骨圧迫することで、正確な圧迫位置を押すことができるなど、簡便かつ先進的な教育を行っている[4]。看護職には定期的に受講していただきたい。また、今後はこのような教育法を用いて社内に胸骨圧迫の優れたバイスタンダーを養成する必要があると考えられる。

（南　浩一郎）

【文　献】
1）Minami K, Kokubo Y, Maeda I, Hibino S. A flexible pressure sensor could correctly measure the depth of chest compression on a mattress. Am J Emerg Med. 2016；34（5）：899-902.
2）Minami K, Kokubo Y, Maeda I, Hibino S. Real-time feedback of chest compressions using a flexible pressure sensor. Resuscitation. 2016；99：e11-12.
3）Minami K, Yoshie M, Aoki T, Ito Y. Real time auto feed back system for chest compressions using an infrared camera. Resuscitation. 2013；84（10）：e137-138.
4）本間裕太郎，小久保陽太，津田真徳，南浩一郎．胸骨下半分の中心を正しく胸骨圧迫するための工夫．麻酔．2022；71（12）：1337-1341.

5 メンタルヘルスケア

1 事業場（職場）におけるメンタルヘルスケアの実際

「労働者の心の健康の保持増進のための指針」（平成18年 3 月31日付け健康保持増進のための指針公示第 3 号、改正：平成27年11月30日付け同指針公示第 6 号）[1]によると、事業場におけるメンタルヘルスケアとは、「事業場において事業者が講ずる労働者の心の健康の保持増進のための措置」であり、メンタルヘルス不調とは、「精神および行動の障害に分類される精神障害や自殺のみならず、ストレスや強い悩み、不安など、労働者の心身の健康、社会生活および生活の質に影響を与える可能性のある精神的および行動上の問題を幅広く含むもの」とされている。また同指針では、事業場におけるメンタルヘルスケアの原則的な実施方法が示されており、その対象はメンタルヘルス不調者だけでなく、全ての労働者となる。

事業者は事業場におけるメンタルヘルスケアを積極的に推進するため、事業場内衛生委員会等において十分な調査審議を行い「心の健康づくり計画」を策定する。そして労働者へ周知の上、4 つのケア（セルフケア、ラインによるケア、事業場内産業保健スタッフ等によるケア、事業場外資源によるケア）を効果的に推進することで、ストレスチェック制度の活用や職場環境等の改善（一次予防）、メンタルヘルス不調への気付きと適切な対応（二次予防）、職場復帰のための支援・再発防止（三次予防）が円滑に行われる必要がある[2]。

なお、労働安全衛生法条文では事業者を主語としているが、実際の活動は産業保健スタッフが代行すると読み取り、産業保健看護職としてもメンタルヘルスケアに関連する法令や制度を押さえておきたい[3]。

1 職場におけるメンタルヘルスケアの基本

労働者の心の健康確保をめぐる状況として、「令和 6 年版厚生労働白書」によると、職業生活等に関して強い不安や悩み、ストレスを感じる労働者が 8 割を超え、仕事の質、量、人間関係による強いストレスが原因で精神障害を発症し、労災認定される労働者も増加傾向となっている。社会の変遷や経済の変動に伴い、職場環境も働き方も変化していく中で、職場には労働者の力だけでは取り除くことができないストレス要因もあることから、事業者が積極的にメンタルヘルスケアに取り組むことが重要である。産業保健看護職も組織やチームの一員として事業場の心の健康問題の特性を把握して、個人支援だけでなく集団、組織への支援といった視点を持ち、関係者と連携協働しながら積極的に関わることが求められている。

2 衛生委員会等における調査審議

メンタルヘルスケアの推進に当たって、事業場の実態に即した取組みを行うために、

衛生委員会を活用することが効果的である。心の健康づくり計画の策定はもとより、その実施体制の整備等の具体的な実施方策や個人情報の保護に関する規程等の策定に当たっては、衛生委員会等で十分に調査審議を行う必要があるため、ストレスチェック制度に関する内容もメンタルヘルスケアの推進に関連付けて行うことが望ましい。

なお、衛生委員会等の設置義務のない小規模事業場においても労働者の意見を反映できるよう、産業保健看護職も改善計画等へ参画することが望ましい。

3 心の健康づくり計画

メンタルヘルスケアは、中長期的な視点に立って継続的かつ計画的に行われることが重要となる。事業場におけるメンタルヘルスケアを効果的に進めるためには、それぞれの事業場での現状と課題を明確にするとともに取組み内容の提示も含めた基本的な計画を策定することが求められる。事業者の表明とともに、実施体制を確立、実施状況を適切に評価、その結果に基づいて改善していくことで、より一層の充実と向上に努める。また、ストレスチェック制度は、それぞれの事業場の実情に即して実施されるメンタルヘルスケアの一次予防から三次予防までの総合的な取組みの中に位置付けることが重要であることから、心の健康づくり計画において、その位置付けを明確にすることが望ましい（表1）。

4 心の健康保持増進のための4つのケア

1 セルフケア

「労働者自らが心の健康保持増進のために行う活動」を言う。労働者や管理監督者が自らストレスへの気付きと対処ができるように、ストレスやメンタルヘルスに対する正しい理解のための教育研修、情報提供を行い、自主的に相談できるような環境整備をする。また、ストレスへの気付きを促すためには、全ての労働者が可能な限りストレスチェックを受けることが望ましく、それ以外にも随時セルフチェックを行えるような仕組みを構築したい。

2 ラインによるケア

「管理監督者が労働者の心の健康保持増進のために行う活動」を言う。ラインによるケアに関する教育研修を行い、管理監督者が職場環境を評価することで具体的な問題点

表1　心の健康づくり計画で定める事項

① 事業者がメンタルヘルスケアを積極的に推進する旨の表明に関すること
② 事業場における心の健康づくりの体制の整備に関すること
③ 事業場における問題点の把握およびメンタルヘルスケアの実施に関すること
④ メンタルヘルスケアを行うために必要な人材の確保および事業場外資源の活用に関すること
⑤ 労働者の健康情報の保護に関すること
⑥ 心の健康づくり計画の実施状況の評価および計画の見直しに関すること
⑦ その他労働者の心の健康づくりに必要な措置に関すること

（厚生労働省・労働者健康安全機構「職場における心の健康づくり」p.6より抜粋）

5　メンタルヘルスケア

を把握し、改善を図る。また、個々の労働者に対しても長時間労働、過度な疲労、心理的負荷、責任などが生じないよう配慮を行い、労働者からの自発的な相談にも対応する。メンタルヘルス不調者の職場復帰支援においては、就業上の配慮等を行うことが求められている。管理監督者は、メンタルヘルスケアのキーパーソンとして、産業保健スタッフとの連携がスムーズに進むよう日頃から良好な関係性を構築しておきたい。

❸ 事業場内産業保健スタッフ等によるケア

「事業場内産業保健スタッフ等が労働者の心の健康保持増進のために行う活動」を言う。事業場内産業保健スタッフは、それぞれの事業場の実情に応じた具体的なメンタルヘルスケアに関する企画立案、労働者・管理者からの相談対応、職場復帰への支援、労働者の家族による気付きや促進の支援、事業場外資源とのネットワーク形成やその窓口、個人情報の取扱いからも心の健康づくり計画の実施に当たり中心的な役割を果たす。なお、事業場内メンタルヘルス推進担当者選任も含めて、一定規模の事業場にあっては、保健師等を確保して活用することが望ましいとされている。

❹ 事業場外資源によるケア

「事業場外のさまざまな機関が事業場に対して心の健康づくり対策を支援する活動」を言う。それぞれの事業場の必要性と求める役割に応じて事業場外資源を活用する場合は、各種サービスが適切に実施できる体制や情報管理が適切に行われる体制が整備されているか等について、事前に確認しておくことが望ましい。厚生労働省のウェブサイト「こころの耳」（https://kokoro.mhlw.go.jp/supporter/　2024年10月7日アクセス）や産業保健総合支援センター等もうまく活用していきたい。また、コラボヘルスとして健康保険組合や労働組合との協力体制も構築しておきたい。

⑤ メンタルヘルスケア推進の具体例

❶ ストレスチェック制度の活用や職場環境等の改善（一次予防）
- 全ての労働者を対象とした教育研修・情報提供
- メンタルヘルス不調未然防止のための職場環境（作業環境・作業方法・労働時間等）の把握と評価改善への支援
- ストレスチェックの集団分析結果を職場環境改善のために活用

❷ メンタルヘルス不調への気付きと適切な対応（二次予防）
- 労働者による自発的な相談とセルフチェックの推進
- 管理監督者による労働者の自発的な相談への対応と就業上の配慮
- 事業場の実態に即した労働者からの自発的相談やストレスチェック結果の通知を受けた労働者からの相談を受けることができる制度および体制整備
- メンタルヘルス不調者の早期発見につながる体制の構築

❸ 職場復帰のための支援・再発防止（三次予防）

　心の健康問題により休業し、医学的に業務に復帰するのに問題がない程度に回復した労働者を対象として、実際の職場復帰に当たり、病気休業開始から復帰後のフォローアップまで5つのステップ（p.351図8参照）[4]で支援する。

6 個人情報への配慮・不利益な取扱いの防止

　健康情報を含む労働者の個人情報の保護に関しては、「個人情報の保護に関する法律」（個人情報保護法）および関連する指針等が定められており、メンタルヘルスケアを進めるに当たっては、法令等を遵守し、労働者の健康情報の適正な取扱いに努めなければならない。また、事業者が労働者に対して、あるいは派遣先事業者が派遣労働者に対して労働者の心の健康問題等に関する情報を把握した場合において、健康確保に必要な範囲を超えて、不利益な取扱いをしてはならない。

7 ハラスメント対策

　近年、精神障害による労災補償の出来事別支給件数のうち「（ひどい）嫌がらせ、いじめ、または暴行を受けた（パワーハラスメント）」と「セクシュアルハラスメント」が全体の約2割を占めるなど、職場におけるハラスメントは、労働者のメンタルヘルス不調の原因となっている。「改正労働施策の総合的な推進並びに労働者の雇用の安定及び職業生活の充実等に関する法律」（労働施策総合推進法）の施行で、大企業では2020（令和2）年6月1日、中小企業では、22年4月1日からパワハラ防止措置が義務化されたこともあり、労働者のメンタルヘルス不調を未然に防止するためにも、職場のハラスメント防止体制の整備が必要とされている[5]。

8 支援活動を個別事例から職場や組織へ広げる視点を―事例―

- 対象者：Aさん（28歳）
- 背景・経過：健康診断後の保健指導時に「2週間ほど前から眠れない。夜中に何度も目が覚める」といった訴えがあり、さらに話を聞いてみると3カ月前にキャリア採用で入社したばかりで仕事がうまく進んでいない。新規製品開発部門に配属されたが職場のメンバーは皆忙しく、テレワークが導入されたことでメンバーと雑談する機会もなく、分からないことを気軽に聞けない雰囲気がある。自分なりに何とか進めようとしたが、定例会議で同僚から「こんなことも理解できていないの？」と言われたことがショックで、ますます聞きづらくなった。仕事がうまく進んでいない中で次の会議が近付いてきており、朝になると頭痛と吐き気で出社がつらい。

❶ 本人への支援ポイント

　つらい現状と気持ちを受け止めつつ、疾病性という視点で症状を確認、産業医に報告・相談の上、外部医療機関への受診を勧める。同時に事例性という視点で、対象を全人的に理解・把握できるよう、仕事面だけでなく生活面等への影響も含めたアセスメントにより課題を整理し、受診結果も含めて本人から上長へ相談してもらうことが望ましい。

　しかし、職場での心理的安全性が確保されていないと、本人は不利益を被ることを心配して上長への報告を拒否する場合もあるので、就業上の配慮の必要性について伝え、同意を得た上で代行してもよい。産業保健看護職は個別事例を抱え込むのではなく、事例の進展に伴い関係者と連携・協働しながら、本人に寄り添いつつも中立的な立場で、課題解決に向けた支援の姿勢を持ちたい。

　Ａさんから了解を得て、職場上長であるＢ課長に現状を伝えると、遅刻や欠勤もなく、仕事の進捗に遅れはなかったため、体調の変化には全く気付いていなかった。Ａさんは受診の結果、休職には至らなかったが、産業医による就業上の措置として定時勤務でしばらく様子をみることになった。Ｂ課長としては、数日前にストレスチェックの集団分析結果について「業務量が多く、同僚の支援が低い」と説明されていたため、業務量の配分と会議などグループ討議の進め方を見直していこうとしていたところだった。Ａさんのグループは、他に比べるとキャリア採用者が多く、お互いの人となりが分からず、同僚同士のコミュニケーションに課題があり、ちょっとした仕事の困り事も誰に相談してよいか分からないといった特徴があった。そこでグループリーダーを置いてサポート体制を強化したところ、仕事について分からないことを素直に聞けるようになったＡさんは、徐々に回復、ストレスチェックの集団分析結果も次年度には改善傾向となった。

❷ 職場・組織への支援ポイント

　メンタルヘルス不調者への就業上の措置や配慮とともに、次の不調者を生み出さないための対策として、ストレスチェックの集団分析結果等の活用も検討したい。また、Ｂ課長自身が不調者の気付きに至らなかった点として、ラインケア教育の内容が十分であったか、現状に合った教育内容が提供されていたかの検討も必要となる。セルフケアという視点では、キャリア採用者入社時に「自分のストレスに気付いて早めに相談できる」ための知識提供と相談窓口を紹介するなど、セルフケアとラインケア教育の内容をブラッシュアップできるよう、心の健康づくり計画へ反映していく。産業保健看護職として、個人へのきめ細かな支援を大切にしつつ、そこから得られる共通課題を見える化し、職場・組織が主体的に解決できるよう、PDCAサイクルを意識した支援技術も磨いていきたい。

（髙﨑　正子）

VII　産業保健看護活動の実際

【文　献】

1）厚生労働省，独立行政法人労働者健康安全機構：職場における心の健康づくり〜労働者の心の健康の保持増進のための指針〜.
　　https://www.mhlw.go.jp/file/06-Seisakujouhou-11300000-Roudoukijunkyokuanzeneiseibu/0000153859.pdf
2）川上憲人，廣尚典，津野香奈美．メンタルヘルスケア．職場の健康がみえる—産業保健の基礎と健康経営 第1版，医療情報科学研究所 編：メディックメディア；2019：pp204-244.
3）廣尚典．PART 0，4 メンタルヘルス対策の法的根拠．産業保健スタッフ必携 職場のメンタルヘルス予防・対応・支援のすべて．産業保健と看護2021年春季増刊，畑中純子 監．2021；79：44-49.
4）厚生労働省，独立行政法人労働者健康安全機構：改訂心の健康問題により休業した労働者の職場復帰支援の手引き〜メンタルヘルス対策における職場復帰支援〜.
　　https://www.mhlw.go.jp/content/000561013.pdf
5）厚生労働省：あかるい職場応援団.
　　https://www.no-harassment.mhlw.go.jp/
　　＊1），4），5）は2024年10月7日アクセス

2　メンタルヘルスケアにおける産業保健看護職の役割

　メンタルヘルスケアにおける産業保健看護職の役割は、労働者の身近な援助者として、種々の労働環境に置かれた一人一人の生活世界にメンタルヘルスの側面から継続的に関わり、さらには集団・組織にも働きかけることにある[1]。取組みに当たっては、事業場の心の健康問題の特性を把握して、組織やチームの一員として関係者と連携協働しながら、一次予防から三次予防までの包括的支援を通して課題解決に当たる。

　さらに健康経営においては、ポジティブメンタルヘルスの視点での新たな取組みも始まっており、事業場の方針や体制によって産業保健看護職に期待される役割もさまざまと思われるが、本項では「労働者の心の健康の保持増進のための指針」（以下、メンタルヘルス指針）[2]とストレスチェック制度[3]を中心に述べる。

1 メンタルヘルス指針における産業保健看護職の役割
❶ 教育研修の企画および実施

　教育研修を企画するに当たり、メンタルヘルスケアに関する事業場の方針、ストレスおよびメンタルヘルスケアに関する正しい理解のための基礎知識を盛り込んだ上で、対象の職務に合わせた教育内容の提供が求められる。それぞれの目的と目標に合った科学的根拠に基づいたプログラムの選択、提供する形式（集合教育、個人教育、オンライン、オンデマンド、eラーニングなど）の決定、実施内容は事業場の特徴などオリジナリティーを加え、実施後のアンケート集計結果を次の企画に反映するなど、中長期的な視点で実施計画を立てたい（表2）。

　なお、これら研修の機会を通して、労働者、管理監督者と信頼関係づくりに努め、相談しやすい関係を構築したい。

5 メンタルヘルスケア

表2 メンタルヘルスケアに関する教育研修プログラムの例

対 象	内 容
労働者	・セルフケアの方法と重要性 ・ストレスへの気付き方・対処法 ・自発的な相談の有用性の周知 ・事業場内の相談先や事業場内資源に関する情報提供
管理監督者	・管理監督者の役割（セルフケアも含む） ・職場環境等の評価、改善の方法 ・労働者からの相談対応と社内外関係者との連携方法 ・職場復帰支援方法 ・健康情報を含む個人情報保護

❷ 職場環境等の評価と改善

　労働者の心の健康には、仕事を行う環境や仕事のやり方、労働時間、仕事量、職場の人間関係（ハラスメントを含む）などが影響を与える。そのため職場環境の改善は、労働者の心の健康保持増進に効果的だと考えられている。産業保健看護職は、日頃の活動を通して得られる事業場の健康課題やその要因などの情報に加えて、職場巡視による観察や労働者や管理監督者への調査、ストレスチェックの集団分析などを通した職場環境の評価結果に基づいて、管理監督者が必要な対策を検討できるよう助言する。また管理監督者が主体的に改善に取り組めるよう、情報提供やツールの紹介なども行う。

❸ 労働者、管理監督者からの相談対応

　職場でメンタルヘルスケアに取り組んでいても、メンタルヘルス不調が発生する場合があり、早期発見と適切な対応が必要となる一方で、相談へのハードルはまだまだ高い。メンタルヘルス対策がうまく進んでいる事業場は、労働者本人よりも職場の上司や同僚からの相談が多い傾向があるため、利用しやすい相談窓口の設置と周知が重要となる。

　事業場内外の相談窓口の活用を図るため、健康管理室への来室案内だけでなく、電話やメール、イントラネットへの表示など、複数の相談サイトを通じて情報提供できるとよい。また、相談対応に当たっては、個人情報の保護に十分留意しつつ、内容に応じて、産業医や事業場外資源につないでいくことができるネットワークも整備する。産業保健看護職は、一つ一つの丁寧な対応が事業場内での相談体制への信頼感にもつながることを意識して、アセスメントスキル、調整スキル、連携スキルを磨いておきたい[4]。

　管理監督者の相談内容として多いものが、メンタルヘルス不調により休職した部下への対応である。「改訂心の健康問題により休業した労働者の職場復帰支援の手引き」[5]でも示されているように、産業保健看護職の役割として、職場復帰した労働者が再発・再休職することのないよう支援するとともに、職場の管理監督者に対しても負担を感じさせないような支援をすることが求められる。

325

表3　自殺予防の十箇条

1. うつ病の症状に気をつける（気分が沈む、自分を責める、仕事の能率が落ちる、決断できない、不眠が続く）
2. 原因不明の身体の不調が長引く
3. 酒量が増す
4. 安全や健康が保てない
5. 仕事の負担が急に増える、大きな失敗をする、職を失う
6. 職場や家庭でサポートが得られない
7. 本人にとって価値あるもの（職、地位、家族、財産）を失う
8. 重症の身体の病気にかかる
9. 自殺を口にする
10. 自殺未遂に及ぶ

（厚生労働省、中央労働災害防止協会「職場における自殺の予防と対応」p.22 表3-2を一部抜粋）

なお、表3のようなサインを認める場合は自殺の危険性があるので、早めに専門機関につなぐなど対策をとる[6]。

④ 保健指導

産業保健看護職は、労働者の身近な援助者としていつでも「相談を受けられる」「働きかけることができる」存在であり、対象者との信頼関係を築きながらメンタルヘルスケアを展開する。また、個別の健康相談・保健指導を通してさまざまな職場環境情報を統合してみることができる立場にもあるので、同じ職場から同じような訴えが多数寄せられた場合は「背景に何かあるのでは？」といった気付きも重要となる[7]。相談者個人が特定されないよう配慮しつつ、職場環境（人員構成、業務内容、残業時間、健康診断やストレスチェックの結果）を把握、上司や同僚から得られる情報を整理する。これらの情報からアセスメントを行い、改善が必要な課題がある場合は、産業医や人事労務担当者等と連携しながら職場全体の支援策を検討していく。

2 ストレスチェック制度活用における産業保健看護職の役割

ストレスチェック制度（図）とは、労働者の心理的な負担の程度を把握するための、医師または保健師等による検査の実施であり、2014（平成26）年の労働安全衛生法の一部改正により、事業者に実施が義務付けられた（ただし、労働者数50人未満の事業場については当分の間努力義務）。

ストレスチェック制度の目的は、以下の1）〜3）とされている。

1）本人のストレスチェックの結果を通知して、自らのストレス状況について気付きを促し、個々の労働者のストレスを低減させる。

2）検査結果を集団ごとに集計・分析し、職場におけるストレス要因を評価し、職場環境の改善につなげることで、ストレスの要因そのものを低減する。

3）心理的な負担による心身の自覚症状（ストレス反応）の高いものを早期に発見し、

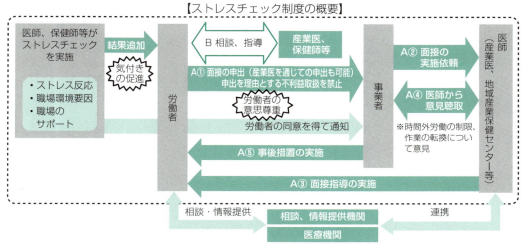

※ストレスチェック項目は、旧職業性ストレス簡易調査票の57項目（中小企業では23項目）から成る。

（日本看護協会『最新 公衆衛生看護学』第3版 2023年度版 各論2 pp.100-101より引用、一部改変）

図　ストレスチェック制度の概要

　医師による面接指導につなげることで、労働者のメンタルヘルス不調を未然に防止する。

　ストレスチェックを行う職種として保健師が明文化されており、ストレスチェック結果による高ストレス者に対して受診勧奨や保健指導を行い、職場環境の改善が必要であれば、事業者と連携し、それを実施することが求められている[8]。

　産業保健看護職も実施者として企画および結果の評価などに関わる際には、その事業場の実態に即した形で取り組むことが期待されており、このストレスチェック制度を単なるメンタルヘルス不調の未然防止策としてだけでなく、働きやすい職場の実現にもつながるものと捉えて、人事部門等とも連携して進めたい。

　日頃の活動を通して職場の情報に精通している産業保健看護職の強みを生かして、信頼関係を基本とした関連セクションとの連携強化に努め、従業員に対する相談・情報提供体制の整備をしておくことが大切である。しかし現状では受検は努力義務であり、高ストレス者と判定された者に対して、ただ法律の流れに沿って医師による面接指導への受診を勧めても、多くの労働者は簡単には受け入れてくれない。

　例えば高ストレスとなる労働者の割合について、事業場ごとに差はあるものの、一般的には10％程度と言われており、その中で実際に医師による面接指導を受けた者は5％程度で、残り95％は受けていないという調査結果がある[9]。

　一方で、高ストレス者は離職や休職のリスクが高く、同一職場に集中した場合、背景には職場の問題が潜んでいることも考えられる[10]。ストレスチェックは、日頃の産業保健活動や健康相談や保健指導場面で感じる職場の問題や労働者の声を、客観的尺度でみることができる指標でもあり、できるだけ多くの労働者が安心して参加できる体制づくりと周知を心がけたい。

そこで産業保健看護職としても、以下、１）～３）といった対応で、ストレスチェック制度を実効性のあるものにしていきたい。

１）医師による面接指導の申出をしやすい仕組みづくり
２）面接指導を申し出ない高ストレス者への対応
３）集団分析結果のフィードバックと活用

❶ 高ストレス者が面接指導の申出をしやすい仕組みづくり

ストレスチェック制度において、ストレスチェックの結果で高ストレスと判断された本人が面接を希望した場合に行われるのが面接指導であり、医師以外は担当できない。

しかし、高ストレスと判断されても面接指導を希望しない理由として、自分の高ストレスの状況について十分な認識がない、面接指導の意義がよく分からない、産業医との関わりに抵抗感があるなどといったことを挙げる労働者には、高ストレス状態を放置する危険性についての啓発が必要となる。少なくとも自分自身の健康状態をより正確に理解し、面接指導を受けるメリットが感じられるよう、結果返却の際にオリジナルのリーフレット等を同封する、イントラネット上や衛生委員会の場等を通じて高ストレス者に関連する情報を発信するなど、組織への信頼感を醸成することで、安心して申出がしやすい体制を構築していくことが大切である。

❷ 医師による面接指導を申し出ない高ストレス者への対応

事前に産業保健看護職との補助面談で状況を整理することで、面接指導の申出につながることもあるため、産業医と連携しつつ面談対応を行う。また高ストレス状態で放置されないように、健康診断後の保健指導を利用して相談の機会を設ける。本人が相談を積極的には希望せず、警戒心が強い場合は、結果についてヒアリングするのではなく、説明を中心に行う中で、本人が気になっている点について丁寧に対応することで安心感を醸成することに努めたい。

■ 演習：高ストレス者への対応

ストレスチェック制度における心理的な負担の程度を把握するための検査では、「仕事のストレス要因」「心身のストレス反応」「周囲のサポート」の３つの領域に関する項目を含めることとされており、その多くは「職業性ストレス簡易調査票」が用いられている。職業性ストレス簡易調査票による高ストレス者の選定基準には「心身のストレス反応が非常に高い場合」「心身のストレス反応はやや高い程度だが、仕事のストレス要因（サポートを含む）が非常に高い場合」の２通りがある。

なお、「心身のストレス反応が非常に高い場合」には、「仕事のストレス要因」が高い場合と低い場合があるため、Ａ～Ｃの３通りに分けられる[11]。産業保健看護職としてＡ～Ｃの高ストレス者への対応を、それぞれのケースで考えてみよう。

> ### A 「心身のストレス反応が非常に高い」かつ「仕事のストレス要因」も高い場合

対応例：仕事のストレス要因の点数が高く、非常に負担が大きく心身の不調も発生、本人にも自覚がある場合が多い。負担感や不調を感じながらも日々働いており、不満が高いことも推察されるが、すぐに専門医の受診が必要かは不明なので、経過を確認していくなどの対応が必要となる。

> ### B 「心身のストレス反応が非常に高い」が「仕事のストレス要因」は低い場合

対応例：仕事のストレス要因の点数は低いのに心身にストレス反応が生じている場合で、もともとの身体疾患により「身体愁訴」を中心に高得点となっている可能性もあり、身体の健康状態について確認が必要となる。必要に応じて、運動、体重管理、栄養、睡眠、禁煙、飲酒など生活習慣改善のための保健指導につなげる。また、仕事以外の問題で心身に不調を感じている場合は、本人が相談したいことへの対応を優先する。

> ### C 「心身のストレス反応はやや高い程度」だが、「仕事のストレス要因」が非常に高い場合

対応例：仕事のストレス要因の点数が高く、非常に負担が大きいのに心身の不調が顕著ではないが、将来悪化する可能性があり、予防的な働き掛けが必要となる。仕事のストレス要因が高い事実を伝えると肯定されることが多いので、不調を感じたらすぐに相談してもらえるような関係づくりを心がける。

❸ 集団分析結果のフィードバックと活用

　ストレスチェックの結果から事業場や職場単位のストレス状況を把握するものとして、国が推奨する「仕事のストレス判定図」があり、仕事の量的負担とコントロール、上司と同僚からの支援を集計分析して職場等のストレスの健康リスクを評価できる（「厚生労働省版ストレスチェック実施プログラム」ダウンロードサイト（https：//stresscheck.mhlw.go.jp/index.html 2024年10月7日アクセス）にストレスチェック実施手順が紹介されているので適宜確認されたい）。業務内容や労働時間など他の情報と合わせて健康リスクが高いと判断された場合には、職場環境等の改善が必要で、改善に当たっては、職場を働きやすくするために実効性の高い改善計画を職場のメンバーで話し合いながら作成、改善を進めていく。

　従業員参加型の職場環境改善の主役は労働者であり、管理監督者や専門家などの一部の人の考えだけでなく、職場で働く労働者全員が参加して話し合いの場を持ち、職場全体の意見を反映させていくことで、達成感や自信、職場に対する当事者意識や愛着が育つ。

　産業保健看護職は職場が主体となって改善活動が進められるよう調整役として関わり、集団解析結果が効果的に活用されるよう創意工夫を重ねたい。

（髙﨑　正子）

【文 献】

1）公益社団法人日本産業衛生学会「職場のメンタルヘルス対策における産業看護職の役割」検討ワーキンググループ：「職場のメンタルヘルス対策における産業看護職の役割」に関する報告書（平成18年7月19日）．
https：//www.mhlw.go.jp/file/06-Seisakujouhou-12200000-Shakaiengokyokushougaihokenfukushibu/ks-4.pdf

2）厚生労働省：労働者の心の健康保持増進のための指針（平成18年3月31日付け健康保持増進のための指針公示第3号。改正：平成27年11月30日付け同指針公示第6号）．

3）厚生労働省：ストレスチェック制度の効果的な実施と活用に向けて（令和4年3月）．
https：//www.mhlw.go.jp/content/000917251.pdf

4）日野亜弥子．第3章 メンタルヘルス ③専属産業医がいない場合の対応，産業看護職のためのキャリアアップに活かせる30のスキル．産業保健と看護2022年春季増刊，柴田喜幸 編著．2022；86：199-206.

5）厚生労働省，独立行政法人労働者健康安全機構：改訂心の健康問題により休業した労働者の職場復帰支援の手引き～メンタルヘルス対策における職場復帰支援～.
https：//www.mhlw.go.jp/content/000561013.pdf

6）厚生労働省，中央労働災害防止協会 労働者の自殺予防マニュアル作成検討委員会：職場における自殺の予防と対応：21-25.
https：//www.mhlw.go.jp/new-info/kobetu/roudou/gyousei/anzen/dl/101004-4.pdf

7）産業保健師の活動Q&A編集委員会．第2章 産業保健師の基本業務のポイント 10 健康相談・保健指導．産業保健師の活動Q&A，大久保利晃，飯島美世子 監：バイオコミュニケーションズ；2011：pp99-106.

8）五十嵐千代．第1章 Ⅱ-6産業保健看護活動の実際．最新公衆衛生看護学第3版 2023年度版 各論2，宮﨑美砂子他 編：日本看護協会出版会；2023：pp100-101.

9）ストレスチェック制度による労働者のメンタルヘルス不調の予防と職場環境改善効果に関する研究．厚生労働科学研究費補助金 健康安全確保総合研究分野 労働安全衛生総合研究．研究代表者：川上憲人．2019（平成27）年度研究報告書．総合研究報告書．厚生労働科学研究成果データベース.
https：//mhlw-grants.niph.go.jp/system/files/2017/173021/201722004B_upload/201722004B0003.pdf

10）江口尚：Part1 3 ストレスチェック後の高ストレス者に対する面接指導，職場のメンタルヘルス予防・対応・支援のすべて．産業保健と看護2021年春季増刊，畑中純子 監．2022；79：78-84.

11）島津明人，種市康太郎．産業保健スタッフのためのセルフケアマニュアル ストレスチェックと連動した相談の進め方：誠信書房；2016.
　＊1），3），5），6），9）は2024年10月7日アクセス

6 過重労働対策

1 職場における過重労働対策の実際

　長時間にわたる過重な労働は、睡眠時間が減少して疲労が蓄積され、脳血管疾患、虚血性心疾患の発症リスクを高めることが医学的に知られている。時間外・休日労働が1カ月45時間以内では脳血管疾患、虚血性心疾患の発症リスクは低いが、45時間を超えるとリスクは徐々に高まり、発症前1カ月間におおむね100時間、または発症前2〜6カ月間に、1カ月当たりおおむね80時間を超える場合は、脳血管疾患、虚血性心疾患の発症との関連性が強いとされている。また、長時間労働は労働者のメンタルヘルス不調の発症リスクとも考えられており、過重労働は労働者の健康問題へ大きな影響を及ぼしている。

　働き方の多様化が進む中、テレワークの導入で通勤時間がなくなりプライベートな時間が増える労働者もいる一方で、時間外労働の増加につながる現状も見受けられる。過重労働の問題は働き方が変化しても引き続き大きな課題となっている。

　厚生労働省の「令和5年労働安全衛生調査（実態調査）」では、仕事や職業生活に関することで強いストレスを感じる労働者の割合は82.7％で、2022（令和4）年に82.2％に引き続き80％台となっている。仕事や職業生活に関する強いストレスの内容をみると2023年は「仕事の量」が最も多く仕事や職業生活におけるストレス要因の第1位であった（図1）。過重労働にまつわる対策は法的背景を理解し、事業場や産業医の役割を踏まえて産業保健看護職としての支援を行う必要がある。

1 過重労働対策の法的背景

　過重労働による健康障害を防ぐためには、働く環境や、健康管理体制の整備、長時間・休日労働が生じた場合の労働者個人に対する面接指導の確実な実施と適正な事後措置等

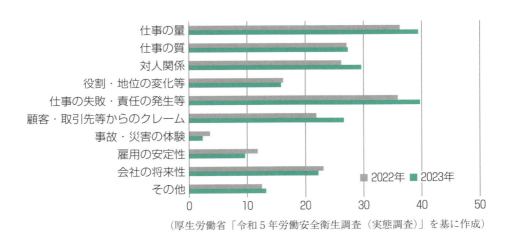

（厚生労働省「令和5年労働安全衛生調査（実態調査）」を基に作成）

図1　仕事や職業生活に関する強いストレスの内容

が必要となり、その対応方法が法令で定められている。2006（平成18）年の労働安全衛生法（以下、安衛法）改正では、長時間労働者への医師による面接指導の義務化が示された。また、2018（平成30）年成立の「働き方改革を推進するための関係法律の整備に関する法律」（働き方改革関連法）により、長時間労働の是正等、働き方改革の推進を目指して労働基準法、安衛法、労働時間等の設定の改善に関する特別措置法等が改正され、労働時間設定の上限規制の導入、長時間労働者への医師による面接指導の強化、勤務間インターバル制度※1の導入の努力義務が定められた。

「過重労働による健康障害防止のための総合対策について」（平成18年3月17日付け基発第0317008号）の、2020（令和2）年の改正（令和2年4月1日付け基発0401第11号雇均発0401第4号）では、労働基準法や安衛法の改正を踏まえ、事業者が講ずべき措置として時間外労働の削減や、労働者の健康管理の徹底等への取組みを取りまとめ、事業者が講ずべき措置としては、以下の内容が挙げられている。

※1　勤務間インターバル制度：1日の勤務終了後、翌日の出社までに休息時間を一定時間以上確保する制度で、働き方改革関連法により「労働時間等の設定の改善に関する特別措置法」が改正され勤務間インターバル制度導入が努力義務となった。

❶ 時間外・休日労働の削減

- 36協定で定める時間外労働の限度時間は、月45時間、年360時間を超えないように設定する。特別な事情があり労使が合意する場合でも、年720時間以内、月100時間未満、2～6カ月それぞれの平均が全て月80時間以内とする。
- 時間外労働が1カ月45時間を超えることができるのは、年6カ月まで。
- 休日労働についても削減に努める。

❷ 年次有給休暇の取得促進

- 年5日の年次有給休暇の確実な取得とともに、年次有給休暇が取得しやすい職場環境づくりや計画的付与制度の活用等で取得促進を図る。

❸ 労働時間等の設定の改善

- ワーク・ライフ・バランスの実現を目指し、業務の特性に応じた柔軟な働き方の導入を進める。また、労働者の生活時間、睡眠時間の確保に生かせる制度として勤務間インターバル制度の導入に努める。

❹ 労働者の健康管理に係る措置の徹底

① 健康管理体制の整備、健康診断の実施等

産業医および衛生管理者、衛生推進者等を選任し、健康管理に関する体制を整備する。また、産業医等へ労働者の健康管理に必要な情報を提供する。このほか、健康相談の体制の整備、健康診断の確実な実施と適切な事後措置を実施する。

表1　長時間労働面接の対象者

対象者	選定基準	関連法規
一般の労働者 （裁量労働制、 管理監督者含む）	• 義務／月80時間超の時間外・休日労働を行い、疲労蓄積があり面接を申し出た者 • 努力義務／事業主が自主的に定めた基準に該当する者	安衛法第66条の8 安衛則第52条の2 安衛法第66条の9 安衛則第52条の8
研究開発業務 従事者	• 義務／月100時間超の時間外・休日労働を行った者 • 義務／月80時間超の時間外・休日労働を行い、疲労蓄積があり面接を申し出た者 • 努力義務／事業主が自主的に定めた基準に該当する者	安衛法第66条の8の2 安衛則第52条の7の2 安衛法第66条の8 安衛則第52条の2 安衛法第66条の9 安衛則第52条の8
高度プロフェッショナル制度適用者	• 義務／1週間当たりの健康管理時間*が40時間を超えた時間について月100時間超行った者 • 努力義務と上記義務の対象者以外で面接を申し出た者	安衛法第66条の8の4 安衛則第52条の7の4 安衛法第66条の9 安衛則第52条の8

※健康管理時間：事業場内にいた時間と事業場以外で働いた時間の合計

（厚生労働省・都道府県労働局・労働基準監督署、労働者健康安全機構
「過重労働による健康障害を防ぐために」を基に作成）

■ 情報提供される内容

▷ 健康診断結果、長時間労働者への面接実施後の措置内容、ストレスチェックに基づく面接指導実施後の措置内容
▷ 月の時間外労働が80時間を超えた労働者の氏名、超えた時間に関する情報
▷ 健康管理等を適切に行うために必要な労働者の業務に関する情報

② 長時間にわたる時間外・休日労働を行った労働者に対する面接指導

　事業者は長時間労働を行った労働者に対し、医師による面接指導を行わなければならない。対象者の選定基準は法令で定められており、一般の労働者（管理監督者、裁量労働制適用者を含む）、研究開発業務従事者、高度プロフェッショナル制度適用者[※2]のそれぞれで異なっている。企業などによっては法令の基準をカバーした独自の基準で実施しているところもある（表1）。面接指導の実施後、医師から意見聴取し、必要時に適切な事後措置を講ずる。

※2　高度プロフェッショナル制度適用者：高度の専門的知識等を有し、職務の範囲が明確で一定の年収要件を満たす労働者。

■ 事後措置の例

　就業場所の変更、職務内容の変更、労働時間の短縮、深夜業の回数減少　等

Ⅶ　産業保健看護活動の実際

2 過重労働対策における産業保健看護職の役割

　産業保健看護職は産業医と協働して事業場における過重労働対策が適切に実施されるよう、その体制づくりを支援する。事業場から産業医への長時間労働者の報告、産業医面接の計画、実施、面接後の産業医からの意見書による報告、面接後の事後措置などの一連の対応をタイムリーに進めるためには職場の担当者との連携が大切となる。また、長時間労働者への面接で把握された個々の状況を踏まえて職場集団の課題を捉え、対策を検討することも必要となる。その際には、産業保健看護職が普段の活動（健康診断後の保健指導、健康相談、職場巡回等）を通して把握した情報もあわせて課題をアセスメントし、産業医へ情報を共有し過重労働対策の検討へとつなげていけるとよい。

　産業保健看護職が産業医面接に同席して長時間労働者の保健指導の充実を図ることも可能と考える。また事業場によっては疲労蓄積の評価を産業保健看護職の面接で行うところもあり、体調に不安を感じる労働者が申出をしやすいメリットもある。いずれも産業医との連携強化が必要となる。

（田中　美樹）

【文　献】

1 ）厚生労働省，都道府県労働局，労働基準監督署，独立行政法人労働者健康安全機構：過重労働による健康障害を防ぐために.
　　https://www.mhlw.go.jp/content/11303000/000553560.pdf
2 ）厚生労働省：働き方改革関連法に関するハンドブック〜一億総活躍社会の実現に向けて〜.
　　https://www.mhlw.go.jp/content/001140961.pdf
　　＊2024年 9 月22日アクセス

2　長時間労働者に対する面接指導

　長時間労働者の面接指導は産業医が安衛法で定められた対象者（表 1 ）に対して実施する必要がある。産業保健看護職は労働者の最も身近な医療職である特性を生かしながら、産業医による面接のサポートや産業医の面接を補う面接を行い、長時間労働者が自身の健康状態や生活を振り返り、健康管理に取り組めるように保健指導を実施し過重労働対策を支援することができる。長時間労働者との面接は多忙な状態が続く中で時間を確保して行うことも多いため、対象者が面接を受けやすい効率的な実施ができるよう、しっかりと準備して臨みたい（図 2 ）。

1 長時間労働者の面接指導の計画と実施
❶ 面接日時の設定

　事業場担当者と連携して面接指導のスケジュール調整を行う。対象者や上司がその必要性を理解することで、スムーズな面接指導の実施につながる。産業医や産業保健看護職からの説明だけではなく、事業場側から面接対象者やその上司へ必要性の理解を促す働きかけも大切となる。

334

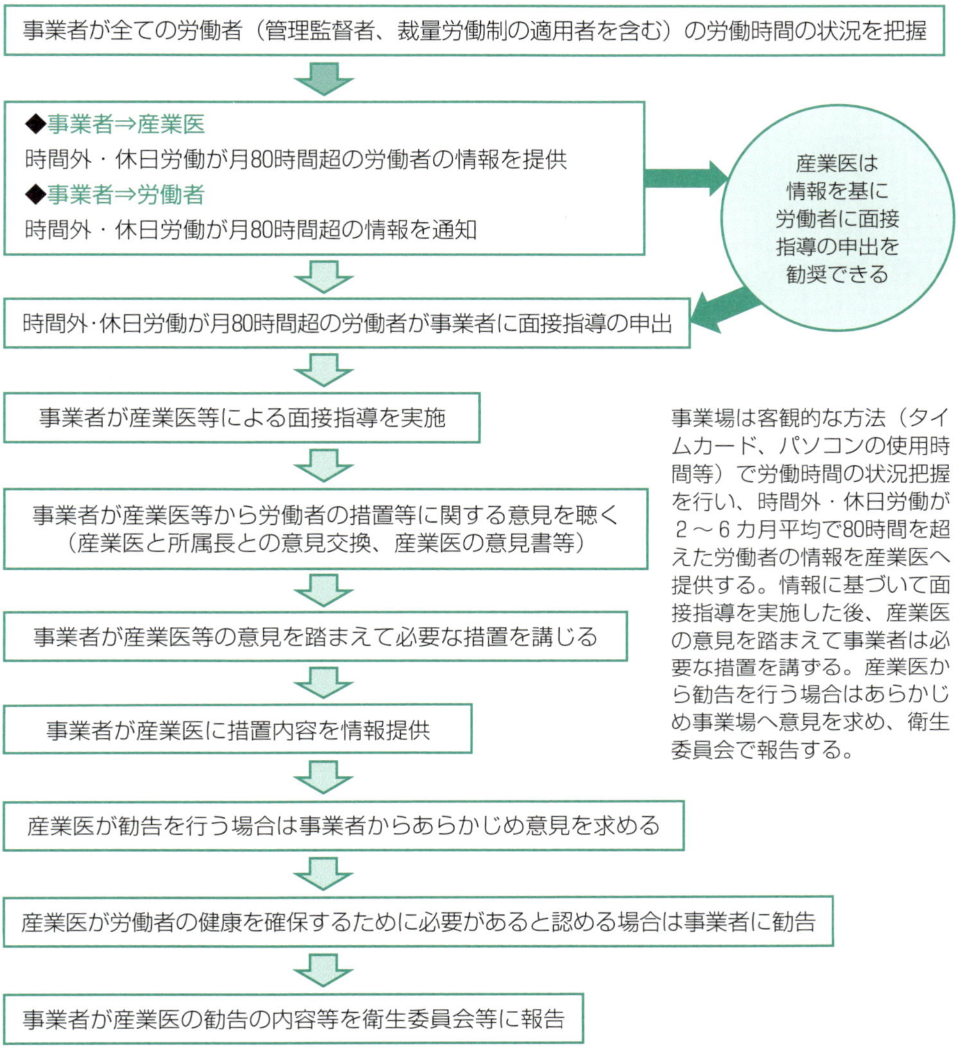

事業者が全ての労働者（管理監督者、裁量労働制の適用者を含む）の労働時間の状況を把握

◆事業者⇒産業医
時間外・休日労働が月80時間超の労働者の情報を提供
◆事業者⇒労働者
時間外・休日労働が月80時間超の情報を通知

産業医は情報を基に労働者に面接指導の申出を勧奨できる

時間外・休日労働が月80時間超の労働者が事業者に面接指導の申出

事業者が産業医等による面接指導を実施

事業者が産業医等から労働者の措置等に関する意見を聴く
（産業医と所属長との意見交換、産業医の意見書等）

事業者が産業医等の意見を踏まえて必要な措置を講じる

事業者が産業医に措置内容を情報提供

産業医が勧告を行う場合は事業者からあらかじめ意見を求める

産業医が労働者の健康を確保するために必要があると認める場合は事業者に勧告

事業者が産業医の勧告の内容等を衛生委員会等に報告

事業場は客観的な方法（タイムカード、パソコンの使用時間等）で労働時間の状況把握を行い、時間外・休日労働が2～6カ月平均で80時間を超えた労働者の情報を産業医へ提供する。情報に基づいて面接指導を実施した後、産業医の意見を踏まえて事業者は必要な措置を講ずる。産業医から勧告を行う場合はあらかじめ事業場へ意見を求め、衛生委員会で報告する。

（厚生労働省「働き方改革関連法に関するハンドブック」p.19を引用、一部改変）

図2　長時間労働者に対する面接指導等の流れ

❷ 実施場所・面接方法

　面接対象者が安心して話ができるよう、プライバシーを確保できる場所を準備する。原則、対面面接が望ましいとされているが、一定条件（医師の条件、情報通信機器、実施方法、緊急時の対応体制等について）を満たすことで情報通信機器を用いた面接が可能となる（詳細は、「情報通信機器を用いた労働安全衛生法第66条の8第1項、第66条の8の2第1項、第66条の8の4第1項及び第66条の10第3項の規定に基づく医師による面接指導の実施について」平成27年9月15日付け基発0915第5号、一部改正：令和2年11月19日付け基発1119第2号参照）。

VII 産業保健看護活動の実際

表2　長時間労働者の面接指導に必要な情報

勤務の状況	・業務について（所属部署、職位、業務内容、勤務形態※等）、仕事による負担感、裁量度、職場の支援状況 ・業務に支障を来す要因（職場の人間関係等）、時間外・休日労働時間 ・長時間労働の理由（上司からの情報、本人からの情報）、長時間労働の今後の見通し、対応策 ・人事からの勤怠情報
疲労蓄積の状況	・疲労蓄積度自己診断チェックリスト（表3）等の調査結果
心身の状況	・自覚症状、血圧、体重、既往歴、現病歴、健康診断結果、ストレスチェック結果、うつ病スクリーニングテスト結果睡眠情報（起床・就寝時間、不眠の有無） ・食生活状況（食欲、食事回数）、嗜好（飲酒、喫煙）、余暇の過ごし方、生活形態（家族同居、単身赴任、一人暮らし等） ・仕事以外のストレス要因の有無

※勤務形態：交替制勤務、深夜勤務、在宅勤務、フレックスタイム等

❸ 面接指導に必要な情報

　労働安全衛生規則（以下、安衛則）第52条の4では、長時間にわたる労働に関する面接指導について、①当該労働者の勤務の状況、②当該労働者の疲労の蓄積の状況、③前号に掲げるもののほか、当該労働者の心身の状況を確認すると定めている（**表2**）。面接指導前に問診票やチェックリストを用いた情報確認を行う事業場も多い（**表3**）。問診票の回答から面接指導までに時間が経過してしまうこともあるので、業務の状況や体調面については、面接指導の場でも近況を確認しておきたい。長時間労働による健康障害が想定される脳・心臓疾患、精神疾患に関する自覚症状は、しっかりと確認していく。

❹ 産業医による面接指導時の対応の留意点

　面接対象者には以下の点を説明し、十分な理解が得られるようにする。また、多忙な中で面接を受ける時間を確保し、面接指導に臨んでいることに対し、いたわりの言葉をかけることができるとよい。

- 面接の目的
- 事業場への面接結果の報告は、対象者に報告内容の確認をとってから行われること
- 面接で知り得た情報を全て事業者へ報告するのではなく、必要に応じて面接対象者の同意を得た内容のみ伝えること

❺ 面接結果への対応策の検討

　面接指導時には、面接対象者が長時間労働をどう受け止めているのか、また今後の対応策に関する考えも聞いておきたい。その情報も踏まえて、面接指導の結果を基に上司や所属長と意見交換して今後の対応策を検討していく。

6 過重労働対策

表3 労働者の疲労蓄積度自己診断チェックリスト（厚生労働省2023年改正版）

最近1か月の自覚症状について	あてはまるものに○をつけましょう。		
	0点	1点	3点
① イライラする	ほとんどない	時々ある	よくある
② 不安だ	ほとんどない	時々ある	よくある
③ 落ち着かない	ほとんどない	時々ある	よくある
④ ゆううつだ	ほとんどない	時々ある	よくある
⑤ よく眠れない	ほとんどない	時々ある	よくある
⑥ 体の調子が悪い	ほとんどない	時々ある	よくある
⑦ 物事に集中できない	ほとんどない	時々ある	よくある
⑧ することに間違いが多い	ほとんどない	時々ある	よくある
⑨ 仕事中、強い眠気におそわれる	ほとんどない	時々ある	よくある
⑩ やる気が出ない	ほとんどない	時々ある	よくある
⑪ へとへとだ（運動後を除く）※1	ほとんどない	時々ある	よくある
⑫ 朝、起きたとき、ぐったりとした疲れを感じる	ほとんどない	時々ある	よくある
⑬ 以前と比べて疲れやすい	ほとんどない	時々ある	よくある
⑭ 食欲がないと感じる	ほとんどない	時々ある	よくある
※1へとへと：非常に疲れて体に力がなくなったさま	点	点	点

〈自覚症状の評価〉Ⅰ：0―2点、Ⅱ：3―7点、Ⅲ：8―14点、Ⅳ：15点以上　合計（　　　）点
→　評価（　Ⅰ　・　Ⅱ　・　Ⅲ　・　Ⅳ　）

最近1ヶ月の勤務の状況について	0点	1点	3点
① 1ヶ月間の時間外労働（時間外・休日労働を含む）	適当	多い	非常に多い
② 不規則な勤務（予定の変更、突然の仕事）	少ない	多い	―
③ 出張に伴う負担（頻度、拘束時間、時差等）	ないまたは小さい	大きい	―
④ 深夜勤務に伴う負担※2	ないまたは小さい	大きい	非常に大きい
⑤ 休憩・仮眠の時間および施設	適切である	不適切である	―
⑥ 仕事についての身体的負担※3	小さい	大きい	非常に大きい
⑦ 仕事についての精神的負担	小さい	大きい	非常に大きい
⑧ 職場・顧客等の人間関係による負担	小さい	大きい	非常に大きい
⑨ 時間内に処理しきれない仕事	少ない	多い	非常に多い
⑩ 自分のペースでできない仕事	少ない	多い	非常に多い
⑪ 勤務時間外でも仕事のことが気にかかって仕方ない	ほとんどない	時々ある	よくある
⑫ 勤務日の睡眠時間	十分	やや足りない	足りない
⑬ 終業時刻から次の始業時刻の間にある休息時間※4	十分	やや足りない	足りない
	点	点	点

〈勤務状況の評価〉A：0点、B：1―5点、C：6―11点、D：12点以上......　合計（　　　）点
→　評価（　A　・　B　・　C　・　D　）

※2：深夜勤務は午後10時から午前5時の一部または全てを含む勤務
※3：肉体的作業や寒冷・暑熱作業などの身体的な面での負担をいう
※4：これを勤務間インターバルという

総合判定「仕事の負担度点数票」

		勤務の状況			
		A	B	C	D
自覚症状	Ⅰ	0点	0点	2点	4点
	Ⅱ	0点	1点	3点	5点
	Ⅲ	0点	2点	4点	6点
	Ⅳ	1点	3点	5点	7点

あなたの仕事による負担度は（　　　　）点
〈判定〉
0－1点：仕事による負担度は低いと考えられる
2－3点：仕事による負担度がやや高いと考えられる
4－5点：仕事による負担度が高いと考えられる。
6－7点：仕事による負担度が非常に高いと考えられる
※2－7点の方は疲れがたまっています！

（厚生労働省 こころの耳「働く人の疲労蓄積度セルフチェック2023（働く人用）」を参考に作成）

❻ 記　録

　面接指導の記録は保存（5年）が義務付けられている。記録すべき内容は安衛則第52条の5に定められている。

■ 記録すべき内容

- 実施年月日
- 面接指導を実施した医師氏名
- 当該労働者の心身の状況　等
- 当該労働者の氏名
- 当該労働者の疲労の蓄積状況

上記以外にも面接で得られた支援に関係する情報、アセスメント内容、指導内容等を記載し、次の支援につながるように記録を作成する。

2 産業保健看護職による長時間労働者の面接

❶ 面接指導の機会

　長時間労働者への医師による面接指導は、時間外・休日の労働時間、疲労蓄積状況、面接希望の有無などによって法令により義務化されている。産業保健看護職による面接は法的に定められていないが、長時間労働者面接の体制に組み入れ、健康支援に役立てている事業場もある。産業保健看護職が長時間労働者の面接へどのように関わるか、事業場や産業医と共に検討し、より良い過重労働対策の体制づくりを進めていきたい（図3）。

❷ 面接の内容

　産業保健看護職による面接では、体調や疲労度の確認のほかに、対象者が自身の生活を振り返り、忙しい業務を行う中で体調を崩さないためにセルフケアの意識を高め、必要な行動がとれるように対象者と共に対策を考えていけるとよい。終業時間が遅いために夕食時間が遅く太りやすい食べ方となっている場合は、肥満予防を考えた食事内容や食事のとり方のアドバイスを行ったり、終業後にリラックスする時間の確保が不十分となり帰宅後も緊張感が続く場合はリラクセーション方法を紹介したりするなど、対象者の具体的な生活を理解して実施可能な方法を一緒に検討していく。また、面接の機会に産業保健看護職が健康相談の窓口となることを説明し、不調時の早期対応に役立ててもらう。

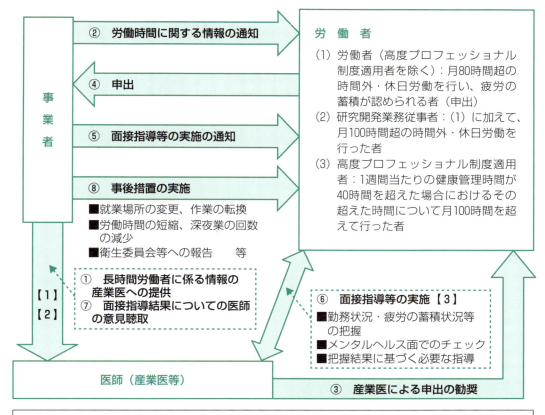

図3 長時間労働者への医師による面接指導の概要と産業保健看護職の面接場面

❸ 他の労働者、職場集団の健康課題の理解へつなげる

　面接で対応した労働者の働き方や職場の情報は、同じ職場で働く他の労働者の理解にもつながっていく。また長時間労働の状況は個人の問題のみならず、職場集団の課題理解にもつなげていく。

（田中　美樹）

【文　献】

1）厚生労働省：働き方改革関連法に関するハンドブック（2023年2月）.
　　https://www.mhlw.go.jp/content/001140961.pdf
2）厚生労働省　こころの耳：働く人の疲労蓄積度セルフチェック2023（働く人用）.
　　https://kokoro.mhlw.go.jp/fatigue-check/worker.html
3）厚生労働省・都道府県労働局・労働基準監督署，独立行政法人労働者健康安全機構：過重労働による健康障害を防ぐために.
　　https://www.mhlw.go.jp/content/11303000/000553560.pdf
4）森晃爾 編. 改訂3版 働く人の健康状態の評価と就業措置・支援：労働調査会；2022.
5）栗岡住子. 産業看護マネジメント 経営学的視点による産業保健活動，河野啓子 監：産業医学振興財団；2012.
　　＊1）～3）は2024年10月8日アクセス

7 治療と仕事の両立支援と復職支援

1 治療と仕事の両立支援

1 両立支援の定義と目的

　治療と職業生活の両立とは、病気を抱えながらも働く意欲・能力のある労働者が、仕事を理由として治療機会を逃すことなく、また、治療の必要性を理由として職業生活の継続を妨げられることなく、適切な治療を受けながら生き生きと就労を続けられることである、とされる[1]。両立支援において、産業保健現場では一次予防から三次予防にわたり、継続的な支援が必要である。以下にポイントをまとめた。

　1）仕事を理由として治療機会を逃さないために、定期健康診断の確実な受診と疾病の早期発見・治療、特に糖尿病や高血圧などの生活習慣病の重症化予防が重要である。

　　また、生活習慣病予備軍に対しては、日常の生活を基盤としながら、自ら健康的な生活習慣を導き出し、健康を維持できるようヘルスリテラシー向上への支援も重要である。

　2）治療の必要性を理由に職業生活が妨げられることがないよう、心の健康問題だけでなく、がんや脳血管疾患などをはじめとする身体疾患における職場復帰支援と、定期的な外来通院ができる環境整備、適切な就業配慮に対する支援が重要である。

　　産業保健スタッフである産業保健看護職は、労働者本人の働き続けたいという意思と会社ができる配慮をすり合わせながら、産業医や人事労務部門と連携して実現可能な支援をコーディネートする。併せて、効果的な支援を目指して、労働者本人を中心とした医療機関（主治医）と産業保健スタッフの適切な連携が不可欠である（図1）。

2 両立支援対象者の現状と課題

　働く世代と病気の関係では、脳・心臓疾患や精神疾患等の増加や、近年の医療技術の進歩等を背景に、治療を受けながら就労する労働者が存在する。また、高齢化の急速な進展により、今後支援を要する労働者も増加することが考えられる[1]。現在、日本の労働人口の約3分の1が何らかの疾病を抱えながら就業している[2]。

　国立がん研究センター厚生労働省委託事業「患者体験調査報告書令和5年度版」（令和6年4月）によると、がん治療のために休職・休業した人は53.4%、退職・廃業した人は19.4%であった。職場でがんと診断されたことを話した人は89.0%、治療と仕事の両立のために社内制度を利用した人は70.6%、職場で勤務上の配慮があったと思う人は74.5%であった[3]。2016（平成28）年度に策定された「働き方改革実行計画」に基づき、会社の意識改革と受入れ体制の整備、トライアングル型支援体制の構築が進められていることで、両立支援に対する認知度が上がり、社内各種制度の整備や配慮が行われるよ

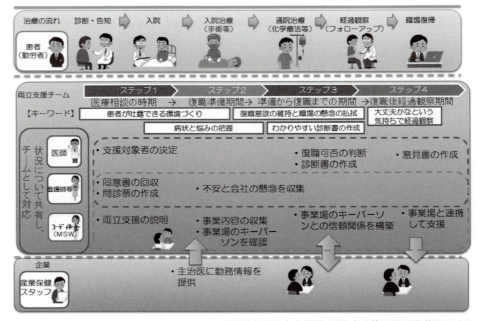

（労働者健康安全機構　労災疾病等医学研究普及サイト
https://www.research.johas.go.jp/22_ryoritsu/20170316.html より転載）

図1　連携－協働を目指す治療と仕事の両立支援のイメージ

うになり、仕事継続につながっている。

　一方、2024（令和6）年の独立行政法人労働政策研究・研修機構「病気の治療と仕事の両立に関する実態調査」によると、企業からみた治療と仕事の両立支援制度の課題（複数回答）として、「休職者の代替要員が難しい」の割合が65.9％と最も高く、次いで、「病状に応じた配慮や就業上の措置の判断」（39.6％）、「職場の上司・同僚等の負担への対応」（32.0％）、「就業継続可否または復職可否の判断」（30.4％）、「柔軟な労働時間制度の設置」（23.4％）、「柔軟な就業形態の設置」（21.6％）などとなっている[4]。

　産業保健体制（産業医の出務頻度や保健師等の有無）や、柔軟な働き方を支える事業場内の制度、治療・通院のための病気休暇制度の整備状況等、病気を抱える労働者を支える事業場内の制度や支援体制は事業場の規模によって大きな差がある。以上を念頭に置き、労働者が望む働き方と会社ができる範囲の就業配慮について、労働者、会社間で十分協議し、双方が納得できる就業配慮内容になるように、産業保健看護職は産業医等と協力をしながら医学的知見と安全配慮の視点を持って労働者を中心とした関係者のコーディネートを実施する（図2）。

3 両立支援の進め方

　厚生労働省「事業場における治療と仕事の両立支援のためのガイドライン令和6年3月版」（以下、両立支援ガイドライン）では、まず「労働者本人から支援を求める申出がなされたことを端緒に」支援に取り組む、とされることに留意する必要がある。病気

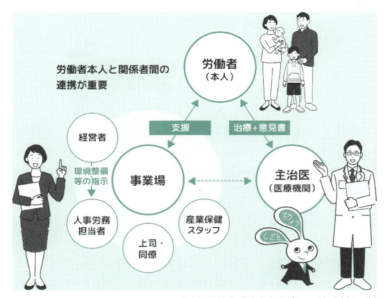

(厚生労働省「治療と仕事の両立支援ナビ」
https://chiryoutoshigoto.mhlw.go.jp/guideline/#sec01 より転載)

図2　労働者本人を中心にした関係者の支援体制

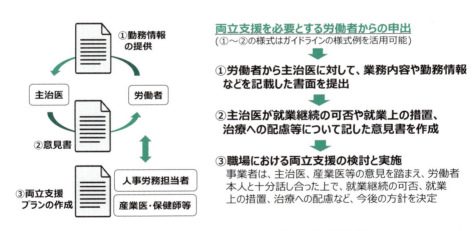

(労働者健康安全機構　東京産業保健総合支援センター「令和6年度版労働衛生のハンドブック」p.32より引用、一部改変 https://www.tokyos.johas.go.jp/wp/wp-content/uploads/2024/08/R06handbook.pdf)

図3　両立支援の進め方

に罹患し、その治療が継続的になると分かった段階で仕事をどうするかについては、労働者本人の人生観、価値観に大きく依存する。その上で、病気を抱える労働者本人に「仕事を継続したい」という意思がある場合、その気持ちに寄り添いながら、産業保健スタッフが内外の関係者と連携することで両立支援がスタートする。両立支援ガイドラインでは、次ページのステップにより両立支援を進める（図3）[5]。

VII　産業保健看護活動の実際

　1）両立支援を必要とする労働者からの申出
　2）労働者から主治医に対して、業務内容などを記載した書面を提供
　3）主治医からの意見書（就業継続の可否や、就業上の措置、治療への配慮）
　4）産業医等からの意見書を踏まえた、職場における両立支援の検討と実施（両立支援プログラムの作成）

　おおむね1カ月以上の休職後の職場復帰に際して、産業医等による復職判定を必要とする事業場が多いが、このような制度が就業規則に明記されている場合とそうでない場合がある。産業保健看護職は、制度がある場合には事業場として両立支援に取り組む姿勢や産業保健スタッフの関与について、労働者にどこまで周知されているかを確認しておく。

　また、制度がない場合は、従業員の安心感や働くモチベーションの向上、多様な人材の活用による生産性の向上に寄与する両立支援の重要性を事業所側に粘り強く説明し、産業医や人事労務担当者等と連携して制度化を進める。

4　事業場内の体制づくり

　両立支援ガイドラインでは、事業場において両立支援を行うための環境整備として取り組むことが望ましい事項として**表1**の①～④を挙げている[5]。

　①については、衛生委員会等で調査審議を行った上で、事業者として、治療と仕事の両立支援に取り組むに当たっての基本方針や具体的な対応方法等の事業場内ルールを作成し、全ての労働者に周知することで、両立支援の必要性や意義を共有し、治療と仕事の両立を実現しやすい職場風土を醸成する。

　②については、治療と仕事の両立支援を円滑に実施するため、当事者やその同僚となり得る全ての労働者、管理職に対して、治療と仕事の両立に関する研修等を通じた意識啓発を行う。

　③については、治療と仕事の両立支援は、労働安全衛生法に基づく健康診断において把握した場合を除いては、労働者からの申出を原則とすることから、労働者が安心して相談

表1　両立支援実施前の準備事項

① 事業者による基本方針等の表明と労働者への周知
② 研修等による両立支援に関する意識啓発
③ 相談窓口等の明確化
④ 両立支援に関する制度・体制等の整備
　ア　休暇制度、勤務制度の整備
　イ　労働者から支援を求める申出があった場合の対応手順、関係者の役割の整理
　ウ　関係者間の円滑な情報共有のための仕組みづくり
　エ　両立支援に関する制度や体制の実効性の確保
　オ　労使等の協力

（厚生労働省「事業場における治療と仕事の両立支援のためのガイドライン
令和6年3月版」pp.4-5より引用）

・申出を行えるよう、相談窓口、申出が行われた場合の当該情報の取扱い等を明確にする。

④については、　以下のア〜オに取り組む必要がある。

ア　休暇制度、勤務制度の整備

　短時間の治療が定期的に繰り返される場合、就業時間に一定の制限が必要な場合、通勤による負担軽減のために出勤時間をずらす必要がある場合などがあることから、休暇制度、勤務制度について、各事業場の実情に応じて検討、導入し、治療のための配慮を行うことが望ましい。

イ　労働者から支援を求める申出があった場合の対応手順、関係者の役割の整理

　労働者から支援を求める申出があった場合に円滑な対応ができるよう、労働者本人、人事労務担当者、上司・同僚等、産業医や保健師、看護師等の産業保健スタッフ等の関係者の役割と対応手順をあらかじめ整理しておく。

ウ　関係者間の円滑な情報共有のための仕組みづくり

　治療と仕事の両立のためには、労働者本人を中心に、人事労務担当者、上司・同僚等、産業医や保健師、看護師等の産業保健スタッフ、主治医等が本人の同意を得た上で支援のために必要な情報を共有し、連携することが重要である。特に、就業継続の可否、必要な就業上の措置及び治療に対する配慮に関しては、治療の状況や心身の状態、就業の状況等を踏まえて主治医や産業医等の医師の意見を求め、その意見に基づいて対応を行う必要がある。このため、医師に労働者の就業状況等に関する情報を適切に提供するための様式や、就業継続の可否、必要な就業上の措置及び治療に対する配慮について医師の意見を求めるための様式を定めておく。

エ　両立支援に関する制度や体制の実効性の確保

　治療と仕事の両立支援のための制度や体制を機能させるためには、日頃から全ての労働者に対して、制度、相談窓口の周知を行うとともに、管理職に対して、労働者からの申出、相談を受けた際の対応方法や支援制度・体制について研修等を行う。

オ　労使等の協力

　治療と仕事の両立に関して、制度・体制の整備等の環境整備に向けた検討を行う際には、衛生委員会等で調査審議するなど、労使や産業保健スタッフが連携し、取り組むことが重要である。

　以上、制度構築に関する項目を記載したが、より効果的な環境整備が行えるように、事業場の実態（業種、従業員の年齢構成、健康診断の事後措置実施率、罹病率、職場風土など）に合わせ、産業保健スタッフだけでなく、管理監督者や同僚等の理解や協力が不可欠で、労働者に対して必要な職場環境が整えられるかどうか、関係者で十分に確認、協議することが必要である。ここでのキーパーソンも産業保健看護職であり、他の産業保健スタッフと共に制度構築および制度のブラッシュアップに対して、コーディネーターとしての役割を果たすことを期待したい。

Ⅶ　産業保健看護活動の実際

5 健康情報の取扱い

　事業場における労働者の健康情報の取扱いは、両立支援の際に産業保健スタッフが常に留意すべき事項である。医療従事者は正当な理由なく、業務上知り得た秘密を漏らしてはならない（刑法第134条、保健師助産師看護師法第42条の 2 など）。また、公益社団法人日本産業衛生学会の「産業保健専門職の倫理指針」でも、「労働者の安全と健康を守るために健康情報を事業者に開示する必要がある場合には、労働者の承諾を前提とし、その範囲は職務適性の有無や労働に際して具体的に配慮すべき事項に限定する」とされる。

　さらに、2017（平成29）年 5 月に改正された、「個人情報の保護に関する法律」（個人情報保護法）により、健康に関連する個人情報（病歴、健康診断結果など）は、「要配慮個人情報」として適正に取り扱うことが必要になった。要配慮個人情報は、原則として情報収集に当たっては本人の同意が必要である。厚生労働省の「労働者の心身の状態に関する情報の適正な取扱いのために事業者が講ずべき措置に関する指針」および、「事業場における労働者の健康情報等の取扱規程を策定するための手引き」によると、事業者が労働者の心身の健康を確保するために必要な情報は業務内容によって異なることから、適切な情報収集、活用を行うために安全衛生委員会などを利用して「取扱規程」を定めることが要求されている[6,7]。両立支援に関連する情報も要配慮個人情報に該当するため、個人情報の取得に際しては、目的の明示、個人情報開示の範囲、本人の同意に留意する。

6 両立支援プランの作成

　両立支援ガイドラインでは、労働者が治療をしながら就業の継続が可能であると判断した場合、業務によって疾病が増悪することがないよう就業上の措置等を決定し、実施する必要があるとしている。また、その際必要に応じて、具体的な措置や配慮の内容およびスケジュール等についてまとめた計画（以下、両立支援プラン）を策定することと、両立支援プランに盛り込むことが望ましい項目として、以下①～③が挙げられている（表 2 ）[5]。

　①は、労働者との面談、主治医から発行された復職可能診断書、ならびに労働者本人の同意の下、現在の病態や治療薬、今後の治療方針について、産業医と主治医との情報連携が必要不可欠である。

表 2　両立支援プランに盛り込むことが望ましい事項

① 　治療・投薬等の状況及び今後の治療・通院の予定
② 　就業上の措置及び治療への配慮の具体的内容及び実施時期・期間
- 作業の転換（業務内容の変更）
- 労働時間の短縮
- 就業場所の変更
- 治療への配慮内容（定期的な休暇の取得等）等
③ 　フォローアップの方法及びスケジュール（産業医等、保健師、看護師等の産業保健スタッフ、人事労務担当者等による面談等）

（厚生労働省「事業場における仕事と治療の両立支援のためのガイドライン　令和 6 年 3 月版」p. 8 より引用）

②は、職場で必要な就業配慮を産業医が判断し会社側に伝える。就業配慮の内容としては、残業時間規制や出張規制だけでなく、通勤手段や交替制勤務、高所作業、外見面での脱毛・骨髄抑制による免疫力低下・術後創部を考慮した作業、消化管術後の分食の必要性の可否など、病態に応じて判断が多岐にわたる。さらに、治療に伴う記憶力や集中力などの低下、睡眠障害、抑うつ気分などメンタルヘルス不調がないかも留意する。

③は、治療の経過によって必要な就業配慮の内容、時期、期間が変わることも考えられるため、適時労働者との面談を通して状況を確認し、必要に応じて両立支援プランや就業配慮を見直す。

就業上の判断は産業医が実施するが、非常勤産業医の場合は執務時間に限りがあるため、産業保健看護職は、労働者や職場の上司などから産業医の判断材料になる情報を事前に収集して、得た情報を産業医に報告し就業配慮の判断に協力するなどの連携が必要である。

7 中小事業場への展開

日本の現状として中小事業場が大半を占める。経営者の意識が高い中小事業場では既に両立支援を進めているところもあるが、経営状態が厳しい中小事業場においては両立支援の必要性は理解していても、人的、制度的、金銭的な課題が多く、推進には困難を極める。また、産業保健体制も未整備なことが多い。よって、助成金制度や各都道府県の産業保健総合支援センター所属保健師などの活用を促し、中小事業場での実践的な取組みが増加していけば、日本の多くの労働者の支援につながるであろう。

（中野　愛子）

【文　献】

1）厚生労働省：治療と職業生活の両立等の支援に関する検討会報告書.
https://www.mhlw.go.jp/stf/shingi/2r9852000002ecfl.html
2）厚生労働省：2022（令和4）年 国民生活基礎調査の概況.
https://www.mhlw.go.jp/toukei/saikin/hw/k-tyosa/k-tyosa22/dl/14.pdf
3）国立がん研究センター 厚生労働省委託事業：患者体験調査報告書 令和5年度調査（令和6年4月）.
https://pod.ncc.go.jp/jp/icc/health-serv/project/R5index/R5pes_sokuho_all_ver2.pdf
4）独立行政法人労働政策研究・研修機構：2章 調査結果の概要. 病気の治療と仕事の両立に関する実態調査（患者WEB調査）. JILPT調査シリーズ No. 241 2024年3月.
https://www.jil.go.jp/institute/research/2024/documents/0241.pdf
5）厚生労働省：事業場における治療と仕事の両立支援のためのガイドライン 令和6年3月版.
https://www.mhlw.go.jp/content/11200000/001225327.pdf
6）厚生労働省：労働者の心身の状態に関する情報の適正な取扱いのために事業者が講ずべき措置に関する指針（平成30年9月7日付け労働者の心身の状態に関する情報の適正な取扱い指針公示第1号）.
7）厚生労働省：事業場における労働者の健康情報等の取扱規程を策定するための手引き（2019年3月）.
https://www.mhlw.go.jp/content/000497426.pdf
＊2024年10月16日アクセス

2 職場復帰支援

1 はじめに

　産業保健の現場において、事業場の規模にかかわらず病気を理由に休業した労働者に対して円滑な職場復帰を図ることは、貴重な労働力の維持、活用を図るという経営の観点から重要である。また、労働者本人にとっては、体調が回復し仕事が再開できることの喜びや不安を乗り越え、心身共に変化した自分を受け入れながらパフォーマンスを発揮して、生き生きと働くことができるようになることが目標になる。

　前項では、主に総論的な支援の枠組みを説明したが、本項では特に心の健康問題により休業した労働者の職場復帰支援を中心に述べる。産業保健支援の中でメンタルヘルス対策のニーズは高く、とりわけ休業から職場復帰に至るプロセスは、事業場側と労働者との思いのずれや利害が対立しやすい。そのため、産業保健看護職は関係者の意見を調整しながら、誰もが納得できる円滑な職場復帰につなげることが重要であり、関係者が連携できるようにコーディネートする役割を担う。

2 労働者の心の健康に関する現状

　日本の労働環境においては、新型コロナウイルス感染症の拡大を機に多くの企業でテレワークが急速に導入され、新たな働き方として定着しつつある。また、今まで諸外国に後れをとっていた ICT／IoT 技術の加速による AI やロボティクス技術の利活用が、政府主導で進められている。一方で社会全体の労働力が不足する中、一人一人の仕事の質と生産性の向上・効率化が求められた結果、個人が担う責任やプレッシャーが増加し、それによるストレスが増大している。以上のことから、従来よりもさらに精神的ストレスを感じる労働者は増加していくことが予測される。

　厚生労働省「令和6年過労死等防止対策白書」によると、「仕事や職業生活に関する強い不安、悩み、ストレスを感じる労働者の割合」（図4）は82.7％に達し、その内容として、「仕事の失敗、責任の発生等」（39.7％）が最も多く、次いで、「仕事の量」（39.4％）、「対人関係（セクハラ、パワハラを含む）」（29.6％）となっている（図5）。さらに、精神障害による労災の請求件数と支給決定件数も年々増加傾向にある（図6）[1]。

　また、厚生労働省と独立行政法人労働者健康安全機構が取りまとめた「改訂心の健康問題により休業した労働者の職場復帰支援の手引き～メンタルヘルス対策における職場復帰支援～」によると、メンタルヘルス上の理由により過去1年間に連続1カ月以上休業した労働者の割合は0.4％となっており、事業所規模が大きくなるほどその割合は高くなっている（図7）[2]。

3 心の健康問題により休業した労働者の職場復帰の流れとポイント

　現在の産業保健現場では、心の健康問題により休業した労働者の職場復帰において、350ページの1）～4）のような課題が挙げられる。

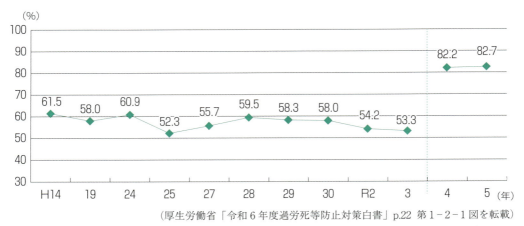

(厚生労働省「令和6年度過労死等防止対策白書」p.22 第1-2-1図を転載)

図4　仕事や職業生活に関する強い不安、悩み、ストレスを感じる労働者の割合

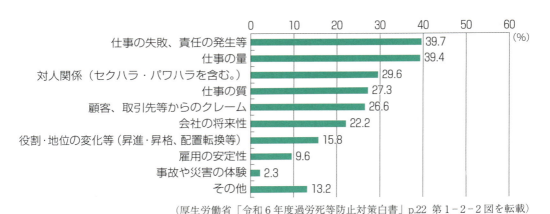

(厚生労働省「令和6年度過労死等防止対策白書」p.22 第1-2-2図を転載)

図5　「仕事や職業生活に関する強い不安、悩み、ストレスを感じる」とした労働者のうち、その内容（令和5年）

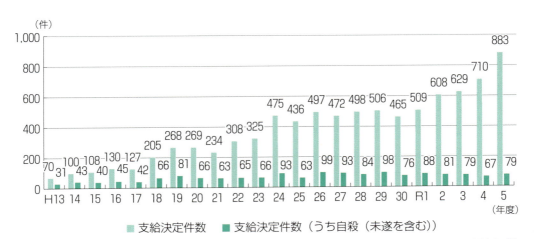

(厚生労働省「令和6年度過労死等防止対策白書」p.45 第2-1-2-2図を転載)

図6　精神障害に係る労災支給決定（認定）件数の推移

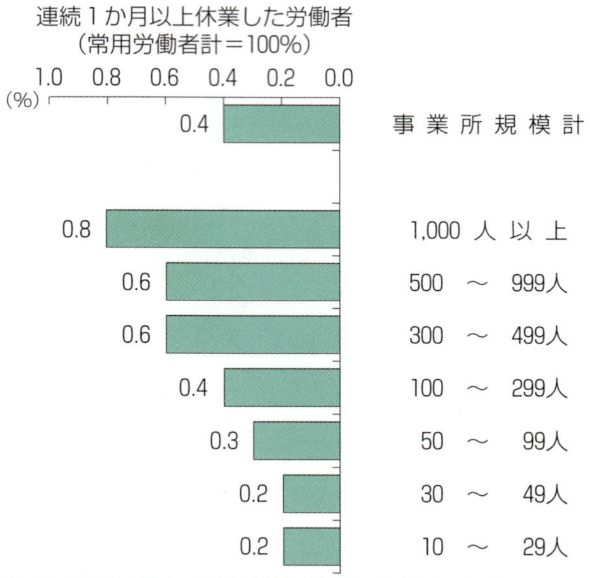

VII 産業保健看護活動の実際

連続１か月以上休業した労働者
（常用労働者計＝100％）

```
 1.0  0.8  0.6  0.4  0.2  0.0
(%)
          0.4              事 業 所 規 模 計

      0.8                  1,000 人 以 上
        0.6                500  ～  999人
        0.6                300  ～  499人
          0.4              100  ～  299人
           0.3             50   ～   99人
            0.2            30   ～   49人
            0.2            10   ～   29人
```

注:1）受け入れている派遣労働者を除いた割合である。

（厚生労働省、労働者健康安全機構「改訂 心の健康問題により
休業した労働者の職場復帰支援の手引き～メンタルヘルス対策
における職場復帰支援～」はじめにより転載）

図7　過去１年間にメンタル不調により
連続１カ月以上休職した労働者割合

1）心の健康問題による休業者の増加

2）休業期間の長期化

3）職場復帰・休業を繰り返すことが多い

4）管理監督者の負担の増加

こうした背景から、2004（平成16）年、「心の健康問題により休業した労働者の職場復帰支援の手引き」（以下、職場復帰支援の手引き）が発表され、以後数回改訂された。職場復帰支援の手引きには、主に復帰前の段階から復帰の判断に至るまでの詳細が記載されているが、事業場の事情に合わせて職場復帰支援の手引きをカスタマイズし、衛生委員会で審議決定しておくことが必要である。職場復帰支援の手引きでは、復職支援を５つのステップに分けている（図8）。以下に主なポイントを記載する[2]。

■ 事前準備：心の健康問題により休業した労働者の職場復帰支援に関する環境整備

円滑な職場復帰を行うためには、職場復帰支援プログラムの策定や関連規程の整備等により、休業から復職までの流れをあらかじめ明確にしておく必要がある。事業者は衛生委員会等において調査審議し、職場復帰支援に関する体制を整備・ルール化し、教育の実施等により労働者への周知を図る。策定された職場復帰支援プログラム等については、労働者、管理監督者等に周知しなければ機能しない。

7 治療と仕事の両立支援と復職支援

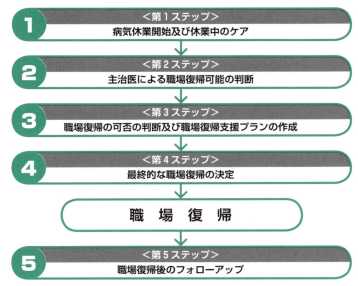

(厚生労働省、労働者健康安全機構「改訂 心の健康問題により休業した労働者の職場復帰支援の手引き〜メンタルヘルス対策における職場復帰支援〜」p.1 より転載)

図8　復職支援の流れ

表3　「療養のしおり」等に記載しておくとよい項目

① 傷病手当金などの経済的な補償と給付期間
② 就業規則上の休業可能期間（最長保償期間）
③ 休業中の連絡先（管理監督者、人事労務担当者など）
④ 休業中の職場との連絡方法など（休業者の連絡先、連絡の頻度など）
⑤ 休業中の過ごし方（通院・服薬・休養の仕方、主治医への相談など）
⑥ 不安、悩みの相談先の紹介（職場内外の相談先）
⑦ 復職の流れと準備（復職可能となる生活状況・体調の目安、試し出勤やリワークなどの活用、社内手続きの方法など）

■ 第1ステップ：病気休業開始および休業中のケア

　労働者から管理監督者に主治医による診断書（病気休業診断書）が提出され、休業が始まる。管理監督者は、人事労務管理スタッフ等に診断書（病気休業診断書）が提出されたことを連絡する。休業中の労働者は、「復職が長引かないか」「会社に戻れるだろうか」「休業中は経済的に大丈夫だろうか」と不安や焦燥感が強くなる場合もある。また、休業当初は体調が悪いため、休業に伴う手続きや職場復帰の手順について、説明を聞いてもよく理解できていないことが多い。よって、休業者にとっての心配事（例えば、就業規則上の休業可能期間、傷病手当金の給付など）に絞って説明をすることが望ましい。休業者が安心して療養に専念できるよう、例えば、就業規則や補償に関わる情報提供ができる「療養のしおり」のようなものを整備し、労働者や管理監督者等に周知しておくことも有効である（表3）。就業規則や補償に関わる情報提供は、その後の処遇、配置

351

転換、異動等の配慮に関わってくる場合もあるため、役割分担として人事労務担当者に説明してもらう。

　また、休業中は休業者の安全と療養に専念できる環境を確保するためにも家族の下での療養が適切であるが、単身者や家庭の事情で家族の下で療養できない場合は、管理監督者等との定期的な連絡、産業医等の産業保健スタッフとの面談などにより療養状況を確認する必要がある。

■ 第2ステップ：主治医による職場復帰可能の判断

　休業者から管理監督者等に対し、職場復帰の意思が伝えられると、事業者は休業者に対して、主治医による職場復帰が可能という判断が記された診断書の提出を求める。適切な復職を見極めるために、以下の確認が必要になる。

① 休業者の回復状況の確認

　復職の意思については、「焦りや不安などから復職を希望していないか」「働く意欲があるか」について確認する。また、業務遂行が可能な安定した生活リズムが定着しているか、特に睡眠状態の確認は必須であるため、生活記録表などを活用する[3]。さらに、休業の要因の振り返りが再休業防止の観点から必要になる。

② 医学的に回復しているかの確認

　主治医による職場復帰の判断は、職場で求められる業務遂行能力まで回復しているか否かの判断とは限らない。主治医は、症状の改善、生活リズムの確立、本人の職場復帰意思により復職可能と判断していることが多い。一方、産業医は休業者の回復状況を確認した上で、医学的な立場から業務遂行能力や役割、期待に合ったパフォーマンスを発揮できる状態まで回復したかを判断する。よって、産業医等から主治医に対し、あらかじめ職場で必要とされる業務遂行能力の内容や勤務制度等に関する情報提供を行っておくことは、より円滑な職場復帰を図る観点から重要である。その上で、診断書には就業上の配慮に関する主治医の具体的な意見を記入してもらうようにする。復職の可否は、主治医の診断書を基に産業医等が復職可能な状態まで回復しているかを判断することをあらかじめ休業者、管理監督者等に伝えておく。

③ 職場の受入れ体制の確認

　職場復帰は元の職場に戻ることが原則であるが、休業の原因が職場である場合、または休業者本人に原因がある場合、それぞれの問題を解決することが最優先となる。しかし、解決が難しい場合は配置転換を検討せざるを得ない。配置転換は、担当する新しい業務や人員の調整などを伴うため、異動先の管理監督者をはじめ人事労務担当者との調整が必要になる。また、元の職場に戻る前提であっても、休業者が不在の間に既に別の労働者が業務を担っている場合、あらためて担当する業務を検討することも多い。休業

7　治療と仕事の両立支援と復職支援

者の復職希望時期と職場の受入れ準備が整う時期にずれが生じる可能性があるため、あらかじめ休業者に伝え、理解してもらうことも必要である。産業保健看護職は、休業者本人を取り巻く関係者間での情報連携が円滑に行えるように支援する役割を担う。

■ 第3ステップ：職場復帰の可否の判断及び職場復帰支援プログラムの作成

　安全でスムーズな職場復帰を支援するため、最終的な決定の前段階として、必要な情報の収集と評価を行った上で職場復帰ができるかを適切に判断し、具体的プログラム（職場復帰支援プログラム）を作成する。具体的プログラムの作成に当たっては、産業保健スタッフ等を中心に、休業者、管理監督者間で連携しながら進める。また、休業者への対応はケースごとに柔軟に行う必要があることを踏まえ、主治医との連携を図るよう心掛ける。

① 休業者の職場復帰に対する体調・復職意思の確認

　休業者と産業医、産業保健看護職が面談を実施する。診断書を基に、休業中の治療経過、主治医の意見、現在の体調、生活リズムなどを確認する。一度の面談では見極めが難しい場合もあるため、状況に応じて何度か面談することも考慮する。

② 産業医等による主治医からの意見収集

　診断書に記載されている内容だけでは十分な職場復帰支援を行うのが困難な場合、産業医等は休業者の同意を得た上で、職場復帰および就業上の配慮に関する情報提供書などを用い、主治医からの意見を収集し、情報共有ができるように工夫することが休業者の状態の理解には重要である。

③ 休業者の状態等の評価

　職場復帰の可否については、休業者および関係者から必要な情報を適切に収集し、さまざまな視点から評価を行いながら総合的に判断することが大切である。以下にその例を挙げる。

- 職場復帰可能にまで病状回復していることを確認する。
- 社会生活を再開するための生活リズム・睡眠リズムは整っているか、その上で業務遂行が可能な状態（決められた日課を継続できる体力・注意力・集中力がある）かを確認する。
- 今後の就業に関する休業者の考えや希望について確認する。

④ 職場環境等の評価

　休業者の復帰状態の確認も含めて、復帰する職場の受入れに当たり、次に挙げるような準備が必要となる。休業者や管理監督者が話しやすい雰囲気をつくるために、適宜声掛けするのも産業保健看護職の役割である。

- 業務と休業者の能力および意欲・関心との適合性、職場の同僚や管理監督者との人間関係などを確認する。
- 業務量（作業時間、作業密度など）や質（要求度、困難度など）などの作業管理の状況を確認する。
- 職場の雰囲気やメンタルヘルスに関する理解の程度、実施可能な就業上の配慮（業務内容や業務量の変更、就業制限など）について確認する。
- 人事労務管理上の配慮（配置転換・異動、勤務制度の変更など）について、必要に応じて管理監督者や人事労務担当と事前に打ち合わせておくことが望ましい。

⑤ 職場復帰の可否についての判断

「情報の収集と評価」の結果を基に、職場復帰後に求められる業務遂行が可能かどうかについて、主治医の判断やこれに対する産業医等の医学的な考え方も考慮して判断を行う。休業者および管理監督者等が納得し合意して進めることが最も大切である。双方の意見を十分に考慮しながら総合的に行われなければならない。

⑥ 職場復帰支援プログラムの作成

再発・再休業を防ぐためには、復職後は一定の間業務負荷を軽減し、段階的に復帰していくことが重要であり、そのためにも具体的なプログラム作成に当たっては、産業保健スタッフ等を中心に、管理監督者、休業者と十分な話し合いをして、連携しながら進める。

プログラム作成の際に検討すべき内容については、以下の項目が挙げられる。

- 復帰のタイミングについては、労働者の状態や職場の受入れ準備状況の両方を考慮した上で、総合的に職場復帰日の判断を行う。
- おおよそ6カ月を目標に、就業制限内容や具体的な業務内容の調整を行う。また、試し出勤制度等（模擬出勤・通勤訓練・試し出勤）を導入する場合は、あらかじめ事業場でルール化して活用する。継続した勤務ができるようにするために、復帰前に業務遂行能力、生活リズムや体力をつけるなど、復帰を目指す事業場に合わせた訓練制度を活用する。具体的には、以下の実施方法がある。
  - ▷ 医療機関におけるリワークの活用（出勤と同じようなスタイルで実施するリハビリ対応）。
  - ▷ 地域障害者職業センターのリワークプログラムの活用（体験コース、本格コースなど）。
  - ▷ 産業医等の指導で、通勤することから徐々に始め、模擬出勤、さらに試し出勤を事業場内で実施する。産業保健スタッフ等や管理監督者・職場の同僚の協力、連携をもって対応する。実施に当たり労働災害、交通費などについて就業規則に定めておく（表4）[4]。

表4　リワークプログラムの特徴

	医療機関のリワークプログラム	地域障害者職業センターのリワークプログラム
実施機関	医療機関	地域障害者職業センター（47都道府県）
特徴	・治療の一環 ・本人の希望で実施 ・利用者本人の職場復帰を支援 ・専門医が常駐	・精神障碍者総合雇用支援の一環 ・本人、事業主、主治医の同意の下に実施 ・本人と事業場側の職場復帰の取組みを支援 ・支援計画を策定し、主治医の助言を得ながら実施
費用	有料 （医療保険で実施、自立支援 制度の対象となる場合もある）	事業場の規模に関わらず無医療 （ただし、昼食代・交通費は自己負担）

（一般社団法人日本うつ病リワーク協会ウェブサイトを基に作成）

■ 第4ステップ：最終的な職場復帰の決定

　職場復帰の可否についての判断と職場復帰支援プログラムの作成を経て、事業者として最終的な職場復帰の決定を行う。職場復帰の可否の決定は、休業者にとっても極めて重要なものである。また、処遇の変更が行われる場合は、あらかじめ就業規則に定めるなどルール化することなどにも留意し、ルールに従って適正に行われなければならない。この際、産業医等が職場復帰に関する意見および就業上の配慮等について取りまとめた意見書などを基に、関係者間で内容を確認しながら手続きを進めていくことが望ましい。

■ 第5ステップ：職場復帰後のフォローアップ

　休業者が長期休業から職場復帰の決定を受けて、職場復帰した後のフォローアップと職場適応支援は、安定した就業を継続していく上で非常に重要である。職場復帰後は、管理監督者による観察と支援のほか、事業場内産業保健スタッフ等による定期的または就業上の配慮の更新時期等に合わせたフォローアップを実施する必要がある。管理監督者、産業保健スタッフ等の関係者が情報共有し、必要に応じて話し合う等の連携を図る。その際、以下のことに留意する。

- 職場環境等の改善とともに、適宜、職場復帰支援プログラムの評価や見直しを行う。
- 管理監督者や同僚への過度の負担を回避するようにする。

　産業保健看護職は、職場復帰後の復職者の疲れや困り事が解決されるよう、具体的に支援していく。さらに、元気に出勤できていても、通院と服薬は主治医の指示の通りに行っているかなど、仕事に気持ちが向いて治療がおろそかになっていないかを定期的な面談の際に確認し、再発の防止に努める。

4 プライバシーの保護と個人情報の取扱い

　前項でも触れたが、基本的な考え方や取扱いは同じである。職場復帰支援の手引きにも、以下1）～4）のような記載がなされている。

　1）情報の収集と労働者の同意等については、あらかじめ衛生委員会等の審議を踏ま

えて、労働者の同意の取り方やその基本的な項目や手続き等を定めておくとともに、労働者に周知しておくことが望ましい。

2）労働者の健康情報等についてはそれを取り扱う者とその権限を明確にし、職場復帰支援に関わる者がそれぞれの責務を遂行する上で必要な範囲の情報に限定して取り扱うことを原則とする。

3）事業者は、職場復帰支援プログラムに関する規程および体制等の整備を図るに当たって、健康情報等の取扱いに関して、衛生委員会等の審議を踏まえて一定のルールを策定するとともに、関連する文書の書式、取扱い、保管方法等について定め、関係者に周知しておく必要がある。

5 おわりに

心の健康問題により休業した労働者の職場復帰支援の流れとポイントについて述べたが、産業保健看護職の役割は、どの職場復帰支援のステップにおいても労働者と事業者をつなぐパイプである。心の健康問題の解決に向けて労働者を支援することはもちろんであるが、円滑な職場適応を促進するために、関係者と密に情報を共有して調整する役割を担う。さらに、円滑な職場復帰を目指せるように、関係者と支援のベクトルを合わせ、労働者、管理監督者等を支援する伴走者でもある。

（中野　愛子）

【文　献】
1）厚生労働省：令和6年版過労死等防止対策白書（本文）.
　　https://www.mhlw.go.jp/content/11200000/001314678.pdf
2）厚生労働省，独立行政法人労働者健康安全機構：改訂心の健康問題により休業した労働者の職場復帰支援の手引き〜メンタルヘルス対策における職場復帰支援〜.
　　https://www.mhlw.go.jp/content/000561013.pdf
3）難波克行：うつ病・メンタルヘルス不調 職場復帰サポートブック：ネクパブ・オーサーズプレス；2017.
　　https://electricdoc.net/wp-content/uploads/2019/05/shokuba_fukki_support_book.pdf
4）一般社団法人日本うつ病リワーク協会：リワークプログラムについて.
　　https://utsu-rework.org/rework/
5）職場のメンタルヘルス 予防・対応・支援のすべて 産業保健スタッフ必携 産業保健と看護2021年春季増刊，畑中純子 監：メディカ出版；2021.
　　＊1）〜4）は2024年10月1日アクセス

8 有害物・有害要因対策

1 有害業務対策の基本

1 有害物・有害要因に対する産業保健活動

　職場において労働者がさまざまな業務に従事する中、労働者が働く環境や作業内容によっては、健康障害やけがを発生することがある。労働安全衛生法（以下、安衛法）では、職場における有害物や危険・有害要因から労働者の健康や安全を守る義務は、労働者を雇用する事業者にある。

　労働者がさらされる職場の有害物・有害要因から保護する方法として、総括管理、作業環境管理、作業管理、健康管理、労働衛生教育の5つがある（労働衛生の5管理。作業環境管理、作業管理、健康管理の3つで労働衛生の3管理と言う）。事業者に対して、具体的な産業保健活動の実施が求められているが（表1）、これらの活動はいずれも専門的な知識と経験が必要とされるため、事業者は十分にトレーニングされた産業保健職に専門的かつ具体的な助言や支援を求め、健康的で安全な労働環境や業務を提供すべきである。

2 どのような作業環境管理を実施していくか

　表1に示した産業保健活動は有害物・有害要因だけに限ったものではなく、全般的な産業保健活動を示している。そのため、職場における有害業務対策を想定すると、必要

表1　労働安全衛生法規によって事業所に要求される産業保健活動

- 労働者の危険又は健康障害の防止措置（安衛法第1条）
- 労働安全衛生活動の事業者責任と労働者の協力（安衛法第3条、第4条）
- 労働安全衛生スタッフ（産業医・衛生管理者・作業主任者等）の選任と行政への届出（安衛法第10〜第16条）
- 安全衛生委員会の設置（安全委員会と衛生委員会でも可）（安衛法第17〜19条）
- （産業医あるいは衛生管理者が行う）職場巡視と災害や健康障害の予防措置（安衛則第11条、第15条）
- 発生した災害や健康障害の原因究明と予防対策措置の実施（安衛法第22〜第26条、第28条の2）
- 健康診断（一般健康診断と特殊健康診断）の実施と行政への届出（安衛法第66条）
- 労働安全衛生活動の記録保持や実施計画の作成や行政への届出（安衛法第78条、第79条、第88条、第103条）
- 作業環境測定と作業環境管理（安衛法第65条）
- 労働時間や作業時間などの作業管理（労基法第32〜第41条）
- 労働者教育（労働衛生教育と健康教育）や健康相談の実施（安衛法第59条、第60条、第69条）
- 衛生施設の整備と管理（安衛法第65条の4、安衛則第613条、第634条）
- 健康管理手帳交付のための行政への申請（安衛法第67条）
- 病者の就業禁止（安衛法第68条）
- 快適職場の形成や健康保持増進活動（安衛法第1条、第70条、第71条）

注）安衛法：労働安全衛生法、安衛則：労働安全衛生規則、労基法：労働基準法

VII 産業保健看護活動の実際

となる専門的な知識や経験、技術的な防止対策はより高度なものが要求される。

職場における有害物・有害要因は物理的因子、化学的因子、生物学的因子、人間工学的因子、心理社会的因子に分類されるが、主として作業環境管理の対象となるものは前三者であり、人間工学的因子や心理社会的因子は主として作業管理や健康管理の対象となる。

物理的因子は物理的エネルギーを有するもので、高温や低温、異常気圧、騒音、振動、電離放射線、非電離放射線などの有害光線（赤外線、紫外線、レーザー光、電磁波）が含まれる。

化学的因子は化学物質や金属類、ガス、粉じんなどである。職場で使用されている化学物質は約7万種類にのぼり、新たに製造・輸入され行政に届け出される化学物質は毎年1,000件前後あると言われる。すなわち、働く環境下には極めて多くの化学物質が存在しているが、原則としては、人体への有害性が判明している化学物質が労働安全衛生法規の規制対象となる。

生物学的因子は病原性を有する細菌、ウイルス、リケッチア（グラム陰性の小型の球_{きゅう}桿菌_{かん}）などが挙げられるが、職域には労働者に食事を提供する厨房などが存在する場合もあることから、食中毒に対する予防対策も念頭に入れておく必要がある。

これら3つの有害物・有害要因に対する作業環境管理として作業環境測定があり、労働者が特定の有害物・有害因子にさらされる作業場所で作業環境測定が実施される。物理的因子には物理的エネルギーが存在するため、エネルギー量を計測し、人体に悪影響を及ぼす基準値と比べ、その有害性を評価する。化学物質であれば作業環境中の化学物質の濃度（主として気中濃度）を計測し、人体に悪影響を及ぼす基準値と比べ、その有害性を評価する。有害物・有害要因の人体への影響を評価する基準値は管理濃度と言われており、さまざまな産業医学や毒性学の知見を基に規定されている。作業環境測定法では表2に示す10項目の有害要因が法的な作業環境測定の義務を有し、事業者は測定結果を記録・保存しなければならない。得られた測定結果は評価基準に従って評価され、必要に応じて、施設・設備の改善・整備、健康診断が実施される。

しかしながら、有害物・有害要因へのリスク評価を実施する手法としては、労働者個人に注目して、個人ばく露測定・評価を行うことの方が国際標準であると言える。その際に、

表2　作業環境測定法で義務付けられている屋内で行われる有害業務

①	粉じん
②	温熱
③	騒音
④	坑内
⑤	空気調和設備のある事務所（有害物・有害業務には該当しない）
⑥	放射線業務
⑦	特定化学物質・有機溶剤・石綿の取扱い
⑧	鉛作業
⑨	酸素欠乏
⑩	有機溶剤

注）①⑥⑦⑧⑩の測定には、作業環境測定士の資格が必要である。

人体に悪影響を及ぼす基準値を許容濃度と称する。わが国では作業環境測定と個人ばく露測定が併存するため、両者の測定値がしばしば異なることがある。両者の差異は、測定手法自体の違いに原因があるわけだが、有害物・有害要因の取扱い状況や作業者の位置関係によっても異なるため、これらを十分に配慮して、人体への影響を評価する必要がある。

　作業環境測定等によって有害物・有害要因のばく露リスクがあると判断された場合、作業環境管理の方法として「除去」「使用・製造の禁止」「代替品の使用」「設備・工程の改良」等の発生源対策と、「隔離・密閉・遮断」「遠隔操作」「全体換気」「局所排気」「清掃・清潔」「環境モニタリング」などの拡散・伝播防止対策がある。これらの有害業務対策は有害物・有害要因の種類やばく露の仕方、あるいは取扱い方法によって最適なものを選択するべきである。

3 どのように作業管理していくのか

　有害物・有害要因に対する作業管理として最も一般的なのは、労働衛生保護具を使用することである。産業保健で使用する労働衛生保護具は日本産業規格（JIS）でその性能が保証されているものを使用すべきである。労働衛生保護具の種類には、呼吸保護具（防じんマスク、防毒マスク、防じん防毒マスク、吸気補助具付き防じんマスク、エアラインマスク、空気呼吸器）、皮膚保護具（保護衣・手袋、保護クリーム）、眼・顔面用保護具（防じんめがね、遮光用めがね、保護面）、防熱用保護衣、聴覚保護具（耳栓、イヤーマフ、防音ヘルメット）、放射線保護具などがある。ただし、これらの保護具は完全に有害物・有害要因を遮断するものではなく、有害物・有害要因の種類や程度に応じて使い分ける必要がある。例えば、防毒マスクは全ての化学物質に万能ではなく、化学物質の種類によって吸収缶を使い分ける必要があり、一定以上の高濃度では防毒マスク自体が使用できない場合もある。さらには、労働衛生保護具を誤って着用したり、使い古して保護効果のないものを使用したりすると、かえって健康障害を引き起こす危険性があるので、現場の作業者は労働衛生保護具の使用に十分に精通しておく必要がある。

　このように労働衛生保護具を用いる以外に、労働時間・作業時間を短縮したり、作業自体を複数人でローテーション化したりして、有害物・有害要因へのばく露量の軽減を図る方法もある。

　有害物・有害要因が化学物質である場合、前述したように職場でのばく露防止のためにしばしば防毒マスクを用いるが、その防御効果を評価するために、生物学的モニタリングで確認することがある。職場で化学物質にばく露して生体内に取り込んだ場合、当該化学物質あるいはその代謝物を尿や血液などの生体試料で確認することで、化学物質へのばく露レベル、ひいては、労働衛生保護具の着用状態の良し悪しなども推定できる。この生物学的モニタリングは後述する特殊健康診断の検査項目として実施されるため、有害物・有害要因の作業管理の一環として活用できる。

　職場における人間工学的因子と心理社会的因子による健康影響を考慮し、以下に掲げる手法を用いて作業管理を実施する。作業管理は、有害物・有害要因による身体的悪影

響や精神的負荷を軽減することで、作業を適正に管理し、人と仕事とを調和させることを目的としている。具体的には、作業強度、作業密度、作業時間、作業姿勢、休憩など広い範囲の内容が含まれる。これらの作業に係る具体的な情報は、前出の職場巡視を行うことで判断することができる。したがって、重要な産業保健スタッフである衛生管理者や産業医には定期的な職場巡視の実施が義務付けられている（表1）。これらの作業に関する情報（作業態様、作業行動、非定常作業など）を得るために、職場巡視以外に作業者へのインタビューなども有効な手段となり、とりわけ、作業がもたらす疲労や心理的負担は個々の労働者によって異なるため、丁寧に聴き取るべきである。

　今後、職場で増えていくであろう高齢者や女性、障がいのある労働者を考えれば、仕事によって発症、あるいは悪化する健康障害を防ぐだけではなく、さまざまな作業管理の手法を用いて、個々の労働者が快適に仕事をできる環境を追究することが、これからの産業保健活動に求められる。

4 どのように健康管理していくのか

　有害物・有害要因の一部については表3に示すような特殊健康診断の実施が義務付けられている。特殊健康診断は、全ての労働者に受診義務が課される一般健康診断と違って、健康診断項目が全く異なり、有害物・有害要因による健康影響の有無を確認するため、特定の健康診断項目だけからなる。この特殊健康診断以外にも、表4に示す業務に従事する場合、特定業務従事者の健康診断が実施される（安全衛生規則（以下、安衛則）第13条第1項第3号）。表3と表4を見比べれば同様の業務が重複しているが、表4の業務に対して指定されている健康診断項目は一般健康診断項目であるため、胸部エックス線検査のように被ばくリスクを伴う検査や直近の一般健康診断で血液検査や心電図を実施している場合には、医師の判断で省略することができる。

　有害物や有害要因が生物学的因子の場合も同様に、健康診断を実施することで、健康

表3　有害物・有害要因に対する特殊健康診断

◆法規で定められている特殊健康診断
- じん肺健康診断（じん肺法第3条）
- 高気圧業務健康診断（高気圧規則第38条）
- 電離放射線健康診断（電離則第58条）
- 特定化学物質健康診断（特化則第39条）
- 有機溶剤健康診断（有機則第29条）
- 鉛健康診断（鉛則第53条）
- 四アルキル鉛健康診断（四アルキル鉛則第22条）
- 石綿健康診断（石綿則第40条）
- 除染等電離放射線健康診断（除染電離則第20条）
- 歯科特殊健康診断（安衛則第48条）

◆行政指導で特殊健康診断が定められている作業
- 紫外線・赤外線、騒音、有機リン剤、チェーンソー、チェーンソー以外の振動工具、情報機器（旧VDT）作業、重量物取扱い作業・介護・介護作業等腰部に著しく負担のかかる作業、地下駐車場における業務、レーザー光線など30種類の作業

高気圧規則：高気圧作業安全衛生規則、電離則：電離放射線障害防止規則、特化則：特定化学物質障害予防規則、有機則：有機溶剤中毒予防規則、鉛則：鉛中毒予防規則、四アルキル鉛則：四アルキル鉛中毒予防規則、石綿則：石綿障害予防規則、除染電離則：東日本大震災により生じた放射性物質により汚染された土壌等を除染するための業務等に係る電離放射線障害防止規則、安衛則：労働安全衛生規則

8　有害物・有害要因対策

表4　特定業務従事者の健康診断を実施すべき業務

① 多量の高温物体を取り扱う業務および著しく暑熱な場所における業務
② 多量の低温物体を取り扱う業務および著しく寒冷な場所における業務
③ ラジウム放射線、エックス線その他の有害放射線にさらされる業務
④ 土石・獣毛等のじんあい又は粉末を著しく飛散する場所での業務
⑤ 異常気圧低下における業務
⑥ さく岩機・鋲打機等の使用によって身体に著しい振動を与える業務
⑦ 重量物の取扱い等銃撃な業務
⑧ ボイラー製造等強烈な騒音を発する場所における業務
⑨ 坑内における業務
⑩ 深夜業を含む業務
⑪ 水銀、砒素、黄りん、フッ化水素酸、塩酸、硝酸、硫酸、青酸、苛性アルカリ、石炭酸、その他これらに準じる有害物を取り扱う業務
⑫ 鉛、水銀、クロム、砒素、フッ化水素、塩素、塩酸、硝酸、亜硫酸、一酸化炭素、二硫化炭素、青酸、ベンゼン、アニリン、その他これに準じる有害物のガス、蒸気、粉じんを発散する場所における業務
⑬ 病原体によって汚染のおそれが著しい業務
⑭ その他厚生労働大臣が定める業務

管理が行われるが、その他にワクチンの接種や手洗い、マスクや保護衣などの労働衛生保護具の着用なども予防的な手段として有用である。

　健康診断以外にも健康相談や保健指導などを活用することで、個々の労働者の身体的・心理的状況や既往症や健康状態を考慮して、適正配置・復職指導、慢性疾病等の疾病管理など就労時の支援に役立ち、きめ細かな健康管理が可能となる。また、病者の就業禁止では、排菌のある結核のような感染力の強い感染症に罹患している場合（安衛法第68条）や、異常気圧による健康障害や鉛等の中毒を有する場合（特別規則）は、産業医等の意見を踏まえて必要に応じて労働者の就業を禁止することとなる。昨今の新型コロナウイルスによる感染症も当然このような措置を行う疾病の対象となり、事業者は保健所や医療機関の専門家から最新情報を入手する必要がある。

　この他、有害物・有害要因に特徴的な健康管理として健康管理手帳が存在する。健康管理手帳とは、がんその他の重度の健康障害を生じるおそれのある業務に従事した者で一定の要件に該当する者に支給され、退職後も健康管理が継続されるものである（安衛法第67条および安衛法施行令第23条）。

5 その他の有害業務対策と産業保健看護職の関わり方

　有害物・有害要因に対する総括管理に、必要な産業保健スタッフを選任することが挙げられているが、その中でも産業医と衛生管理者が果たす役割が重要となる。前述した作業環境管理や作業管理、健康管理のそれぞれの結果が有機的に関連付けられ、労働者に対して効果的な有害物・有害要因の低減に生かされるべきである。例えば、特殊健康診断を例に挙げると、単に健康診断結果を評価するだけではなく、前述した作業環境評価やばく露評価の結果、作業内容の確認、労働衛生保護具の使用状況や生物学的モニタ

リング結果などを踏まえて、有害物・有害要因による健康障害の防止に向けた総合的なアドバイスを行う必要がある。そのような知識と経験を有する産業医や衛生管理者は重要な戦力となる。そもそも、保健師は衛生管理者としての資格を有しているため、実践的な産業保健看護職としての能力を高めていく必要がある。そのためにも、その他の衛生管理スタッフ（衛生工学衛生管理者や作業主任者など）が独自の専門性を持って有害業務対策に当たっていることも念頭に入れるべきである。

労働衛生教育とは、"雇入れ時や作業内容変更時に、従事する業務に関する安全または衛生のための教育の実施、さらに、危険または有害な一定の業務に労働者をつかせるときは、その業務に関する安全または衛生のための特別な教育を行うこと"（安衛法第59条）と定められており、一般的な健康教育とは区別されている。すなわち、労働者自身が就労中の有害物・有害因子に関するさまざまな情報を学び、その防御手段を自ら身に付けることが重要であるという観点から、労働衛生教育の実施が事業者に義務付けられてきた。このことは、国際的に見ても有害物・有害要因に対するリスクコミュニケーションとして注目されており、産業保健活動の中でも多くの時間とエネルギーが費やされてきた。

最近、労働衛生で頻繁に強調されるリスクコミュニケーションに化学物質管理がある。その理由としては、多くの化学物質が職場に存在するため、化学物質の物性や人体への侵入経路、初期の自覚症状などの毒性情報を周知しておく必要があることが挙げられる。化学物質の効果的なリスクコミュニケーションを職場で展開するために、化学物質の安全データシート（SDS）や安全作業のためのウェブ教材など多くのツールが提案されている。産業医は医学的知識に基づいて健康管理に従事するが、産業保健看護職は広く有害物や有害因子に関する情報を学び、衛生工学衛生管理者や作業主任者などのスタッフと協力して有害業務対策に従事し、貢献することを期待する。

（甲田　茂樹）

2　有害業務のある職場での産業保健看護職の役割

1 はじめに

2023（令和5）年の厚生労働省の「労働安全衛生調査（実態調査）」[1]によると、化学物質を取り扱っている事業所の割合は10.3%となっている。また、業務別の統計をとっていた2019（令和元）年の同調査[2]で有害業務の種類（複数回答）別に見ると、「有機溶剤業務」が最も多く、次いで「粉じん作業」となっている。業種別に見ると、製造業では39.2%（2023年の調査）と、他業種と比べると有害業務のある割合は高い。

また、2020（令和2）年の独立行政法人労働者健康安全機構の「事業場における保健師・看護師の活動実態に関する調査報告書」[3]によると、産業保健看護職の中で製造業の企業に勤務している割合は35.0%となっており、最も高い割合となっている。産業保健看護職が働いている現場で有害業務との関わりが生じる機会は、決して少なくはない。第一種衛生管理者の資格を保健師資格と併せて取得した保健師や、試験を受けて取得し

た看護師を事業場の衛生管理者の一人として労働基準監督署に届け出ているケースもあるだろう。一方で、有害業務を行っている製造業には、専属産業医や専任の衛生管理者が配置されていることが多いため、産業保健看護職があまり有害物管理に関する業務に関わっていないというケースも多いのではなかろうか。それは、非常にもったいないことである。有害業務のある職場で労働者を理解し、現場で適切に対応するためには、働く環境を理解することが不可欠である。有害業務のある職場で、産業保健看護職に何ができるのかを考えていく。

2 産業保健看護職は一次窓口

有害業務に関することでも、まず最初に問合せや相談が持ち込まれるのは、産業保健看護職であることが多い。産業保健看護職は身近で頼れる専門家として、一次窓口の役割を果たしている。「新規の物質を使用するのだが、事前にどんな対応が必要か？」「作業中の音がうるさい気がするのだが、騒音測定をしてくれないか？」など、さまざまな問合せがある。そういったときに「これは私の仕事ではない」と、ただ担当者につなぐだけであれば、産業保健看護職でなくとも誰でもできる。問合せ内容を確認し、対応できることであれば迅速に対応することや、担当者につないだ方がよい場合もつないで終わりではなく、その後の結果にまで関心を持つことが、現場を理解するということである。

また、従業員と保健指導や社内ですれ違った際等にも、現場の環境についての情報を得ることもある。「あの作業場は湿度が異様に高い」「〇〇さんが作業をしているときには臭いがキツイ」など、本人は些細なことだと思って話していても、実際に現場に行ってみると機器の故障があったり、使用方法が誤っていたり、作業方法が適切でなかったり、といった改善の必要な状態であることもある。対象者と接する機会が多く、また、現場の声をキャッチするのを得意とする産業保健看護職ならではの介入方法である。より信頼される産業保健看護職になるためにも、自分の仕事の幅を広げるためにも、現場の情報を知る機会はチャンスである。

3 法に沿った対応

有害物への対応においては、法対応として行わなくてはならないことが多い。毎年のように何かしらの法改正が行われるので、法改正に目を光らせておくことも必要である。法改正があった場合にメールで情報を送ってくれるような、信頼できる機関のサービスを利用するのもよい。事業場内で、法改正に沿った対応をどのように行うのかを検討する必要もある。自身がそのメンバーでなくとも、職場の誰かから決定事項を教えてもらえばいい、という考えではなく、自ら情報収集をするように心掛けたい。

4 作業環境管理

作業環境管理とは、作業環境中の有害因子の状態を把握して、できる限り良好な状態で管理していくことである[4]。まずは、有害因子（ハザード）を知ることが必要で、そ

こで用いられるのが、安全データシート（SDS）である。産業保健看護職も、SDSに何が書いてあるのかということや、GHS絵表示（図。GHS＝化学品の分類および表示に関する世界調和システム：The Globally Harmonized System of Classification and labelling of Chemicals）が何を表しているのか、ということは理解しておくとよい。SDSは化学物質の管理をするときの基本的情報源であり[5]、現場ですぐに参照できるように保管しておくように指導することや、万一、被液等の事故があったとき、医療機関に持っていく際にすぐに持ち出せるようにしておくことも重要である。

　有害因子へのばく露の可能性を把握するために行われるのが、作業環境測定や個人ばく露測定である。産業保健看護職が実際に測定を行うことはないが、どのように測定が行われているのかということや、結果の見方を知っておくことは、現場の理解に役立つ。管理区分が2以上だった職場には、産業医や衛生管理者と共に赴き、状況の確認や改善策の検討を一緒に行うことも重要である。2016（平成28）年に安衛法の一部が改正され、SDS交付義務のある化学物質のリスクアセスメントが義務化された。また、SDS交付義務対象物質を製造する事業者だけでなく、取り扱う事業者も対象となった。

　リスクアセスメントとは、化学物質などによる危険性・有害性を特定し、その特定された危険性・有害性に基づくリスクを見積もることに加え、リスクの見積もり結果に基づいてリスク低減措置の内容を検討する一連の流れを指す[4]。厚生労働省からもリスクアセスメントの支援ツールが「職場のあんぜんサイト」などで公開されているが[5]、化

【炎】

可燃性／引火性ガス
（化学的に不安定なガスを含む）
エアゾール
引火性液体
可燃性固体
自己反応性化学品
自然発火性液体・固体
自己発熱性化学品
水反応可燃性化学品
有機過酸化物

【円上の炎】

支燃性・酸化性ガス
酸化性液体・固体

【爆弾の爆発】

爆発物
自己反応性化学品
有機過酸化物

【腐食性】

金属腐食性物質
皮膚腐食性
眼に対する重篤な損傷性

【ガスボンベ】

高圧ガス

【どくろ】

急性毒性
（区分1～区分3）

【感嘆符】

急性毒性（区分4）
皮膚刺激性（区分2）
眼刺激性（区分2A）
皮膚感作性
特定標的臓器毒性（区分3）
オゾン層への有害性

【環境】

水性環境有害性
（急性区分1、
長期間区分1
長期間区分2）

【健康有害性】

呼吸器感作性
生殖細胞変異原性
発がん性
生殖毒性
（区分1、区分2）
特定標的臓器毒性
（区分1、区分2）
吸引性呼吸器有害性

（厚生労働省「GHSラベルの読み方の基本」p.5より引用、一部改変
https://view.officeapps.live.com/op/view.aspx?src=https%3A%2F%2Fwww.mhlw.go.jp%2Fcontent%2F11300000%2F000621920.docx&wdOrigin=BROWSELINK　2024年10月9日アクセス）

図　GHS絵表示

学物質を扱う事業場では、より使用しやすいツールを開発しているところもある。リスクアセスメントを実際に産業保健看護職が行う場面はあまりないが、事業場でどのような流れでリスクアセスメントが行われているのかを知っておくことや、労働者にとってどの程度の負担感があるものなのか等を把握しておくとよい。職場によっては、取扱い物質が多く、リスクアセスメントに負担を感じていることもある。後述する化学物質のばく露防止の教育や、職場巡視により、適切な管理ができるように支援することも大事ではあるが、ただの指示や指導によりやらせるのでなく、実際に実施している作業者の負担感を理解しねぎらうことは、産業保健看護職ならではの関わり方でもある。

リスクアセスメントでリスクの見積りと低減措置を検討したら、次に行うのはリスク低減措置の実施である。リスク低減の大前提は、臭い物にふたをするような対策ではなく、「元から断つ」(有害物を使わずに済む方策を考える)ことであると、産業保健看護職も理解をしておく必要がある。その上で、有害物を完全に排除することができなかった場合には、密閉化する、隔離する等で、いかにして有害物にばく露させないようにするか、ということを検討する。「保護具を着用しているので大丈夫ですよ」ということではない。

また、産業保健看護職としては、心理社会的要因も含めた快適な職場づくりの視点や、災害などの危機管理も作業環境管理と捉え、化学物質等の有害因子のみでなく、トイレやシャワールーム、休憩室や更衣室といった、作業場以外の場所を快適で衛生的に保つ視点も必要である[6]。

5 職場巡視

職場巡視は産業保健活動における原点である[7]。職場巡視に始まり職場巡視に終わると言っても過言ではない[6]。産業医や衛生管理者と共に巡視に行く機会があれば、ぜひ行くようにしたい。産業保健看護職になって初期のころは、他メンバーの着眼点などを学びながら、また、職場のことを教えてもらうという意識で現場に行くということで構わない。巡視をしたからといって、必ずしも何か指摘や助言をしなければならないというものではない。職場が工夫していることや注意していることを確認し、それを認めるだけでよい場合もある。最初は、職場の人からも「何をしに来たのか?」という視線を送られることもあるかもしれないが、現場を訪れる回数が増えてくると、そのような違和感もなくなる。巡視だけではなく現場を訪問するのは、コミュニケーションの手段としても有効である。対象者が普段働いている場所や働いている姿を見ることで、個人への理解を深めることにも役立つ。現場で会った人や道行く人への声掛けなど、和やかな雰囲気で現場を訪れることにより、より良い関係性の構築にもつながる。

また、産業医や衛生管理者にとって、職場巡視は法規で定められた職務の一つであるが、産業保健看護職にはそのような規定はなく、かえって、自由に職場を訪れることができる立場だとも言える[7]。前述したような、産業保健看護職が一次窓口として信頼される存在であるためにも、ぜひ、積極的に職場に足を運ぶようにしてほしい。

6 労働衛生教育

　有害業務管理を適切に行うためには、業務による健康への影響や、健康障害を防ぐための正しい知識を持っておくことが重要となり、そのために労働衛生教育が行われる[6]。労働衛生教育は、雇入れ時や転入時等、定期に行われるものや、職場からの依頼に基づき不定期に実施されるものがある。

　職場単位で行われる労働衛生教育は、産業保健看護職へ依頼されることが多い。情報機器操作の教育や腰痛の教育のほかに、化学物質ばく露防止教育を依頼されることもある。もちろん、産業保健看護職としてもその教育ができるように準備をしておくこともよいが、産業医や衛生管理者が実施する際にも、職場のニーズをくみ取り、どのような教育を行うのがよいかということを一緒に検討し、自らも学ぶ場とするとよい。また、化学物質被災時や職場での労働災害発生時の対処についての教育を行うこともある。自身が救急処置を行えるスキルを身に付けておくことも大事だが、対象としている現場での有害業務を把握し、対象者が現場で対応できるように教育しておくことも必要である。さらに、健康管理部門のみでなく、安全担当者とも連携して、有害業務に関する労働衛生教育の体制を整えていくことも必要になってくる。

7 腰痛予防

　2021（令和3）年の厚生労働省の「業務上疾病発生状況等調査」によると、「負傷に起因する疾病」の中では86％を腰痛災害が占めている[8]。厚生労働省は、1994（平成6）年に「職場における腰痛予防対策指針」を策定し、2013（平成25）年にはその内容を改訂し、腰痛対策を重視しているが、腰痛災害の発生件数は年々増加している[9]。作業により発生する腰痛の多くは、体操や作業姿勢等のセルフケアにより防ぐことができる。作業を見ることができ、集団教育もでき、個別指導をすることもできる産業保健看護職が、腰痛予防の知識を持ち、対策を行うことは非常に有効な手段である。エビデンスのある正しい腰痛予防の知識を身に付けるためのマニュアルが公開されているので、活用するとよい[10]。

8 特殊健康診断

　特殊健康診断は、年に2回、必ず関与することになる有害業務管理に関する業務である。特殊健康診断の内容については、前項で詳しく解説したが、ここでは、ある事業場で特殊健康診断に関わる実際の産業保健看護職の業務内容の例を示す。流れとしては、①対象者の調査→②健診項目の設定→③作業条件の簡易な調査→④受診→⑤事後措置、となる。

❶ 対象者の調査

　有害物取扱い業務のある作業場では、物質ごとに作業環境測定を行っており、物質ごとに使ってよい作業場が定められている。適切な作業場で適切な物質を使っているかと

いう確認に加え、特殊健康診断の対象となる者の調査を行う。

❷ 健診項目の設定

　健康診断機関で必要な検査項目を設定してくれることもあるが、健康診断機関によっては、個人の検査項目の設定を企業側に依頼されることもある。また、健康診断当日には調査時から取扱いの状況が変わっていることもあり、対象とする組織で関連のある特殊健康診断については、それぞれの業務や物質ごとに異なる特殊健康診断の項目を、正確に把握しておく必要がある。抜け漏れがあってはいけないものでもあるので、複数のチェック機構により、見落とすことなく、正しい検査が実施できるような体制を作っておくことも必要である。

❸ 作業条件の簡易な調査

　2020（令和2）年7月に労働安全衛生規則等の一部改正が施行され、「作業条件の簡易な調査」を行うことが追加された。作業条件の簡易な調査とは、労働者のばく露状況の概要を、調査にて確認するものである。確認する項目としては、前回の特殊健康診断以降の変化の有無、取り扱っている物質の濃度、作業時間、ばく露の頻度、距離、保護具の使用状況、皮膚接触の有無等が参考として挙げられている[11]。これらのことを把握する必要があるのだが、その調査方法は事業場により実施方法が異なる。特殊健康診断の運営に中心となって関わる可能性のある産業保健看護職は、この作業条件の簡易な調査の流れについても理解しておく必要がある。

❹ 受　診

　対象者が特殊健康診断を、適切なタイミングで受診することができるように支援をする。また、事前に調査した取扱い業務については、当日にも間違いがないか確認し、受診時にもチェックを行う。

❺ 事後措置

　特殊健康診断は、「異常所見がない」ことが前提である。異常所見があった際に、正しい条件で検査が行われたのかを確認し、行われていなかった場合は、条件を整えて、再検査を行う。もし、正しい条件で検査が行われたにもかかわらず、異常所見が出ている場合は、有害業務のばく露があった可能性を考え、対応する必要がある。産業医が現場を確認したり、対象者からの意見を聴取したりする際には、現場を理解している産業保健看護職が一緒に対応することが望ましい。

9 女性労働者への配慮

　女性労働者数は増えており、また、「雇用の分野における男女の均等な機会及び待遇の確保に関する法律」（男女雇用機会均等法）の改正により仕事内容の性差がなくなっ

たことから、女性がさまざまな有害業務に従事する機会も増えてきている。一方で、母性保護の観点からは、女性労働者に制限をかける必要のある業務もある[12]。具体的には、妊娠中および産後1年を経過しない女性労働者を、重量物を取り扱う業務や有害ガスを発散する場所での業務に就かせてはならない、というものである。企業によっては、より安全サイドに寄った就業制限をかけているところもある。しかし、場合によっては、女性労働者自身が上司に妊娠のことを言い出しづらかったり、仕事の幅が狭まることを恐れたりして、迅速に申し出てこないこともあり得る。現場においては、女性労働者自身や管理者が、この規則を正しく理解しておくことが、円滑な運用のためには重要である。

10 おわりに

　有害業務管理は、法で定められていることに加え、企業等によって方針を決めている事項もあり、どちらも確実に把握した上で、かつ、企業で決めたことが法に則しているかもチェックしながら業務に当たる必要がある。2023（令和5）年から、化学物質の自律的管理が段階的に進められているが、管理目標が示され、その実施方法は企業や職場が検討して実行していくものであるため、一般的な知識だけでは対応していくことがさらに難しくなる。今後は、産業保健看護職も事業場の化学物質管理者に選任される人材ともなり得る。有害物管理に関わっていくことに苦手意識を持たずに仕事の幅を広げることで、新しい法制度の中、必要不可欠な人材となっていくことにもつながる。産業医・衛生管理者・安全部門・職場とも連携しつつ、「健康と労働の調和を保つ」という理念を持つ産業保健看護の視点から、作業環境管理や作業管理を行うことが重要である。

（楠本　真理）

【文　献】
1）厚生労働省：令和5年「労働安全衛生調査（実態調査）」の概況.
　　https：//www.mhlw.go.jp/toukei/list/dl/r05-46-50_gaikyo.pdf
2）厚生労働省：平成29年「労働安全衛生調査（実態調査）」の概況.
　　https：//www.mhlw.go.jp/toukei/list/dl/h29-46-50_kekka-gaiyo01.pdf
3）独立行政法人労働者健康安全機構：令和2年度 事業場における保健師・看護師の活動実態に関する調査報告書（令和3年9月）.
　　https：//www.johas.go.jp/Portals/0/data0/sanpo/pdf/hokenshitou_katsudojittai_chosahokokusho.pdf
4）厚生労働省職場のあんぜんサイト.
　　https：//anzeninfo.mhlw.go.jp/
5）厚生労働省職場のあんぜんサイト：化学物質のリスクアセスメント支援ツール.
　　https：//anzeninfo.mhlw.go.jp/user/anzen/kag/ankgc07.htm#h2_2
6）宮﨑美砂子他 編：最新 公衆衛生看護学 第3版 2022年版 各論2：日本看護協会出版会；2022：pp48-121.
7）坂本史彦他 編：職場巡視ストラテジー，宮本俊明 監. 産業医学推進研究会：バイオコミュニケーションズ；2015.
8）厚生労働省：業務上疾病発生状況等調査（令和3年）. 業務上疾病発生状況（業種別・疾病別）.
　　https：//www.mhlw.go.jp/stf/newpage_27177.html
9）厚生労働省：職場における腰痛予防の取組を！〜19年ぶりに「職場における腰痛予防対策指針」を改訂〜（平成25年6月18日）.

https://www.mhlw.go.jp/stf/houdou/youtsuushishin.html

10) 慢性の痛み患者への就労支援／仕事と治療の両立支援および労働生産性の向上に寄与するマニュアルの開発と普及・啓発．厚生労働科学研究費補助金 疾病・障害対策研究分野 慢性の痛み政策研究．研究代表者：松平 浩．資料1 産業保健スタッフのための新腰痛対策マニュアル．厚生労働科学研究成果データベース．

https://mhlw-grants.niph.go.jp/system/files/report_pdf/202115001A%20sonota1.pdf

11) 厚生労働省：パンフレット「化学物質取扱業務従事者に係る特殊健康診断の項目を見直しました（令和2年7月1日施行）」．

https://www.mhlw.go.jp/content/000673007.pdf

12) 中央労働災害防止協会編：労働衛生のしおり 令和6年度：中央労働災害防止協会：pp386-387.

＊1）～4），8）～11）は2024年10月9日アクセス

9 ダイバーシティ推進と産業保健看護活動

1 ダイバーシティ推進の歴史

　ダイバーシティ（diversity）とは、英語で「多様性」を意味する言葉で、「組織や社会において、性別・民族・文化・価値観・ライフスタイルなどの違いを積極的に肯定・尊重し、人材として受け入れること」と解される。特にビジネス・経営・雇用の文脈で用いられることが多く、ダイバーシティの考え方の土台には、個人の多様性を尊重し、マイノリティー（少数派）を排除しない、という意識がある。また、マイノリティーへの配慮という社会的な意義だけでなく、組織内に多種多様な視点や考え方を持つ人材を置き、適材適所で実力を発揮させることにより、柔軟かつ創造的な企業活動の実現が期待できる、という実利的な意義も期待される。

　雇用におけるダイバーシティ・マネジメントは、1960年代にアメリカで始まったと言われている。多人種・多民族社会であるアメリカにおいて、それまで、企業などの組織の中核を白人男性が担い、女性や有色人種などの性別や人種などが異なるマイノリティーには雇用や昇進の機会が均等ではなかった。

　このような問題に対し、わが国において雇用機会均等の実現を目指して生まれたのが、1985（昭和60）年に成立した「雇用の分野における男女の均等な機会及び待遇の確保等に関する法律」（以下、男女雇用機会均等法）で、法令によって雇用者側に雇用機会の均等を義務付けることで、女性やマイノリティーにも、ホワイトカラー職などさまざまな職種への就業機会が増加するなど大きく変化した。

　わが国におけるダイバーシティ推進への取組みは、雇用における女性差別の是正から始まった。1986（昭和61）年に男女雇用機会均等法が施行され、従業員の募集・採用、配置・昇進に関して女性を男性と平等に扱うよう定められた。また、1999（平成11）年には男女雇用機会均等法が改正され、女性労働者の機会均等を実現することを目的として講じる暫定的な措置としてポジティブ・アクション（表1）が規定された。2003（平成15）年には政府が「ポジティブ・アクションのための提言」として、それに取り組むメリットや経営者、人事担当者などがそれぞれ取り組むべきことを示した。また、厚生労働省は「女性労働者の能力発揮を促進するための積極的な取組」や「仕事と育児・介護との両立支援のための取組」について、推進している企業の表彰や、経営者団体と連携し「女性の活躍推進協議会」を開催するなどポジティブ・アクションの普及に努めた。

　それに伴い、日本国内におけるポジティブ・アクションの取組みは、1995（平成7）年に外資系企業から始まり、1999年には日本企業でもごく一部の大企業で取組みに着手したが、女性の管理職の割合を増やすなどにとどまり、ダイバーシティ経営は進んでいない状況だった。

　こうした状況から、2017（平成29）年に経済産業省が、ダイバーシティの推進を企業の

表1　ポジティブ・アクションの概要

　内閣府男女共同参画局では、男女共同参画社会の実現に向け、「社会のあらゆる分野において、2020年までに、指導的地位に女性が占める割合が、少なくとも30％程度になるよう期待する」という目標（平成15年6月20日男女共同参画推進本部決定、『2020年30％』の目標）を達成するため、女性の参画を拡大する最も効果的な施策の一つであるポジティブ・アクションを推進し、関係機関への情報提供・働きかけ・連携を行っている。ポジティブ・アクションには以下の手法などがある。

（1）指導的地位に就く女性等の数値に関する枠などを設定する方式
　　クオータ制：性別を基準に一定の人数や比率を割り当てる手法
（2）ゴール・アンド・タイムテーブル方式
　　指導的地位に就く女性等の数値に関して、達成すべき目標と達成までの期間の目安を示してその実現に努力する手法
（3）基盤整備を推進する方式
　　研修の機会の充実、仕事と生活の調和など女性の参画の拡大を図るための基盤整備を推進する手法

（内閣府男女共同参画局「ポジティブ・アクション」より引用、一部改変）

表2　ダイバーシティ2.0 行動ガイドライン―実践のための7つのアクション―

①経営戦略への組み込み
- 経営トップが、ダイバーシティが経営戦略に不可欠であること（ダイバーシティ・ポリシー）を明確にし、KPI*・ロードマップを策定するとともに、自らの責任で取組をリードする。

②推進体制の構築
- ダイバーシティの取組を全社的・継続的に進めるために、推進体制を構築し、経営トップが実行に責任を持つ。

③ガバナンスの改革
- 構成員のジェンダーや国際性の面を含む多様性の確保により取締役会の監督機能を高め、取締役会がダイバーシティ経営の取組を適切に監督する。

④全社的な環境・ルールの整備
- 属性にかかわらず活躍できる人事制度の見直し、働き方改革を実行する。

⑤管理職の行動・意識改革
- 従業員の多様性を活かせるマネージャーを育成する。

⑥従業員の行動・意識改革
- 多様なキャリアパスを構築し、従業員一人ひとりが自律的に行動できるよう、キャリアオーナーシップを育成する。

⑦労働市場・資本市場への情報開示と対話
- 一貫した人材戦略を策定・実行し、その内容・成果を効果的に労働市場に発信する。
- 投資家に対して企業価値向上に繋がるダイバーシティの方針・取組を適切な媒体を通じ積極的に発信し、対話を行う。

※KPI：Key Performance Indicator（重要業績評価指標）筆者補足

（経済産業省「ダイバーシティ2.0 行動ガイドライン（概要）」p.1より引用）

競争力強化の重要な要素と位置付け、「ダイバーシティ2.0」において、「多様な属性の違いを活かし、個々の人材の能力を最大限引き出すことにより、付加価値を生み出し続ける企業を目指して、全社的かつ継続的に進めていく経営上の取組」と定義した。ダイバーシティ経営実践のために企業がとるべき7つのアクションが定められたほか（表2）、

企業がダイバーシティを実践するための具体的な手法や成功事例を提供し、企業の成長を支援している[2,3,4]。

(住徳　松子)

【文　献】

1）内閣府男女共同参画局：ポジティブ・アクション.
　　https：//www.gender.go.jp/policy/positive_act/index.html
2）経済産業省：ダイバーシティ2.0 行動ガイドライン（平成29年3月、平成30年6月改訂）.
　　https：//www.meti.go.jp/policy/economy/jinzai/diversity/h30_guideline.pdf
3）経済産業省：新・ダイバーシティ経営企業100選／100選プライム.
　　https：//www.meti.go.jp/policy/economy/jinzai/diversity/kigyo100sen/
4）経済産業省：改訂版ダイバーシティ経営診断ツール（2021年3月公表）.
　　https：//www.meti.go.jp/policy/economy/jinzai/diversity/index.html
　　＊2024年11月11日アクセス

2　産業保健看護活動とダイバーシティ

　産業保健看護活動におけるダイバーシティへの取組みは、疾病のある労働者への治療と就労の両立支援、妊娠出産だけではなく女性特有の健康課題への取組み、障がい者の就労支援など、通常の活動の中に包括されたものとして捉えられてきた。近年では就労年齢の高齢化により高年齢労働者への支援や、性的マイノリティーへの支援も含まれるようになっており、各種法整備が進むことにより、カテゴリーごとの取り組むべき課題が明確になってきている。

1 女性特有の健康課題への取組み

　女性労働者における健康課題は、妊娠や出産に関する課題や月経や更年期による体調不良など母性保護的意味合いが強い取組みが中心であった。妊娠出産による女性の離職の問題から、1992（平成4）年4月1日に「育児・介護休業法」が施行され、現在までにその対象も内容も拡充されてきた。2024（令和6）年の改正では、男女共に仕事と育児・介護を両立できるよう、育児期の柔軟な働き方を実現するための措置や介護離職防止のための雇用環境整備、個別周知・意向確認の義務化などが、企業に対し新たに求められることになった。

　こうした時代の変化を捉え、2024（令和6）年6月に閣議決定した「女性活躍・男女共同参画の重点方針2024」（女性版骨太の方針2024）では、Ⅰ.企業等における女性活躍の一層の推進、Ⅱ.女性の所得向上・経済的自立に向けた取組の一層の推進、Ⅲ.個人の尊厳と安心・安全が守られる社会の実現、Ⅳ.女性活躍・男女共同参画の取組の一層の加速化という4つの柱が据えられた。なかでもⅡには「健康診断の充実等による女性の就業継続等の支援」という項目が盛り込まれ、女性のライフステージごとの健康課題や生涯にわたる健康支援が含まれている。女性の生き方・働き方は多様化しており、今後の産業保健看護活動にも時代に沿った対応が求められる。

2 高年齢労働者への取組み

　高齢者の雇用の継続や定年延長による雇用確保に当たり、従業員の健康問題、安全対策が一番の課題と考える経営者は多いと指摘されている。実際、高齢者の身体機能は、歩行速度などの代表的な指標に着目すると、近年向上が見られるものの、壮年者と比較すると聴力、視力、平衡感覚、筋力等の低下が見られる。こうした身体機能の変化が、転倒、墜落・転落等の労働災害の発生に影響しているものと考えられる。事業者から提出される労働者死傷病報告の集計結果によると、高齢者では、転倒災害、墜落・転落災害の発生率が若年者より高い傾向があり、特に女性でその傾向が顕著である。

　健康状態については、2022（令和4）年の厚生労働省「国民生活基礎調査」によると、「通院しながら働いている人」（正規、非正規の職員・従業員）は男性40.6%、女性40.7%であり、働く人の高齢化が進む中で、病気の治療と仕事の両立への支援が重要性を増している。そのような中、2021（令和3）年の厚生労働省「労働安全衛生調査（実態調査）」の結果によると、60歳以上の高齢者の労働災害防止対策の取組みを行っている事業所は全体の78.0%で、主な内容は以下のようになっている。

- 深夜業の回数の減少又は昼間勤務への変更を行っている
- 定期的に体力測定を実施し、その結果から本人自身の転倒、墜落・転落等の労働災害リスクを判定する
- 高年齢労働者の身体機能の低下の防止のための活動を実施している
- 医師による面接指導等の健康管理を重点的に行っている
- 作業前に、体調不良等の異常がないか確認している
- 墜落・転落、転倒等の災害防止のため、手すり、滑り止め、照明、標識等の設置、段差の解消等を実施

　高齢化が進展する中で、働く人だけでなく国民一人一人の生涯を通じた継続的かつ包括的な保健事業を展開する必要性が高まっている。今後は、企業と医療保険者との協働、職域保健と地域保健との連携がより一層重要となるであろう。

3 障がい者の就労支援

　従業員が一定数以上の規模の事業主には、従業員に占める身体障害者・知的障害者・精神障害者の割合を「法定雇用率以上」にするよう義務付けられている（障害者の雇用の促進等に関する法律第43条第1項）。民間企業の法定雇用率は2.5%であり、従業員を40.0人以上雇用している事業主は、障害者を1人以上雇用しなければならない（2026（令和8）年7月からは法定雇用率2.7%に引上げ）。また、障害者の雇用の促進および安定を図るため、事業主が障害者の雇用に特別の配慮をした子会社を設立し、一定の要件を満たす場合には、特例としてその子会社に雇用されている労働者を親会社に雇用されているものとみなして、実雇用率を算定できる制度（特例子会社制度）がある。

　なお、「障害者の日常生活及び社会生活を総合的に支援するための法律」（障害者総合支援法）における就労系障害福祉サービスには、表3の4種類のサービスがある。

Ⅶ 産業保健看護活動の実際

表3　障害者総合支援法における就労系障害福祉サービス

1．就労移行支援

　就労を希望する障害者であって、一般企業に雇用されることが可能と見込まれる者に対して、一定期間就労に必要な知識および能力の向上のために必要な訓練を行う。

2．就労継続支援A型

　一般企業に雇用されることが困難であって、雇用契約に基づく就労が可能である者に対して、雇用契約の締結等による就労の機会の提供および生産活動の機会の提供を行う。

3．就労継続支援B型

　一般企業に雇用されることが困難であって、雇用契約に基づく就労が困難である者に対して、就労の機会の提供および生産活動の機会の提供を行う。

4．就労定着支援

　就労移行支援等を利用して、一般企業に新たに雇用された障害者に対し、雇用に伴い生じる日常生活又は社会生活を営む上での各般の問題に関する相談、指導および助言等の必要な支援を行う。

（厚生労働省「障害者の就労支援対策の状況」1障害者に対する就労支援
https://www.mhlw.go.jp/stf/seisakunitsuite/bunya/hukushi_
kaigo/shougaishahukushi/service/shurou.html より引用）

　産業保健看護活動において、障がい者の就労支援はその障がいの種類や程度により必要な支援を検討（就労アセスメント）し、法的サービスを中心に外部支援機関（独立行政法人高齢・障害・求職者雇用支援機構、地域障害者職業センター、ハローワークなど）や民間支援機関のサービスなどを活用し、必要に応じて職業訓練などを実施し適正配置を推進することが求められる。

4 性的マイノリティー

　日本では1994（平成6）年頃より、性的指向および性自認の話題が取り上げられるようになり、現在ではLGBTQという表現が一般的になっている。LGBTQとは、Lesbian（女性同性愛者）、Gay（男性同性愛者）、Bisexual（両性愛者）、Transgender（出生時に割り当てられた性別とは性自認が異なる人）、QueerやQuestioning（自分の性のあり方が分からない／決めていない人など、規範的な性のあり方に属さない人）の頭文字をとった言葉で、性的マイノリティー（性的少数者）を表す総称の一つとして使われている。

　産業保健看護活動における性的マイノリティーの課題については、基盤となる各種労働安全衛生法規が生物学的性差に基づいた法規制となっているため、法改正などの抜本的な議論は行われていない。しかし、日本のLGBTQは人口の3〜10％とも言われており、避けては通れない課題である。

　実際の職場では、カミングアウト（自己開示）やアウティング（他者による開示）への対応に関する課題や、更衣室やトイレなどの公共施設の利用や健康診断時の取扱い、トランスジェンダーを自認する労働者の性別変更に関する事案など多岐にわたる問題が予想される。多様な対象者の人権を尊重しながら、同じ労働者として職場での受容を促す役割も産業保健看護職には期待される。

（住德　松子）

【文　献】
1）厚生労働省：人生100年時代に向けた高年齢労働者の安全と健康に関する有識者会議報告書～エイジフレンドリーな職場の実現に向けて～（令和2年1月17日）.
　　https：//www.mhlw.go.jp/content/11302000/000585317.pdf
2）独立行政法人高齢・障害・求職者雇用支援機構ウェブサイト.
　　https：//www.jeed.go.jp/index.html
　　＊2024年11月11日アクセス

10 健康危機管理における産業保健看護職の役割

　多くの企業は、健康危機や災害などの緊急事態が発生したときに事業が継続できないことによる社会への重大な影響を想定して、危機や災害による損害を最小限に抑え、事業の継続や復旧を図るための事業継続計画（BCP）を有している。これらのBCPにおける産業保健専門職の位置付けは、救護班などに組み入れられ、救急対応や応急処置、トリアージなど傷病者への初期対応にとどまることが少なくない。しかし、救急対応や応急処置などの初期対応は危機・災害発生時における産業保健活動のほんの一部に過ぎず、フェーズに応じて生じる産業保健ニーズに対応しながら、臨機応変にそして予防的に企業の事業活動全般にわたって産業保健活動を展開することが重要である。

　アメリカが採用している現場指揮システム（ICS：Incident Command System）では、現場指揮官（Incident Commander）を頂点として、次に示す指揮部担当官（Command Staff）、具体的には広報官（Public Information Officer）、渉外官（Liaison Officer）、安全監督官（Safety Officer）が配置されている。安全監督官（Safety Officer）は危機・災害対応に当たる現場職員の安全衛生の確保を担う役割を有しており、指揮部担当官の一人として強い権限を持つ。超急性期の危機・災害現場では、危機の直接的な解決や対応が優先され、ともすると現場の災害対応従事者の安全や健康の確保に十分な注意を向けることが困難になることが懸念されるが、そのような中で、対応中の危険有害要因の特定やモニタリング、作業者への安全衛生教育や情報提供、そして差し迫った危険が及ぶ場合には作業を延期・停止する権限が与えられている安全監督官の役割は重要であり[1]、産業保健専門職がこの役割を果たすことができるようBCPへの位置付け、平常時の訓練など備えをしていく必要がある。

　ここでは、健康危機管理における産業保健看護職の役割について、災害時における役割と健康危機としての感染症のパンデミックにおける役割に分けて述べる。

1 災害産業保健活動

1 災害とは

　災害対策基本法では、災害を「暴風、竜巻、豪雨、豪雪、洪水、崖崩れ、土石流、高潮、地震、津波、噴火、地滑りその他の異常な自然現象又は大規模な火事若しくは爆発その他その及ぼす被害の程度においてこれらに類する政令で定める原因により生ずる被害」と定義している[2]。その被害の内容や程度として「社会機能の重篤な崩壊」「広範囲に広がる深刻な損害」等、社会機能への重篤かつ深刻な広範囲の影響を含めており、「影響を受けたコミュニティだけでは対応しきれない」程度としている[3]。以上のことから、災害とは、社会機能を担う全ての関係機関が連携・協力しながら組織的な対応を求められる事象であると言える。

災害の分類には、いくつかの視点がある。例えば、原因による分類では、集中豪雨、台風、地震、火山噴火等の自然災害と大規模な交通災害（飛行機や列車の事故）等の人為災害、CBRNE 災害（Chemical：化学、Biological：生物、Radiological：放射性物質、Nuclear：核、Explosive：爆発による災害の総称）と呼ばれる特殊災害があり、複数の災害が同時に発生している状況を複合災害という捉え方ができる。自然災害でも、あらかじめ発生が予測できる台風や豪雨と、発生が予測困難な地震や火山噴火などがある。また、被害の範囲により、広域災害や局所災害と分類する場合もある。予測可能で事前に対策を講じることができる災害であるか、広域なものか局所的なものか、都市部であるか過疎地であるかなどにより、災害の被害の程度は大きく異なることが想定され、人的被害や物的被害の程度なども異なってくる。

② 災害の時間経過に応じた災害産業保健活動の基本

健康危機管理や災害対応において、特徴的な点の一つに、時間軸に応じて事態が変化していくことが挙げられる。想定を超えた災害時に壊滅的な被害を受けたとしても、時の経過と共に復旧・復興作業が行われ、いつかは元の生活に近い状況に戻ることができる（コミュニティの再構築）。具体的に災害の経過を時間軸で見ていくと「平常時」「災害発生時」「復旧・復興期」などのように、一つのサイクルまたはフェーズ（段階）で捉えることが可能である。これらのフェーズに応じて、救命・救急医療体制等の初動体制の確立、生命・安全の確保、生活の安定、復旧・復興、新たなコミュニティの再構築、そして平常時には防災・減災のための教育や訓練が展開される。これらの災害フェーズに沿って、また被災者のニーズに応じて、生命の確保を最優先とする時期もあり、心身の健康確保、メンタルヘルスケア、惨事ストレス対策などが行われる。

災害フェーズに沿った具体的な産業保健活動については、立石らが開発した「危機事象発生時の産業保健ニーズ〜産業保健スタッフ向け危機対応マニュアル〜Ver. 2.0」に示されている[4]。災害発生時は想定を超えた状況のなか、時間の経過と共に変化する産業保健ニーズに対して臨機応変に迅速に対応するとともに、通常の産業保健活動とのバランスとサージキャパシティ（緊急時に迅速に動員することのできる対応能力）を考慮した業務マネジメントが求められる。災害時の産業保健活動として、被災地の産業保健看護職は支援者の立場でありながら、自身も被災者であることを念頭に置き、過重労働や心身の過負荷がかからぬように配慮しながら災害対応に当たることを基本とする。

③ 災害時の産業保健看護職の役割

災害フェーズに応じた産業保健活動について図1に示した。緊急対応期には、産業保健看護職は自身の安全確保と産業保健スタッフ間の安全確認を最優先に行いながら、所属先の指揮命令系統の把握と災害対応への参加を行う手立てを調整する。この時点での産業保健看護職の優先すべき役割は、従業員への救急処置や医療機関への搬送など災害による傷病者への対応である。同時に人的・物的被害についての情報収集を行いながら、

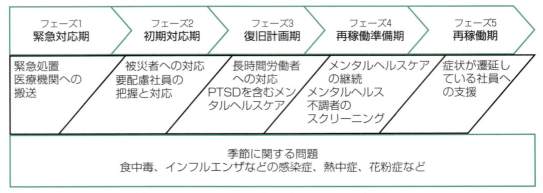

(産業医科大学「危機事象発生時の産業保健ニーズ～産業保健スタッフ向け危機対応マニュアル～ ver. 2.0」p.7 を基に作成)

図1 災害フェーズに応じた産業保健活動

現場の安全衛生の状態を確認しつつ次のフェーズに備える。

次のフェーズである初期対応期は、断水や停電等による事業所内の衛生状態の悪化に目配りしながら、被災者（従業員や必要に応じて近隣住民も含む）への対応、要配慮者（持病のある従業員、メンタルヘルス不調の既往を持つ従業員、妊産婦等）の把握と対応が求められる。「事業所における帰宅困難者対策ガイドライン」[5]では、帰宅困難者に対しての3日分の備蓄を持つ必要性が示されていることから、要配慮者を含む帰宅困難者への備蓄品として備えるべきもの、従業員の安全と健康を確保する部門としての備蓄品等の具体的な内容を平常時より検討しておく必要がある。

復旧計画期は、再稼働に向けた復旧計画の立案と復旧作業の実施のフェーズである。この時期の産業保健看護職は、長時間労働者への対応やPTSDを含むメンタルヘルスケアに力点を置くようになる。職場巡視、健康相談などの面談、健康診断など従業員と顔を合わせる機会を多く持つことで、顕在化している健康問題だけでなく潜在的な健康問題を含めてフォローアップできる体制をつくることが重要である。再稼働準備期や再稼働期では復旧計画期に展開しているメンタルヘルスケアの継続や、メンタルヘルス不調者のスクリーニングなどの実施について検討する。再稼働期には従業員の多くは定常作業に戻り、現場の安全衛生管理も通常の体制に戻っていることが想定されるが、心身の外傷による影響から職場復帰できない等、心身の不調の状態が遷延している従業員に対する支援も引き続き留意していく。

これ以外に、季節に関する健康問題として、食中毒やインフルエンザなどの感染症、熱中症、花粉症への対策がニーズとして挙がる可能性がある。これらのニーズは平常時の産業保健ニーズとして生じることではあるが、被災による作業環境や作業内容の変更などで、平常時とは異なった形での対応が必要となる場合がある。事業場により体制や組織的な特性があるため、基本的なマニュアル[4]等を参考に、災害発生時に速やかに初動体制を整えることができるよう、事業場ごとにマニュアル整備や日頃の訓練等、災害を想定した備えが重要となる。

産業保健看護職は、災害時において臨機応変に予防的に従業員の健康と安全の確保に努める必要がある。このような災害時の産業保健活動における産業保健看護職に必要な能力としては、災害によって生じる健康影響を総合的に把握して本質を見抜く多角的なアセスメント力や、状況に応じた柔軟な実践力が挙げられる。これらの能力を基盤として、日々の産業保健活動の積み重ねで培った事業者・労働者との信頼関係やネットワークを活用した組織へのアプローチを含む、産業保健看護職としての創造的な思考力を備えることが重要である。そして何より、産業保健専門職としての倫理観や一貫性を醸成することが、平常時とは異なる災害発生時において、産業保健看護職の強みを、最大限引き出すことにつながる[6,7]。

（吉川　悦子）

【文　献】

1）豊田裕之，久保達彦，森晃爾．米国における危機対応に従事する労働者の安全衛生管理体制．産衛誌．2016；58（6）：260–270.
2）内閣府防災情報のページ：災害対策基本法.
　http://www.bousai.go.jp/taisaku/kihonhou/index.html
3）増野園恵．災害の定義と分類．災害看護学習テキスト　概論編，南裕子，山本あい子　編：日本看護協会出版会；2007.
4）産業医科大学産業医実務研修センター：危機事象発生時の産業保健ニーズ～産業保健スタッフ向け危機対応マニュアル～　ver. 2. 0.
　http://ohtc.med.uoeh-u.ac.jp/wp-content/uploads/2019/10/kikikanri-ver2.pdf
5）内閣府防災情報のページ：首都直下地震帰宅困難者等対策協議会　事業所における帰宅困難者対策ガイドライン（平成24年9月10日）.
　https://www.bousai.go.jp/jishin/syuto/kitaku/pdf/guideline01.pdf
6）吉川悦子：災害対策における産業保健スタッフの役割．産業保健と看護．2020；12（6）：534–539.
7）吉川悦子，安部仁美，横川智子，久保達彦，立石清一郎，森晃爾．熊本地震で被災した事業場に所属する産業保健専門職の経験からとらえた災害時に必要な産業保健専門職のコンピテンシー．産衛誌．2021；63（6）：291–303.
　＊2），4），5）は2024年10月8日アクセス

2　感染症のパンデミックにおける産業保健活動

1 健康危機として取り扱うべき感染症

　国内の産業保健看護の歴史をひもといてみると、当時の死因第1位になったこともある「結核」への対策をはじめとした感染症への対応が深刻かつ優先度の高い取組み課題であった。その後の医学・科学技術の進歩、衛生状態の改善等により、感染症による死者は大幅に減少し、働く人々の健康課題は感染症から生活習慣病、メンタルヘルス不調等に移行するかのようにみえた。しかし、エボラ出血熱、鳥インフルエンザ、新型インフルエンザ、SARS（重症急性呼吸器症候群）等の新興・再興感染症のエピデミック（感染症について一定の地域や集団において予測を超えて多数の発生がある状況）は世界のさまざまな地域で発生しており、2019年12月以降に世界中を席巻した新型コロナウイルス感染症によるパンデミックは、私たちの日常生活や職業生活に大きく影響を与える出

来事であった。

このように感染症パンデミックや集団感染事例は健康危機として取り扱うべき事案であることが分かる。Ⅴ章第5節（p.235）で示した健康危機管理事例の変遷の中でも、近年、国内で健康危機として取り扱った感染症事例として、SARS（2003年）、新型インフルエンザ（2009年）、デング熱（2014年）、ジカウイルス感染症（2015年）、新型コロナウイルス感染症（2019年）が挙げられている。そのほか、健康危機として取り扱うべきか、その一つの判断指標として、世界保健機関（WHO）憲章第21条に基づく国際規約である国際保健規則（IHR2005）で定められている「国際的に懸念される公衆衛生上の緊急事態（PHEIC：Public Health Emergency of International Concern）」[1]に指定されているかという視点もある。2024年9月現在、PHEICに指定された感染症は、野生型ポリオウイルス（2014年）、新型コロナウイルス感染症（2020年）、エムポックス（2022年・24年）などがある。近年、グローバル化がますます進み、外国人労働者の増加、海外とのビジネス交流も盛んになっている。海外出張あるいは海外拠点における健康危機管理としての現地の感染症発生状況等、産業保健看護職として最新の情報を収集しておく必要がある。

2 パンデミック発生段階における産業保健活動の基本

WHOはパンデミックのフェーズとして、新型インフルエンザパンデミックのリスクマネジメントガイダンスの中で、①パンデミックとパンデミックの間の時期（Interpandemic phase：新型インフルエンザによるパンデミックとパンデミックの間の段階）、②警戒期（Alert phase：新しい亜型のインフルエンザの人への感染が確認された段階）、

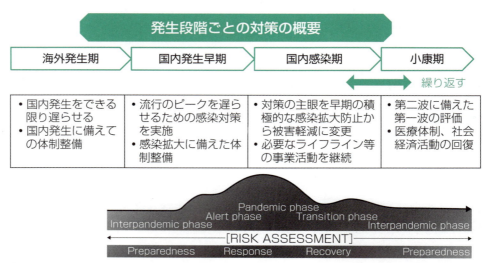

（WHO "Pandemic influenza risk management：a WHO guide to inform and harmonize national and international pandemic preparedness and response" および内閣官房「新型インフルエンザ等対策政府行動計画の概要」を基に作成）

図2　パンデミックフェーズごとの対策の考え方

③パンデミック期（Pandemic phase：新しい亜型のインフルエンザの人への感染が世界的に拡大した段階）、④移行期（Transition phase：世界的なリスクが下がり、世界的な対応の段階的縮小や国ごとの対策の縮小等が起こり得る段階）の４つのフェーズを示している（図２）[2]。移行期の後は、①パンデミックとパンデミックの間の時期に戻り、次のパンデミックに備えることが重要である。併せて、②と③の時期は感染対策に注力し、④の時期はリカバリー、つまり元の生活に戻るための回復に努めること、全てのフェーズにおいてリスクアセスメントが必須であることも同リスクマネジメントガイダンスでは述べられている。発生段階ごとの対応策は新型インフルエンザ等対策政府行動計画にも示されており、発生段階を海外発生期、国内発生早期、国内感染期、小康期に分けてそれぞれの段階での対策が述べられている[3]。

　産業保健活動は、上記の感染フェーズや発生段階に沿って軸足を定める。例えば、海外発生期は、感染症に関する医学情報や疫学情報を収集し、リスクアセスメントしつつ、国内発生に備えることが重要である。併せて海外駐在員（家族も含む）の安全と健康確保を進めつつ、海外出張に関する医学的知見からの助言なども行われる。いわゆる水際対策と呼ばれる検疫体制に応じて、必要な検査（抗体検査やPCR検査等）の実施またはワクチン接種体制の整備等についても産業保健専門職として関わる可能性が高い。国内発生早期では、社内の感染対策や従業員が罹患した場合の社内情報共有システム・対応体制（規程づくりを含む）の構築、職場復帰時の支援等に迅速に取り組む必要がある。国内感染期はBCPに基づき、社内の危機管理部門と連携・協働を図り、産業保健専門職として必要な対策を実施するとともに、感染拡大状況に応じて社内の感染症まん延を防ぎ、通常の産業保健活動とのバランスを見極めながら業務をマネジメントする視点が求められる。政府による緊急事態宣言や社会・経済活動の制限に基づき、出社制限やテレワークへの切替えなどが実施される場合には、会社の方針に合わせて産業保健サービスの提供体制を整える必要がある。今般の新型コロナウイルス感染症でも、繰り返す感染拡大の波の間には、感染者数が極めて限局的となる小康期と呼ばれる時期があることが分かっている。感染拡大期に縮小または変更した産業保健活動は小康期に実施することも可能であるが、小康期においては感染拡大時の産業保健活動について評価を行い、必要な改善または次の感染拡大の波に備えた準備を行う。併せて科学的根拠に基づく適切な情報提供や情報発信、リスクコミュニケーションの原則に基づく適切な感染症リスクマネジメントを講じることが重要である。

3 パンデミック発生時の産業保健看護職の役割

　感染症とそのほかの疾患との違いは「感染する」ことである。感染とは、病原体が宿主内に侵入して増殖することで、この感染によって引き起こされる全ての疾患のことを感染症と呼ぶ。感染が成立するためには三大因子と呼ばれる「感染源」「宿主の感受性」「感染経路」が必要であり、感染対策の原則としては、この三大因子に対して対策を講じることが効果的である。感染源としての細菌・ウイルスの特性、宿主の感受性対策と

してのワクチン接種、感染経路（空気感染、飛沫感染、接触感染等）別対策等、いわゆる医学的な知識に基づき対策が講じられるため、とりわけ健康危機管理の中でも感染症パンデミックは、保健医療専門職としての産業保健看護職の果たす役割は大きい。

　一般社団法人日本渡航医学会と公益社団法人日本産業衛生学会が作成した「職域のための新型コロナウイルス感染症対策ガイド第6版」には、産業保健専門職の役割として以下の8つが挙げられている[4]。

　　1）感染予防対策や健康管理に関する事業所内体制の構築に関する事業者への助言
　　2）医学情報の収集と職場への情報提供
　　3）感染予防対策の緩和や強化の過程において、医学的妥当性等の検討と助言
　　4）ワクチンを含む感染予防対策および衛生管理方法に関する教育・訓練の検討と助言
　　5）持続的な感染予防対策の策定や健康管理に関する検討や見直しと助言
　　6）従業員の健康状態に合わせた配慮の検討と実施
　　7）事業所に感染者（疑い例含む）や濃厚接触者が出た場合の対応
　　8）従業員のメンタルヘルスや差別防止への配慮

　産業保健看護職は、社内の産業保健チームの一員として、役割分担しながら上記8つの役割や機能を担う。特に、従業員に身近な産業保健専門職として、現場や従業員の不安や疑問に寄り添いながら、きめ細かな支援が求められる。感染症のパンデミックは、被害が限局的で発生地域に限局する自然災害とは異なり、施設・設備などの社会インフラへの影響は発生しないため、感染リスクさえ制御できれば事業継続は可能となる。一方で、被害の期間はワクチンや治療薬の開発等に依存し、不確実性が大きく、先の見通しが立てにくいといった難しさがある。産業保健看護職は、刻一刻と変わる感染発生状況の中で、即応性と柔軟性を持ちつつ、専門職としての責任や期待される役割を発揮するための高度な実践能力が求められる。感染症のパンデミックにおいては、海外・国内発生早期から感染対策の転換期までの中長期的な視座を持ち、本質を見極めるリスクアセスメントやリスクマネジメントが重要である。不確実で時間的な制約のある緊迫した状況においても、冷静で公正な判断をするためには、産業保健看護職としての基盤となる職業倫理観や価値観を醸成しておく必要がある。

（吉川　悦子）

【文　献】

1）WHO：International Health Regulations（2005）−Third edition.
　　https：//www.who.int/publications/i/item/9789241580496
2）WHO：Pandemic influenza risk management：a WHO guide to inform and harmonize national and international pandemic preparedness and response：13–14.
　　https：//iris.who.int/handle/10665/259893
3）内閣官房：新型インフルエンザ等対策政府行動計画の概要．p3.
　　https：//www.cas.go.jp/jp/seisaku/ful/keikaku/pdf/gaiyou.pdf
4）一般社団法人日本渡航医学会・公益社団法人日本産業衛生学会：職域のための新型コロナウイルス感染症対策ガイド第6版（2022年12月27日）．
　　https：//www.sanei.or.jp/files/topics/covid/COVID-19guide221227koukai230228revised.pdf
　　＊2024年10月8日アクセス

11 地域・職域連携における 産業保健看護職の役割

1 地域・職域連携の必要性と背景

わが国では、乳幼児から高齢者までさまざまな制度を根拠に保健事業が行われている。この中で青壮年・中年層を対象とした保健事業は複数の制度（労働安全衛生法、健康増進法、高齢者の医療の確保に関する法律、健康保険法、国民健康保険法など）に基づき行われており、目的、対象者、実施主体、事業内容等がそれぞれ異なっている。そのため、制度間のつながりが不十分で、保健事業の継続性が途絶えてしまうことや地域全体の健康課題が正確に把握できない等の課題が指摘され、この課題を解決するために地域保健と職域保健の連携が必要であるとされてきた。

そこで、厚生労働省は1999（平成11）年から連携のあり方について検討し、2004（平成16）年度に「地域・職域連携推進ガイドライン」を作成、2007（平成19）年3月に改訂し、都道府県および二次医療圏（含保健所）ごとにおける「地域・職域連携推進協議会」の設置を推進してきた。その後、健康課題が多様化するとともに、保険者による特定健康診査・特定保健指導の実施、疾病を抱えた労働者の治療と仕事の両立支援、健康経営の考え方の広がりなど時代的変化から、2019（令和元）年9月にさらなるガイドライン（以下、本ガイドライン）の改訂[1]を行った。

2 効果的・効率的な保健事業の実施

1 地域・職域連携のメリット

- 地域および職域が保有する健康に関する情報を共有・活用することにより、地域全体の健康課題をより明確に把握できる（匿名医療保険等関連情報データベース（NDB）や国保データベース（KDB）による特定健康診査データなど）。
- 保健サービスの量的な拡大により、対象者が自分に合ったサービスを選択し、受けることが可能となる。
- 保健サービスのアプローチルートの拡大につながり、対象者が保健サービスにアクセスしやすくなる。
- 地域・職域で提供する保健サービスの方向性の一致を図ることが可能となる。
- 働き方の変化や退職等のライフイベント等に柔軟に対応できる体制の構築により、生涯を通じた継続的な健康支援を実施することが可能となる。
- 被扶養者等既存の制度では対応が十分ではない層へのアプローチが可能となる。
- 小規模事業場（自営業者等も含む）等へのアプローチが可能となり、労働者の健康保持増進が図られる。

2 地域保健・職域保健の強みを生かした連携による効果

　地域・職域連携の目的を達成するために、本ガイドラインから新たに加わった保険者の視点と、地域保健の視点、職域保健の視点の3点からそれぞれの関係機関の強みを生かした連携を進めることが重要である。地域保健では「健康日本21（第二次）」中間評価報告書から、行政だけでなく、団体や企業において進んだ取組みを導入したことで改善している項目が多いことが分かる。

　さらに保険者が実施する特定健康診査・特定保健指導をデータで管理することが可能となり、データヘルス計画を作成し、保健事業を実施するための環境が整備された。また、健康経営の概念が広がり、保険者と事業者のコラボヘルスによって職域における連携強化が推進された（図）。

3 地域・職域連携推進協議会における先進的取組みの例

- 特定健康診査とがん検診を地域で同時に実施し、受診率が向上。
- 地域産業保健センターと全国健康保険協会の連携。
- 情報周知ルート（商工会議所等の会報、地域の回覧板等）の整備。
- 保健所や保健センターの保健師等による小規模事業場への支援。
- 企業の退職者向け研修での地域保健サービスの案内。
- 都道府県地域・職域連携推進協議会等が全国健康保険協会の都道府県支部と協定を結んで、健康経営を行う事業場の独自の登録・認定制度を創設。登録事業場に都道府県保健師が訪問して職場の取組みを助言。一気に健康経営への取組みが進んだ。

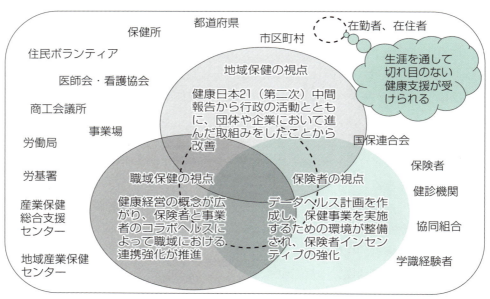

（厚生労働科学研究成果データベース「地域・職域連携推進事業ハンドブック Ver. 2」p.59を引用、一部改変）

図　地域・職域連携図

11 地域・職域連携における産業保健看護職の役割

3　地域・職域連携における産業保健看護職の役割

　青壮年・中年期に加え、今後人生100年時代を迎えるに当たり、70歳までの高年齢労働者の就業環境整備が努力義務になった。このため、産業保健看護職には体力の平均レベル低下や健康診断での有所見者も格段に増加する就業人口層の高齢化を含め、就業年齢の範囲の拡大に応じた支援が必要となる。また、本人だけではなく、家族も含めた支援を行う役割がある。

1）従業員本人が地域保健窓口へ相談できるよう支援し、それをフォローする。本人の健康課題や親の介護、子どもの発達・発育、子育て支援など。
2）効率的に健康診断を実施できるよう体制を整える。
- 大企業の出張所、営業所などの遠隔地の労働者を、在勤市町村と共に健康支援する。
- 被扶養者の特定健康診査等を在住市町村で実施する（健康保険組合でも被扶養者の受診率は、49.5％（2022（令和4）年度）と低い）→①健康保険組合・共済の保険者機能の評価に反映され、②後期高齢者支援金の加算・減算がされる。③受診率が上がれば結果的に被保険者・保険者にメリットがある。
- 早期にがんを発見できると、貴重な人材が短期間で職場復帰可能となる（小規模事業場は、休業者が出ると代替者がいないので早期職場復帰はメリットとなる）。
3）健康経営を推進する際に、地域保健からさまざまなアドバイスや資源の提供を受ける一方、地域（行政）保健側へ小規模事業場等への関わり方について支援する。
- 産業保健看護職の活動や労働安全衛生法等法令等についての理解が深まるよう支援する。
4）地域保健で実施しているイベントや研修会などに参加する。
5）地域保健において、産業保健に関する講師を担当する。

1　産業保健看護職が地域・職域連携を進めるに当たっての留意事項

- 地域保健（保健所や保健センターなどで行われている業務）について最新の正しい知識を持つ。
- 関連する自治体のホームページを確認する、自治体の健康イベント等に参加する。
- 『労働衛生のしおり』（中央労働災害防止協会）を土産に持って保健所や市町村保健センターへあいさつに出向き、地域の保健師等と顔の見える関係を構築する。
- 従業員が地域の保健資源を利用する際のコーディネートを行う。
- 働く世代の健康状況の特徴に合わせた支援の専門家として、地域保健や他の関連機関の人的リソースとなる。

2　産業保健看護職による地域と職域の連携事例の紹介

　C社健康推進センター勤務の産業保健看護職であるKさん、M社安全健康課のAさんが実施した地域と職域の連携活動の事例について次ページで述べる。

Ⅶ 産業保健看護活動の実際

❶ 軽度知的障がいのある従業員が障害者手帳を取得する際の相談事例

> ▷ 対 象 者／男性、56歳、勤続年数38年、現業従事者
> ▷ 家族構成／両親（父90代、母80代）との３人暮らし
> ▷ 経　　過／職場での業務に適応できず、直近の２年間に３部署異動

　最終的には、社内の清掃作業などの軽作業に異動となったが、適応障害にて休職。

　勤務中は、度々職場で業務・対人関係の不適応を起こしていた。入社当初から業務の指示等に関する理解が乏しく、シングルタスクでも業務ミスが多かった（職制からのヒアリング）ため、主治医と相談しWAIS検査（ウェクスラー式成人知能検査）を行ったところ、軽度知的障がい（IQ60）に該当と判明。家族への生育歴ヒアリング等からも知的障がいが考えられたため、療育手帳の取得と今後地域でのフォロー（両親は高齢で要介護のため）が必要となる可能性が高いことから、市町村窓口に相談した。療育手帳取得のため障害者就業・生活支援センターの紹介をもらい、市町村保健師と障害者就業・生活支援センターを含めて今後のフォロー方法についてケース会議を実施。療育手帳交付の支援と両親を含めたフォロー、事業場からの定期的な就労状況の報告や情報共有を行いながら経過をみている。

❷ 自殺企図、夫によるDV、子どもへの虐待がある従業員の相談事例

> ▷ 対 象 者／女性、40代後半、勤続年数31年、現業従事者
> ▷ 家族構成／夫（同じ会社の同じ部署）と子ども５人の７人暮らし
> ▷ 経　　過／対人関係の問題による適応障害（うつ状態）にて休職中
> 　　　　　　（休業開始後１年２カ月）

　５人の子どもたちのうち４人が不登校。以前、夫から子どもへの虐待があり、10年前に児童相談所が介入したことがある。当初、職場の対人関係のもめ事により適応障害（うつ状態）を発症して休職開始。通院加療していたが、うつ状態が遷延化、自殺企図もみられるようになり休職期間が度々延長された。定期面談の中で、症状遷延の要因が家庭内の問題（夫からの妻へのDV、子どもへの虐待）に移行していることが判明し、児童相談所に、児童虐待の疑いとのことで通報した。自殺企図、夫からのDVもみられることから、自治体にも相談。その後、児童相談所、自治体保健師、子育て支援担当者とのケース会議を実施。児童相談所からの家庭訪問と市町村保健師によるフォローもしてもらうようになる。その後も定期的に児童相談所・市町村と情報共有を行った。

❸ 自治体が主催する人事労務・産業保健看護職向けセミナーの講師紹介

　自治体が主催する人事労務・産業保健看護職向けセミナーの講師を探しているとの相談が、自治体保健師よりあり。メンタルヘルスに関しての研修会を開きたいとのことで、講師の紹介を行った。

❹ 新型コロナウイルス感染症の社内クラスター発生時の相談対応

　社内で職場内感染によると思われるクラスターが発生。感染者への対応と消毒等の相談を行った。相談内容は、保健所による濃厚接触者指定の有無・クラスター発生時の社内消毒の方法、クラスター認定の有無と公表の有無についてである。その結果、社内で濃厚接触者を指定し対応すること（保健所は指定しない）、消毒は現状で実施している方法で良いとの助言をもらい、社内対応を実施した。

❺ 産業保健の資源提供

　県の健康経営担当保健師に、小規模事業場等へのさまざまな補助金支援の具体的な援助方法の情報提供を行った。

（巽　あさみ）

【文　献】

1）厚生労働省，これからの地域・職域連携推進の在り方に関する検討会：地域・職域連携推進ガイドライン（令和元年9月）.
　https://www.mhlw.go.jp/content/10901000/000549871.pdf
2）荒木田美香子，柴田英治，巽あさみ他．地域・職域連携の推進による生活習慣病予防等に関する研究．厚生労働科学研究費補助金 疾病・障害対策研究分野 循環器疾患・糖尿病等生活習慣病対策総合研究．研究代表者：荒木田美香子．令和1（2019）年度研究報告書．分担研究報告書．地域・職域連携推進事業ハンドブック Ver. 2．厚生労働科学研究成果データベース．
　https://mhlw-grants.niph.go.jp/system/files/2019/192031/201909005A_upload/201909005A0010.pdf
　＊2024年10月15日アクセス

あとがきにかえて

日本における産業保健看護職の課題と展望

　2009（平成21）年に保健師助産師看護師法が改正となり、看護基礎教育が60年ぶりに改革された。①看護師教育は４年制大学を主流とする、②保健師・助産師の教育を半年以上から１年以上とする。③新任期教育を努力義務とする、というものである。これを受け、産業保健は保健師課程に位置付けられていることから、厚生労働省において保健師教育についての検討がなされ、産業分野の初めての代表として、筆者が指定規則改正の議論に加わった。

　その際、大きな議論になったのは、保健師教育課程における主要科目をどうするかということであった。それまでは「地域看護学」として、行政看護、産業看護、学校看護、在宅看護という大きな４つの看護領域を包括していた。地域看護学は場所の違いに即した看護、すなわち community-based の看護を指していたが、近年、看護師を中心とした在宅看護学領域が独立したことから、単に場所の違いに即した看護ではなく、その場所の特殊性を重視する community-oriented の考えを取り入れた学問として、個人と集団・地域全体を連動して看護していく「公衆衛生看護学」を保健師の学問としたのである。地域看護学が学問として確立される以前の公衆衛生看護学が行政分野の看護を指していたのに対し、新たな公衆衛生看護学はⅠ章「産業保健の理解」（p.3 ～）に示した特徴を持っている。産業保健看護は公衆衛生看護学を土台にさらに産業分野の専門性が加わった深い学問という位置付けになっている。

　厚生労働省の看護基礎教育検討会は約10年おきに開催されるが、筆者は2019（平成31）年の検討会における保健師教育ワーキンググループにも産業分野の代表として参加し、基礎教育のあり方について検討した。その後、保健師助産師看護師教育養成所指定規則に産業保健の強化が明文化され、講義のみならず、演習・実習も義務化された。

　2020（令和２）年度の独立行政法人労働者健康安全機構（筆者ら）の「事業場における保健師・看護師の活動実態に関する調査」では、事業規模にかかわらず事業者の90％以上が、保健師等の産業保健看護職は「期待に応えられている」と答えており、産業保健看護職の活動が事業場で評価されていることが分かった[1]。具体的な業務として「健康相談・保健指導」「ストレスチェックの実施」「労働衛生教育・健康教育」「職場巡視・安全衛生委員会」「保健事業の策定」「感染症を含む健康危機管理」「健康経営」などが評価されていた。一方、今後期待したい業務に「作業管理（過重労働対策）」「作業環境管理（リスク管理・職場環境改善）」「事業継続計画（BCP）」が挙げられていた。この結果から、産業保健看護職が労働衛生の５管理の中の作業管理・作業環境管理をさらに強化しなければならないことが分かる。

　働き方や働く環境のリスクをいかにアセスメントできるかは、産業保健看護職がいか

に働く場面に深くコミットし、働く人々の働きづらさを経営側に伝えることができるかに掛かっている。そのためには、労働者との信頼関係の中から本音を引き出し、問題の核心を把握することが求められる。その結果として、働く人々が生き生きと働き、ワーク・エンゲイジメントが上がり、従業員のウェルビーイングや企業としての生産性が上がることに貢献することが大切である。また、人生100年時代に健康寿命を延ばすためにも、働く期間に健康へのセルフケア能力を上げておくことは、重要なことと考える。

　職場や組織の問題を把握するために経営的視点が必要であることはⅠ章（p.7）でも述べたが、現在、テレワークなども増え職場が散在しており、組織の問題をなかなか把握しにくい職場も増えてきている。それでも、労働者一人一人との丁寧な関わりから、職場の問題を捉え、必要に応じてそれを経営層、人事部、労働組合などと共有し、組織的に解決にもっていくことができる産業保健看護職になることが望まれる。もちろん、経営層に直接アクセスすることが難しい場合も多いが、産業医等とも連携しながら、どうすれば組織が動くのかを考え、問題解決につなげることが大切である。

　2014（平成26）年に日本で開催されたアジア産業保健学会（ACOH：Asian Conference on Occupational Health）では、「産業保健看護の卒後教育」をテーマとしたセッションが企画された。日本以外に、タイ、台湾、韓国と意見交換を行ったが、いずれの国からも、産業保健看護職は今後大学院レベルを目指すこと、職場集団の健康支援が必要であることから疫学や保健統計学といった集団を分析する能力、労働環境をアセスメントする能力が特に重要であり、看護の視点から経営層へアプローチできる力などが求められているといった点が指摘され、共有された。

　この10年ほどで、産業保健看護職の力量は大きく上がっており、特に産業保健看護の対象に組織も含まれることを、皆が認識するようになってきている。労働者の高齢化、外国人労働者、女性労働者の増加、LGBTQ など、労働者の多様性の時代である。一人一人に合わせた健康支援ができるのは産業保健看護職であることを大切に、そして、それを働きやすい職場環境づくりや組織体制づくりにもつなげていける活動を強化することが求められる。

　そして、働く人々全てに、産業保健サービスが届くことを目的に、産業保健看護職が法制化されるよう行政や関連機関に向けての活動を続けていきたい。

産業保健看護職の継続教育

　産業保健看護職の体系的な卒後教育として、公益社団法人日本産業衛生学会産業保健看護専門家制度がある。2015（平成27）年からスタートした、学会の専門医制度と並ぶ産業保健看護職のための専門制度である。資格の名称は「産業保健看護専門家」（保健師）、「産業保健看護専門家」（看護師）とし、それぞれの国家資格の上に、産業分野の専門性を積み上げるイメージである（図1、図2）。本制度の入り口である「産業保健看護専門家制度登録者」になるためには、保健師国家試験レベルと第一種衛生管理者の知識が必要となる。保健師資格取得から時間が経過した人や、看護師の場合は産業保健

看護部会が開催する「登録者認定試験準備講座」がある。看護師の場合は、受講前に、第一種衛生管理者の資格を得て参加することとなる。保健師は、保健師資格があれば、都道府県の労働局への申請により第一種衛生管理者の資格を取得できる。

　登録者認定試験の内容は産業保健看護、公衆衛生学、公衆衛生看護学、統計学、疫学、保健医療福祉論で、保健師の国家試験レベルである。筆記試験に合格すると、専門家制度のラダーの中に入っていく。その後、ほぼ5年単位でファーストレベル、チューターレベル、リーダーレベル、エキスパートレベルに上がっていく。このラダーでは、チューターになって初めて専門家と名乗ることができ、いわゆる産業看護の専門家実践者として自律して仕事ができるレベルとなる。ファーストレベルは、リーダーレベル、エキスパートレベルの上級専門家から指導を受け、チューターを目指していく。

　各ラダーを上がるには、①産業領域の実践活動、②継続教育活動、③研究（論文および学会発表）、④学会活動、⑤社会貢献について審査を受けていく（表）。この大きな枠組みは、公益社団法人日本産業衛生学会内の産業医の専門医制度をモデルとしており、同じ産業保健専門職のチームの一翼を担う専門職として同等の考え方を取り入れている。

　本制度では、産業保健看護職としての実践力に重きを置き、それに継続した教育歴、研究歴、学会参加、社会貢献を加味し、総合的な産業保健看護の専門家としての質を担保することでバランスの良さを保っている。キャリアラダーが「見える化」されていることから、産業保健看護職自身が次はどのレベルに向かってキャリアを積んでいけばよいのかが分かり、目指す目標が明確になる。この制度を保健師の効果評価に入れている企業も少なくない。今後は、さらにこの制度の認知と社会的活用を強化したいと考えている。

　産業保健看護部会では、今後、新任期教育も検討しており、新たに産業保健分野に入ってくる看護職への教育を行政や公益社団法人日本看護協会、その他関連する組織とも検討していく予定である。

（五十嵐　千代）

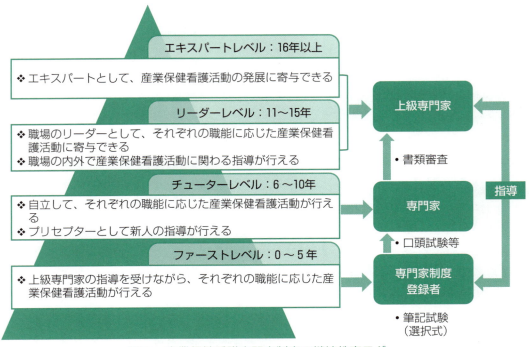

図1　産業保健看護専門家制度の継続教育ラダー

年数	レベル名称	保健師	看護師	役割
16年以上	エキスパートレベル			❖ 試験委員などに就任できる ❖ エキスパートとして、産業保健看護活動の発展に寄与できる
11～15年	リーダーレベル	上級専門家	上級専門家	❖ 職場のリーダーとして産業保健看護活動に寄与できる ❖ 職場の内外で産業保健看護活動に関わる指導が行える
6～10年	チューターレベル	専門家	専門家	❖ 自立して産業保健看護活動が行える ❖ プリセプターとして新人の指導が行える
0～5年	ファーストレベル	専門家制度登録者	専門家制度登録者	❖ 上級専門家の指導を受けながら産業保健看護活動が行える
ファーストレベル準備講座	誰でも受講可。マークシート試験に対応し、ファーストレベルに求められる知識の提供を行う。看護部会等によりプログラムが提供される。			

図2　産業保健看護専門家（保健師）・産業保健看護専門家（看護師）継続教育ラダー（日本産業衛生学会）

あとがきにかえて

表　産業保健看護専門家（保健師）・産業保健看護専門家（看護師）制度登録要件

登録要件	受験資格				
	実践（産業保健）活動	継続教育活動	研究（論文および学会発表）	学会活動	社会貢献
上級専門家：書類審査合格 【提出書類】 • 過去5年間における右記の各活動に関する記録	10年以上 実践活動報告（内容は下部委員会で検討）	一定の単位数の（内容は下部委員会で検討）教育活動報告（内容は下部委員会で検討）	学会発表／GPS／協議会／地方会での発表を含む論文等3本以上（うち1本は筆頭著者）	学会出席8ポイント以上（確認方法は下部委員会で検討）	実践活動報告（内容は下部委員会で検討）
専門家：面接試験合格 【試験内容】 • グループディスカッション：状況設定課題 • 個人面接：審査書類に関する内容 • 口頭試問：産業保健に関わる知識・状況設定課題	5年以上 実践活動報告（内容は下部委員会で検討）	一定の単位数の（内容は下部委員会で検討）教育活動報告（内容は下部委員会で検討）	学会発表／GPS／協議会／地方会での発表を含む論文等1本以上（筆頭著者）	学会出席5ポイント以上	実践活動報告（内容は下部委員会で検討）
専門家制度登録者：筆記試験（選択式）合格 【試験範囲】 • 衛生管理者・保健師の国家試験程度の難易度・基礎コースの講習範囲（保健行政論、公衆衛生看護学、労働衛生等）	• 受験資格：看護師については、「専門家制度登録者認定試験」受験までに、衛生管理者一種の資格を取得すること。新卒保健師については、厚生労働省の初任者研修をできるだけ受講する。 • 試験合格後、登録前に学会に入会すること				

【文　献】

1）五十嵐千代他．令和2年度 事業場における保健師・看護師の活動実態に関する調査報告書（令和3年9月）．独立行政法人労働者健康安全機構.
https://www.johas.go.jp/Portals/0/data0/sanpo/pdf/hokenshitou_katsudojittai_chosahokokusho.pdf（2024年11月11日アクセス）

資料編

資料1 「保健師」に関連する労働衛生関係の法令一覧（抄）

1 衛生管理者免許を受けることができる者

労働安全衛生法

第12条 事業者は、政令で定める規模の事業場ごとに、都道府県労働局長の免許を受けた者その他厚生労働省令で定める資格を有する者のうちから、厚生労働省令で定めるところにより、当該事業場の業務の区分に応じて、衛生管理者を選任し、その者に第10条第1項各号の業務（第25条の2第2項の規定により技術的事項を管理する者を選任した場合においては、同条第1項各号の措置に該当するものを除く。）のうち衛生に係る技術的事項を管理させなければならない。

労働安全衛生規則

第62条 法第12条第1項、第14条又は第61条第1項の免許（略）を受けることができる者は、別表第4の上欄に掲げる免許の種類に応じて、同表の下欄に掲げる者とする。

衛生管理者規程

第2条 安衛則別表第4第1種衛生管理者免許の項第4号の厚生労働大臣が定める者は、次のとおりとする。
- 保健師助産師看護師法第7条の規定により保健師免許を受けた者

2 産業医の協力者

労働安全衛生法

第13条 事業者は、政令で定める規模の事業場ごとに、厚生労働省令で定めるところにより、医師のうちから産業医を選任し、その者に労働者の健康管理その他の厚生労働省令で定める事項（略）を行わせなければならない。

労働安全衛生規則

第13条 法第13条第1項の規定による産業医の選任は、次に定めるところにより行わなければならない。

（略）

3 小規模事業場の労働者の健康管理等

労働安全衛生法

第13条の2 事業者は、前条第1項の事業場以外の事業場については、労働者の健康管理等を行うのに必要な医学に関する知識を有する医師その他厚生労働省令で定める者に労働者の健康管理等の全部又は一部を行わせるように努めなければならない。

第19条の3 国は、第13条の2第1項の事業場の労働者の健康の確保に資するため、労働者の健康管理等に関する相談、情報の提供その他の必要な援助を行うように努めるものとする。

労働安全衛生規則

第15条の2 法第13条の2第1項の厚生労働省令で定める者は、労働者の健康管理等を行うのに必要な知識を有する保健師とする。

4　健康診断結果に基づく保健指導
労働安全衛生法

第66条の7　事業者は、第66条第１項の規定による健康診断若しくは当該健康診断に係る同条第５項ただし書の規定による健康診断又は第66条の２の規定による健康診断の結果、特に健康の保持に努める必要があると認める労働者に対し、医師又は保健師による保健指導を行うように努めなければならない。

5　長時間労働者の面接指導に準ずる措置
労働安全衛生法

第66条の9　事業者は、第66条の８第１項、第66条の８の２第１項又は前条第１項の規定により面接指導を行う労働者以外の労働者であつて健康への配慮が必要なものについては、厚生労働省令で定めるところにより、必要な措置を講ずるように努めなければならない。

労働安全衛生規則

第52条の8　法第66条の９の必要な措置は、法第66条の８の面接指導の実施又は法第66条の８の面接指導に準ずる措置（略）とする。

6　心理的な負担の程度を把握するための検査等
労働安全衛生法

第66条の10　事業者は、労働者に対し、厚生労働省令で定めるところにより、医師、保健師その他の厚生労働省令で定める者（略）による心理的な負担の程度を把握するための検査を行わなければならない。

労働安全衛生規則

第52条の10　法第66条の10第１項の厚生労働省令で定める者は、次に掲げる者（以下この節において「医師等」という。）とする。
- 一　医師
- 二　保健師
- 三　検査を行うために必要な知識についての研修であつて厚生労働大臣が定めるものを修了した歯科医師、看護師、精神保健福祉士又は公認心理師

7　健康保持増進活動
労働安全衛生法

第69条　事業者は、労働者に対する健康教育及び健康相談その他労働者の健康の保持増進を図るため必要な措置を継続的かつ計画的に講ずるように努めなければならない。

労働安全衛生法

第70条の2　厚生労働大臣は、第69条第１項の事業者が講ずべき健康の保持増進のための措置に関して、その適切かつ有効な実施を図るため必要な指針を公表するものとする。

2　厚生労働大臣は、前項の指針に従い、事業者又はその団体に対し、必要な指導等を行うことができる。

8　労働者の心身の状態に関する情報の取扱い
労働安全衛生法

第104条　事業者は、この法律又はこれに基づく命令の規定による措置の実施に関し、労働者の心身の状態に関する情報を収集し、保管し、又は使用するに当たつては、労働者の健康の確保に必要な範囲内で労働者の心身の状態に関する情報を収集し、並びに当該収集の目的の範囲内でこれを保管し、及び使用しなければならない。ただし、本人の同意がある場合その他正当な事由がある場合は、この限りでない。

2　事業者は、労働者の心身の状態に関する情報を適正に管理するために必要な措置を講じなければならない。

3　厚生労働大臣は、前２項の規定により事業者が講ずべき措置の適切かつ有効な実施を図るため必要な指針を公表するものとする。

4　厚生労働大臣は、前項の指針を公表した場合において必要があると認めるときは、事業者又はその団体に対し、当該指針に関し必要な指導等を行うことができる。

資料2　「保健師」に関連する労働衛生関係の公示および通達の一覧（抄）

①　衛生管理者としての保健婦の活用について（昭和48年6月26日付け労働衛生課長名内翰）

　近年、生産技術の進歩、労働態様の変化に伴い、注目すべきあるいは新しい形の健康障害等の発生がみられる。これに対処するに、事業場における自主的な労働衛生活動の促進が不可欠である。

　このため、衛生管理体制における医学、保健衛生面の充実のための条件整備の一環として、保健婦が衛生管理者の立場で職場における労働衛生活動ができるよう衛生管理者の免許資格の付与等の措置をとっているところである。

　衛生管理者の免許を有する保健婦（以下「保健婦」という。）の活用の促進については、昭和47年9月18日付け基発第601号の1「労働安全衛生規則の施行について」において指示したところであるが、今後においても下記に留意の上労働者の健康の確保のため、保健婦の活用を図るよう指導されたい。

記

1　例えば常時使用する労働者が1,000人をこえる事業場、有害な業務を行なう事業場等においては、保健婦を活用し、有所見者、有害業務従事者などの健康状態の常態的は握や、日常の健康相談、指導に当らせるようにすること。

2　上記以外の事業場であっても保健室、健康管理室等を設置する事業場においては保健婦を配置し、労働者の保健指導、健康相談等にあたらせるようにすること。

3　保健婦は、産業医の協力者として疾病の予防対策、健康診断の事後措置の指導、現場衛生担当者の指導等にあたらせること。

4　保健婦が選任されている事業場に対しては、保健婦の知識、技術が十分に活用されるよう指導し、あわせて、その処遇の改善を通じてその能力が十分に発揮されるよう指導すること。

②　労働安全衛生規則の施行について（昭和47年9月18日付け基発第601号の1）

11　第13条関係

（2）第1項第2号（編集部注：現行、第3号）は、専属の産業医の選任について規定したものであるが、専属の産業医の選任を要しない事業場においても比較的多数の労働者の勤務するところについては、労働者の健康管理に資するため、衛生管理者の免許を有する保健婦の活用等を行なうよう指導すること。

（略）

（4）第1項第3号（編集部注：現行、第4号）は、大規模事業場における産業医の選任を規定したものであるが、たとえば常時使用する労働者数が3,000人を大巾にこえるごとき場合などには、衛生管理が円滑に行なわれるよう産業医の増員、衛生管理者の免許を有する保健婦の活用等について必要に応じ指導すること。

③　産業保健活動総合支援事業実施要領（平成26年4月1日付け要領第7号、改正：令和4年3月31日付け要領第3号）、独立行政法人労働者健康安全機構

（産業保健関係者等に対する相談対応及び小規模事業場等に対する訪問支援）

第4条　地域の産業保健関係者等に対する相談対応及び小規模事業場等に対する訪問支援について、次の各号に掲げる業務を行うものとする。

（1）産業保健関係者からの専門的相談対応

（2）小規模事業場の事業者及び労働者等からの相談対応

　　ア　労働者の健康管理（メンタルヘルスを含む）に係る相談

　　イ　健康診断の結果についての医師からの意見聴取

　　ウ　長時間労働者に対する面接指導

　　エ　ストレスチェックに係る高ストレス者に対する面接指導

　　オ　前各号に掲げるもののほか産業保健に関する相談

（3）産業保健相談員による専門的実地相談

（4）メンタルヘルス対策の普及促進のための個別訪問支援

（5）治療と仕事の両立支援対策の普及促進のための個別訪問支援

（6）治療と仕事の両立に関する労働者等と事業場の間の個別調整支援

（7）個別訪問による産業保健指導

（実施体制）

第10条 センター及びその地域窓口における本事業の実施体制については、組織規程（平成16年規程第1号）第35条及び第36条に定める者のほか、次の各号に掲げる者をセンター所長が委嘱するものとする。

（2）産業保健相談員

産業保健関係者からの相談、事業場への実地相談及び地域窓口を通じて依頼のあった相談への対応を行うとともに、産業保健関係者への研修等を担当する。

（3）メンタルヘルス対策促進員

メンタルヘルス対策の普及促進のための個別訪問支援、メンタルヘルス教育を行う。

（4）両立支援促進員

治療と仕事の両立支援対策の普及促進のための個別訪問支援、仕事と治療の両立に関する労働者等と事業場の間の個別調整支援、治療と仕事の両立支援に係る教育を行う。

（略）

（8）コーディネーター

地域窓口における事務、地域窓口の相談及び訪問指導等の対応に関する登録産業医等との連絡調整等を行う。

（略）

（10）登録保健師

地域窓口で、小規模事業場の事業者や労働者等からの相談対応及び個別訪問による産業保健指導等を行う。

④ 健康診断結果に基づき事業者が講ずべき措置に関する指針（平成8年10月1日付け公示第1号、改正：平成29年4月14日付け公示第9号）

2 就業上の措置の決定・実施の手順と留意事項

（5）その他の留意事項

□ 保健指導

事業者は、労働者の自主的な健康管理を促進するため、労働安全衛生法第66条の7第1項の規定に基づき、一般健康診断の結果、特に健康の保持に努める必要があると認める労働者に対して、医師又は保健師による保健指導を受けさせるよう努めなければならない。この場合、保健指導として必要に応じ日常生活面での指導、健康管理に関する情報の提供、健康診断に基づく再検査又は精密検査、治療のための受診の勧奨等を行うほか、その円滑な実施に向けて、健康保険組合その他の健康増進事業実施者（健康増進法（平成14年法律第103号）第6条に規定する健康増進事業実施者をいう。）等との連携を図ること。

深夜業に従事する労働者については、昼間業務に従事する者とは異なる生活様式を求められていることに配慮し、睡眠指導や食生活指導等を一層重視した保健指導を行うよう努めることが必要である。

また、労働者災害補償保険法第26条第2項第2号の規定に基づく特定保健指導及び高齢者の医療の確保に関する法律（昭和57年法律第80号）第24条の規定に基づく特定保健指導を受けた労働者については、労働安全衛生法第66条の7第1項の規定に基づく保健指導を行う医師又は保健師にこれらの特定保健指導の内容を伝えるよう働きかけることが適当である。

なお、産業医の選任義務のある事業場においては、個々の労働者ごとの健康状態や作業内容、作業環境等についてより詳細に把握し得る立場にある産業医が中心となり実施されることが適当である。

⑤　労働安全衛生法等の一部を改正する法律（労働安全衛生法関係）等の施行について（平成18年２月24日付け基発第0224003号）

13　法第66条の９の必要な措置（第52条の８関係）

（１）第１項の「面接指導に準ずる措置」には、労働者に対して保健師等による保健指導を行うこと、チェックリストを用いて疲労蓄積度を把握の上必要な者に対して面接指導を行うこと、事業場の健康管理について事業者が産業医等から助言指導を受けること等が含まれること。

⑥　心理的な負担の程度を把握するための検査及び面接指導の実施並びに面接指導結果に基づき事業者が講ずべき措置に関する指針（平成27年４月15日付け公示第１号、改正：平成30年８月22日付け公示第３号）

7　ストレスチェックの実施方法等

（１）実施方法

ウ　ストレスの程度の評価方法及び高ストレス者の選定方法・基準

（イ）高ストレス者の選定方法

次の①又は②のいずれかの要件を満たす者を高ストレス者として選定するものとする。この場合において、具体的な選定基準は、実施者の意見及び衛生委員会等での調査審議を踏まえて、事業者が決定するものとする。

①　調査票のうち、「心理的な負担による心身の自覚症状に関する項目」の評価点数の合計が高い者

②　調査票のうち、「心理的な負担による心身の自覚症状に関する項目」の評価点数の合計が一定以上の者であって、かつ、「職場における当該労働者の心理的な負担の原因に関する項目」及び「職場における他の労働者による当該労働者への支援に関する項目」の評価点数の合計が著しく高い者

実施者による具体的な高ストレス者の選定は、上記の選定基準のみで選定する方法のほか、選定基準に加えて補足的に実施者又は実施者の指名及び指示のもとにその他の医師、保健師、歯科医師、看護師若しくは精神保健福祉士又は公認心理師、産業カウンセラー若しくは臨床心理士等の心理職が労働者に面談を行いその結果を参考として選定する方法も考えられる。この場合、当該面談は、法第66条の10第１項の規定によるストレスチェックの実施の一環として位置付けられる。

（略）

（４）ストレスチェック結果の通知及び通知後の対応

イ　ストレスチェック結果の通知後の対応

（イ）相談対応

事業者は、ストレスチェック結果の通知を受けた労働者に対して、相談の窓口を広げ、相談しやすい環境を作ることで、高ストレスの状態で放置されないようにする等適切な対応を行う観点から、日常的な活動の中で当該事業場の産業医等が相談対応を行うほか、産業医等と連携しつつ、保健師、歯科医師、看護師若しくは精神保健福祉士又は公認心理師、産業カウンセラー若しくは臨床心理士等の心理職が相談対応を行う体制を整備することが望ましい。

（略）

9　ストレスチェック結果に基づく集団ごとの集計・分析及び職場環境の改善

（２）集団ごとの集計・分析結果に基づく職場環境の改善

事業者は、ストレスチェック結果の集団ごとの集計・分析結果に基づき適切な措置を講ずるに当たって、実施者又は実施者と連携したその他の医師、保健師、歯科医師、看護師若しくは精神保健福祉士又は公認心理師、産業カウンセラー若しくは臨床心理士等の心理職から、措置に関する意見を聴き、又は助言を受けることが望ましい。

⑦　事業場における労働者の健康保持増進のための指針（昭和63年９月１日付け公示第１号、改正：令和４年３月31日付け公示第10号）

1　趣　旨

本指針は、労働安全衛生法（昭和47年法律第57号）第70条の２第１項の規定に基づき、同法第69条第１項の事業場において事業者が講ずるよう努めるべき労働者の健康の保持増進のための措置（以下「健康保持増進措

置」という。）が適切かつ有効に実施されるため、当該措置の原則的な実施方法について定めたものである。事業者は、健康保持増進措置の実施に当たっては、本指針に基づき、事業場内の産業保健スタッフ等に加えて、積極的に労働衛生機関、中央労働災害防止協会、スポーツクラブ、医療保険者、地域の医師会や歯科医師会、地方公共団体又は産業保健総合支援センター等の事業場外資源を活用することで、効果的な取組を行うものとする。また、全ての措置の実施が困難な場合には、可能なものから実施する等、各事業場の実態に即した形で取り組むことが望ましい。

2　健康保持増進対策の基本的考え方

労働者の健康の保持増進のための具体的措置としては、運動指導、メンタルヘルスケア、栄養指導、口腔保健指導、保健指導等があり、各事業場の実態に即して措置を実施していくことが必要である。

（略）

4　健康保持増進対策の推進に当たって事業場ごとに定める事項

（１）体制の確立

イ　事業場内の推進スタッフ

事業場における健康保持増進対策の推進に当たっては、事業場の実情に応じて、事業者が、労働衛生等の知識を有している産業医等、衛生管理者等、事業場内の保健師等の事業場内産業保健スタッフ及び人事労務管理スタッフ等を活用し、各担当における役割を定めたうえで、事業場内における体制を構築する。

（略）

（２）健康保持増進措置の内容

イ　健康指導

（ロ）健康指導の実施

労働者の健康状態の把握を踏まえ実施される労働者に対する健康指導については、以下の項目を含むもの又は関係するものとする。また、事業者は、希望する労働者に対して個別に健康相談等を行うように努めることが必要である。

・　労働者の生活状況、希望等が十分に考慮され、運動の種類及び内容が安全に楽しくかつ効果的に実践できるよう配慮された運動指導
・　ストレスに対する気付きへの援助、リラクセーションの指導等のメンタルヘルスケア
・　食習慣や食行動の改善に向けた栄養指導
・　歯と口の健康づくりに向けた口腔保健指導
・　勤務形態や生活習慣による健康上の問題を解決するために職場生活を通して行う、睡眠、喫煙、飲酒等に関する健康的な生活に向けた保健指導

（略）

6　定　義

本指針において、以下に掲げる用語の意味は、それぞれ次に定めるところによる。

① 健康保持増進対策

労働安全衛生法第69条第１項の規定に基づく事業場において事業者が講ずるよう努めるべき労働者の健康の保持増進のための措置を継続的かつ計画的に講ずるための、方針の表明から計画の策定、実施、評価等の一連の取組全体をいう。

（略）

④ 事業場内産業保健スタッフ

産業医等、衛生管理者等及び事業場内の保健師等をいう。

⑧　労働者の心身の状態に関する情報の適正な取扱いのために事業者が講ずべき措置に関する指針
（平成30年９月７日付け公示第１号、改正：令和４年３月31日付け公示第２号）

2　心身の状態の情報の取扱いに関する原則

（５）心身の状態の情報の適正な取扱いのための体制の整備

心身の状態の情報の取扱いに当たっては、情報を適切に管理するための組織面、技術面等での措置を講じることが必要である。

（9）の表の右欄に掲げる心身の状態の情報の取扱いの原則のうち、特に心身の状態の情報の加工に係るものについては、主に、医療職種を配置している事業場での実施を想定しているものである。

（略）

4　定　義

⑥　医療職種

医師、保健師等、法律において、業務上知り得た人の秘密について守秘義務規定が設けられている職種をいう。

⑦　産業保健業務従事者

医療職種や衛生管理者その他の労働者の健康管理に関する業務に従事する者をいう。

⑨　雇用管理分野における個人情報のうち健康情報を取り扱うに当たっての留意事項について（平成29年5月29日付け個情第749号、基発0529第3号）

第1　趣　旨

　この留意事項は、雇用管理分野における労働安全衛生法（昭和47年法律第57号。以下「安衛法」という）等に基づき実施した健康診断の結果等の健康情報の取扱いについて、「個人情報の保護に関する法律についてのガイドライン（通則編）（平成28年11月個人情報保護委員会。以下「ガイドライン」という。）」に定める措置の実施にあたって、「雇用管理に関する個人情報のうち健康情報を取り扱うに当たっての留意事項について」（平成16年10月29日付け基発第1029009号。以下「旧留意事項通達」という。）における規律水準と比較して変更はなく、事業者においてこれまでと同様に適切に取り扱われるよう、引き続き留意すべき事項を定めるものである。

第2　健康情報の定義

　個人情報の保護に関する法律（平成15年法律第57号。以下「法」という。）第2条第1項及びガイドライン2－1に定める個人情報のうち、この留意事項において取り扱う労働者の健康に関する個人情報（以下「健康情報」という。）は、健康診断の結果、病歴、その他の健康に関するものをいい、健康情報に該当するものの例として、次に掲げるものが挙げられる。なお、この健康情報については、法第2条第3項及びガイドライン2－3に定める「要配慮個人情報」（注）に該当するが、健康情報の取扱いについては、旧留意事項通達における規律水準と比較して変更はない。

（1）産業医、保健師、衛生管理者その他の労働者の健康管理に関する業務に従事する者（以下「産業保健業務従事者」という。）が労働者の健康管理等を通じて得た情報

（略）

第3　健康情報の取扱いについて事業者が留意すべき事項

3　法第20条に規定する安全管理措置及び法第21条に規定する従業者の監督に関する事項（ガイドライン　3－3－2及び3－3－3関係）

（1）事業者は、健康情報のうち診断名、検査値、具体的な愁訴の内容等の加工前の情報や詳細な医学的情報の取扱いについては、その利用に当たって医学的知識に基づく加工・判断等を要することがあることから、産業保健業務従事者に行わせることが望ましい。

（2）事業者は、産業保健業務従事者から産業保健業務従事者以外の者に健康情報を提供させる時は、当該情報が労働者の健康確保に必要な範囲内で利用されるよう、必要に応じて、産業保健業務従事者に健康情報を適切に加工させる等の措置を講ずること。

（略）

6　法第28条に規定する保有個人データの開示に関する事項（ガイドライン　3－5－2関係）

事業者が保有する健康情報のうち、安衛法第66条の8第3項及び第66条の10第4項の規定に基づき事業者が作成した面接指導の結果の記録その他の医師、保健師等の判断及び意見並びに詳細な医学的情報を含む健康情報については、本人から開示の請求があった場合は、原則として開示しなければならない。ただし、本人に開示することにより、法第28条第2項各号のいずれかに該当する場合は、その全部又は一部を開示しないことができる。

資料3　産業医に関する法令（抄）

資料3　産業医に関する法令（抄）

労働安全衛生法

（産業医等）

第13条　事業者は、政令で定める規模の事業場ごとに、厚生労働省令で定めるところにより、医師のうちから産業医を選任し、その者に労働者の健康管理その他の厚生労働省令で定める事項（以下「労働者の健康管理等」という。）を行わせなければならない。

2　産業医は、労働者の健康管理等を行うのに必要な医学に関する知識について厚生労働省令で定める要件を備えた者でなければならない。

3　産業医は、労働者の健康管理等を行うのに必要な医学に関する知識に基づいて、誠実にその職務を行わなければならない。

4　産業医を選任した事業者は、産業医に対し、厚生労働省令で定めるところにより、労働者の労働時間に関する情報その他の産業医が労働者の健康管理等を適切に行うために必要な情報として厚生労働省令で定めるものを提供しなければならない。

5　産業医は、労働者の健康を確保するため必要があると認めるときは、事業者に対し、労働者の健康管理等について必要な勧告をすることができる。この場合において、事業者は、当該勧告を尊重しなければならない。

6　事業者は、前項の勧告を受けたときは、厚生労働省令で定めるところにより、当該勧告の内容その他の厚生労働省令で定める事項を衛生委員会又は安全衛生委員会に報告しなければならない。

第13条の2　事業者は、前条第1項の事業場以外の事業場については、労働者の健康管理等を行うのに必要な医学に関する知識を有する医師その他厚生労働省令で定める者に労働者の健康管理等の全部又は一部を行わせるように努めなければならない。

第13条の3　事業者は、産業医又は前条第1項に規定する者による労働者の健康管理等の適切な実施を図るため、産業医又は同項に規定する者が労働者からの健康相談に応じ、適切に対応するために必要な体制の整備その他の必要な措置を講ずるように努めなければならない。

労働安全衛生法施行令

（産業医を選任すべき事業場）

第5条　法第13条第1項の政令で定める規模の事業場は、常時50人以上の労働者を使用する事業場とする。

労働安全衛生規則

（産業医の選任等）

第13条　法第13条第1項の規定による産業医の選任は、次に定めるところにより行なわなければならない。

一　産業医を選任すべき事由が発生した日から14日以内に選任すること。

二　次に掲げる者（イ及びロにあつては、事業場の運営について利害関係を有しない者を除く。）以外の者のうちから選任すること。

　イ　事業者が法人の場合にあつては当該法人の代表者

　ロ　事業者が法人でない場合にあつては事業を営む個人

　ハ　事業場においてその事業の実施を統括管理する者

三　常時1,000人以上の労働者を使用する事業場又は次に掲げる業務に常時500人以上の労働者を従事させる事業場にあつては、その事業場に専属の者を選任すること。

　イ　多量の高熱物体を取り扱う業務及び著しく暑熱な場所における業務

（略）

四　常時3,000人をこえる労働者を使用する事業場にあつては、2人以上の産業医を選任すること。

（略）

4　事業者は、産業医が辞任したとき又は産業医を解任したときは、遅滞なく、その旨及びその理由を衛生委

員会又は安全衛生委員会に報告しなければならない。

（産業医及び産業歯科医の職務等）

第14条 法第13条第1項の厚生労働省令で定める事項は、次に掲げる事項で医学に関する専門的知識を必要とするものとする。

一　健康診断の実施及びその結果に基づく労働者の健康を保持するための措置に関すること。

二　法第66条の8第1項、第66条の8の2第1項及び第66条の8の4第1項に規定する面接指導並びに法第66条の9に規定する必要な措置の実施並びにこれらの結果に基づく労働者の健康を保持するための措置に関すること。

三　法第66条の10第1項に規定する心理的な負担の程度を把握するための検査の実施並びに同条第3項に規定する面接指導の実施及びその結果に基づく労働者の健康を保持するための措置に関すること。

四　作業環境の維持管理に関すること。

五　作業の管理に関すること。

六　前各号に掲げるもののほか、労働者の健康管理に関すること。

七　健康教育、健康相談その他労働者の健康の保持増進を図るための措置に関すること。

八　衛生教育に関すること。

九　労働者の健康障害の原因の調査及び再発防止のための措置に関すること。

2　法第13条第2項の厚生労働省令で定める要件を備えた者は、次のとおりとする。

一　法第13条第1項に規定する労働者の健康管理等（以下「労働者の健康管理等」という。）を行うのに必要な医学に関する知識についての研修であつて厚生労働大臣の指定する者（法人に限る。）が行うものを修了した者

二　産業医の養成等を行うことを目的とする医学の正規の課程を設置している産業医科大学その他の大学であつて厚生労働大臣が指定するものにおいて当該課程を修めて卒業した者であつて、その大学が行う実習を履修したもの

三　労働衛生コンサルタント試験に合格した者で、その試験の区分が保健衛生であるもの

四　学校教育法による大学において労働衛生に関する科目を担当する教授、准教授又は講師（常時勤務する者に限る。）の職にあり、又はあつた者

五　前各号に掲げる者のほか、厚生労働大臣が定める者

3　産業医は、第1項各号に掲げる事項について、総括安全衛生管理者に対して勧告し、又は衛生管理者に対して指導し、若しくは助言することができる。

4　事業者は、産業医が法第13条第5項の規定による勧告をしたこと又は前項の規定による勧告、指導若しくは助言をしたことを理由として、産業医に対し、解任その他不利益な取扱いをしないようにしなければならない。

（略）

7　産業医は、労働者の健康管理等を行うために必要な医学に関する知識及び能力の維持向上に努めなければならない。

（産業医に対する情報の提供）

第14条の2　法第13条第4項の厚生労働省令で定める情報は、次に掲げる情報とする。

一　法第66条の5第1項、第66条の8第5項（法第66条の8の2第2項又は第66条の8の4第2項において読み替えて準用する場合を含む。）又は第66条の10第6項の規定により既に講じた措置又は講じようとする措置の内容に関する情報（これらの措置を講じない場合にあつては、その旨及びその理由）

二　第52条の2第1項、第52条の7の2第1項又は第52条の7の4第1項の超えた時間が1月当たり80時間を超えた労働者の氏名及び当該労働者に係る当該超えた時間に関する情報

三　前2号に掲げるもののほか、労働者の業務に関する情報であつて産業医が労働者の健康管理等を適切に行うために必要と認めるもの

2　法第13条第4項の規定による情報の提供は、次の各号に掲げる情報の区分に応じ、当該各号に定めるところにより行うものとする。

一　前項第1号に掲げる情報　法第66条の4、第66条の8第4項（法第66条の8の2第2項又は第66条の8

の４第２項において準用する場合を含む。）又は第66条の10第５項の規定による医師又は歯科医師からの意見聴取を行つた後、遅滞なく提供すること。

二　前項第２号に掲げる情報　第52条の２第２項（第52条の７の２第２項又は第52条の７の４第２項において準用する場合を含む。）の規定により同号の超えた時間の算定を行つた後、速やかに提供すること。

三　前項第３号に掲げる情報　産業医から当該情報の提供を求められた後、速やかに提供すること。

（産業医による勧告等）

第14条の３　産業医は、法第13条第５項の勧告をしようとするときは、あらかじめ、当該勧告の内容について、事業者の意見を求めるものとする。

２　事業者は、法第13条第５項の勧告を受けたときは、次に掲げる事項を記録し、これを３年間保存しなければならない。

一　当該勧告の内容

二　当該勧告を踏まえて講じた措置の内容（措置を講じない場合にあつては、その旨及びその理由）

３　法第13条第６項の規定による報告は、同条第５項の勧告を受けた後遅滞なく行うものとする。

４　法第13条第６項の厚生労働省令で定める事項は、次に掲げる事項とする。

一　当該勧告の内容

二　当該勧告を踏まえて講じた措置又は講じようとする措置の内容（措置を講じない場合にあつては、その旨及びその理由）

（産業医に対する権限の付与等）

第14条の４　事業者は、産業医に対し、第14条第１項各号に掲げる事項をなし得る権限を与えなければならない。

２　前項の権限には、第14条第１項各号に掲げる事項に係る次に掲げる事項に関する権限が含まれるものとする。

一　事業者又は総括安全衛生管理者に対して意見を述べること。

二　第14条第１項各号に掲げる事項を実施するために必要な情報を労働者から収集すること。

三　労働者の健康を確保するため緊急の必要がある場合において、労働者に対して必要な措置をとるべきことを指示すること。

（産業医の定期巡視）

第15条　産業医は、少なくとも毎月１回（産業医が、事業者から、毎月１回以上、次に掲げる情報の提供を受けている場合であつて、事業者の同意を得ているときは、少なくとも２月に１回）作業場等を巡視し、作業方法又は衛生状態に有害のおそれがあるときは、直ちに、労働者の健康障害を防止するため必要な措置を講じなければならない。

一　第11条第１項の規定により衛生管理者が行う巡視の結果

二　前号に掲げるもののほか、労働者の健康障害を防止し、又は労働者の健康を保持するために必要な情報であつて、衛生委員会又は安全衛生委員会における調査審議を経て事業者が産業医に提供することとしたもの

（産業医を選任すべき事業場以外の事業場の労働者の健康管理等）

第15条の２　法第13条の２第１項の厚生労働省令で定める者は、労働者の健康管理等を行うのに必要な知識を有する保健師とする。

２　事業者は、法第13条第１項の事業場以外の事業場について、法第13条の２第１項に規定する者に労働者の健康管理等の全部又は一部を行わせるに当たつては、労働者の健康管理等を行う同項に規定する医師の選任、国が法第19条の３に規定する援助として行う労働者の健康管理等に係る業務についての相談その他の必要な援助の事業の利用等に努めるものとする。

３　第14条の２第１項の規定は法第13条の２第２項において準用する法第13条第４項の厚生労働省令で定める情報について、第14条の２第２項の規定は法第13条の２第２項において準用する法第13条第４項の規定による情報の提供について、それぞれ準用する。

403

索　引

数　字

21世紀における国民健康づくり運動→健康日本21
36協定 ································ 82, 332
3管理→労働衛生の3管理
4つのケア ·························· 319, **320**
5S(整理・整頓・清掃・清潔・しつけ) ······· 268, 270
5管理→労働衛生の5管理

アルファベット

ACOH→アジア産業保健学会
ACGIH→アメリカ産業衛生専門家会議
AI ······························· 121, 348
BCP→事業継続計画
BLS(一次救命処置) ·············· 314, **318**
Community as Partner Model ······· 196, **199**
CPR(心肺蘇生法) ······················· 316
CREATE-SIMPLE ······················· 230
CSR(企業の社会的責任) ········ 7, 40, 41, 239
EPA→従業員支援プログラム
ESG ······················ 39, 40, 41, 204
GHS(化学品の分類および表示に関する世界調和システム) ························ 229, **364**
IARC→国際がん研究機関
ICOH→国際産業保健学会
ICS→現場指揮システム
ICT ································· 348
ILO→国際労働機関
ILOとWHOの合同委員会 ··················· 4
ILO条約第161号 ···················· 16, 57
ILO労働安全衛生マネジメントシステムに関する
　ガイドライン ························· 252
IoT ································· 348
ISO→国際標準化機構
ISO14001 ··························· 151
ISO45001 ··························· 151
JIS(日本産業企画) ········· 167, 170, 252, 359
JRC蘇生ガイドライン ···················· 314
LGBTQ ····························· **374**
NIMS→国家危機管理体制
NIOSH→アメリカ国立労働安全衛生研究所
OHSMS→労働安全衛生マネジメントシステム
PDCAサイクル ·········· 155, **258〜263**, 272, 302
PPE→個人用保護具
RCT→ランダム化比較試験

ア　行

アウトカム指標 ························ 103
アウトカム評価→結果評価
アウトプット指標 ······················ 103
アウトプット評価 ····················· 262
アジア産業保健学会(ACOH) ··············· 390
アセスメント ···················· 258, 262
アセスメントツール ····················· 199
アブセンティーイズム(absenteeism) ······· 11, 40
アメリカ国立労働安全衛生研究所(NIOSH) ·········· 168
アメリカ産業衛生専門家会議(ACGIH) ··········· 228
安全委員会 ············ 57, 58, 131, 140, **145**
安全衛生委員会 ········ 57, **140**, 152, 270, 277, 286, 346
「安全衛生教育及び研修の推進について」 ·········· 187
安全衛生推進者 ········· 57, 132, 139, **147**, 188, 218
安全衛生責任者 ····················· 131, 188
安全衛生管理体制 ·········· 131, 139, 145, 182
安全管理者 ············ 57, 139, **146**, 188
安全管理特別事業場(安特) ·················· 130
安全データシート(SDS) ········· 229, 267, 362, 364
「安全の指標」 ························· 267
安全配慮義務 ·············· **136**, 213, 215, 291
育児・介護休業法(育児休業、介護休業等育児又は家族
　介護を行う労働者の福祉に関する法律) ······ 175, 176,
　177, 372
育児休業 ···················· 91, **176**, 177
医師による面接指導 ······· 82, 85, 135, 327, 328, 332, **333〜**
　338
石綿障害予防規則 ··············· 161, 167, 360
一次救命処置→BLS
一次予防 ················ 191, **192**, 193, 321
一般健康診断 ········· 81, 134, 173, **279〜280**, **284〜287**
一般社団法人日本公衆衛生看護学会 ·············· 194
一般社団法人日本産業保健師会 ················· 15
飲酒 ···················· 54, 75, **111**, 136, 308, 329

ア　行 (右列)

SDGs→持続可能な開発目標
SDS→安全データシート
SWOT分析 ···························· 37
THP(トータル・ヘルスプロモーション・プラン)
 ···························· 135, **301**
THP指針→事業場における労働者の健康保持増進のための指針
TLVs→許容限界値
WHO→世界保健機関

索　　引

ウェルビーイング経営 ……………………………84
運動習慣 ……………………87, **111**, 118
影響評価 ……………………………261〜263
「エイジアクション100　高年齢労働者の安全と健康確
　保のためのチェックリスト」……………70
エイジフレンドリーガイドライン …………**70**, 136, 302
衛生委員会 ……………………57, **140**, 145, 319
衛生管理者 …………………57, **132**, 140, **146**, 188, 266
衛生管理特別指導事業場(衛特) ……………130
衛生工学衛生管理者 ……………132, 268, 362
衛生推進者 ……………………57, **147**, 188
疫学 ……………………………224〜225
エルゴノミクス→人間工学
えるぼしマーク ……………………………90
横断研究 ……………………………224
オキュペイショナルハイジニスト ……………5, 16
オールハザード・アプローチ ……………235〜236

カ　行

海外派遣労働者の健康診断 ……………279, 283
開業保健師 ……………………………62, 65
外国人労働者 ……………22, 27, **68〜69**, 103
外国人労働者の雇用管理の改善等に関して事業主が適
　切に対処するための指針 ……………69
「改訂心の健康問題により休業した労働者の職場復帰支
　援の手引き」……………193, 325, 348, 350
「快適職場指針」……………………273, 275
快適職場づくり ……………………273〜276
快適職場の形成 ……………………12, 357
快適な職場環境の形成 ……………39, **273〜277**
化学品の分類および表示に関する世界調和システム→
　GHS
化学物質管理者 ……………115, 171, 188
化学物質の自律的な管理……115, 164, 169, 368
化学物質のリスクアセスメント ……………364
過重労働対策 ……………………103, **331〜340**
「過重労働による健康障害防止のための総合対策につい
　て」……………………………332
加齢 ……………………69〜70, 174, 244
過労死 ……………………………117
過労自殺 ……………………………117
過労死等……………95, 96, 98, 99, 117, 252
過労死等の認定基準 ……………………96〜97
「過労死等の防止のための対策に関する大綱」………99
過労死等防止対策推進法 ……………96, 99
過労死等防止対策白書 ……………99, 348
過労死ライン ……………………………98
環境モニタリング ……………………227〜228
「看護職の倫理綱領」……………………238

慣性のロック ……………………………38
感染症……………………116, 120, 125, 387
感染症対策 ……………209, 234〜235, **379〜382**
管理区分 ……………134, **162〜163**, 230, 292, 364
管理濃度 ……………………134, 169, 358
「危機事象発生時の産業保健ニーズ
　〜産業保健スタッフ向け危機対応マニュアル〜
　Ver.2.0」……………………………377
企業の社会的責任→CSR
喫煙 ……………………75, 111, 304
救急処置 ……………………**314〜317**, 377
休業4日以上の労働災害 ……………………130
協会けんぽ→全国健康保険協会
競争戦略 ……………………………36
業務起因性 ……………95〜96, 99, 130
業務災害 ……………………………95
業務上疾病 ……………51, 96, 98, 99, 113, 130
「業務上疾病発生状況等調査」……………366
業務遂行性 ……………………95〜96, 99
局所排気装置 ……………132, 136, 229, 230, 231
虚血性心疾患 ……………………97, 306, 331
許容限界値 ……………………………228
許容濃度 ……………………228, 230, 359
勤務間インターバル制度 ……………112, **332**
グループワーク ……………171, **201**, 298
くるみんマーク ……………………90, 91
クロスオーバー ……………………………48
経営資源 ……………………………34
経営戦略論 ……………………32, 36
経営組織論 ……………………………32
計画のグレシャムの法則 ……………………33
結果評価(アウトカム評価) ……………261〜262, 300
兼業 ……………………………85
健康管理区分の判定 ……………………288
健康管理時間 ……………………135, 333
健康管理手帳 ……………114, 135, **361**
健康危機管理 …………11, 182, 195, **234〜237**, **376〜382**
健康教育 ……………76, 188, **296〜300**, 389
健康教育指導案 ……………………………299
健康経営 ……………42, **43〜45**, 54, 63, 73
健康経営銘柄 ……………………………43
健康経営優良法人 ……………………9, **44**
健康指標 ……………………………265
健康寿命の延伸 ……………………43, 260
健康情報(の)取扱い………213, 214, 215, 216, 222, 345
健康診断 ………58, 61, 80, 81, 134, 164, 173, **278〜290**, 332
健康診断機関 ……………………………61
「健康診断結果に基づき事業者が講ずべき措置に関する
　指針」……………………………397

405

健康診断結果の通知 ……………………………289
健康診断結果の保存 ……………………………286
健康診断後の保健指導 ……54, 65, 173, 174, 193, 289〜290
健康診断の事後措置 ………15, 53, 135, 173, 286, **288〜290**
健康信念モデル ………………………………249
健康増進法 ………………………………137, 383
健康日本21(21世紀における国民健康づくり運動)
　………………………………………75, 260, 384
健康保険組合 ………………44, 52, 65, 149, 225
健康保険法 ……………………………………225
健康保持増進措置 …………………………135, **302**
健康保持増進対策 ……………………………302
健康リテラシー ………………………190, 192, 193
検知管 …………………………………230, 269
現場指揮システム(ICS) ………………235〜236, 376
公益社団法人日本看護協会 …………15, 212, 238, 239, 391
公益社団法人日本産業衛生学会職域救急研究会 314, 318
公示 ……………………………………………131
公衆衛生看護 …………………**7**, 194, 195, 297
公衆衛生看護学 …………………**7**, 194, 389, 390
公衆衛生看護の定義 …………………………**194**
工場危害予防及衛生規則 ………………………13
恒常性(ホメオスタシス) ………………119, 245
工場法 …………………………………………13, 49
高ストレス者 …………………………135, **327〜329**
交替制勤務 ……………………………………115
行動変容ステージモデル ………………………249
高度プロフェッショナル制度 …………135, 333, 339
高年齢者医療確保法→高年齢者の医療の確保に関する
　法律
高年齢者雇用安定法→高年齢者等の雇用の安定等に関
　する法律
高年齢者等の雇用の安定等に関する法律(高年齢者雇用
　安定法) ……………………………69, 174
高年齢労働者 ………………**69〜71**, 84, 103, **174, 373**
「高年齢労働者の安全と健康確保のためのガイドライ
　ン」→エイジフレンドリーガイドライン
合理的配慮 ………………………………71, 288
高齢者の医療の確保に関する法律(高齢者医療確保法)
　………………………………………137, 282
コーディネーション ………………**200**, 206〜208
呼吸用保護具 ……………………136, 164, 169, 171
国際がん研究機関(IARC) ……………………115
国際産業保健学会(ICOH) ……………15, **16**, 252
国際標準化機構(ISO) ……………5, **151**, 227
国際労働機関(ILO) ……4, 16, 50, 57, 78, 88, 167, 252, 275
告示 ……………………………………………131
国民健康・栄養調査 …………………………110

心とからだの健康づくり→THP
心の健康づくり計画 …………152, 319, **320**, 323
「心の健康問題により休業した労働者の職場復帰支援の
　手引き」 …………………………193, 348, 350
こころの耳 ……………………………………321
個人情報の取扱い ………………………213, 355
個人情報の保護に関する法律(個人情報保護法)
　………………………………213, 216, 289, 322, 346
個人ばく露測定 ………………227, 230, 359, 364
個人ばく露濃度の測定 ………………………164
個人用保護具(PPE) …………………168〜171
国家危機管理体制(NIMS) ……………235, 236
孤独・孤立対策 ……………………………86〜87
コホート研究 …………………………………224, 225
雇用の分野における男女の均等な機会及び待遇の確保
　等に関する法律→男女雇用機会均等法
コラボヘルス ……………43, 44, 150, **303**, 304, 384
「これからはじめる職場環境改善〜スタートのための手
　引〜」 …………………………………………275
コロナ禍 ……………………24, 29, 68, 87, 88, 99
コントロール・バンディング ………………230

サ　行

サーカディアンリズム(概日リズム) ……………244
在宅勤務 …………………………24, 87, 88, 91
債務不履行 …………………………………40, 137
作業環境改善 …………………………66, **163**
作業環境管理 ………12, 134, **160〜163, 164**, 357〜359, **363**
作業環境測定 ……120〜121, 134, **160〜162**, 163, 164, 358〜359, 364, 366
作業環境測定基準 ……………………………134
作業環境測定士 …………………………132, 134
作業環境測定法 …………………………15, 358
作業環境測定報告書 …………………………164
作業環境評価基準 ……………………………134
作業管理 ……5, 12, 53, 117, 124, 134, **165〜168**, 171, 251〜253, 359〜360
作業関連疾患 ……51, 53, 113, 114, 115, 117, 118, 169, 173, **306〜309**
作業主任者 ………………132, 134, 140, **141〜144**, 188, 229
作業条件の簡易な調査 …………164, 366, **367**
産業医 ………………57, **133**, 145, 147, 311, 334, 347
(産業医による)勧告 ……………133, **147**, 222
産業看護研究会 ………………………………15
産業疲労 ……………………………………247
産業保健活動総合支援事業 ……………………396
産業保健看護活動 …………………65〜67, 195, 196
産業保健看護管理 ……………………………11
産業保健看護専門家制度 ………7, 65, 66, **390, 392**

索　　引

産業保健看護の定義 ……………………………………7, 208
産業保健看護部会 ……………………………15, 251, 391
産業保健計画 ………………………………172, **259〜265**
「産業保健専門職の倫理指針」……183, **238〜239**, 252, 346
産業保健総合支援センター ……………**60〜61**, 130, 148
産業保健の目的 …………………………………………4, **5**
三次予防 …………………………117, 191, **193**, 319, 322
産前・産後休業 ……………………………………………176
酸素欠乏危険作業 ………………………………………132
酸素欠乏症等予防規則 …………………………………161
さんぽセンター→産業保健総合支援センター
時間外労働 …………………………………82, 91, **332**, 333
時間外・(法定)休日の労働時間 …………………………332
事業継続計画(BCP) …………………………116, 120, 376
「事業者が講ずべき快適な職場環境の形成のための措置
　に関する指針」………………………………………134, 273
事業者責任 …………………………………………………39
事業場外資源によるケア ……………………174, 319, **321**
事業場内産業保健スタッフ等によるケア …174, 319, **321**
「事業場における治療と仕事の両立支援のためのガイド
　ライン」………………………………………………178, 342
「事業場における保健師・看護師の活動実態に関する調
　査報告書」……………………………………………362, 389
「事業場における労働者の健康情報等の取扱規程を策定
　するための手引き」……………………………………216, 346
「事業場における労働者の健康保持増進のための指針」
　(THP 指針) ………………………15, 135, 301〜302
試験出社→試し出勤
自己効力感 …………………………………………………249
仕事と生活の調和 ……………………………………50, 78
仕事のストレス判定図 ……………………………275, **329**
仕事の要求度‒資源モデル ………………………………42
自己保健義務 ……………………………………114, 278
自殺 …………………………86, 96, 326, 349, 386
自殺予防の十箇条 ………………………………………326
システム・ロック ……………………………………………38
次世代育成支援対策推進法 ……………………………90
持続可能な開発目標(SDGs) ……………………………50
湿球黒球温度指標 ………………………………………122
質的評価 ……………………………………………………263
疾病管理 …………………………………………310〜312
自発的健康診断 ……………………………………280, 283
事務所衛生基準規則 ……………………………122, 161
従業員支援プログラム(EAP) ……………………181, 212
就業区分の判定 …………………………………288〜289
就業上の措置………135, 173, 185, 208, 216, 288, 323, 345
就業判定 …………………………………………53, 291
集団教育 ……………………………………………298, 366
集団分析………109, 209, 321, 323, 328, 329

守秘義務 ………………136, **213〜214**, 225, 241, 293, 309
障害者の雇用の促進等に関する法律(障害者雇用促進
　法) ………………………………………71, 178, 373
障害者の日常生活及び社会生活を総合的に支援するた
　めの法律(障害者総合支援法) ………………373〜374
障害を理由とする差別の解消の推進に関する法律(障害
　者差別解消法) ………………………………71, **288**
小規模事業場 …………………………**56〜67**, 383, 385
照度 …………………………119, **122〜123**, 244, 274
情報管理 ………………………183, **213〜226**, 241, 309
「情報機器作業における労働衛生管理のためのガイドラ
　インについて」………………………………………134
「情報通信機器を用いた産業医の職務の一部実施に関す
　る留意事項等について」………………………………133
「情報通信機器を用いた労働安全衛生法第66条の8第1
　項、第66条の8の2第1項、第66条の8の4第1項
　及び第66条の10第3項の規定に基づく医師による面
　接指導の実施について」………………………………335
省令 …………………………………………………………131
症例対照研究 ………………………………………………224
「職域のための新型コロナウイルス感染症対策ガイド」
　………………………………………………………382
職業がん …………………………………………………115
職業性疾病 …………………………51, 53, **113〜118**
職業性ストレス簡易調査票 ……………………………328
嘱託産業医 …………………………………………62, 66
職場環境改善 ………………………171, 209, **275〜277**, 321
職場巡視 ……………………11, 182, **266〜272**, 365
職場診断モデル …………………………………196, 258
職場における腰痛予防対策指針 ………………………366
職場のあんぜんサイト ………………………230, 267, 364
「職場のメンタルヘルス対策における産業看護職の役
　割」に関する報告書 …………………………………330
職場復帰支援 ………………………193, 321, 341, **348〜356**
しょくばらぼ …………………………………………………90
女性応援ポータルサイト …………………………………212
女性活躍推進法→女性の職業生活における活躍の推進
　に関する法律
「女性活躍・男女共同参画の重点方針2024」(女性版骨太
　の方針2024) ………………………………73, 372
女性の職業生活における活躍の推進に関する法律(女性
　活躍推進法) …………………………………………90
女性労働者……28, **73〜78**, 91, 175〜178, 367〜368, 370,
　372
人的資源管理 ……………………………………34〜36
じん肺健康診断 ……………………………279, 281, 360
じん肺法 …………………………13, 131, 134, 281
深夜業 …………………………280, 283, 288, 333, 373
心理的契約 ………………………………………25〜26

407

「心理的な負担の程度を把握するための検査及び面接指導の実施並びに面接指導結果に基づき事業者が講ずべき措置に関する指針」……………………398
診療情報提供書 ………………………………206
診療報酬明細書→レセプトデータ
ストレスチェック制度 ………53, 275, **319〜321, 326〜329**
スピルオーバー ………………………………48
生活記録表 ……………………………………352
精神障害の労災認定基準 ……………………98
生態学的研究 …………………………………224
性的マイノリティー …………………………374
生物学的モニタリング ………………164, 359
生命倫理の4原則 ……………………………238
政令 ……………………………………………131
世界保健機関(WHO)………16, 57, 78, 88, 114, 191〜192, 250, 297, 380
積極的傾聴法 …………………………………291
セルフケア ………………174, 320, 323, 338, 366
ゼロ次予防 ……………………191〜192, 195
全国健康保険協会(協会けんぽ) ……149, 384
専属産業医 …………………………………58, **141**
全体換気装置 …………………………………136
騒音 ………103, 114, 119, **122**, 160, 244, 274, 281, 358, 363
騒音計 …………………………………………269
騒音性難聴 ……………………………122, 244
総括安全衛生管理者 ………57, 131, 132, 139, **146**, 152, 188
総括管理 …………………………9, **180〜184**, 361
ソーシャル・キャピタル ……………………250
ソーシャルサポート …………………………250

タ　行

第一種衛生管理者 …………5, 7, 13, 132, 194, 362, 390, 391
第14次労働災害防止計画(第14次防) ……102〜103
第二種衛生管理者 ……………………………132
ダイバーシティ(多様性) ……28, 36, **370〜372**
ダイバーシティ・マネジメント …………28, 36, 370
試し出勤(試験出社) ………206, **206〜208**, 354
胆管がん………………………113, 115, 229, 230
短時間労働者…………………………………81
男女雇用機会均等法→雇用の分野における男女の均等な機会及び待遇の確保等に関する法律 …175, 367, 370
地域産業保健センター(地さんぽ) ……**60〜61**, 85, 130, 133, 148, 149, 384
地域・職域連携………………………383〜387
「地域・職域連携推進ガイドライン」……………64, 383
地域・職域連携推進協議会 ………………383, 384
地域診断 ………………………………196, 258
「地域における健康危機管理について〜地域健康危機管理ガイドライン〜」………………………234

「地域における保健師の保健活動に関する指針」……196
地さんぽ→地域産業保健センター
中央労働災害防止協会 …130, 135, 205, 212, 247, 267, 385
長時間労働 …………………78, 79, 99, 114, 117, 331, 333
長時間労働者への面接指導……53, 80, 82, 135, 218, 219, **331〜333, 334〜339**
長時間労働対策 ……………………………79, 80
治療と仕事の両立支援………………58, 178, **341〜356**
「治療と仕事の両立支援ナビ」………………212
通勤災害 ………………………………………95
ディーセント・ワーク ………………………50
定期健康診断 …………………………134, **279〜281**
定期健康診断結果報告 ………………105〜107
データヘルス計画 ……………………………384
「データヘルス・健康経営を推進するためのコラボヘルスガイドライン」………………………303
適正配置 ………………………………11, **185**, 288
テクノストレス ………………………………24
「テレワークにおけるメンタルヘルス対策のための手引き」……………………………………80, 88
「テレワークの適切な導入及び実施の推進のためのガイドライン」…………………………………78, 79
電離放射線 …………………103, **123**, 134, 358
電離放射線障害防止規則 ……………161, 360
総括安全衛生責任者 …………………………131
トータル・ヘルスプロモーション・プラン(心とからだの健康づくり)→THP
特殊健康診断……81, 82, 134, 164, 279, 281, 360, 361, **366〜367**
特定化学物質(特化物) ………………132, 134
特定化学物質健康診断 ………………279, 360
特定化学物質障害予防規則 ……………82, 161, 229
特定業務従事者の健康診断 ……134, 282, 360
特定健康診査 …………………………282, 385
特定保健指導 …………………………249, 282
特別教育 ………………………………**136**, 186
特別則 …………………………………………131
独立行政法人労働者健康安全機構 ……**60**, 130, 148
独立系産業医 …………………………………62
特例子会社制度 ………………………………373
トランスジェンダー …………………………374

ナ　行

ナッジ …………………………………………254
鉛中毒予防規則 ………………………161, 360
二次健康診断 …………………………135, **164**
二次予防………………………191, **192**, 193, 321
日本医師会認定産業医 ………………62, 133
日本産業企画→JIS

408

索　引

人間工学(エルゴノミクス) ……………………251〜253
『人間工学チェックポイント』 …………………252
熱中症 ………………………103, 119, 122, **314〜317**
脳・心臓疾患の労災認定基準 ……………………97

ハ 行

パートタイム労働者……………105, 107, 108, 284
ハイリスク・ストラテジー ………………………189
ハイリスクアプローチ ………………**189〜190**, 195
ハインリッヒの法則 ………………………………232
バウンダリレス・キャリア ………………………27
派遣労働者 ……………**81〜82**, 107, 109, 186, 322
「派遣労働者に係る労働条件及び安全衛生の確保につい
　て」 ……………………………………………81
ハザード ……………………………………229〜230
「働き方・休み方改善ポータルサイト」 …………212
働き方改革 …………………………98, 112, 332
働き方改革関連法…………………………98, 332
「働き方改革を推進するための関係法律の整備に関する
　法律」→働き方改革関連法
『働く人の病』 …………………………4, 13, **51**
ハラスメント対策 …………………………………322
パワハラ→パワーハラスメント
パワーハラスメント(パワハラ) ……98, 99, 173, 322, 348
非正規労働者 ……………………………………80
ヒヤリ・ハット ………………………**232**, 267, 268
ヒューマン・ロック ………………………………38
「標準的な健診・保健指導プログラム」 …………249
費用対効果 …………………………77, 184, 189
疲労蓄積度自己診断チェックリスト→労働者の疲労蓄
　積度自己診断チェックリスト
ファシリテーター……………………………203〜204
フィットテスト ……………………………169, 171
副業 ……………………………………………80, **85**
「副業・兼業の促進に関するガイドライン」 ………85
復職判定 …………………………………207, 344
複数業務要因災害 …………………………………95
プッシュプル型換気装置 …………………………163
不法行為 ……………………………………………40
プライバシー(の)保護 ……**213〜223**, 355〜356
プリシード・プロシードモデル …………262〜263
フレイル …………………………………287, 302
プレゼンティーイズム(presenteeism) ……40, 306
プロセス評価 ………………………………………261
分業 …………………………………………32〜33
粉じん障害防止規則 ………………………………161
ヘルスリテラシー ……………………………125, 250
保健師助産師看護師法 ………………214, 346, 389
保健指導 ……………………………………290〜295

保護具 ………………………………169〜171, 359
保護具着用管理責任者……………115, 134, 169, 171
ポジティブ・アクション …………………………370〜371
母性健康管理指導事項連絡カード ……76, **175〜176**
母性健康管理推進者 ………………………………175
ポピュレーションアプローチ ……………189〜190
ホメオスタシス→恒常性

マ 行

マイノリティー …………………………68, 72, 87, 370
マズロー ……………………………………………47
マネジメントシステム ……………………42, **151〜156**
ミネソタホイールモデル …………………………194
メンタルヘルスケア…………173, **319〜323**, 324〜326
メンタルヘルス対策 …………………………109, 173
メンタルヘルス不調 …………109, 117, 312〜313, 321

ヤ 行

雇入れ時(の)健康診断 …………………………279〜280
有機溶剤健康診断 ……………………………279, 360
有機溶剤中毒予防規則 ……………131, 161, 229, 360
有所見率 ……………………………………105〜107
腰痛 …………………………………………165, 366
要配慮個人情報 ……………………………214, 220, **346**
予算管理 ……………………………………………184
予防医学の4段階 …………………………………192

ラ 行

ラインによるケア ………………………174, 319, **320**
ラマツィーニ ………………………………………4, 51
ランダム化比較試験(RCT) ………………………225
リーダーシップ ……………………………**34**, 41〜42
リスクアセスメント …136, 183, **228〜230**, 232, 364〜365
リスクコミュニケーション ……………**231**, 362, 381
リスクファクター …………………………260〜261
リスクマネジメント …………………………………40
両立支援 ………………………………178, **341〜347**
「両立支援のひろば」 ………………………………91
リワーク ……………………………………354〜355
リワークプログラム ……………………………354〜355
臨検 …………………………………………………129
レセプトデータ(診療報酬明細書) ………………225
労災隠し ……………………………………………95
労災認定 …………………………………97, 98, 130
労災病院 …………………………………………**60**, 77
労災保険→労働者災害補償保険
「労災保険給付の概要」 ………………………95, 96
労災保険特別加入制度 ……………………………95
労災補償 ……………………………………99〜102

409

労働安全衛生規則 ·····················94, 105, 266, 336, 367
労働安全衛生行政 ····································128
労働安全衛生コンサルタント ·····················130, 156
労働安全衛生総合研究所 ·······························60
労働安全衛生法 ·············5, 13〜15, 39, 131, 138〜145
労働安全衛生法施行令 ·································131
労働安全衛生マネジメントシステム(OHSMS)
　　　　　　 ··151〜153
労働衛生管理体制 ····································63
労働衛生機関 ································61〜62, 65
労働衛生教育 ·······················12, 186, 366
労働衛生行政 ································61, 148
労働衛生コンサルタント ·······························133
労働衛生の5管理 ·····················6, 9, **160〜188**
労働衛生の3管理 ···············5, 9, 117, **160〜179**
『労働衛生のしおり』 ······························267, 385
労働衛生の定義 ···4
労働衛生保護具 ································359, 361
労働基準監督官 ································61, 129
労働基準監督署 ····························61, **129**, 148
労働基準法 ·······················13〜14, 130, 176
労働局 ····································128, **148**
労働契約法 ································40, 94, 241

労働災害発生状況 ································59, 96, 97
労働災害防止計画 ································102〜103
労働施策総合推進法→労働施策の総合的な推進並びに
　　労働者の雇用の安定
及び職業生活の充実等に関する法律
労働施策の総合的な推進並びに労働者の雇用の安定及
　　び職業生活の充実等に
関する法律(労働施策総合推進法) ·····················322
労働者災害補償保険(労災保険) ·············95, **101**, 130
労働者災害補償保険法 ·································94
「労働者の心の健康の保持増進のための指針」 ········174,
　　319, 324〜326
「労働者の心身の状態に関する情報の適正な取扱いのた
　　めに事業者が講ずべき措置に関する指針」 ·······**216〜
　　218**, 346
労働者の疲労蓄積度自己診断チェックリスト ······337〜
　　338
労働生理学 ·······································244〜247

ワ　行

ワーカーズヘルス ·······································5
ワーク・エンゲイジメント ··············42, 178, 192, 390
ワーク・ライフ・バランス ·······························54

編集後記

　このテキストが第2版の発行を迎えることができましたことは何よりの喜びでございます。初版が発行されたのは2023（令和5）年5月でした。新型コロナウイルス感染症の感染症法上の位置付けが、ちょうど「5類」に移行された時期です。現在は行動制限も行われなくなり、感染拡大前の環境に徐々に戻りつつありますが、産業保健を取り巻く状況は大きく変化しました。テレワークが普及し、時間や場所の制約を受けずに働くことが可能になりました。また、保健指導や面談等の支援業務や打合せ等の会議もオンラインで行われることが常態化してきました。一方で、在宅勤務者の運動不足や飲酒量の増加など新たな健康課題も生じています。こうした変化を踏まえ、第2版では法令改正に伴う最新法条文への書き換えを行うとともに、統計資料の最新版への更新、新たな研究成果や実践事例を加えております。

　今後も変化が予測される産業保健ですが、このテキストを読者の皆さまと共により良いものに育て上げていきたいと願っておりますので、いろいろな機会に、あるいはどのような形でも、このテキストに対してご助言、ご意見をお寄せくださるようにお願いいたします。

　最後になりましたが、大変お忙しい本業の傍ら、ご執筆いただいた著者の方々に心から厚くお礼申し上げます。また、公益財団法人産業医学振興財団の皆様には適切かつ包括的なサポートをいただき、大変お世話になりました。第2版を発行することができましたのも、多くの皆さまのご尽力とご協力があったからだと心から深く感謝申し上げます。

公益社団法人日本産業衛生学会　産業保健看護部会　副部会長

副編集委員長　千葉　敦子

（各五十音順、敬称略）

編集委員長

| 五十嵐 千代 | 東京工科大学 医療保健学部 看護学科長・教授・産業保健実践研究センター長 |

副編集委員長

| 千葉 敦子 | 青森県立保健大学 健康科学部 看護学科 教授 |
| 中谷 淳子 | 産業医科大学 産業保健学部 産業・地域看護学 教授 |

編集委員

掛本 知里	東京有明医療大学 看護学部長・教授
後藤 由紀	四日市看護医療大学・大学院 看護医療学研究科看護学専攻 産業看護学分野 教授
下山 満理	AGC 株式会社 人事部 人事グループ 健康管理センター
住徳 松子	アサヒプロマネジメント株式会社 サステナ支援部 健康支援センター 保健師
巽 あさみ	藤田医科大学 客員教授、浜松医科大学 名誉教授
錦戸 典子	東海大学 医学部 看護学科 客員教授
吉川 悦子	日本赤十字看護大学 看護学部 准教授

執 筆 者

五十嵐 千代	東京工科大学 医療保健学部 看護学科長・教授・産業保健実践研究センター長
江口 尚	産業医科大学 産業生態科学研究所 産業精神保健学研究室 教授
江口 美和	大分大学病院長付看護師長・総務課安全衛生係 産業保健師
大久保 靖司	東京大学 環境安全本部 教授
大橋 力	東京海上日動火災保険株式会社 総括産業医
掛本 知里	東京有明医療大学 看護学部長・教授
梶木 繁之	株式会社産業保健コンサルティングアルク 代表、産業医科大学 産業衛生教授
川上 貴教	北海道大学 安全衛生本部 教授
川上 憲人	東京大学大学院 医学系研究科 特任教授、一般財団法人淳風会 代表理事理事長
北居 明	甲南大学 経営学部 経営学科 教授
楠本 真理	三井化学株式会社 研究開発企画管理部健康管理室 産業保健師
甲田 茂樹	高知県立大学 学長
後藤 由紀	四日市看護医療大学・大学院 看護医療学研究科看護学専攻 産業保健分野 教授
斉藤 政彦	大同特殊鋼株式会社 統括産業医
櫻井 繭子	埼玉医科大学 保健医療学部 看護学科 講師
下山 満理	AGC 株式会社 人事部 人事グループ 健康管理センター
鈴木 純子	独立行政法人労働者健康安全機構 大阪産業保健総合支援センター 相談員・産業保健師
住徳 松子	アサヒプロマネジメント株式会社 サステナ支援部 健康支援センター 保健師
瀬戸 亜矢子	協和キリン株式会社 人事部 HR サポート＆ウェルビーインググループ
髙木 智子	株式会社コーセー ライフ＆ウェルネスサポートセンター ウェルネス推進室 課長 産業保健師
髙﨑 正子	キオクシア株式会社 四日市工場 総務部 安全健康担当 参事・産業保健師

竹林 正樹	青森大学 客員教授
巽 あさみ	藤田医科大学 客員教授、浜松医科大学 名誉教授
田中 美樹	NTT 東日本 健康管理センタ 保健支援担当 看護部長
千葉 敦子	青森県立保健大学 健康科学部 看護学科 教授
土肥 誠太郎	株式会社 MOANA 土肥産業医事務所 代表、産業医科大学 産業衛生教授
中谷 淳子	産業医科大学 産業保健学部 産業・地域看護学 教授
永田 智久	産業医科大学 産業生態科学研究所 産業保健経営学研究室 准教授
中野 愛子	株式会社日立製作所 人財統括本部 京浜地区産業医療統括センタ 産業保健科長
永野 千景	産業医科大学 産業生態科学研究所 産業保健管理学研究室 講師
錦戸 典子	東海大学 医学部 看護学科 客員教授
帆苅 なおみ	東京工科大学 医療保健学部 看護学科 准教授
堀江 正知	産業医科大学 副学長
南 浩一郎	一般財団法人救急振興財団 救急救命東京研修所 教授
宮内 博幸	産業医科大学 産業保健学部 産業衛生科学科 作業環境計測制御学 教授
宮本 俊明	日本製鉄株式会社 東日本製鉄所 統括産業医
森 晃爾	産業医科大学 産業生態科学研究所 産業保健経営学研究室 教授
矢内 美雪	キヤノン株式会社 安全衛生部 健康支援室
吉川 悦子	日本赤十字看護大学 看護学部 准教授
吉川 徹	独立行政法人労働者健康安全機構 労働安全衛生総合研究所 過労死等防止調査研究センター 統括研究員

付録作成委員長

住徳 松子	アサヒプロマネジメント株式会社 サステナ支援部 健康支援センター 保健師

付録1作成者

江口 美和	大分大学病院長付看護師長・総務課安全衛生係 産業保健師
住徳 松子	アサヒプロマネジメント株式会社 サステナ支援部 健康支援センター 保健師

付録2作成者

川上 美紀	株式会社四国銀行 人事部 健康推進室 調査役
後藤 由紀	四日市看護医療大学・大学院 看護医療研究科看護学専攻 産業看護学分野 教授
帆苅 なおみ	東京工科大学 医療保健学部 看護学科 准教授
村田 理絵	一般財団法人京都工場保健会 診療部 健康管理課 課長
森鍵 祐子	山形大学大学院 医学系研究科看護学専攻 教授

付録3作成者

千葉 敦子	青森県立保健大学 健康科学部 看護学科 教授
中谷 淳子	産業医科大学 産業保健学部 産業・地域看護学 教授
藤吉 奈央子	株式会社トラストチャーム 代表

必携　産業保健看護学─基礎から応用・実践まで─　第2版

2023年 5 月 9 日　初 版 発 行	定価（本体3,500円＋税）
2023年11月10日　第 2 刷発行	
2025年 3 月12日　第 2 版発行	

編　　　　　者	公益社団法人 日本産業衛生学会 産業保健看護部会 編集委員会	
	編集委員長：五十嵐　千代	
編 集 発 行 人	井上　真	
発　行　所	公益財団法人　産業医学振興財団	
	〒101-0048　東京都千代田区神田司町2-2-11 新倉ビル	
	TEL 03-3525-8291 FAX 03-5209-1020	
	URL https://www.zsisz.or.jp	
印　刷　所	亜細亜印刷株式会社	
表紙・デザイン	grab　等々力　嘉彦	

ISBN978-4-915947-89-6　C2047
©公益社団法人 日本産業衛生学会 産業保健看護部会 編集委員会, 2025
落丁・乱丁はお取り替え致します。

本書の全部または一部の複写・複製および磁気または光記憶媒体への入力等を禁ず。